효과적 의료서비스 마케팅을 위한

의료소비자행동의 이해

UNDERSTANDING FOR

MEDICAL CONSUMER'S BEHAVIOR

안 상 윤 지음

보무각

효과적 의료서비스 마케팅을 위한

의료소비자행동의 이해

초판 3쇄 발행 2014년 5월 16일
초판발행 2011년 12월 20일

지은이 안상윤
펴낸이 이호동
발행처 보문각
블로그 http://bomungak.blog.me
e-mail bomungak@naver.com
주소 서울시 광진구 구의동 26-20 프레벨 201호
등록번호 302-2003-00085
전화 02)468-0457
팩스 02)468-0458
ISBN 978-89-6220-119-2 93510

값 23,000원

머리말

의료벤처기업을 창업하여 전국의 각종 병원들을 상대로 영업마케팅에 몰두하던 나는 지금으로부터 10년 전, 대학 교수가 되어 병원운영에 경영학을 접목시키는 작업을 하고 있다. 교수 초기 시절, 부속 대학병원에서 3년 동안 홍보실장으로 일하면서 임상교수들에게 병원을 홍보할 정보를 요구하면 몇몇 교수들은 병원이 진료만 잘하면 되지 않느냐며 싫은 표정을 짓곤 했다. 그들 중 몇 사람은 대학병원을 그만두고 밖에 나가 병원을 개업했는데 영업이 잘 되지 않자 나에게 도움을 요청했다. 그때마다 나는 시장(市場)과 소비자에게 먼저 물어볼 것을 권했다. 그들이 운영하는 병원에는 왜 기대한 만큼 환자들이 찾아오지 않은 것일까?

병원이든 기업이든 성장하기 위해서는 기본적으로 비즈니스모델을 갖추고 있어야 한다. 즉 시장이 환영할만한 제품이나 서비스를 만들어내고 그것들이 소비자에게 전달될 수 있는 마케팅시스템을 갖춰야 한다. 다음으로는 그것들을 실행하기 위한 인력을 확보하여 효과적으로 활용할 수 있어야 한다. 이와 같은 관점에서 볼 때 병원이 성공적으로 운영되기 위해서는 진료과목에 대한 수요가 충분해야 하고, 의료서비스의 품질이 뛰어나야 한다. 그것만으로 병원에 환자가 찾아오는 것도 아니다. 우수한 품질의 의료서비스를 제공한다는 사실을 소비자들이 인식할 수 있도록 시장과 효과적인 커뮤니케이션을 할 수 있어야 한다. 시장과 소비자가 인정해야 훌륭한 의사와 병원이 될 수 있다.

병원들이 의료서비스를 구매하는 소비자들의 의도와 행동을 정확하게 이해해야 하는 것은 시대적 명령이 되었다. 의사라는 권위만으로 돈이 벌리는 시대는 이미 끝났다. 국내 주요 언론사 보도에 의하면, 2010년 이후 우리나라 의료기관의 23%가 하루 진료환자 30명을 채우지 못하고 적자운영을 하고 있다. 또한 의료기관의 12% 정도는 손실을 만회하기 위해 24시간 진료나 휴일진료를 강행하고 있다. 더욱 비관적인 것은 우리나라 의사 1인당 평균 부채가 5억 원에 달하고 있다는 점이다. 병원을 둘러싼 환경은 이처럼 불안정하고 위협적이다. 어느 병원이든지 적극적으로 마케팅을 해야 하는 경쟁적 상황에 직면하고 있다.

마케팅의 기본은 소비자에 대하여 샅샅이 아는 것이다. 그러나 아직까지 의료시장을 구성하고 있는 의료소비자들의 태도와 행동에 대한 연구서 하나 없는 것이 우리 병원경영계나 학계의 실정이다. 의료서비스를 구매하는 소비자들의 행동에 관한 정보는 병원이 정확하게 마케팅전략을 수립하고 효과적으로 대응하기 위한 중요한 투입요소이다. 과거처럼 의료시장이 안정되어 있을 때 수행하던 직관적 판단이나 경험에만 의존한다면 그 병원은 갈수록 버티기가 어려울 것이다. 의료서비스를 구매하고자 하는 소비자들의 변화하는 욕구, 병원 브랜드에 대한 태도, 구매의도 및 행동 패턴을 기반으로 경쟁력 있는 마케팅전략을 개발해야 소비자들에게 설득적으로 다가갈 수 있다.

병원마케팅에 관한 연구서들은 우후죽순처럼 만들어지고 있지만, 정작 마케팅의 방향타가 되는 소비자행동에 관한 연구서는 전무하다. 소비자들이 무엇을 원하는지도 모르는 채 일방적으로 영업만 하고 있는 형국이다. 마케팅은 궁극적으로 소비자들의 편의를 도모하기 위해 효용을 창조하는데 있고, 이것이 가능하기 위해서는 먼저 소비자들의 욕구와 태도가 분석되어야 한다. 그러나 의료 현장이나 병원경영학계 모두 이러한 노력을 기울이지 못했다. 그만큼 의료시장과 소비자의 욕구를 분석하여 마케팅전략과 연결시키는 일이 쉽지 않다는 것을 증명하는 것이기도 하다.

역사가 사마천이 당대 최고의 병법서로 극찬한 손자병법(孫子兵法)은 전쟁이 끊일 날이 없던 춘추전국시대에 국가나 사회의 생존욕구 때문에 만들어졌다. 이처럼 어떤 책이든지 시대적 필요에 의해 탄생한다. 손자는 그의 책에서 "지피지기(知彼知己), 백전불패(百戰不敗)"라고 했다. 이 말은 1년에 500여 차례의 전쟁이 치러질 정도로 정세가 불안정하고 어지럽던 혼란기에 국가가 생존하기 위한 원리였다. 오늘날 의료시장에서 벌어지는 병원 간 경쟁은 춘추전국시대 국가 간 쟁투를 방불케 한다고 병원 경영자들은 말한다. 당연히 소비자들의 마음을 읽지 못하고서는 경쟁을 헤쳐 나가기가 어려울 것이다.

의료소비자행동에 관하여 집적된 선행연구가 없는 상태에서 시작한 이 저술작업은 일종의 모험이고 탐색적일 수밖에 없었다. 저자는 지난 10년 동안 대학생들에게 병원

마케팅 연구의 전 단계로 의료소비자행동을 가르치면서 체계화된 교재의 필요성을 절감해왔다. 또한 다년간 병원에서 홍보마케팅 책임자로 일하면서 홍보나 마케팅전략을 수립할 때면 그 기반이 되는 소비자행동 분석에 관한 안내서 하나 없는 것에 대한 불편을 느꼈다. 이러한 이유로 학생들을 가르치는 과정에서 의료소비자행동과 관련된 자료들을 수집하고 실제 병원에서 일하는 홍보마케팅 담당자들에게 자문을 구하는 노력을 계속했으며, 이제 그 자료들을 한데 묶어 책으로 펴내게 되었다. 그게 무려 5년이라는 기간이다.

이 책은 모두 12장으로 구성되어 있으며, 그 내용은 병원경영자와 마케팅 관리자, 그리고 의료서비스분야에서 일하거나 공부하는 모든 사람들이 한번쯤은 읽고 이해해야 하는 내용들로 채워져 있다. 독자들이 주의를 기울여야 할 점이 있다면, 의료소비자행동 연구 역시 다른 분야의 소비자행동연구와 마찬가지로 경제학, 심리학, 사회학, 문화인류학 및 조직행동 등 다양한 학문분야와 직간접적으로 관계를 맺고 있다는 점이다. 이러한 복잡한 학문적 접근은 독자들을 혼란스럽게 만들기보다는 의료소비자들의 행동을 다각도로 깊이 있게 이해하는데 도움을 줄 것이다.

책을 쓰는 동안 이론의 전개에 도움을 준 다양한 분야의 국내외 선행연구 저자들에게 깊은 감사의 뜻을 전한다. 솔직히, 그들로부터 많이 배우고 또 시사점을 얻었음을 부인할 수 없다. 행여 작은 부분이라도 인용이 제대로 되지 못한 것이 있다면, 그것은 전적으로 저자의 책임이며 큰 양해를 구한다. 졸저(拙著)의 완성도를 높이기 위해 내용의 전개에 대하여 따뜻한 충고와 교정을 맡아준 사랑하는 아내에게도 감사를 드린다. 끝으로 어려운 출판계 사정에도 불구하고 선뜻 책의 출판에 동의해준 보문각 이호동 사장님께 심심한 감사의 말씀을 드린다.

2011년 12월

안 상 윤

Contents

Chapter 01 의료소비와 의료소비자

제1절 현대인의 소비행태 ... 11
제2절 의료소비의 의의 ... 17
제3절 의료서비스의 특징과 소비자 반응 ... 22
제4절 의료소비자의 역할 ... 33

Chapter 02 의료소비자행동 연구

제1절 의료소비자행동의 정의 ... 51
제2절 소비자행동 연구의 필요성 및 발생 배경 ... 55
제3절 고전적 소비자행동 모델 ... 64
제4절 소비자이론에 대한 경제학적 접근 ... 71
제5절 소비자이론에 대한 행동과학적 접근 ... 74
제6절 현대 소비자행동 모델 ... 80

Chapter 03 의료소비자행동 조사

제1절 의료소비자행동 조사의 의의 및 활용 ... 89
제2절 의료소비자행동에 대한 심리학적 영향 요인 ... 94
제3절 소비자행동 조사의 대상 ... 106
제4절 의료소비자 선호도 조사 ... 111
제5절 의료소비자행동의 심리적 조사기법과 마케팅전략 ... 114

Chapter 04 의료서비스 환경의 변화와 의료소비자행동

제1절 의료서비스의 개념 ... 125
제2절 의료서비스 환경의 변화 ... 131
제3절 의료소비자의 지위 및 행동의 변화 ... 143
제4절 병원 경영에 대한 도전과 대응 ... 148

Chapter 05 의료소비자의 불평행동

제1절 의료소비자의 만족과 불만족 159
제2절 의료소비자 불평행동이론의 발달 171
제3절 의료소비자의 불평행동 179
제4절 의료소비자의 불평행동에 대한 대응 188

Chapter 06 의료서비스의 질과 소비자행동

제1절 의료서비스 질의 개념 201
제2절 의료서비스의 질을 높이기 위한 방안 206
제3절 의료시스템의 변화 216
제4절 의료서비스의 질과 소비자행동 227

Chapter 07 비용과 의료소비자행동

제1절 비용의 개념 237
제2절 의료서비스 수요에 대한 영향 요인 245
제3절 의료서비스 비용과 소비자행동 250

Chapter 08 정보의 비대칭성과 의료소비자행동

제1절 정보와 비대칭성의 의의 271
제2절 정보의 비대칭과 의료시장의 구조 279
제3절 거래관계에 있어서 정보 비대칭성의 유형 283
제4절 정보 비대칭성의 영향과 극복방안 286

Chapter 09 노인 의료소비자행동

제1절 노인 의료소비자의 개념 297
제2절 노인 계층의 특징과 소비자행동 302

제3절 노인들의 정보처리와 소비자행동 305
제4절 노인 소비자들의 소비태도 309
제5절 노인 의료소비자들에 대한 마케팅전략 313

Chapter 10 관여도와 의료서비스 구매행동

제1절 관여도의 개념과 측정 333
제2절 구매의사결정 행동과 영향 요인 340
제3절 구매행동 347
제4절 저관여 소비자행동 350
제5절 상표 애호도와 반복 구매행동 353
제6절 관여도와 의료서비스의 구전 구매 358

Chapter 11 병원마케팅과 의료소비자행동

제1절 마케팅의 개념 373
제2절 병원마케팅의 의의와 발전 379
제3절 병원마케팅 조사 385
제4절 병원마케팅과 의료소비자행동 398

Chapter 12 의료소비자의 권리와 교육

제1절 소비자의 권리와 발달 411
제2절 의료시장에서 소비자주권 417
제3절 소비교육의 의의와 역사 424
제4절 소비자교육의 목적과 필요성 428
제5절 의료소비자 교육의 실태 432
제6절 의료소비자 교육의 문제점과 개선방향 437

참고문헌 443
찾아보기 451

제 1 장

의료소비와 의료소비자

- 현대인의 소비행태
- 의료소비의 의의
- 의료서비스의 특징과 소비자 반응
- 의료소비자의 역할

학습목표

1. 현대인의 소비행태에 대해 이해한다.
2. 의료소비의 개념을 이해하고 올바른 소비가 무엇인지를 안다.
3. 의료서비스의 특징과 의료소비와의 관계를 이해한다.
4. 의료시장에서 소비자의 역할에 대하여 이해한다.

제1절 현대인의 소비행태

1. 일반적 소비행태

소비자는 행동하는 주체이다. 소비의 측면에서 한 개인이 행동한다는 의미는 현재의 문제점들에 대한 생각과 고민을 하고, 대안들을 비교해보고, 대안들 중에서 최적안을 선택하며 최종적으로는 평가를 한다는 뜻이다. 즉, 소비자는 어떤 재화나 서비스든지 소비(구매)를 할 때는 다음과 같은 인지 및 행동의 과정을 거친다.

① 생각(문제의 인식) : '며칠 동안 허리통증이 계속되는 것이 아무래도 병원에 가서 진료를 받아봐야겠다.'

② 대안 선택의 고민 : '과연 어떤 병원의 어떤 의사에게 진료를 받아볼 것인가? 허리 통증으로 오랫동안 고생하던 친구가 한방병원에서 치료를 받고 나았다니 한방병원을 방문해볼까? 아니면, 집 근처의 정형외과의원으로 가볼까?'(그는 정형외과 간판에 있는 '허리통증 치료'라는 문구를 떠올리기도 하고, 전에 허리통증 때문에 치료를 받은 경험이 있는 친구에게 전화를 걸어 이것저것 물어보기도 한다.)

③ 소비의사결정 : '한방병원을 찾는 데는 시간이 걸리니까 우선 집 근처 정형외과의원으로 가서 진료를 받아보기로 하자.'(과연 그 병원의 의사는 내 마음에 쏙 들게 진단, 설명, 치료를 해줄까?)

④ 평가 : '그래 직장 근처에 있는 병원에 오기를 잘 했어. 시간도 절약하고 진료도 잘 하는 것 같아.' 또는 '그래도 전문병원을 찾아갔어야 해. 어쩐지 믿기지가 않아?'

이러한 소비자의 생각과 고민은 독창적일 수도 있고 학습이나 경험으로부터 영향을 받을 것일 수도 있다. 그러나 어떤 소비자는 소비를 위한 생각과 고민이 자신의 자신에 의한 자신을 위한 것이라고 주체적 인식을 하기도 하지만, 또 다른 소비자는 전적으로 신뢰할만한 전문가의 의견이나 영향력 있는 매체에 의존하고 있다고 인식하면서 위안을 삼기도 한다. 최근 우리나라 소비자들은 기본적으로는 자녀를 위해서, 다음으로는 자기 계발을 위해서 소비하는 측면이 강한 것으로 나타나고 있다. 다음으로는 건강, 미용 등 개인적인 욕구 충족을 위해 소비하고자 한다. 이와 같은 소비태도는 기본적으로 지금 소비하지 않으면 미래에 손해가 발생할 것이라는 생각이나 판단에서 비롯된 것이며, 마찬가지로 지금 구매하지 않으면 손해를 볼 것이라고 판단되는 제품이나 서비스에 대하여 우선 소비하고자 하는 의도를 지니고 있다.

특히, 오늘날 무한대의 발달을 보이고 있는 인터넷은 소비자들이 소비행동 패턴을 바꾸는데 큰 영향을 미치고 있다. 인터넷으로 정보를 얻고, 정보를 얻는 과정에서 발생한 소비욕구를 인터넷에서 직접 해결해버리는 소비행태가 전 인구계층을 아우르며 일반화되고 있다. 백화점이나 대형 할인매장을 방문하지 않고 인터넷 쇼핑몰에서 직접 구매를 하거나 인터넷을 매개로 하여 구매하는 소비행태의 변화로 인해 발생하는 지출의 규모는 갈수록 커지고 있다. 의료시장에도 IT기술이 접목되면서 의료서비스의 구매와 건강관리를 위한 새로운 시도들이 전개되고 있다.

이처럼 재화나 서비스를 구매하고 사용하는 소비행동양식은 소비의 주체인 소비자의 정체성을 드러내는 통로인 동시에 '문화적인 언어'라고 표현되기도 한다. 소비가 현대인의 삶에서 차지하는 비중이 그만큼 크다는 뜻이다.

2. 소비자의 양가성과 가치소비

현대의 소비자들은 상반된 열망과 양면적 가치를 동시에 가지고 있다. 이런 특성을 소비자의 양가성(兩價性, consumer ambivalence)이라고 하는데, 양가성은 가치소비 경향을 강화시키고 있다. 즉, 과거에는 소비행태가 평균적인 부분을 가장 많이 구매하는 정규분포의 형태를 띠었다면 시간이 지날수록 양 극단의 구매 비율이 점점 커지는 U커브의 형태로 변화하고 있다는 사실이다. 이때 양 극단이란 U커브의 양쪽 봉우리를 말하는 것으로, 가격이 상대적으로 크게 저렴하든지 아니면 질이 매우 뛰어난 것을 말한다. U커브의 중간에 오목한 부분은 평균의 가격과 평균의 질을 의미하며, 과거 소비자들은 이 오목한 부분인 평균적 구매로부터 큰 가치감을 느꼈다. 그러나 현대의 소비자들은 과거와는 달리 U커브 양 극단의 구매로부터 교환가치를 크게 인식한다는 것이다.

교환으로부터 얻는 가치는 구매로부터 획득하는 혜택을 가격으로 나눈 것으로 정의할 수 있다. 소비자들은 가치를 극대화시키기 위해 분모(가격)를 최소화시키거나 분자(혜택)를 최대화시키기 위해 노력한다. 즉, 보다 저렴한 가격의 제품을 선택하든지 상징적이면서도 심리적인 혜택을 크게 제공해주는 고가의 상품을 선택함으로써 교환에 따른 가치를 극대화하고자 한다. 소비자들이 추구하는 가치의 극대화란 극단적으로 저렴한 상품을 구매하는 경우일 수도 있고, 고가이지만 상징적 만족을 제공해주는 경우일 수도 있다는 뜻이다.

과거에 소비자 개개인의 소비함수는 가격이 낮은 제품과 가격이 높은 제품은 적게 소비하고 중간 정도 가격의 제품을 주로 구매하는 성향을 보였지만 현대의 소비자들은 인터넷을 비롯한 최대한의 정보를 동원하여 최저가 등의 할인상품을 찾아 나서는 한편, 상황에 따라서는 높은 가격의 고관여(高關與) 제품이나 서비스를 선호하는 성향을 보이기도 한다. 이처럼 소비자들은 가격적인 측면에서 실용적인 혜택을 획득하려는 성향과 동시에 상징적인 측면에서는 심리적인 욕구충족의 극대화 혜택을 누리려는 양면적 성향을 보인다.

1) 가격 측면에서의 가치소비

가치소비에서 가장 두드러진 현상은 소비자들의 알뜰 소비가 크게 확산되고 있다는 점이다. 1990년대 후반부터 장기불황을 경험하면서 소비자들은 이전보다 가격에 매우 민감하게 반응하게 되었다. 불황기에 소비자들은 무엇보다 가격을 중시하기 때문에 추가적인 성능이나 부가기능이 축소되더라도 가격이 더 낮은 저가 제품을 선택하는 경향이 강하다. 예를 들어, 처음에 고급 건강검진 서비스를 시작한 유명 병원들도 저가의 건강검진 서비스 전문센터들을 개설하는 것을 볼 수 있다. 이러한 마케팅 전략은 가격을 크게 낮춘 맥카페 같은 브랜드 커피, 저렴한 넷북(net-book)[1] 등이 인기를 모으

1) 넷북(Netbook)이란 'Internet'과 'Notebook'의 합성어이다. 웹사이트의 콘텐츠를 열람하거나 전자우편, 채팅 정도의 기본적인 인터넷작업에 이용된다. 노트북에 비해서는 상대적으로 값이 싸고 가볍다.

고 있는 현상과 다를 바 없다. 최근에는 자기 스스로 소비물을 만들고 구성하는 DIY(Do-It-Yourself) 소비활동을 통해 보다 저렴하고 효율적으로 소비생활을 영위하려는 소비자들도 늘고 있다. 일반 시장에서 저가의 질 높은 상품을 구매하는 의사결정을 통하여 높은 만족을 경험한 소비자들이 아무리 건강과 관련이 있다고 하더라도 긴급한 상황이 아닌 이상 고가의 건강검진 서비스를 선뜻 사는 데는 많은 고민이 따를 수밖에 없다.

가격적인 측면에서의 가치소비는 최근 소셜 네트워크 서비스(SNS; Social Network Service)의 기술적 발전과 능동적인 소비자들의 특성이 결합되면서 소셜커머스(Social Commerce; SNS를 이용한 상거래)의 형태로 진화하고 있다. 소비자들은 자신이 사고 싶은 상품이나 서비스 가격을 조금이라도 낮추기 위해 트위터(twiter)[2]나 페이스북(facebook)[3] 등의 소셜네트워킹을 통해 다른 사람들에게 해당 상품을 적극적으로 알리고 있다. 많은 소비자들이 주어진 가격에 대해 반응하여 단순히 구매하는 것이 아니라 능동적이고 적극적으로 가격을 조정하여 구매하려는 가치소비의 형태가 온라인을 기반으로 극대화되고 있다.

경제 전문가들은 이러한 가격 측면에서의 가치소비현상은 앞으로도 지속될 것으로 예측하고 있다. 2000년 이후 펼쳐지고 있는 신경제 시대에는 신중하고 절제된 소비 패턴이 계속 이어지면서 소비자들은 가격 대비 품질을 꼼꼼히 따지는 등 까다롭게 바뀌어 갈 것이다.

2) 심리적 혜택 측면에서의 가치 소비

모든 분야에서 상품과 서비스의 종류가 다양해지면서 소비자의 소비행동이 매우 정교해지고 있다. 상품과 서비스는 고도로 전문화되고 있는데 이것은 소비자들의 고급화를 향한 욕구와 연계되어 있다. 소비자들은 남들과는 다른 특화된 서비스를 받고자

---

2) 블로그의 인터페이스에 미니 홈페이지의 '친구 맺기' 기능, 메신저의 신속성을 갖춘 소셜 네트워크 서비스(SNS)로 관심 있는 상대방을 뒤따르는 팔로우(follow)라는 독특한 기능을 중심으로 소통한다. 2006년 3월부터 개통되어 전 세계적으로 사용되고 있다.

3) 웹상에서 이용자들이 인맥을 형성할 수 있게 해주는 서비스로 한국에서 유행하고 있는 싸이월드와 유사한 서비스를 제공해준다. 2004년 2월 당시 19살이던 미국 하버드대학교 학생 Mark Zuckerberg가 학교 기숙사에서 사이트를 개설하여 창업했다.

하는 열망으로 가득 차 있다. 생활필수품과 같은 제품은 소단위 가격까지도 꼼꼼히 챙기지만 어떤 특정 제품에 대해서는 값비싼 대가의 지불도 마다하지 않는다. 제품이나 서비스 가치에 대한 소비자들의 열망이 더욱 커지고 또 차별화되고 있기 때문이다.

현대 소비자들은 자신을 위한 특별히 가치 있는 서비스를 향유하려고 한다. 생활필수품 등은 저가의 제품을 구입할지언정 자신을 위한 보상과 투자에는 아끼지 않고 기꺼이 많은 돈을 지불한다. 웰빙, 동안, 자기계발과 같은 것이 바로 그것이다. 자기 자신을 돋보이기 위한 가치소비는 중산층 소비자들에게서 두드러진 소비경향이다. 평소에는 회사 근처에서 저렴한 식사나 중저가 커피를 구매하지만 주말에는 고급 스파(spa)[4]에서 쌓인 피로를 풀고 피부 관리실에서 고급 관리서비스를 받는 행동은 전형적인 가치소비 형태라고 할 수 있다. 소비자들의 생활의 질 향상에 대한 요구가 커질 것으로 예상되는 상황에서 병원의 경영자들이나 마케터들 역시 소비자들의 가치소비에 주목해야 할 것이다.

지금까지는 소비자행동을 주로 '효용의 극대화'라는 경제학적 관점에서 분석하는 경향이 강했다. 소비자들이 제품이나 서비스를 구매하는 의사결정을 할 때 경제적인 효용을 극대화하려는 방향으로 소비를 한다는 것이다. 그러나 현대 소비사회에서 소비자의 구매의사결정 행동을 설명하기 위해서는 이성적인 효용의 개념과 함께 소비자의 주관적 가치의 개념이 도입되어야 한다. 가치의 개념에는 단순히 기능적 · 경제적 측면뿐만이 아니고 심리적 · 상징적 복합 요소들이 내재되어 있다. 소비자들은 기능적이며 경제적인 1차원적 효용뿐만 아니라 상징적이며 정신적인 만족을 동시에 추구하는 가치소비를 추구하는 것이다. 현대인들의 이와 같은 소비 특성을 상징하는 신조어로 매스티지(masstige)라는 용어가 있다. 매스티지는 대중을 뜻하는 매스(mass)와 명품(prestige products)의 합성어로 비교적 값이 저렴하면서도 감성적 만족을 얻을 수 있는 고급품을 소비하는 성향을 말한다. 보통은 현대의 시장을 대상으로 한 마케팅 용어로 사용되고 있지만, 그것보다는 가격보다 상품의 기능이나 질적인 측면을 더 중시하는 경향, 즉 고품격을 통한 만족감 내지는 자긍심을 얻으려는 현대인의 속성을 가리

4) 본래 벨기에 동부 리에주 주에 있는 자치주 이름이다. 리에주 시 남동쪽으로 아르덴 고원 북쪽의 숲이 많은 구릉지대에 자리잡고 있다. 지역적으로 푸옹스라 부르는 스파(spa, 鑛泉)로 유명해서 같은 유형의 보양지에 모두 스파라는 이름이 붙게 되었다.

킨다(안상윤, 2007). 소비자들의 이 같은 소비성향 변화를 볼 때, 병원들은 의료서비스를 제공함에 있어서 경제적, 기능적 효용뿐만 아니라 소비자들의 상징적이고 정신적인 가치까지 만족시켜야 하는 과제를 안고 있다고 하겠다.

3. 의료서비스의 소비행태

일반 시장에서 일어나는 소비자의 소비행태에 비추어볼 때, 의료서비스에 대한 지출은 미래를 위한 것과 당장의 시급성을 해소하고자 하는 욕구가 혼재되어 나타난다. 사람들은 겨울이 오기 시작하면 불과 몇 십일 후에 발생할지 모를 건강상의 손실을 방지하기 위해 미리 독감 예방주사를 맞거나, 혹은 몇 년 후를 위하여 기꺼이 위나 대장의 내시경검사를 한다. 이와 같은 의료소비자 행동은 사회적으로 학습되거나 세뇌된 것이다. 그러다가 당장 감기라도 들면 바로 병원으로 달려가기도 한다. 감기 증세를 참고 견디는 사람들도 있지만 대부분의 사람들은 고통으로부터 벗어나기 위해 병원을 찾는다. 발열이나 두통, 코 막힘, 기침 등의 고통으로부터 빨리 벗어나고 싶기 때문이다. 이처럼 의료소비자의 행동 역시 일반 제품이나 서비스 시장에서와 마찬가지로 미래에 대한 투자나 현재의 시급성을 해소하고자 하는 욕구를 기반으로 하여 나타나게 된다.

불황이라고 해도 아픈 것을 인내하면서 병원을 회피하는 경우는 별로 없다. 병원비로 들어가는 돈을 절약을 해서 만족하기보다는 어떻게든 치료를 받고 현재의 고통으로부터 벗어나고자 하는 욕망이 더 크다고 해야 할 것이다. 이와 같은 행동은 현재의 고통으로부터 벗어나고자 하는 강한 욕구에 기반을 두고 있으며, 이 역시 인간이 본래 지니고 있는 쾌락추구정신(Hedonism)에 의한 것으로 볼 수 있다. 즉, 일반적으로 사람들이 보여주는 의료소비행동 역시 의식적이든, 무의식적이든 삶의 즐거움을 추구하고자 하는 선택행동으로 보아야 할 것이다. 그러나 일반시장과 의료서비스 시장에서 소비자들의 행동의 방향은 분명히 다르게 나타난다. 일반 재화에 대한 구매 욕구는 욕망의 크기를 키우는 쪽으로 작동하지만, 의료서비스의 구매 욕구는 고통을 감소시키는 방향으로 작동한다. 경제적 효용의 극대화나 가치 소비의 측면에서 볼 때 의료소비자들은 현재 당면한 육체적 · 정신적 고통을 최소화시키면서 건강을 회복시켜줄 공급자를 찾게 될 것이다.

일반 소비자와 마찬가지로 의료소비자의 행동 역시 최근 들어 인터넷을 통해 다양하게 촉진되고 있다. 인터넷에는 질병치료나 건강에 관한 정보가 홍수를 이루고 있다. 질병의 치료에 대한 다양한 정보와 질병으로 인한 불편함을 해소하거나 앞으로 닥쳐올 건강이나 미용의 문제를 해결할 수 있는 방법들도 인터넷을 통해 상세하게 드러나 있다. 많은 사람들이 바다에서 낚시하듯이 인터넷에서 쇼핑을 즐긴다고 하는데 의료소비행동 역시 인터넷을 통해 많이 이루어지고 있다. 인터넷을 통해 소개되고 있는 다이어트나 성형, 임플란트 시술 등의 사진이나 설명들은 그것을 필요로 하는 소비자들을 유혹하는데 있어서 중요한 매개체가 되고 있다.

제2절 의료소비의 의의

1. 경제학적 관점에서 본 의료소비

사람들이 생활을 영위하기 위해서는 의식주, 문화, 여가활동 등에 관련된 수많은 재화와 서비스를 소비하게 된다. 예를 들어, 오늘 저녁 외식을 할까 말까, 외식을 한다면

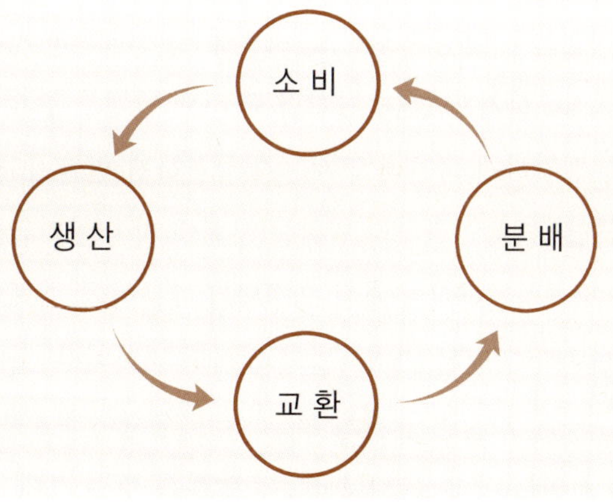

[그림 1-1] 소비와 경제적 현상

어느 음식점에서 무엇을 먹을까, 스마트폰을 열고 친구에게 카카오톡을 해볼까, 아파트를 구매할까 개인주택을 살까, 어느 병원에 가서 감기치료를 받을까 등등. 하루에도 수많은 소비 의사결정을 해야 한다.

이러한 소비가 이루어지기 위해서는 먼저 생산과 교환 및 분배가 있어야 한다. 사회적으로 재화와 서비스가 소비되면서 동시에 생산, 교환 및 분배와 관계를 맺고 있는 현상은 다분히 경제적인 문제이다. 즉, 사람들의 모든 일상생활에서 소비가 경제적인 문제의 중요한 부분을 차지하고 있다는 것을 알 수 있다. 의료소비 역시 한 개인의 경제적 의사결정을 수반하는 경제행동이기 때문에 기본적으로 경제학적 관점에서 접근하는 것은 이해의 폭을 넓히는데 도움이 된다.

한 나라의 국민총생산액 가운데서 소비지출에 해당하는 비율은 국가마다 약간씩의 차이가 있기는 하지만, 대개 60~80%에 이르고 있다. 아무리 해외수출에 의존하는 경제구조라고 할지라도 국내적으로 소비가 원만하게 이루어지지 못하면 생산량이 감소하여 근로자들이 해고되는 등 경기침체와 사회불안을 불러오기도 한다. 경제학적 의미에 있어서 이와 같은 소비(消費, Consumption)를 '사람이 욕망을 충족하기 위하여 재화나 서비스를 소모(消耗)하는 일'로 정의한다. 여기서 소모는 써서 없앤다는 뜻이다. 사람의 욕망이 충족되는 과정에서 각종 재화들이 사용되어 없어진다는 것을 알 수 있다. 자본주의 경제체제를 발전시키는 동시에 불안하게도 만드는 것은 인간의 욕망, 낙관론, 군중심리라는 인간의 본성인데, 이러한 인간의 본성 모두가 소비와 직결되어 있다. 욕망 때문에 사람들은 열심히 일하고, 소비를 줄이기도 하고, 위험을 감수하면서까지 새로운 사업을 시작하기도 한다. 이처럼 한 사회 안에서 경제적 환경은 희소자원이 배분되는 방식을 결정하게 되는데 언제든지 급격하게 변할 수 있다는 것을 염두에 두어야 한다. 왜냐하면, 경제적 환경의 변화는 사회에 미치는 파급효과가 크고 병원의 입장에서는 수시로 마케팅전략의 수정이 요구되기 때문이다. 마케터들이 주목해야 할 것은 경제 환경의 변화와 관련된 소비자들의 인식의 변화이다. 만약 경제가 호황이라고 믿게 되면 소비자들은 지출을 늘리게 될 것이며, 불황이라고 믿게 되면 그 반대의 현상이 나타날 것이기 때문이다. 마케팅활동에 영향을 주는 경제 환경을 구성하고 있는 요소로는 주로 사업주기, 인플레이션과 이자율, 생산성, 실업, 공급의 부족과 에너지 등과 같은 것들이 있다. 이들의 변화에 따라 소비자들의 욕구와 구매태도가 변하기 때문에 어떤 조직이든지 마케터들은 경제 환경의 변화에 주목하지 않을 수 없다.

그러나 소비가 언제나 재화나 서비스를 소모시키는 것만은 아니라는 것을 알 수 있다. 미래학자 Lester C. Thurow에 의하면 자본주의 사회에서는 인간의 욕망이 경제를 성장시키기도 하고 보다 높은 생활수준을 보장하기도 하는 원동력으로 작동한다는 것이다. 이런 의미에서 본다면 생산적 소비도 가능하다. 즉, 배가 고파서 음식을 사 먹는 행위는 소비를 위한 소비로써 본래적 소비라고 하며, 소설가가 소설을 쓰기(생산하기) 위해 컴퓨터를 구매하는 행위는 생산적 소비라고 한다. 소설가가 생산재로서의 컴퓨터를 구입하기 위해서는 그만큼의 소비재 지출을 줄여야 가능하다. 이처럼 경제학적 관점에서 보는 소비에는 본래적 소비와 생산적 소비가 있다. 소비가 소모적인지 생산적인지의 관점에서 본다면, 의료서비스의 소비는 그 목적이 건강한 육체와 정신을 유지함으로써 노동력을 보존하는데 그 중요한 목적이 있기 때문에 본래적 소비보다는 생산적 소비에 해당된다고 할 수 있다.

이처럼 소비는 자본주의 사회에서 생산과 분배를 유발시키는 중요한 경제활동인데 여기에는 반드시 비용이 들어간다. 가족들과 외식을 하는 즐거움을 얻기 위해서는 화폐로 비용을 지불해야 한다. 병원에 가서 감기치료를 받으면 치료비의 50% 정도는 개인이 직접 화폐로 지불해야 한다. 이러한 소비활동은 가계 부분에서는 저축의 감소로 이어진다. 소비는 반드시 화폐의 지출을 반영하는 엄연한 현실에 대해 서양 속담에 '공짜 점심은 없다' 말이 생겨날 정도이다. 소비는 소비하는 쾌락 또는 즐거움을 가져오지만(감기의 치료로 건강이 회복되고 몸의 컨디션이 좋아짐), 동시에 비용의 지출에 따른 고통을 수반한다(병원비의 지출은 다른 분야의 지출을 억제하도록 만듦). 하지만 대부분의 사람들은 소비과정에서 구매한 상품이나 서비스에 대하여 만족하지 못할 때 고통은 더욱 커진다. 비싼 값의 점심을 사먹었는데 그 맛이 기대에 미치지 못한다면 점심값으로 지출한 돈이 매우 아깝다는 생각이 들 것이다. 개인 특성에 따라서는 며칠 동안 두고두고 기분이 나쁠 수도 있다. 마찬가지로 어떤 감기 환자가 열심히 병원을 다니며 치료를 받고 약을 복용하는데도 불구하고 생각보다 잘 낫지 않는다면 그 환자는 병원이나 의사에 대하여 좋지 않은 감정을 가질 수가 있다.

또한 소비는 사람들의 욕구를 충족시키는 과정이라고 할 수 있다. 그러나 이 세상에 사람의 욕망을 모두 충족시킬 수 있는 자원이 무한대로 존재하지는 않는다. 즉, 욕망에 비하여 자원은 항상 상대적으로 부족하다. 이것을 자원의 희소성(scarcity)이라고 한다. 의료서비스 역시 무한대로 존재하지 않는다. 의료서비스는 일정 수준 이상의 자격이나 면허를 보유한 사람들에게만 서비스의 생산과 공급이 허용되기 때문에 수요에 대한 공급이 비탄력적인 특징을 가지고 있다. 이와 같은 제약 조건으로 인하여 의료서비스의 공급이 그 수요량을 충족시키지 못하는 경우도 발생한다.

현실 세계에서 사람들의 경제생활은 엄연히 이 희소성의 지배를 받고 있다. 희소성이 없으면 마치 지구상의 공기처럼 사람들의 욕망을 모두 채워줄 만큼 자원이 풍부하다는 것을 의미하게 되고, 그것은 경제문제로 거론될 필요가 없다는 것을 뜻한다. 마케팅 주체의 입장에서 소비자행동에 대한 연구도 필요 없을 것이다. 그러나 엄연히 자원은 제한적이며 소비는 지혜롭게 이루어지지 않을 수 없다. 자원의 제약은 항상 소비자의 소비행동에 제약을 가하고 있다. 때문에 소비자는 소비를 할 때면 언제든지 만족을 극대화시키는 방향으로 행동하려고 한다. 대부분의 소비자들은 지혜 있는 소비, 구매 후에 후회하지 않을 소비를 하기 위하여 애쓴다는 가정이 가능하다. 그렇다면 병원 마케터의 입장에서는 의료서비스를 소비하는 의료소비자들 역시 만족을 극대화시키는 방향으로 소비행동을 하려고 한다는 사실에 입각해서 마케팅을 수행해야 할 것이다.

2. 의료소비의 효과

날로 증가하는 의료비용 때문에 이제는 일반 제품이나 서비스뿐만 아니라 의료소비도 현명하게 해야 한다는 바람이 사회 전반에 불고 있다. 가벼운 질병에도 무조건 대학병원을 찾는가하면, 심지어는 습관적 병원쇼핑족까지 생겨나고 있기 때문일 것이다. 국가적 차원에서 의료비용의 효율적 관리를 담당하고 있는 건강보험심사평가원의 경우 인터넷상에서 현명한 의료소비를 돕기 위한 애플리케이션을 제공하기도 한다. 이 애플리케이션을 사용하면 지도상에서 찾고자 하는 종류의 병원의 위치, 주소, 전화번호, 진료과목과 그 병원의 해당 의사 수는 물론 항생제 및 주사 처방률 정보까지도 알 수 있다. 의료소비가 효율적으로 이루어지기 위해서는 우선 소비자들이 정확한 의료정보를 가지고 있어야 한다는 취지에서다. 특히, 건강보험심사평가원은 진료비의 과다납부를 확인하여 환자들에게 환급해주는 일을 지속적으로 추진함으로써 의료소비자들의 정확한 의료비 계산 의식도 고취시키고 있다.

소비는 작은 규모에서 큰 규모까지 매우 다양한 차원으로 나타나며, 세금과도 연루되어 있기 때문에 슬기롭게 행동하지 않으면 손해를 보기도 하고 크게는 파산하기까지 한다. 대부분의 자본주의 사회에서 이루어지는 소비에는 소비세라는 세금이 부과된다. 소비세는 대개 생산자와 소비자가 공동으로 부담하게 되는데 소비세가 높을수록 소비는 위축된다. 일반병원에 비해 상대적으로 치료비가 높은 성형이나 치과병원의 경우 세금을 줄이기 위해 고객들에게 현금지급을 유도하는 것을 볼 수 있다. 이에 대해 정부당국은 신용카드 사용을 회피하는 병원들에 대한 신고 시 인센티브를 지급함으로써 세금 회피나 탈루행위를 억제하려고 한다. 그러나 세금으로 인해 소비자가 부담하는 비용이 높아질 경우 전 산업에서 소비를 억제하는 효과를 불러온다. 글로벌 시장경제 속에서도 국내에서 생산된 제품보다는 해외에서 수입되는 외국산 제품에 대해서는 높은 관세가 부과되는 것을 볼 수 있다. 이것은 소비자들에게 외제품에 대한 소비를 억제시켜 국내산업을 보호하기 위한 것이다.

최근에는 국가 경제 규모가 커지고 신용사회가 도래함에 따라 신용카드의 무절제한 사용과 같이 잘못된 소비행동 때문에 파산하는 개인이 증가하고 있는 것을 볼 수 있다. 같은 금액이라고 할지라도 신용카드를 사용하는데서 오는 고통은 당장 현금을 지불하는 것으로부터 받는 고통보다는 가볍게 여겨진다. 나중에 지불하게 될 현금의 지출은 현재 부닥치는 생생한 고통이 아니기 때문에 늘 저평가되고 카드사용 액수는 늘어나게 된다.

종합적으로 볼 때, 소비는 소비 주체인 소비자의 경제행위일 뿐만 아니라 사회 · 경제 전반의 현상과 깊은 관련이 있다. 때문에 현대사회를 '소비사회'라고 부르기도 한다. 소비사회란 소비와 소비를 자극하기 위한 노력이 일상생활의 주요 부분이 되는 사회를 의미하기도 한다. 그러나 소비가 항상 인간의 욕구충족이라는 순기능만 하는 것은 아니다. 과도하고 무절제한 소비는 그 결과로써 한 인간의 정신을 불건전하게 만들기도 하지만 더 나아가 생태계를 파괴시키기도 하고 자원의 고갈과 그에 따른 갈등, 환경오염과 같은 사회적 문제를 유발시키기도 한다. 여러 학자들이 주장하는 소비행태를 살펴보면 개인의 특성이나 주어진 환경에 따라 얼마나 다양하게 소비를 하는지를 알 수 있다. T. Bevlen 같은 사회학자는 문명사회의 일부 부유 계층에서 다른 사람들이 보란 듯이 과시하면서 소비를 하는 경향이 있다고 주장하고 있는데, 우리 사회에서 일부 의료소비자들이 동네 의원에 가도 될 가벼운 질환에 대해서도 꼭 2차 병원이나 대학병원에 가야한다는 태도를 가지고 있는 것은 일종의 과시적 소비욕구에서 비롯된 것이다.

● 학자들이 주장하는 소비자의 소비 행태

베블렌 – 다른 사람들이 보란 듯이 과시하면서 소비한다.
라이벤스타인 – 군중심리에 따라 소비한다.
카토나 – 경제전망에 대한 기대에 따라 소비한다.
시토프스키 – 소득이 늘어나도 만족은 늘어나지 않는다.
사이먼 – 인간은 합리적 행동보다는 만족하는 수준의 행동을 한다.

제3절 의료서비스의 특징과 소비자 반응

1. 경영의 대상으로서 의료서비스

일반적으로 상품이란 소비자의 욕구와 필요를 충족시키기 위해 만들어지는 최종산물로 정의할 수 있다. 이와 같은 상품은 잠재고객으로부터 충족되지 못하고 있거나 또는 부족한 욕구나 확인된 문제를 해결해나가는 과정의 산물로써 마케팅믹스에 의해 제공되고 고객만족을 창출함으로써 기업에게 이윤을 안겨주기 때문에 경영의 핵심 요소이다. 이와 같은 특징을 가지고 있는 상품은 제품계획의 내용에 따라 신제품, 기존 제품의 개량 및 용도의 개선 등으로 구분하기도 하고, 제품의 수요에 따라 핵심제품, 유형제품, 확장제품으로 구분한다. 상품은 또한 주문에 의해 생산과 배달이 가능하고, 또 진열과 보관이 용이하다.

그러나 의료서비스는 고객들이 의료기관을 직접 방문하여 서비스를 제공받아야 하는 특징을 지니고 있고, 그 과정에서 의료기관과 고객 사이에는 반드시 접촉이 이루어진다. 의료서비스는 정상적인 건강 상태에서 벗어난 환자를 진료하고 질병을 치료하는 과정에서 인간의 생명을 다룬다는 특수성 때문에 일반 기업에서 생산하는 제품처럼 다양하게 유형화하는 것이 곤란하다. 따라서 대부분의 의료기관들이 기존의 질병 치료방법에 머물러 있게 되는 경우가 많다. 하지만, 의료시장을 구성하고 있는 고객의 욕구는 수시로 변화하고 있기 때문에 고객의 선호에 부응할 수 있는 의료서비스를 개발해낼 것이 요구되고 있다. 즉, 경영의 관점에서 접근할 때는 동일한 질병에 대한 치료나 수술이라도 더욱 새로운 차원의 의료서비스를 개발해내는 것이 우선되어야 하고, 다음으로는 일반 제품의 판매와 마찬가지로 새로운 수요를 창출할 수 있는 시장을 개척해야 한다. 예를 들어, 많은 병원들이 기본적인 진료과목 외에 서비스차원의 건강진단 센터를 운영하거나 고객이 관심 있는 비만클리닉, 또는 고객이 카페와 같이 쾌적한 환경에서 진료를 받고 즐길 수 있는 공간을 제공하고 있는데 이와 같은 노력은 과거 공급자 중심의 서비스 제공방식에서는 벗어난 것이다.

또한, 산업 전반에 있어서 기술환경의 변화로 의료서비스 공급자들도 최신 주변 기술과의 결합으로 수준 높은 서비스를 개발할 것을 요구받고 있다. 경영의 관점에서 볼 때, 첨단 기술을 기반으로 지금까지 어떤 의료기관에서도 시행하지 못한 치료방법의 도입과 개발을 통해 새로운 의료서비스를 개발함으로써 고객들에게 신개념의 의료기관이라는 이미지를 제공해야 하는 상황에 당면하고 있다. 병원들은 의료서비스 자체의 수준을 높이는 것도 중요하지만, 부가서비스 수준도 향상시켜야 한다. 이것은 마치 백화점이나 호텔이 상품 판매, 숙박 외 부가서비스를 제공하고 있는 원리와 유사하다. 병원들은 통상적인 진료과목 중심의 운영에서 고객들의 관심이 높은 분야와 연계한 원스톱(one-stop) 치료를 받을 수 있는 방안을 강구하고 있다. 예를 들어, 실버전문병원은 재활이나 건강증진 과목 등을 추가함으로써 소비자들에게 자신들을 위하는 서비스를 제공하고 있는 인식을 심어줄 수 있다.

의료서비스가 제공되는 과정을 보면, 그것은 의사, 간호사, 물리치료사를 비롯한 각종 의료기사 및 행정지원 인력 등 다양한 직종의 조합에 의하여 시행되기 때문에 이들 의료인들은 의료서비스의 제공과정에서 핵심적 요소라고 할 수 있다. 의료인과 고객인 환자와 긴밀한 상호작용에 의해 의료서비스가 생산되고 전달된다는 점에 있어서 공급자는 소비자들에 대한 이해와 편의제공 의지를 지니고 있어야 한다. 일반적으로 의료서비스란 진료행위의 결과라고 보는 경우가 많지만, 이것은 의료인과 환자의 상호작용이 이루어지는 진료행위 그 과정에 의해 결정된다. 공급자들은 진료행위의 결과를 중시하는 경향이 있지만 소비자들에 있어서는 오히려 전체 진료행위의 과정이 더욱 중요하게 인식된다. 즉, 소비자가 한 병원에 대하여 이미지를 떠올리고 방문결심을 하고 병원 현관을 들어서서 접수를 하고 진료, 입원, 퇴원을 하는 전 과정이 어떻게 수행되느냐에 따라 고객만족과 새로운 가치창조가 형성되기 때문에 이와 같은 전 과정을 의료서비스 상품으로 인식해야 한다.

질병의 고통 때문에 병원을 방문해야 하는 고객들은 의료인을 포함한 사람을 통하여 의료서비스를 제공받게 되고 상품으로서의 의료서비스를 인식하게 된다. 이러한 소비자들의 인식의 차이에 의해 의료기관 이용이 결정되므로 의료인들의 태도와 행동이 의료서비스 품질에서 차지하는 비중과 역할은 매우 크다. 일반적으로 고객들은 자신의 질병에 대해 의료인들이 자세한 내용으로 전문적인 방법을 동원하여 진료해 주기를 기대한다. 고객이 얼마나 만족감을 느끼도록 진료해 주었는지가 바로 의료서비스의 질을 결정하기 때문에 의료서비스 제공 전(全) 과정에서 의료인의 진료행위 및 부가서비스 행동은 매우 중요하다고 하겠다. 오늘날 감성이 지배하는 시대적 관점에서 볼 때는 머리보다는 가슴으로 진료하는 의료인이 고객들로부터 선호된다. 높은 전문성과 동시에 인간미를 갖춘 의료인이 많은 병원일수록 고객의 방문빈도가 높을 것이라는 것을 알 수 있다. 따라서 병원경영자의 입장에서는 고객인 환자가 감동받을 수 있는 수준의 의료서비스 제공이 보장되도록 조직을 운영하는 것이 중요하다. 의사를 비롯한 병원 구성원들은 소비자가 기대하는 수준 이상의 서비스를 제공할 수 있는 능력과 열의를 당연히 갖추고 있어야 한다.

2. 의료서비스의 특성과 소비자 반응

1) 수요의 불확실성

의료서비스는 미래에 발생할 질병을 정확하게 예측하는 것이 거의 불가능하다. 때문에 그 수요를 예측하기가 어렵고 특히 실제 의료기관의 방문으로 이어지는 유효수요(effective demand)를 측정하기는 더욱 어렵다. 언제 어떤 질병이 어느 정도의 규모로 발생할지 알 수 없으며, 일단 발생된 질병이라 해도 이를 치료하기 위해 투입되는 실제 비용을 산출하는 것도 쉬운 일이 아니다. 또한, 의료서비스의 구매 전과 후에 나타나는 만족도의 불일치 현상, 경험에 의한 서비스 제공자 선정 등과 같은 소비자 측 요인 뿐 아니라, 제공되는 서비스의 차별화 정도나 품질 관리의 어려움, 광고 또는 촉진방법의 제한과 효과의 불확실성 등과 같은 공급자 측 요인이 동시에 작용하는 것도 수요의 불확실성을 크게 하는 원인으로 작용한다고 할 수 있다.

이러한 이유로 의료서비스 공급자의 입장에서는 일반 기업처럼 안정된 공급계획을 수립하기가 어렵다. 소비자의 입장에서 볼 때도 자신이 언제 어떤 종류의 질병이나 부상에 노출되어 경제적 손실을 입을지 모른다. 이에 대비하여 소비자들은 의료보험에 가입하기도 하고, 미리미리 질병예방을 위한 검사를 받기도 한다.

2) 정보의 비대칭성

일반 제품이나 서비스를 구매하는 경우에 소비자가 일정 수준 이상의 정보를 보유하고 있는 것과 달리 의료서비스의 구매에 있어서는 일정 부분 소비자의 무지(consumer ignorance)가 존재한다. 의료소비자는 자신에게 나타난 질병의 종류와 치료방법에 관한 정확한 지식을 갖고 있지 못하기 때문에 의료서비스 구매 여부는 공급자가 제공하는 정보를 근거로 판단할 수밖에 없다. 의료기관에서 제공되는 의료서비스의 종류나 범위의 선택도 공급자인 의사에게 크게 의존하고 있는 형편이다.

이처럼 의료시장에서 공급자와 수요자 사이에 존재하는 소비자의 무지는 수요와 공급의 법칙이 적용되는 일반재화와는 달리 의사가 의료수요를 창출하는 의사 유인 수요(physician-induced demand)의 직접적 원인으로 꼽히고 있다. 의료서비스에 관한 정보나 지식의 비대칭성 상황에서 의사가 환자의 편익보다 자신의 이익을 우선시할 때는 도덕적 해이의 문제가 제기될 수 있다.

3) 첨단 기술 기반 산업

그동안 의료서비스는 사람의 건강과 생명을 보존하기 위해 평균적 치료와 대중요법을 중심으로 한 치료의학에 치중해 왔다. 그러나 21세기에 들어와 현격한 발전을 이룩하고 있는 IT, BT, NT 분야의 기술이 의료분야에 다양하게 접목이 이루어지는 융합을 통하여 개인의 유전자 특성을 분석하여 세포치료나 맞춤의료가 중심이 되는 예측의학으로 발전하고 있다. IT 산업의 발전은 신약 개발 분야나 생물 정보학의 발전에 영향을 미치고 있고, BT는 유전자 연구 및 프로테오믹스, NT는 생명과학과의 결합을 통하여 나노바이오에 기반을 둔 의료분야 발전에 기여하고 있다.

우리나라에 있어서 병원을 중심으로 한 의료산업은 우수한 의료 인력과 풍부한 임상자료 등을 보유하고 있어 산업화 가능성이 높은 분야로 각광받고 있다. 첨단산업과의 융합을 통한 의료산업의 새로운 발전 모색은 새로운 일자리의 창출뿐만 아니라 생산 유발 및 부가가치 창출에도 기여할 것으로 기대되고 있다. 그러나 의료산업의 첨단화는 희귀 질병의 치료 및 치료방법의 개선과 같은 긍정적 효과를 낳기도 하지만 의료비 지출의 증가와 같은 경제적 문제를 초래하기도 한다.

현장들여다보기 1-1

복지부-의료계 갈등…'내시경 위암 절제술' 중단 논란

조기 위암의 효과적 치료법 가운데 하나로 자리 잡은 '내시경 점막하 박리절제술(ESD)'이 의사와 장비업체의 반발로 중단될 위기에 처했다. 보건복지부가 이달부터 이 시술의 보험적용 기준을 '2cm 이하 위암'으로 한정하고 시술비를 최대 250만원에서 50만원 수준으로 책정한 데 따른 것이다. 조기 위암에 주로 시행되는 내시경 절제술은 기존 개복수술이나 복강경 수술과 달리 내시경과 칼만을 이용해 암 부위를 360도로 절개해 도려내는 시술법이다. 이 시술법은 일본에서 처음 도입됐지만 지금은 한국이 일본을 추월할 정도로 기술 수준이 대등해졌다. 일부 대학병원의 경우 위암 수술치료의 3분의 1 수준까지 이 시술법이 대체하고 있을 정도다. 최근에는 방송인으로도 활약하고 있는 그룹 부활의 김태원 씨가 이 시술을 받으면서 널리 알려지기도 했다.

6일 의료계에 따르면 이번 사태는 보건복지부가 지난달 25일 건강보험 개정 고시에서 조기위암 등 소화기 종양 치료를 위한 내시경 절제술을 건강보험 비급여에서 건강보험 급여로 바꾼다고 밝히면서 비롯됐다. 이 조치에 따라 내시경 위암 절제술을 받는 환자가 부담해야 하는 수술비용은 최대 250만원에서 50만원대 안팎으로 낮아졌다. 복지부가 이런 조치를 취한 것은 내시경 절제술이 조기 위암에 한정해 시술돼야하는데도 일부 병원에서 암이 아닌 양성종양(폴립)과 식도, 대장 등의 조기암 등에도 이 시술법을 적용하고 250만원 안팎의 의료비용을 비급여로 청구하는 사례가 있었기 때문인 것으로 알려지고 있다. 식도의 경우 점막이 얇아 천공 등의 부작용 위험이 크고, 대장에는 외국에서도 적용된 사례가 없다는 게 복지부의 설명이다.

하지만 이를 두고 대한소화기내시경학회 등에서는 림프절 전이가 없는 3, 4㎝의 조기 위암치료에도 유효성이 입증된 시술인데 '위선종 혹은 궤양이 없는 2㎝ 이하의 위암'으로 시술을 제한한 것은 이해할 수 없다는 입장이다. 또 이 시술에 필요한 칼 값만 해도 원가가 20만원 안팎인 상황에서 복지부가 책정한 급여비용으로는 도저히 이런 비용을 감당할 수 없다는 논리를 펴고 있다. 내시경 절제술에 필요한 시술용 칼은 현재 특정회사에서 국내에 독점 공급하고 있다. 이 업체는 최근 복지부가 건강보험 개정을 고시하자 각 병원에 '더는 시술용 칼을 공급할 수 없다'는 내용의 공문을 보낸 것으로 알려졌다.

급기야 내시경 절제술이 많은 순천향대병원과 삼성서울병원, 고려대 안암병원, 서울아산병원 등에서는 현재 환자들에게 이 시술의 중단을 통보한 상태다. 일부 병원에서는 의료진이 시술 중단을 통보한 뒤 환자들에게 직접 나서 복지부에 항의해 달라고 당부하는 사태도 벌어졌다. 복지부 관계자는 '식도와 대장에 대해서는 관련 학회에서 안전성과 유효성을 입증하도록 2년여의 전향적 연구기간을 줬는데도 정해진 기간에 연구결과를 내놓지 않아 2cm 이하의 위암으로 시술을 한정했다. 또 칼 공급업체의 경우에도 가격 산정을 위해 원가 등의 자료를 내라고 했는데 아무런 반응이 없다'고 말했다.

자료원 : 동아 헬스&라이프, 2011. 9. 6.

4) 외부효과의 존재

일반 재화나 서비스는 그것을 구매하거나 소유하는 사람에 대해서만 직접적으로 유용성이 귀속되지만, 의료서비스는 이를 직접 구매하거나 소유하지 않은 제3자에게도 영향을 미치는 외부효과(externality)가 존재한다. 외부효과는 한 사람의 행위가 제3자의 경제적 후생에 영향을 미치지만 그 영향에 대한 보상이 이루어지지 않는 경우에 발생한다. 의료서비스의 공급에 있어서 어떤 사람이 예방접종을 받거나 치료를 통하여 면역기능이 생성되었을 경우에 본인을 포함하여 주위의 다른 사람이 전염병에 걸릴 확률이 줄어드는 현상을 볼 수 있는데 이것은 외부효과라고 할 수 있다. 이것은 또한 국가나 사회가 의료문제에 적극적으로 개입해야 한다는 당위성을 제공하는 근거가 되기도 한다. 만일, 의료서비스 제공을 전적으로 민간에게만 의존하게 되면 공급자는 수익성이 높은 의료서비스를 제공하는데 치중하게 되고 수익성이 낮은 1차 의료나 예방서비스를 소홀히 함으로써 경제적으로 가난한 계층의 사람들은 질병에 노출될 가능성이 높아진다.

이러한 측면에서 볼 때 외부효과에는 부정적 외부효과(negativity externality)와 긍정적 외부효과(positive externality)가 있을 수 있다. 즉, 부정적 외부효과는 제3자의 경제적 후생을 낮추는 것을 말하고, 긍정적 외부효과는 제3자에게 이득을 주게 되는 것을 말한다. 예를 들어, 역사적 건물들은 아름답기도 하지만 사람들에게 역사적 의미를 기억하게 함으로 긍정적 외부효과를 준다고 할 수 있다. 그러나 건물의 소유주는 건물을 잘 유지하고 관리하더라도 별 소득이 없기 때문에 그대로 방치할 가능성이 있다. 그래서 많은 지방정부들은 역사적 건물의 파괴를 금지하거나 건물의 유지관리비를 부담하거나 세금혜택을 주기도 한다(김경환 · 김종석, 2009).

5) 시장참여의 제한

재화의 생산이나 일반서비스 분야와는 달리 의료서비스의 생산과 유통은 법에 의하여 일정한 자격이나 면허를 보유한 사람에게만 허용된다. 의료서비스는 인간의 생명을 다루는 분야이기 때문에 일정한 수준 이상의 자격을 갖추고 훈련을 통한 실무능력을 겸비한 사람에게만 서비스를 제공할 수 있게 하는 것이 의사를 비롯한 의료인력 면허제의 본질이라고 할 수 있다. 의료서비스 생산의 법적 독점은 본래 과도한 경쟁을 제한하는 제도적 장치였다. 그러나 요즘에는 의사를 비롯한 각종 의료인의 높은 소득과 권위를 보장하는 보호막 역할과 집단이익을 위해서 기능하는 측면이 강하여 오히려 국민건강을 위협하는 원인이 된다는 비판이 제기되기도 한다.

의료서비스는 법적독점이 허용되는 분야이기 때문에 이윤동기보다는 서비스와 봉사 동기가 우선되어야 하며, 이를 견지하기 위해 행정기관이나 보건관련 단체, 의사협회, 병원협회 등과 같은 유관기관의 자율적이고 자발적인 견제와 감독기능이 강조된다.

6) 공급의 비 탄력성

일반 구매 시장에서는 수요에 대하여 공급이 탄력적이다. 탄력성이란 원인 변수의 값이 1% 증가할 때, 그 영향을 받은 변수의 값이 몇 %나 변화하는지를 나타내는 척도이다. 예를 들어, 자동차 판매시장에서 1% 이상의 수요의 증가가 발생하면 공급자는 그 이상의 제품을 생산하게 된다. 혹시라도 팔고 남은 제품이 있으면 창고에 저장을 한다. 그러나 의료서비스는 면허 의료인의 수가 제한되어 있으며, 서비스의 저장이 불가능하다. 따라서 갑자기 큰 질병이 닥치게 되면 제한되어 있는 의료인들로 대처하기가 쉽지 않다.

예를 들어, 2009년 전 세계적으로 발생한 신종플루 사태 시 의사를 비롯한 진료인력의 부족과 예방약의 부족 사태로 큰 혼란을 겪었다. 이처럼 의료서비스를 공급하는 인력의 양성과 배치가 전적으로 시장기능에 맡겨지지 않고 정부의 통제 하에 있기 때문에 국민과 사회의 보건과 안정에 기여하는 점이 있지만, 수요의 변화에 효과적으로 대응하는 데는 한계가 있다.

7) 우량재

우리나라 헌법은 모든 국민의 건강권 보장을 명시하고 있어, 의료서비스를 우량재(merit goods)로 다루고 있음을 알 수 있다. 본래 우량재란 열등재의 반대어로 소득이 증가하면 판매량이 증가하는 소비재를 말한다. 하지만, 의료시장에 있어서 우량재의 의미는 동일 공동체의 이익이 개인의 선택에 우선하는 상황에서 재화의 생산과 소비 및 분배의 전 과정을 시장기능에만 맡기지 않고 국가 또는 사회가 직접 관여함으로써 공급을 조정하는 것을 말한다. 각종 전염병 예방을 위한 백신의 생산과 유통, 그리고 관리의 전반적 과정을 법률로 정한 향정신성 의약품 등을 예로 들 수 있다. 이처럼 우량재로서 의료서비스의 소비는 개인뿐 아니라 국가 차원에서 장기적 편익을 도모해야 하는 공공재적 성격을 갖고 있다는 측면에서 기본적인 서비스의 제공에 정부 개입의 당위성이 주어지는 것이다.

8) 소비와 투자 요인의 양면성

앞에서 살펴본 것처럼, 의료서비스는 인간다운 생활을 영위하기 위한 필수품이며 삶의 수준을 향상시키는 소비재(consumption goods)로 간주되어 왔다. 그러나 경제이론이 발전하면서 물적 자원(physical capital) 뿐 아니라, 인적자원에 대한 교육 및 건강관리에 소요되는 비용을 생산적인 투자로 인식하는 시각이 대두되면서 새로운 각도에서 의료서비스를 평가하게 되었다. 말하자면, 의료서비스가 필요한 근로자에게 적절한 서비스가 공급되지 않으면 노동력이 저하되어 생산성이 떨어지게 되므로 의료는 건강한 노동력을 확보하고 노동의 질과 생산력을 증가시키는 투자요인인 동시에 비용지출을 수반하는 소비요인이라고 할 수 있다.

3. 의료서비스 특성에 따른 소비자 반응

의료서비스는 일반 재화와는 매우 다르기 때문에 이를 대하는 소비자의 반응도 다르게 나타날 수밖에 없다. 첫째, 의료소비자들은 자신의 합리적이고 이성적인 판단 하에 의료서비스를 선택하는데 많은 제약을 받게 된다. 다양한 종류의 공급자들이 제공하는 치료의 방법이나 환경에 대하여 사전에 알 수 있는 방법이 없기 때문이다. 이와 같은 현상은 소비자행동이 구매 전 탐색과정도 포함한다는 사실을 무력화시키는 것이다. 정확한 사전 정보의 접근에 제약을 받기 때문에 심리적 불안을 야기하거나 불평을 일으킬 가능성이 높다.

둘째, 효용이 극대화되는 방향으로 구매행동을 하기가 어렵다. 이것은 의료서비스의 공급자와 구매자 사이에 존재하는 정보의 비대칭성 때문이다. 공급자들은 의료서비스의 공급체계는 고도의 기술과 비법이 많이 숨어 있기 때문에 소비자들은 이해하기 어렵다고 주장한다. 의료서비스 공급자들이 원가체계에 관하여 공개하지 않는 한 비대칭성이 해결되기가 쉽지 않다. 실제, 2010년 3월부터 우리나라 의료기관들이 비보험 진료비 내역을 공개하도록 하고는 있지만 환자들은 정작 이 제도를 잘 모르고 있고 설사 공개를 하고 있다고 해도 마치 난수표처럼 되어 있어 일반인들이 이해하기도 어렵다. 대표적인 비보험료는 1~2인 병실료인데 일부 대형병원들은 병실을 1 · 2 · 3등급으로 나누고 최저가와 최고가를 제시하고 있지만 어떤 기준에 의해 등급에 나누어졌는지, 등급이 무엇을 의미하는지 알기 어렵다. 검사비 또한 복잡하기는 마찬가지다. 국내 한 대학병원의 경우 양전자단층촬영(PET) 전신검사가 'C-11' 'F-18' 등으로 암호처럼 구분되어 있다. 또 다른 한 대학병원은 뇌 자기공명영상촬영(MRI)에 대하여 'MRI-Dynamic' 'MRI-Functional'과 같이 표기하고 있는데 일반인들은 이것이 무엇을 뜻하는지 이해하기 어렵다. 이와 같은 상황은 소비자 불만과 불평행동으로 이어질 가능성이 크다는 것을 말해준다.

셋째, 치료 상황에 당면하여 공급자가 제공하는 방식대로 진료나 치료를 받을 뿐이지 소비자의 입장에서 최적의 것이라고 생각되는 것을 선택할 수 없다. 예를 들어, 이비인후과 계통의 질환자가 어떤 의원이나 병원의 진료실에 들어간 이상 의사의 태도나 시설이 마음에 들지 않는다고 환불을 받고 나오기는 거의 불가능하다.

이상 살펴본 바와 같이, 일반적인 제품이나 서비스를 구매하는 소비자는 구매 전, 구매과정, 구매 후에 주관적이고 능동적으로 선택 의사결정을 할 수 있는데 반하여 의료서비스를 구매하는 소비자는 수동적일 수밖에 없는 상황에 처해 있다. 수동적인 소비자가 느끼는 효용은 저하될 수밖에 없다.

의료시장에서 소비자가 구매과정에서부터 참여할 수 없는 제약 때문에 반드시 필요치 않는 진료나 약값으로 기대 이상의 돈이 소비되어도 하소연할 수 있는 방법이 별로 없다. 그럼에도 불구하고, 치료 중에 숨지는 환자 수는 줄어들지 않고 있으며 환자들이 그 내용을 분명히 알 수 없는 처방은 증가하고 있다. 특히, 환자들의 욕구와는 무관하게 의료장비산업, 노인요양분야, 제약분야 등 보건의료 관련 산업은 지속적으로 성장하고 있으며, 그것이 소비자들의 일상생활에 광범위하게 영향을 미치고 있다. 반면에 의료공급자들은 면허, 동료평가, 의료기관 허가, 협회의 자격증 통제 등의 규제로 여전히 의료시장을 통제하고 있다. 이에 따라 의료비용의 지출은 증가하고 있지만 시장에 대한 소비자들의 통제력은 증가하지 못함으로써 불만족과 불평행동은 증가할 수밖에 없다. 예를 들어, 각종 소비자단체나 일반인들은 일부 일반의약품의 슈퍼판매를 지속적으로 요구하고 있지만 관련 단체의 집단행동과 정치권에 대한 로비 등으로 소비자의 기대대로 해결되지 못하고 있다. 이와 같은 시장상황은 의료소비자들이 그들 자신의 건강을 통제할 수 있는 기회와 힘을 키우기 위한 요구를 계속할 수밖에 없는 억압적 상황에 직면해 있다는 것을 뜻한다. 2000년 519건이던 의료분쟁 관련 소송이 2009년도에는 911건으로 10년 동안 약 2배가 증가한 것을 보더라도 현재의 의료서비스 공급체계가 소비자의 욕구를 충족시키지 못한다는 것을 알 수 있다.

사회의 민주화와 함께 정부에서는 의료소비자 권리를 보장하기 위하여 지속적인 정책개발과 추진을 하고 있다. 그 일환으로 의료기관평가 결과를 공개하고 있으며, 2009년 초부터는 병원들의 수술 건수 및 그 실패율 공개를 추진하고 있다. 이와 같은 노력은 정보의 비대칭성을 해소함으로써 소비자들의 의료시장에 대한 자유로운 접근성을 높이는데 기여하게 된다. 또한 2011년 3월에는 의료사고 피해구제 및 의료분쟁 조정에 관한 법률(의료분쟁조정법)이 국회를 통과하여 2012년 4월부터 시행에 들어간다. 이 법률에 따라 의료분쟁 조정을 위한 '한국의료분쟁조정중재원'이 설립되게 되며, 여기에서는 의료분쟁의 조정, 중재, 상담에서부터 의료사고 감정, 손해배상금 대불, 의료분쟁과 관련된 제도와 정책연구, 관련 통계작성, 교육 및 홍보의 기능을 하게 된다. 중재원은 환자나 보호자 등으로부터 의료분쟁 조정 신청이 접수되면 의료사고 조사를 실시하여 조사의 내용과 과실 및 인과관계 유무, 후유장애의 정도 등에 대한 감정서를 작성한 후 신청인과 피신청인의 의견진술을 듣는 과정을 거쳐 조정결정을 내리게 된다.

조정위원회는 위원장을 비롯하여 50~100명 이내의 비상임 조정위원으로 구성된다.

의료서비스가 국민의 생명을 보전하고 건강을 유지시키는 고유의 목적을 효과적으로 달성하기 위해서는 시장기능에만 공급과 수요를 맡길 것이 아니라, 어느 정도는 국가가 개입하거나 사회적으로 대응할 필요성이 있다는 것을 알 수 있다.

제4절 의료소비자의 역할

영국과 네덜란드의 자동차 정비 시장에서 수위를 달리고 있는 크위트 피트사(Kwit-Fit)사의 설립자이자 최고경영자인 Tom Farmer는 그의 경영 경험을 통해 다음과 같이 주장했다.

"서비스 산업에서는 단지 하나의 성공전략밖에 없다. 그것은 뛰어난 가치와 서비스를 제공하여 고객에게 기쁨을 안겨주는 것이다."

반드시 성공한 경영자의 주장이 아니더라도 어떤 조직이든지 경쟁을 헤쳐 나가기 위해서는 고객의 욕구변화를 예측하고 그것에 대응하기 위한 마케팅전략을 수립해야 한다는 것쯤은 다 알고 있다. 여기에서 우리가 주목해야 할 점은 시장을 설득하기 위한 마케팅전략의 수립에 있어서 고객의 욕구에서 벗어날수록 실패할 확률이 높다는 점이다. 마케팅의 개념에 대해서는 제11장에서 구체적으로 다루겠지만, 마케팅을 구성하고 있는 핵심 내용 중에서 고객만족(customer satisfaction)이라는 말이 있다. 이것은 모든 거래의 기본은 소비자를 만족시켜야 한다는 사고방식에 바탕을 두고 있다는 것으로 현대의 중요한 사회 조류이면서 일종의 경제사상이 되고 있다. 즉, 병원이나 각종 조직의 성공적 경영을 위해서는 만족의 극대화를 위해 고객의 욕구를 정확하게 꿰뚫을 수 있는 마케팅전략의 수립이 필요하다. 고객의 욕구를 정확하게 파악하여 이해하기 위해서는 고객의 행동을 연구하고 분석하지 않으면 안 된다. 여기에서 모든 마케팅의 출발점은 고객, 즉 소비자의 행동에 있다는 것을 알 수 있다. 갈수록 어려워지고 있는 의료시장 환경의 변화 속에서 병원들은 어떤 특정한 욕구를 가지고 있는 소비자들을 확인해야 하며, 그들로 하여금 의료서비스를 구매하도록 설득해야 한다.

일반적으로 소비자(consumer)란 일상생활을 영위하기 위하여 경제적 재화나 서비스를 구매하여 사용하고 소비하는 주체를 일컫는다. 1980년 1월에 제정된 우리나라 소비자기본법 제2조에는 '소비자라 함은 사업자가 제공하는 물품 또는 용역(시설물을 포함한다)을 소비생활을 위하여 사용(이용을 포함한다)하는 자, 또는 생산 활동을 위하여 사용하는 자로서 대통령령이 정하는 자'라고 명시되어 있다.

1. 마케팅의 관점에서 본 의료소비자

효과적인 마케팅전략을 수립하고 시행하기 위한 기초로서 소비자행동 연구에 있어서 취급되고 있는 소비자의 개념은 생각보다 광범위하고 복잡하다. 소비자에 대한 개념은 학자들에 따라서 다양한 주장이 제기되고 있지만, 현대적 의미에 있어서 그 개념을 정리해보면 다음과 같다.

첫째, 제품이나 서비스를 직접 구매하여 소모시키는 자로서의 본원적 소비자(Original Consumer)이다. 병원의 입장에서 볼 때 진료의 대상이 되는 환자들은 의료서비스를 구매하여 소모시키는 본원적 소비자이다. 둘째, 자신이 직접 구매하지는 않았지만 제품이나 서비스를 사용하는 사용자(User)로서의 소비자가 있다. 학생은 부모가 구매한 책상이나 의자를 이용한다. 다른 사람이 선물로 사준 영화표를 가지고 영화를 관람하기도 한다. 이처럼 사람들은 자신이 직접 구매하지 않았다고 하더라도 제품이나 서비스를 사용하고 소비하면서 느낌을 형성하고 이것은 추가 구매에도 영향을 미친다. 일반 구매시장의 경우와는 다르게 의료서비스는 다른 사람이 대신 구매해줄 수 없는 특성을 가지고 있다. 즉, 의료서비스는 생산과 동시에 소모되기 때문에 대리 사용이나 보관이 불가능한 특징을 지니고 있다. 그리고 셋째로는 각종 조직에서 생산이나 제조에 필요한 제품을 구매하는 구매자(Buyer)로서의 소비자가 있다. 병원 역시 환자의 효과적 진단이나 치료를 위해 의료장비 회사로부터 각종 의료장비를 구매하는 중요한 소비자이다.

이처럼 소비자란 제품이나 서비스, 또는 아이디어를 직접 사용하고 소비하는 개인

뿐만 아니라 구매나 소비의 결정과정에 관여하고 있는 의사결정단위 주체(decision-making unit)를 포괄적으로 지칭한다(David, Albert, 1993). 소비에 대한 의사결정의 단위는 개인이 될 수도 있고, 가족, 소속단체, 회사 등과 같이 조직이 될 수도 있다. 따라서 자본주의 체제 하에서는 구매나 소비의 의사결정과정에서 그들이 수행하는 역할과는 관계없이 어떤 형태로든지 제품이나 서비스의 구매과정에 관여한 개인이나 조직은 모두 소비자로 본다. 이와 같은 관점에서 소비자는 보통 개인 소비자와 조직 소비자 두 가지 종류가 있다. 병원의 입장에서 볼 때, 결국 사회생활을 영위하는 모든 사람들은 의료소비자로서 소비자행동 연구의 대상이 된다고 할 수 있다.

2. 경제학적 관점에서 본 의료소비자

경제학자들은 소비자행동이 경제학에 기반을 두고 있다는 점을 강조한다. 미시경제학의 이론이 일반적으로 합리적인 소비자를 가정하고 있기 때문이다. 즉, 소비자는 자립적이며 완전한 정보를 가지고 생산을 조절하고 통제할 수 있으며, 주어진 조건에서 최대의 만족을 달성하기 위해 합리적으로 행동한다고 보는 것이다. 소비자들이 이와 같이 합리적인 행동을 하는 이유는 소득이 한정되어 있기 때문이다. 예를 들어, 한정된 소득으로 애인과 함께 저녁을 먹을 것인지, 아니면 영화를 볼 것인지 의사결정을 해야 한다고 하자. 저녁을 먹으면 영화를 볼 수 없고, 영화를 보면 저녁을 생략하는 대가를 치러야 한다. 이때 소비자는 가급적 만족을 극대화시킬 수 있는 방향으로 소비를 하려고 할 것이다. 이것이 합리적인 소비행동이다. 만약 이렇게 합리적으로 소비를 하지 않는다면 나중에 후회를 하게 될 것이다. 이처럼 경제학에서 상정하고 있는 합리적인 구매의사결정자를 우리는 경제인(Homoeconomicus)라고 부른다. 그렇지만 인간의 소비행동은 경제학 이론만으로는 이해할 수 없는 많은 현상들로 가득 차 있다. 예를 들어, 어떤 제품이나 서비스는 경제학적 관점과는 달리 가격이 높을수록 잘 팔린다. 백화점에서 수백만원짜리 밍크코트를 깎지도 않고 구매한 어떤 여성 소비자는 깜빡 잊고 주차요금 50원을 거슬러 받지 못한 것에 대하여 기분나빠할 수 있다. 이런 비이성적인 소비자들의 행동은 반드시 경제이론만으로는 설명할 수 없다는 한계에 부딪치게 된다. 소비라는 경제행동은 경제적 의사결정을 수반하는 개인행동을 말하는데 사람의 행동을 결정하는 요인과 결과는 매우 주관적이기 때문에 결국 심리적 해석이 필요하게 된다.

경제학자들은 소비자들이 효용극대화 이론과 기대효용이론(期待效用理論, expected utility theory)[5]의 기반 위에서 행동하면 합리적이고 그렇지 않은 방식으로 행동하면 비합리적으로 보았다. 그러나 실제생활에서 소비자들은 반드시 경제이론에 입각해서 행동하지 않을 때가 많다. 특히 의료소비자들은 경제학자들이 주장하는 것처럼 합리적 소비활동에 필요한 모든 정보를 갖고 있지 못하며, 설사 갖고 있다고 하더라도 그 정보를 완벽하게 사용할 수 있는 경험이나 능력을 갖고 있지도 못하다. 의료소비자들 역시 합리적 계산이나 경험적 추론에 의해 소비행동을 하려고 하지만, 개인적 특성이나 상황변화에 따라 변화하는 감정이나 직관으로부터 영향을 받아 소비행동을 하기도 한다.

3. 심리학적 관점에서 본 의료소비자

심리학자들은 소비자를 경제학적 관점에서 보는 것처럼 합리적인 존재로 보지 않는다. 오히려 약점이 많고 하나의 틀에 맞춰질 수 없는 복잡한 개체로 이해한다. 일단의 심리학자들은 과연 인간의 행동이 경제학자들이 주장하는 것처럼 합리적으로 이루어지는지 관심을 가지고 연구했다. D. Kahneman과 A. Tversky는 1979년에 발표한 전망이론(Prospect Theory)[6]을 통해 사람들의 판단과 선택행동이 경제학자들이 주장하는 것처럼 기대효용이론에 의해 이루어지지 않는다는 것을 밝혀냈다. 기대효용이론에 의하면, 각 선택대안에 대한 선호도가 사람들의 머릿속에 잘 정리되어 있기 때문

5) 기대효용가설(期待效用假說)이라고도 하는데 1730년경 스위스의 물리학자 D. Bernoulli가 사람은 화폐에 관해 한계효용이 체감하는 효용함수를 갖고 있다고 주장한데 비롯되었다. 1950년대에 들어 V. Neuman과 O. Morgenschutern 등이 이 가설에 엄밀한 공리체계(公理體系)로 뒷받침했다. 현대에 들어와 기대효용이론은 게임이론과 밀접하게 결부되어 발전하였으며 경제이론에서도 효용에 관한 한계효용체감(체증)성이 위험회피(애호)를 의미한다는 것을 명백히 하는 등 불확실성 하에서의 선택 및 경제제도의 일반 균형분석에 있어서 중심 역할을 하게 되었다.

에 선택대안이나 문제 상황을 어떤 식으로 표현하는가에 상관없이 선택대안에 대한 선호도는 항상 일정해야 한다. 그러므로 선택과정에서 각 대안에 대한 사람들의 선호도는 정확하게 드러나게 된다. 그러나 실제 선택행동에서는 동일한 대안에 대한 사람들의 선호도가 각 선택 안이나 문제 상황이 어떻게 표현되느냐에 따라 달라지는 선호도 역전현상이 종종 나타난다. 즉, 동일한 선택대안을 어떻게 표현하느냐에 따라 사람들의 선호도가 달라지는 심리적 착시현상이 나타나게 된다. 이것은 경제학에서 주장하는 합리적 소비자 상(象)을 무너뜨리는 발견이다(안광호 · 곽준식, 2011). 결국 전망이론 모델은 실생활에서 발생하는 의사결정을 설명하고자 하는 것이지 최적화된 결정을 도출해내고자 하는 것은 아니다.

특히 행동심리학자들에 의하면 소비자는 경제학적 관점에서 보는 것과 같이 언제나 합리적으로 행동하지는 않는다는 것이다. 때로는 무의식적으로 쇼핑을 하기도 한다. 개인주의적 기준에서 소비하지 않고 군중심리의 기준에서 소비하기도 한다. 따라서 심리학자들은 소비자들의 선택과 결과에 집중하기보다는 소비행동의 동기에 집중한다. 의료소비자들 역시 TV에서 방영된 건강 프로그램을 보고 동요되어 갑자기 병원을 찾는다든지 하는 행동을 볼 수가 있는데, 이것은 경제적 효용이론에 의해서만 설명될 수 없는 부분이다.

1980년대 초반에는 이와 같은 심리학적 연구결과를 경제학에 접목시킨 행동경제학(behavioral economics)이 탄생했는데, 이것은 실제 생활에서 인간이 어떻게 행동하는지, 왜 그렇게 행동하는지, 그리고 행동의 결과로써 어떤 현상이 발생하는지를 연구하는 학문으로 경제학적 측면에서 인간의 행동을 예측하는데 기여하고 있다.

---

6) 기대효용이론이 맞지 않는 심리학적인 현상을 설명하기 위한 이론으로 발전되었다. 이 이론은 위험이 수반된 상황에서 제시되는 대안들을 어떻게 사람들이 결정하는지를 설명하고 있다. 실험에 의한 증거의 기반 위에서 이 이론은 어떻게 잠재적 이득과 손해를 개인이 평가하는지 설명하고 있다. 두 가지 단계의 의사결정을 보여주고 있는데, 첫째는 어떤 발견법에 의해 얻어진 경험에 의해 가능한 의사결정의 결과가 순서대로 정리되었다. 특히 사람들은 기본적으로 이익과 손해가 같을 것이라고 생각되는 점을 준거점으로 잡고 이보다 낮은 경우를 손해로, 높은 경우를 이익이라고 판단한다. 두 번째 단계에서는 어떤 결정에 대한 효용이 어떨 것인가를 평가하게 되는데 이것은 그들의 주관이나 경험에 의한 전망에 따른 확률에 따라 행동한다. 그리고 여기서 높은 효용을 가진 대안을 선택하게 된다.

4. 행동과학적 관점에서 본 의료소비자

행동과학자들은 한걸음 더 나아가 소비자가 항상 자주적이지는 못하지만 이성적, 합리적 행동을 하는 주체로 보고 결코 꼭두각시는 아니라고 역설하기도 한다(Katona, 1975). 의료소비자들 역시 이성적인 선택을 추구하지만 때로는 무의식적인 감정에 이끌려 움직이며, 소비를 통해 자신의 본능을 표출하기도 한다는 것을 인정하고 있다. 행동과학적인 관점에서 본 의료소비자의 행동은 의료서비스를 탐색하고 평가하고 사용하는 의사결정과정을 포함하여 언제, 어디서, 무엇을, 어떻게, 누구로부터 구매할 것인지에 대한 인지적 판단과 신체적 행동을 모두 포함한다.

5. 문화인류학적 관점에서 본 의료소비자

인류학자들은 사회화과정의 하나로서 소비행동을 이해하려고 한다. 즉, 그 사회의 문화적 규범이 소비행태를 결정짓는다고 보는 것이다. 이러한 관점은 소비자들을 모두 동질의 합리적인 경제인이라고 인식하는 경제학자들이나 개인의 소비 동기에 초점을 맞추는 심리학자들과는 또 다른 시각이다. 사람들의 소비는 그 사회가 가지고 있는 다양한 형태의 소비 의례규범, 즉 계층별로 다른 패턴의 복장을 갖추어 입는 것과 같은 사회화과정으로부터 영향을 받는다. 실제로 2011년 6월 우리나라 남성에게 시집온 한 몽고여성이 심장병에 걸린 아들을 몽고의 전통 민간요법으로 치료하는 것을 말리던 남편을 살해하는 사건이 발생하기도 했다. 의료서비스의 선택이 그 사회가 가지고 있는 문화나 규범에 의해 얼마나 강하게 영향을 받는지를 알 수 있다.

이상과 같은 이론들을 종합해 볼 때, 의료소비자 역시 단순한 한 가지 형태의 선택행동보다는 개인의 특성과 주어진 상황에 따라서 다양한 패턴의 행동을 보일 것이라는 것을 알 수 있다.

첫째, 소비자는 자신의 주관적 효용을 극대화할 수 있는 이기심에 따라 행동할 것이라는 가정이 성립된다. 다른 사람들의 의견이나 공공의 이익보다는 자신의 욕망을 좇아 의료서비스 구매의사결정을 할 가능성이 매우 크다. 해외 원정 분만, 부유계층의 동네 보건소 이용 등이 바로 그것이다.

둘째, 효용을 극대화하는 방향으로 행동할 수 있다. 이것을 합리적이라고 표현한다. 의료소비자는 공동체와의 조화나 이웃들과의 일체감 등과 같은 공공선을 모두 고려하여 가장 합리적이라고 판단되는 것을 선택할 수 있다.

셋째, 소비자는 처음에 부닥친 받아들일 만한 대안을 선택하는 만족화(satisfying) 행동을 할 수 있다. 이 가정은 1978년 노벨 경제학상을 수상한 H. Simon이 그의 논문 "A Behavioral Model of Rational Choice"에서 주장한 것으로, 소비자는 그가 선택할 수 있는 모든 대안을 두루 살펴서 최적의 선택을 하는 것이 아니라 당면한 상황에서 최적이라고 생각되는 안을 선택한다는 것이다.

넷째, 소비자의 선호는 안정적이어서 어릴 때 학습되면 평생 변하지 않는 경향이 있다. 이것은 인간의 정신적 이미지는 사람마다 본래 다르게 가지고 태어난다는 심리현상을 반영한 것이지만, 최근 인간의 선호는 학습에 의해 변한다는 이론에 의해 비판받고 있다.

의료소비자는 위에서 설명한 네 가지 형태의 패턴 속에서 의사결정을 하게 된다고 믿어지지만, 실제로 의료시장에서 개인들이 구매의사결정을 하는 과정은 이보다 훨씬 더 복잡하다. 왜냐하면, 의료소비자는 구매의사결정 과정에서 내외부적으로 많은 영향을 받기 때문이다. 앞에서 이미 살펴본 것처럼 의료소비자의 구매의사결정 또한 어느 한 가지 모델이나 이론에 의하여 단순하게 이루어지는 것이 아니라 환경과 개인특성 사이의 상호작용 속에서 매우 복잡하고 다차원적으로 이루어진다는 것을 알 수 있다.

6. 의료소비자의 역할

사람들은 누구나 사회생활을 하는 동안 일정한 역할(roles)을 부여받는다. 가정에서는 아버지나 어머니로서의 역할, 조직에서는 직원이나 간부로서의 역할, 친목 모임에서는 회장으로서의 역할, 자영업을 하는 사장은 판매자로서의 역할 등 다양한 역할 행동을 하면서 살아간다. 따라서 역할은 기존 규범에서 요구하는 기대를 가지고 있는 지위라고 정의할 수 있다(송계충, 정범구, 2003). 예를 들어, 병원에서 병원장과 의사, 간호사, 행정직원 등의 직위에 대하여 각각 기대되는 역할이 다르다. 병원장에게는 그 직위에 기대되는 역할로 경영목표와 계획의 수립과 같은 중요한 기능이 있으며 나머지 사람들에게도 그들에게 기대되는 각각의 역할이 있다. 역할이 다르다는 것은 기대가 같지 않다는 것을 말한다. 즉, 병원장에 대한 기대와 간호사에 대한 기대는 동일하지 않다. 마찬가지로 시장에서 판매자와 구매자에게 기대되는 역할 또한 다르다. 이처럼 역할이란 사회적 단위에서 특정의 직위를 차지하고 있는 사람에게 기대되는 행위 패턴을 말한다. 역할은 사회나 조직에서 개인이 무엇을 해야 하는지, 다른 사람들로부터 무엇이 기대되는지를 알려주는 중요한 상징이다.

이와 같은 맥락에서 볼 때 소비자의 역할이란, 사회적으로 소비자에게 기대되는 행동의 패턴을 말한다. 일반적으로 인식되는 소비자의 역할 패턴은 시간과 장소에 따라 변화한다. 소비자 생활이 지금처럼 복잡하지 않고 간단하고 환경의 변화에 대한 관심도 적었던 시절에 소비자의 역할은 주로 구매과정에 한정되어 있었다. 그러나 경제체제가 발달하고 복잡해짐에 따라 소비자는 단순히 제품이나 서비스를 구매하는데 그치지 않고 구매자의 역할과 더불어 지불자의 역할, 사용자로서의 역할 등 다양한 역할자로 기대되고 있다. 또한 아프리카 오지(娛地)와 서울시내 한 가운데서 기대되는 소비자의 역할 역시 다르다. 오늘날 다양한 차원에서 이해되고 있는 소비자의 역할을 살펴보면 다음과 같다.

첫째, 구매자로서의 역할이다. 이것은 어떻게 하면 효율적으로 구매할 것인가에 관한 것으로 선택의 문제이다. 선택하는 소비자로서의 역할에는 체계적이고 합리적으로 사고하는 존재, 개인 또는 가족의 욕구를 충족시키고 개인의 경제적 목표를 달성하고자 하는 경제인으로서의 의의를 지닌다고 하겠다. 질병에 노출된 환자는 누구든지 효용이 가장 큰 방향으로 병원과 의사를 선택하려고 한다. 주위에서 어떤 병원은 아무리 다녀도 잘 낫지 않는다는 말을 들었다면 그 환자는 당연히 그 병원은 회피하려고 할 것이다.

둘째, 사용자로서의 역할이다. 이것은 제품이나 서비스를 어떻게 효율적으로 사용할 것인가의 문제이다. 소비자는 자원의 유효성, 이에 대한 접근 가능성과 대체가능성을 인식하고 효율적으로 사용해야 하며, 개인의 소비행위가 가지는 사회문화적 결과를 예상하여 소비행동을 해야 한다. 소비자가 사용자로서의 역할을 제대로 수행하기 위해서는 기본적으로 제품의 사용법, 주의사항 등에 유의하여 제품을 사용해야 한다. 아무리 병을 잘 고치는 병원이라고 해도 언론에 항생제 사용 정도가 매우 높은 병원으로 발표된다면 소비자들은 항생제 남용에 대한 두려움 때문에 선뜻 그 병원을 방문하기가 어려워질 것이다.

셋째, 배분자로서의 역할이다. 이것은 소유한 자원을 어떤 목표 하에 어떻게 배분할 것인가의 문제이다. 소득 중에서 어느 정도를 지출하고 저축할 것이며, 소비자 개인이나 가족의 생활양식과 재정 상태에 따라 지출의 우선순위를 정하는 등의 역할을 수행한다. 소득이 매우 제한적인 사람들은 상대적으로 소득이 많은 사람들보다 병원에 가는 횟수를 최대한 줄이려고 할 것이다. 병원 방문 역시 경기의 영향을 받아 호경기 때는 증가하고 불경기 때는 감소하는 것을 볼 수 있는데, 이것은 자신의 소득을 가장 효과적으로 배분하려는 의지를 보여주는 것이다.

넷째, 프로슈머로서의 역할이 있다. 이것은 최근 경제상황의 변화에 따라 제기되고 있는 소비자의 역할인데 소비자가 마치 공급자와 같은 행동을 함으로써 다른 소비자의 이해를 돕기도 하고 제품의 개발에도 영향을 미치는 것을 말한다. '프로슈머(prosumer)'라는 말은 Alvin Toffler가 '제3의 물결'이라는 책에서 처음 언급한 것으로 생산자와 소비자의 합성어로 소비자가 생산자의 역할을 많이 하게 되는 것을 의미한다. 요즘에는 인터넷의 발달에 따라 의료시장에서도 프로슈머와 같은 용어로 메디슈머(medisumer)의 개념이 부상하고 있다. 메디슈머란 타인의 경험을 기반으로 자신의 질병에 대하여 의사의 도움을 받거나 또는 스스로 치료하여 완치한 경험을 다른 의료소비자들에게 생산적으로 전파하는 사람들을 말한다. 예를 들어, 어떤 사람이 자신의 특수한 당뇨병 치료방법을 인터넷에 올려 이에 관한 정보를 공유하고 다른 사람들도 이 방법을 도입하여 효과를 보았다면 그는 메디슈머로서의 역할을 수행한 것이다. 이와 같은 행위는 소비자가 직간접적으로 생산에 관여함으로써 제품이나 서비스가 더 나은 방향으로 발전할 수 있도록 영향력을 행사하는 것을 가정하고 있다. 프로슈머 또는 메디슈머는 오늘날 인터넷의 발달을 타고 그 역할을 강화시키고 있다.

다섯째, 오늘날 IT와 인터넷 기술의 발달에 힘입어 생성된 새로운 패턴의 소비자로서 트랜슈머(transumer)가 있다. 트랜슈머란 이동하면서 노트북이나 휴대폰, MP3, 미니 DVD, 휴대용 게임기, DMB 등의 제품을 사용하는 소비자를 말한다. 트랜슈머의 개념은 과거 사장된 시간으로 인식된 이동하는 시간(moving time)을 살아 움직이는 시간으로 바꾸어 놓았다. 의료계에서도 유비케어의 개념이 발달하면서 온라인 진료나 치료 방법이 끊임없이 개발되고 있다. 심장질환을 앓고 있는 환자가 이상 상태 시 스마트폰과 연결된 측정기로 심장상황을 측정하여 주치의에게 전송하면 조치가 내려지는 트랜슈머로서의 역할도 증가하고 있다.

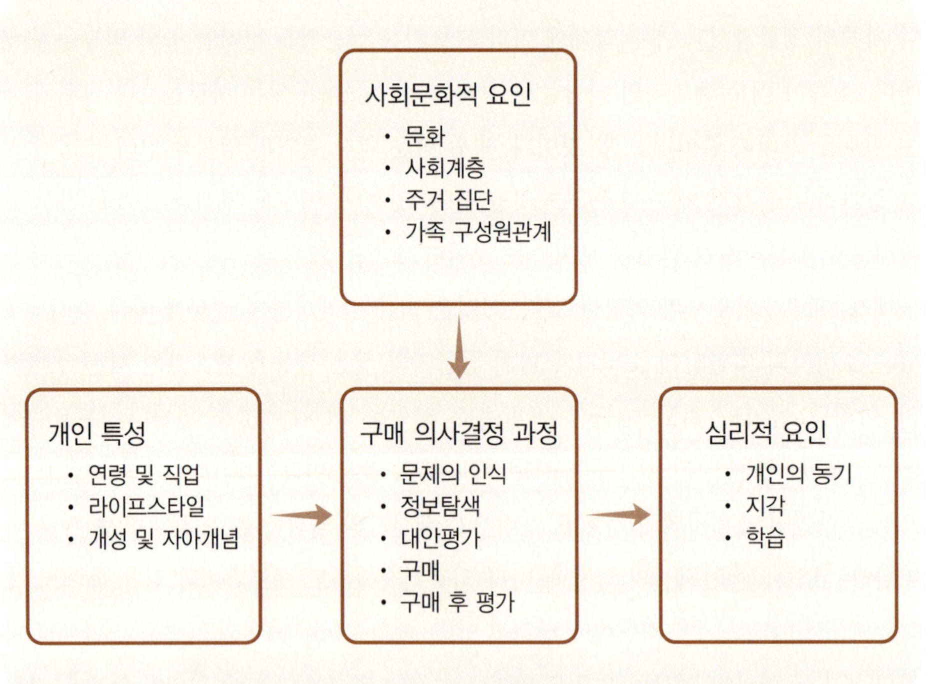

[그림 1-2] 소비자 구매 의사결정 과정 및 영향 요인

오늘날 소비자는 이처럼 다양한 측면에서 이해되고 있다. 행동하는 자로서의 인간은 그 행동(소비)을 하기 위하여 엄청나게 많은 변수들의 영향을 받는 다차원적 존재이기 때문이다. 앞에서도 이미 설명되었지만, 개인행동의 차이는 적성의 차이에서 비롯된 바가 크고 학습으로 인하여 행동유형은 더욱 다양하게 변한다. 하지만, 그 어느 누구도 매우 복잡한 상태에 있는 개인을 완벽하게 이해할 수 있는 자료나 계산도구를

갖고 있지 못하다. 그럼에도 불구하고, 우리가 인간행동에 영향을 미치는 요소들에 대한 체계적 연구를 해야 하는 이유는 그것이 인간의 행동을 이해하는데 도움을 주는 것은 물론 추가적인 연구를 하기 위한 안내자 역할을 하기 때문이다. 이상과 같은 맥락에서 시장에서 소비자들이 구매의사결정을 하는 행동의 패턴과 그에 대한 영향 요소들 사이의 관계를 종합해보면 앞에서 제시된 [그림 1-2]와 같다.

토론사례 1-1

감동의 순간

고객은 마케팅을 통하거나 또는 입소문을 듣고서 기대를 하고 치료를 받기 위해 병원을 방문한다. 압구정동 성형외과를 방문할 때는 최고 수준의 친절을 기대하기 때문에 조금만 부족한 점이 있어도 마음 상하기 쉽다. 하지만 휴가 때 시골의 고향집을 방문했다가 갑자기 배가 아파서 허름한 시골병원을 방문했는데 의사가 자세히 진찰을 하고 치료에 대하여 설명을 해주면 기대 이상의 서비스에 대하여 만족하게 된다.

즉, 병원을 방문해서 이용한 후 자신의 기대치를 능가하는 경험을 하면 좋은 평가를 내리고, 절대적 서비스는 좋아도 자신의 기대치에 미치지 못하면 낮은 평가를 내린다. 영화를 보거나 음반을 구입하는 경우도 마찬가지다. 대대적 마케팅을 한 블록버스터는 기대치를 한껏 올려놓았기 때문에 좋은 평을 받기 어렵지만, 어쩌다가 본 저예산 영화가 재미있으면 별 다섯 개를 주게 된다.

텔레비전이나 컴퓨터의 경우 품질을 결정하는 가장 주된 요소는 '무엇'인 반면, 서비스업에서 품질을 결정하는 가장 주된 요소는 '어떻게'이다. 즉, 고객이 '무엇을 느끼느냐?'보다 고객이 '어떻게 느끼느냐?'가 더 중요하다. 고객이 느끼는 품질에 영향을 미치는 요소로는 인테리어, 건물 외곤 등 눈에 보이는 유형의 요소도 중요하지만 눈에 보이지 않는 무형의 요소가 더 중요하다. 무형 요소에는 신뢰성, 직원들이 고객의 문제를 적극적으로 해결하고자 하는 반응성, 고객의 불안감을 줄여 안심시키고자 하는 마음, 고리고 동정심 등이 포함된다. 고객과 직원의 마음이 서로 일치하는 순간, 즉 모멘트 트루쓰(MOT; Moment of Truth)가 이루어져야 한다. 이것이 가장 극적으로 나타나는 곳이 병원이다. 배가 아프건 머리가 아프건 병원에서 치료를 받고 그 고통이 줄어들거나 없어진다는 것은 다른 경험과 비교할 수 없는 감동적인 순간이다. 그리고 치료진을 비롯한 직원들이 고객을 어떻게 대하는가에 따라 그 주관적 고통이 줄어들기도 하고 더 커지기도 한다.

자료원 : 최명시(2006), 병원이 경영을 만나다, pp. 406–407.

토론과제

1. 이 글을 읽고 병원과 환자는 평소 어떤 관계에 놓여 있는지를 설명해 보시오.
2. 이 글을 통하여 소비자로서의 환자는 어떤 특성을 가진 존재인지에 대하여 설명해 보시오.
3. 환자들이 정신적으로 감동을 주는 병원을 찾는 이유를 소비자행동의 관점에서 설명해 보시오.

토론사례 1-2

밴드웨건(bandwagon) 효과

누군가 최신 기능의 모바일 폰을 구입하면 나도 같은 폰을 갖고 싶어 하는 욕구가 생기면서 실제로 구입하는 경우도 있다. 이를 경제학의 소비이론에서는 '밴드웨건(bandwagon) 효과'라고 한다. 밴드웨건이란 단어 자체에서도 연상이 가능하듯이 우리가 놀이공원이나 경축행사의 시가지 행진을 이끄는 악단을 의미한다.

이에 대해 두 가지의 유래가 있다. 하나는 19세기 미국의 선거 과정에서 당시 유랑 악단 차량(밴드웨건)의 인기가 커지자 정치인들이 이를 선거유세에 활용하였는데, 밴드웨건이 지나갈 때 지지자들은 당선 유력 정치인의 유랑 악단 마차에 올라타면서 지지의사를 표명한 것에서 찾고 있다. 다른 하나는 미국의 서부 개척시대 과정에서 밴드웨건을 따라 금광이나 신천지로 몰려다녔다고 하여 명명되었다고도 한다. 경제학자인 Harvey Liebenstein은 1950년 자신이 발표한 논문에서 사람들의 소비행태 중 남이 많이 사는 인기 있는 상품에 덩달아 참여하는 현상을 '밴드웨건 효과'라고 표현하였다.

밴드웨건 효과는 다수의 소비 유형에 자신도 같이 참여하는 것을 의미하는데, 개인의 판단보다는 많은 사람의 결정이 옳다고 하는 심리적 요인이 작용한 것으로 볼 수 있다. 즉, 많은 사람이 그 제품을 사니까 좋은 물건일 것이라는 기대가 소비로 이끈 것이다.

대표적인 밴드웨건 효과의 사례로 우리나라의 교육시장을 들 수 있다. 우리나라의 학부모님들은 남의 아이가 특정 학원 혹은 특정 지역 학교에서 우수한 성적을 거두었다는 정보를 알게 되면, 나의 아이도 그곳에 보내고 싶어 한다. 이는 교육에 대한 수요 확대로 이어져 관련 비용 부담으로 이어지게 된다. 정치에서도 밴드웨건 효과를 알 수 있는데, 선거과정에서 신문이나 방송 등 언론 매체에서 우세한 후보자로 보도가 되고 나면 그 후보자로 지지 성향이 이동하는 현상을 들 수 있다. 따라서 이러한 밴드웨건 효과를 고려할 때, 우리는 자신에 맞는 합리적인 선택에 집중해야 만족도가 커지게 됨을 알 수 있다.

한편, 밴드웨건 효과를 활용하여 기업은 더 많은 이익을 창출하기도 한다. 소비자들이 유행에 민감하게 반응한다면 기업은 유명 연예인을 광고에 내보내 소비자들의 수매 심리를 자극하여 매출을 높을 수 있다. 얼마 전 선종한 김수환 추기경이 생전 모 자동차 회사의 차량을 타고 이동한 적이 있었는데, 이를 기업이 홍보로 활용하여 매출에 긍정적인 효과를 거둔 적이 있다. 이처럼 유명 연예인이나 영향력 있는 인물의 특정 상품 소비가 일반인의 구매 의욕을 높이는 밴드웨건 효과는 기업의 마케팅 전략에도 중요하다고 할 수 있다.

밴드웨건 효과는 드라마, 영화 등의 중요한 홍보 수단이 되기도 한다. 영화를 본 관객들이 인터넷에 올리는 '감명 깊게 봤다' 혹은 '재미있다'는 감상평을 홍보로 역이용하는가 하면 언론 등에서도 '10년 만에 대작' 등으로 보도를 해 그 영화를 관람하지 않은 다른 이들의 관심을 유도하곤 한다.

이러한 과정을 통해 특정 영화나 드라마가 공전의 히트를 내게 되면 그와 관련한 문화도 유행하게 되는데, 그 대표적인 예가 드라마 '겨울연가'이다. 일본에서 한류 열풍을 이끈 대표적인 상품으로 드라마 자체의 시청뿐만 아니라 드라마에 등장한 장소를 지접 찾아보기 위해 많은 일본인들이 한국에 다녀가기도 하였다. 실제 이 드라마를 통해 배우뿐만 아니라 명장면 속 장소, 소품에 이르기까지 다양한 파급 효과를 불러 일으켜 그 경제적인 가치는 우리의 상상을 초월하고 있다.

자료원 : 최호상(2009), 낭만적인 경제학, 미래지식, pp. 48-50.

토론과제

1. 이 글을 읽고 의료소비에서도 밴드웨건 효과가 나타나는지에 대하여 논의해 보시오.
2. 의료소비에서 밴드웨건 효과가 나타난다면 그 이유가 무엇인지 설명해 보시오.
3. 의료소비에서 나타나는 밴드웨건 효과가 의료시장과 병원에 어떤 영향을 미치는지 논의해 보시오.

제 2 장

의료소비자행동 연구

- 의료소비자행동의 정의
- 소비지행동 연구의 필요성 및 발생 배경
- 고전적 소비자행동 모델
- 소비자이론에 대한 경제학적 접근
- 소비자이론에 대한 행동과학적 접근
- 현대 소비자행동 모델

학습목표

1. 의료소비자행동을 이해하고 정의할 줄 안다.
2. 소비자행동 연구의 배경에 대해 이해한다.
3. 소비자행동에 관한 다양한 이론들에 대해 이해한다.
4. 소비자행동모델을 이해하고 실제 병원마케팅의 수행에 활용할 줄 안다.

제1절 의료소비자행동의 정의

자본주의 사회를 살아가는 우리 모두는 매일매일 다양한 형태로 구매의사결정을 수행한다. 이와 같은 선택 행동은 시간과 장소를 가리지 않고 나타난다. 알람시계 소리에 아침잠을 깨고 양치질을 할 때는 자신이 선호하는 칫솔과 치약 제품을 사용한다. 세수할 때 사용하는 비누 색깔과 거품을 보고 비누가 좋다든가 마음에 들지 않는다는 생각을 하게 된다. 이런 행동은 금방 잊어지기도 하지만 다음 구매행동에 영향을 미치기도 한다. 또 휴일 저녁에는 영화를 보면서 영화관의 편리성과 쾌적성 및 영화의 작품성을 평가하고 다음 영화 관람 시 선택을 바꾸기도 한다. 집에 와서는 각종 광고가 나오는 TV를 시청하면서 디자인, 화면, 소리 상태 등에 대한 새로운 느낌을 축적한다. 이처럼 개인들은 소비자로서 매일의 일상생활 속에서 제품과 서비스의 상표 선택을 하고 기업들은 소비자들이 자사의 상표를 선택하도록 하기 위해 모든 마케팅 노력을 동원한다.

인간의 선택적 행동은 의료서비스를 구매하는데 있어서도 유사하게 나타난다. 감기에라도 걸리면 한의원이나 이비인후과, 또는 호흡기내과 중 어디를 갈지 고민을 하게 되고 주변에 묻기도 한다. 요즘엔 많은 사람들이 병원을 선택하기 위해 인터넷을 검색한다. 감기에 걸리기 쉬운 환절기나 겨울철이 되면 TV에서는 어김없이 감기약 판매광고가 나온다. 도심에는 각종 질환과 관련된 의료기관 간판들이 즐비하다. 의료소비자들은 이와 같은 의료시장 환경 속에서 최적의 구매의사결정을 하려고 한다.

실질적 구매 전에 일어나는 소비자의 구매행동과 기업의 마케팅은 이처럼 불가분의 관계에 있다. 소비자들은 마케팅 주체가 제공하는 각종 자극에 대하여 의식적으로나 무의식적으로 영향을 받는다. 즉, 이들 자극활동은 소비자의 구매 의사결정에 영향을 미치는 요인으로 작용한다. 그러나 그 자극이 필요한 사람에게 적확하게 영향을 주기는 쉽지 않다. 불경기 때 일상용품 광고에 출연료가 비싼 연예인을 모델로 내세웠다가는 오히려 소비자들의 반발에 직면할 가능성이 높다. 때문에 기업의 입장에서는 무조건적인 자극을 줄 것이 아니라 소비자들의 구매행동과 패턴의 변화를 잘 분석하여 욕구가 구매로 연결되도록 자극을 주어야 할 것이다. 그러기 위해서 마케팅 주체는 소비자 각자의 특수한 행동들을 잘 이해하고 있어야 한다. 소비자행동은 소비자 개인이 각자 처해있는 다양한 환경과 배경 및 개인적 특성에 의해 영향을 받고 있기 때문에 단순하게 보아서는 안 된다. 이처럼 소비자행동은 마케팅 주체에게는 효과적인 전략을 수립하는데 있어서 중요한 투입요소가 된다.

한때 젊은이들 사이에서는 스타벅스의 종이컵을 들고 다니는 것이 유행한 적이 있다. 이것은 그 컵이 비교적 저렴한 가격으로 자신을 돋보이게 해주는 브랜드 컨셉을 가지고 있다고 믿기 때문이었다. 자신의 독특한 라이프스타일을 표현하고 싶은 젊은 소비자들의 욕구와 정확하게 맞아떨어진 것이다. 기업의 마케팅전략은 이처럼 소비자의 소비행동 경향과 방향을 예상할 수 있는 브랜드 이미지를 만들어낼 때 조직의 경쟁력 제고에 기여하게 된다. 마찬가지로 과거에는 일개 효도상품으로만 여겨지던 종합건강검진 서비스는 이제 현대인이면 누구든지 정기적으로 구매해야 할 필수적 서비스로 인식되고 있으며, 중산층이나 서민들은 비교적 값이 저렴하면서도 자신의 건강상태를 효과적으로 이해하고 대응할 수 있도록 해주는 병원을 찾게 되었다.

흔히 소비자행동을 구매의사결정 과정으로 생각하는 사람들이 많다. 그 이유는, 소비자 개인이 제품이나 서비스를 구매하고 평가하는 일련의 과정이 구매의사결정과 깊이 관계를 맺고 있기 때문이다. 그러나 구매의사결정은 어디까지나 소비자행동의 한 부분이다. 소비자행동은 상품이나 서비스를 구매하고자하는 개인의 일정한 시점에서의 소비와 관련된 다양하고 다차원적인 의사결정의 집합이다. 이것은 다음과 같이 몇 가지 핵심적인 요소들을 포함하고 있다.

첫째, 소비자행동의 대상은 단일한 것이 아니고 제품(빵, 컴퓨터), 서비스(여행, 연극, 질병치료) 및 아이디어(쓰레기 분리수거 캠페인) 등의 다양한 제공물이다. 소비자들은 이와 같은 구매 대상에 대하여 그 이유, 방법, 획득할 시장, 장소, 양, 시간 등 많은 관련 요소들을 고려한다.

둘째, 소비자들은 제품이나 서비스의 획득과 사용 및 평가에 대한 의사결정을 복합적으로 하게 된다. 소비자들이 반드시 구매에 관한 의사결정만 하는 것이 아님을 알 수 있다. 소비자행동은 제품이나 서비스의 구매, 소비, 평가의 일련의 시간 과정을 거치는 동태적인 특징을 갖는다. 형체가 잘 보이지 않는 의료서비스의 경우에 있어서도 방문

전 탐색에서부터 질병치료 및 평가까지는 시간이 소요되고 선택, 실행 및 반응이라는 역동성을 갖게 된다. 최종 단계인 평가는 추후 병원 선택에 중요한 영향을 미침으로써 소비자 행동의 동태성에 의미를 더하게 된다.

결국 소비자행동이란 '상품이나 서비스를 탐색, 평가, 획득, 사용 또는 처분할 때 개인이 참여하는 의사결정과정과 신체적 활동'이라고 할 수 있다(유동근, 2011). 여기서 의사결정과정은 자극에 의한 인지작용을 말한다. 환자는 광고에 의한 자극이든, 구전에 의한 자극이든 즉각 반응하기보다는 신중하게 고찰하는 과정을 거친다. 신체적 활동이란 인지과정의 결과로 내일은 정말 치과에 가야겠다는 결심의 결과로 실제 치과 병원을 방문하는 행동으로 연결되는 것을 말한다. 병원에 가야겠다고 마음을 먹었지만 다음날 마음이 바뀌어서 가지 않을 수도 있기 때문이다. 마음으로 결심은 하지만 병원에 가지 않는 상태는 의도에 불과하지 행동은 아니다.

이러한 소비자행동에 관련된 변수들은 첫째, 자극변수로 광고물, 다른 사람, 상품과 같이 주로 외부에 존재하기도 하지만 간혹 내부적으로 산출되기도 한다. 즉, 배가 계속 아프면 내과 병원을 방문하여 치료를 받아야겠다는 욕구가 생기고 이것은 병원을 방문하게 만드는 행동을 자극하는 요소로 작용한다.

둘째, 반응변수로 자극변수들에 의해 산출되는 결과적인 행동이다. 이것은 인간의 자연스런 행동에서부터 의료서비스에 대한 지식의 증가, 의료공급자에 대한 신념과 태도의 변화, 병원에 대한 부정적 인식의 증가와 같이 관찰하기 어려운 요소들로 구성되어 있다.

셋째, 매개변수가 있는데 자극과 반응 사이에 존재하는 영향 요소로 행동과 관찰이 가능한 선행 요인 사이에 존재하는 가정된 상태나 여건, 과정을 말한다. 매개변수는 직접 관찰하기 어려우며 인간의 정신 내부에 위치한 것으로 동기, 태도, 지각 등이다.

넷째, 조절변수는 자극과 반응 사이의 관계를 조절하는 요소로 개인특성이나 연령, 소득수준 등이 이에 해당된다. 예를 들어, 노인들은 인터넷보다는 TV광고로부터 더 큰 자극을 받아 소비를 하는 경향이 있는데, 이때 노인들의 소비행동을 촉진시키는 조절변수는 TV광고라고 할 수 있다.

이와 같이 소비자행동을 구성하고 있는 주요 요소들은 병원이나 기업의 마케팅 활동에 영향을 미치고 또 한편으로는 영향을 받기도 한다. Peters & Waterman은 그들의 저서 '초우량 기업의 조건'에서 초우량기업은 고객으로부터 배우고, 반면에 최고의 품질과 서비스와 신뢰를 제공한다고 주장하고 있다. 또한 대부분의 혁신적인 기업들이 훌륭한 제품 아이디어를 고객으로부터 얻고 있으며 고객의 목소리에 언제나 귀를 기울이고 있다고 한다.

● 연구자들의 소비자행동 정의

Walters & Paul(1974) – "개인이 재화와 서비스를 구입할지 여부와 어떤 것을 언제, 어디서, 어떻게, 누구로부터 구입할 것인가를 결정하는 과정"이다.

Cohen(1981) – "경제적인 재화와 서비스를 획득하고 사용하는데 직접적으로 관련된 개인이나 가족 등의 의사결정 단위의 행동과 이러한 행동에 선행하는 의사결정 과정을 포함"한다.

Engel & Blackwell(1982) – "경제적인 재화와 서비스를 획득하고 사용하는데 직접적으로 관련된 개인의 행동과 행동을 결정하는데 선행하는 제반 의사결정과정"이다.

Zaltman & Wallendorf(1983) – "개인, 집단, 조직이 제품이나 서비스, 그 밖의 자원을 획득하고 사용하며 이로 인한 경험을 통해서 나타내 보이는 행동, 과정, 사회적 관계"이다.

Loudon & Della Bitta(1984) – "개인이 재화와 서비스를 평가하고 구매하며 사용하고 폐기하는 물리적인 행동과 의사결정과정"이다.

Shiffman & Kanuk(1991) – "소비자들이 그들의 욕구를 충족시켜 줄 것으로 기대하는 제품이나 서비스 혹은 아이디어를 탐색, 구매, 사용, 평가하면서 보여주는 행동"이다.

이상 학자들에 의해 다양하게 주장되고 있는 정의들을 살펴볼 때, 의료소비자행동은 병원 방문 행동 전, 병원 내에서의 진료과정, 진료행동 이후의 소비자들의 의식과 행동을 포함하는 포괄적인 의미를 가지고 있다. 병원 방문 전에 의료서비스에 대한 정보를 수집하고 대안에 대한 비교와 평가를 하며, 진료과정에서의 체계적인 탐색과 비교 평가, 그리고 진료 후 결과를 평가하는 일련의 과정이 모두 소비자행동의 범주에 해당된다. 따라서 의료소비자행동은 고객이 의료서비스를 탐색하고 구매하여 진단이나 치료를 받는 과정, 그리고 진료 후 종합적으로 평가하는 과정을 포함하여 언제, 어디서, 무엇을, 왜, 누구로부터 구매할 것인지에 대한 인지적 판단과 신체적인 활동 모두를 가리키는 활동이라고 할 수 있다.

또한 소비자행동의 의사결정단위는 단순하지 않으며 개인, 집단, 조직체를 아우르는 포괄적인 개념이라고 볼 수 있다. 즉, 질병에 노출된 한 개인이 병원을 선택하는 일뿐만 아니라 병원이라는 조직체 역시 병원운영에 필요한 장비나 소모품을 구매할 때 체계적이고 합리적인 구매행동을 보인다. 이처럼 소비자행동의 개념은 매우 포괄적이며 복잡하기 때문에 그것에 대한 연구 역시 다양한 분야에서 종합적으로 이루어지고 있다. 하지만 이 책에서는 의료소비자행동 연구의 대상을 집단이나 조직까지 넓혀서 보지 않고 개인으로 한정하여 서술하고자 한다.

제2절 소비자행동 연구의 필요성 및 발생배경

1. 소비자행동 연구의 필요성

마케팅의 주체들은 소비자들의 심리를 파악하기 위하여 다양한 방법을 동원한다. 그 이유는 가장 효과적인 마케팅전략을 세우기 위해서이다. 마케팅 주체는 경쟁적 시장구조 속에서 제품이 공급되고 있는 기존시장을 확대하거나 신제품을 개발해야 하는 상황에 직면해 있다. 이와 같은 시장의 확장 및 신제품의 진출 가능성 여부에 대한 분석은 현재 소비자에게 충족되지 못하고 있는 욕구가 무엇인지를 파악함으로써 가능하다.

예를 들어, 개인이 누군가를 위한 선물을 구매하는데 있어서도 '그 사람은 어떤 모양의 것을 좋아할까?', '이것을 사주면 정말 좋아할까?' 하는 고민들을 하게 된다. 개인이 이와 같은 고민을 하는 이유는, 상대방에게 가장 만족스러운 선물이 되도록 하기 위한 선택을 해야 하기 때문이다. 사람들의 모든 일상생활은 이와 같은 복잡한 선택구조로 이루어져 있기 때문에 소비자들의 마음을 자극하여 제품이나 서비스를 판매해야 하는 기업이나 병원의 입장에서는 소비자들의 마음을 파악하는 것보다 더 중요한 것은 없다.

시장의 경쟁이 심화될수록 소비자 효용을 극대화시킬 수 있는 제품이나 서비스만이 소비자에 의해 선호된다. 아무리 우수한 제품이라고 할지라도 그것이 현재 소비자의 욕구를 충족시키지 못하는 것이면-수요가 없다면-판매를 기대하기 어렵다. 따라서 소비자행동 연구는 수요분석의 차원에서도 매우 중요하다. 수요가 없는 제품이나 서비스의 생산과 마케팅은 무의미한 것이다. 또한 처음에는 소비자에게 만족을 제공한 재화나 서비스도 시간이 지날수록 감동을 주지 못하게 된다. 어떤 사람이 매우 마음에 들어서 산 옷도 자꾸 입으면 만족도가 작아지고 다른 옷을 사 입고 싶어 한다. 경제학적으로 이와 같은 현상을 한계효용체감의 법칙(law of diminishing marginal utility)이라고 한다. 옷이든지 음식이든지 하나 더 추가적으로 소비할 때의 만족도를 한계효용(marginal utility)이라고 하는데, 추가적으로 계속 소비함으로써 효용이 떨어지는 것을 한계효용체감의 법칙이라고 한다. 이때 환경이 바뀌면 재화나 서비스에 대한 만족도는 달라질 수 있고 그에 따라 효용이 강화되거나 유지되기도 한다. 평소 집에서 마시는 물에 대해서는 특별한 맛을 느끼지 못하다가 등산 후 산 정상에서 마시는 물에 대해서는 특별한 감동을 받게 되는 경우를 들 수 있다.

따라서 마케팅 주체는 현재 소비자가 충족하지 못하고 있는 것이 무엇인지를 밝혀내야 한다. 즉, 지속적인 시장관측이 필요하다. 시장에서는 기존에 소비자가 선호하던 제품이나 서비스가 계속해서 선호된다는 보장이 없기 때문에 소비자의 기호변화에 따른 새로운 욕구를 확인해야 한다. 이에 대한 새로운 마케팅전략을 구사할 수 없다면 기존의 시장을 확대하거나 새로운 시장을 창출하는 일이 제대로 이루어지기 어렵다. 개인의 이러한 욕구나 선호는 심리적 차원의 문제이며, 인간의 심리에 대하여 심리학자들은 많은 연구를 해왔다.

마케팅 분야에서는 이와 같은 심리학분야의 연구를 기반으로 소비자심리를 연구하는데 많은 노력을 기울여 왔다. 그 결과 소비자들의 구매행동 역시 일정한 동기가 없이는 일어나지 않는다는데 의견의 일치를 보고 있다. 그러나 소비자들의 동기유발이 반드시 논리적이거나 이성적인 경로를 통해서 일어나는 것은 아니다. 이유 없이 발생하는 충동구매도 흔하고 자신의 경제적 능력을 초월하여 소비를 하는 경우도 있다. 한 연구에 의하면, 외래환자의 경우 의사의 치료기술이 아무리 좋아도 친절하지 않으면 재방문의사가 감소되는 것으로 나타났다. 의사가 진료기술이 좋아도 친절하지 못하면 불만족이 60%까지 높아지는 것으로 조사되었다. 또한 간호사의 숙련도는 친절과 마찬가지로 재방문의사에 중요하게 영향을 미치는 요인으로 나타났다. 이와 같은 연구결과에 비춰볼 때 병원경영 역시 마케팅 활동을 통하여 소비자들의 동기를 유발시키고 관심과 흥미를 불러일으키는 것이 선행되어야 한다는 것을 알 수 있다.

하지만 병원경영에 있어서 늘 해결되지 않는 문제는 소비자들의 충족되지 못한 욕구를 어떻게 파악할 것인가 하는 것이다. 그것에 관한 지표들을 찾아내기 위한 노력이 마케팅조사 분야에서 활발하게 전개되고 있다. 그것은 주로 판매추세, 시장변동추세, 소득수준과 같은 계량적인 분석에서부터 심리적 차원에서 개인의 욕구를 비롯하여 동기나 라이프스타일과 같은 질적 변화에 대한 조사이다.

다른 한편으로 소비자행동에 영향을 주는 주변 환경에 대한 분석도 요구되는데, 그 이유는 소비자의 태도와 의료서비스가 차지하는 위치는 지속적인 변화 속에서만 읽어낼 수 있기 때문이다. 주변 환경에 대한 분석은 미래 시장의 분석과 함께 생산물의 판매기회를 평가하는데도 도움을 준다. 관찰 대상인 인구의 여가태도, 생활양식이나 가치체계의 변화를 관찰하는 것도 주변 환경 분석과 관련이 있다. 예를 들어, 보약에 대한 선호가 과거보다 쇠퇴하고 있는 중요한 이유 중의 하나는 사회 전반의 가치체계 변화 때문이다. 이러한 가치체계는 소비자를 둘러싸고 있는 전통과 사회문화적 환경의 변화로부터 영향을 받는다. 또한 대부분의 소비자들은 유행을 따르는 경향이 있는데, 소비자들은 유행에 따라 자신의 여가활동, 개인적 생활 스타일, 가치 선호의 대상을 변화시켜 나간다(김화임 역, 2003). 각종 내시경을 비롯한 건강검진, 노인들의 보톡스 시술이나 눈꺼풀 수술 등은 개인적 건강유지 욕구와 함께 유행으로부터 영향을 받는 측면도 있다. 따라서 병원의 마케팅 관리자들은 의료시장에 영향을 미치는 유행의 흐름도 민감하게 관찰할 수 있어야 한다.

이상과 같은 소비자행동 연구의 필요성은 P. Kotler(2010)의 "소비자들은 이제 기업의 새로운 오너다."라는 명제로 압축될 수 있다.

2. 소비자행동 연구의 발생배경

각 개인의 구매의사결정 태도는 각자의 소득액, 사회 · 문화적 환경요인과 더불어 개인의 가치관 및 선호와 같은 주관적 요인에 따라서도 좌우된다. 각자의 특성과 처한 상황에 따른 자유로운 선택은 현대 시장경제 체제 속에서 생산을 결정하며, 공급자들은 소비자들이 원하는 상품이나 서비스를 그들이 원하는 조건으로 제공하도록 유도하는 역할을 한다.

현대적 의미에 있어서 소비자들에 대한 행동연구는 1960년부터 본격적으로 시작되었다고 할 수 있다. 미국에서 소비자행동에 관한 연구논문이 나온 것이 1930년대이지만, 첫 교과서의 등장은 1968년의 일이다. 국내에서는 1970년대에 경영학분야애서 소비자행동론이 소개되었고 1980년대에 들어와서 이에 대한 활발한 연구가 시작되었다. 병원경영분야에서 의료소비자행동에 대한 연구는 관련 연구기관이나 일부 관심 있는 학자들을 중심으로 파편적으로는 이루어지고 있지만 종합적 이론으로 정립되지는 못하고 있다. 소비자행동에 대한 연구는 국내외적으로 약 50년의 역사를 가지고 있다고 보겠다. 이와 같은 소비자행동 연구의 발생 배경을 보면 다음과 같다.

1) 대량생산체제의 도래

영국에서 일어난 산업혁명으로 1800년대 이후에는 서유럽을 중심으로 대량생산이 확산되면서 공급과잉현상이 일반화되었으며, 이때까지 기업경영의 관심의 대상에서 제외되어 있던 소비자가 수요측면에서 중요한 존재로 부각되었다. 이로 인해 판매자와 소비자의 거래관계는 판매자 중심시장(seller's market)에서 구매자 중심시장(buyer's market)으로 바뀌었다. 그러나 포드자동차는 대량생산을 위해 초기에 대성공을 거둔 T형 자동차 모델의 생산만을 고집하다가 변화하는 소비자들의 욕구에 부응하지 못해 자동차시장 1위 자리를 내주고 계속 퇴보하게 되었다. 반면, 세계 시장에서 자동차를 판매하는 한국의 대표적인 자동차회사인 현대는 대량생산체제 하에서도 고객의 취향이나 소득수준에 맞도록 차종의 다양화, 스타일링의 중시, 매년 모델변경, 할부판매 등 판매 전략에서도 독창적인 역량을 발휘하여 2010년 이후 세계 5대 자동차

회사로 도약했다. 현대자동차는 세계 시장에서 다양한 소비자들의 욕구를 충족시킴으로써 대량생산체제 경영을 성공시키고 있는 대표적인 사례라고 할 수 있다.

우리나라 의료시장은 2000년대 이후 의료서비스의 대량생산체제에 접어들었다고 할 수 있다. 2000년에 각종 의료기관에서 활동하는 의사 수가 55,255명이던 것이 2010년 82,137명을 기록하고 있으며, 각종 의료기관 수도 의원이 27,469개, 요양병원 867개, 병원 1315개, 종합병원 274개, 상급종합병원 44개 등으로 2000년에 비해 30% 이상 증가했다(Doctor's News, 2011. 3. 8). 이제 병의원을 개원만 하면 수익이 나던 시절은 지났으며 철저하게 소비자 중심의 진료와 경영을 해야만 의료기관의 생존이 가능한 상황에 도달해 있다.

2) 제품 수명주기의 단축

제품의 수명주기는 보통 개발단계, 성숙단계, 표준화단계 등 3단계 또는 도입기, 성장기, 경쟁기, 성숙기, 쇠퇴기 등 5단계로 구분하기도 하는데, 경쟁의 심화와 기술혁신의 촉진에 의해 제품의 수명주기는 계속 단축되고 있다. 전자제품이나 컴퓨터 관련 제품은 제품 수명주기가 3개월이라고 할 정도로 짧은 편이다. 다른 기업과의 경쟁에서 우위를 차지하는 신제품을 개발하기 위해서는 소비자들의 욕구를 빨리 충족시킬 수 있는 조건을 찾아내야만 한다.

의료서비스에 있어서도 IT기술의 접목과 첨단장비의 발달에 따라 진료나 질병치료의 단계가 축소되거나 치료시간이 전과 다르게 단축되고 있다. 예를 들어, 항공우주분야에서 기계 오작동의 점검을 위해 개발된 내시경 장비들이 의료분야에 응용됨으로써 각종 장기(臟器) 질환의 조기발견 및 치료방법의 단축과 개선을 가져왔으며, 이런 경험을 한 의료소비자들은 갈수록 고통 없는 단시간 치료를 원하게 되었다.

3) 구매행동의 변화

소비자들은 소득수준, 교육수준의 향상과 생활환경의 빠른 변화로 구매행동에 있어서 점점 개성화, 다양화, 인터넷 사용의 생활화를 추구하게 되었다. 서로 다른 개성을 지닌 소비자들의 욕구를 보다 충실하게 만족시켜 주기 위해서는 전체 시장을 하위시장으로 나누는 시장세분화(market segmentation) 전략이 병행되어야 한다. 요즘 패밀리레스토랑에서 확산되고 있는 고객 눈높이 주문받기 서비스와 같은 변화는 소비자의 성향에 따라서 기분 좋은 서비스가 될 수도 있고 오히려 불편한 것이 될 수도 있다.

무엇보다 최근 소비자 구매행동의 큰 변화는 인터넷에 의해 진행되고 있다. 국내 한 포털사업 본부에 따르면, 초고속 인터넷의 보급 초기에는 주로 인터넷 자체와 멀티미디어, 게임 등에 대한 소비자들의 관심도가 높았다. 그러나 2000년 이후부터는 여행, 부동산, 독후감, 아르바이트, 리포트, 방학숙제, 쇼핑 등 인터넷 활용도가 다양하고 풍부해지고 있다. 인터넷이 현대인의 생활의 중심에 들어왔다고 해도 과언이 아니다. 의료시장에서도 인터넷을 활용한 의료서비스 제공은 갈수록 그 영역이 확장되고 있다. 이른바 유비쿼터스(ubiquitous)[7] 의료체계의 확립을 위해 정부와 병원들이 많은 투자와 노력을 기울이고 있다. 경기변동 역시 소비자의 구매행동에 중요하게 영향을 미친다. 닐슨미디어리서치(A.C. Nielsen Company)가 2003년도에 24세부터 60세 사이 아시아, 호주, 뉴질랜드에 거주하는 7,800명의 소비자들을 대상으로 조사한 결과에 다르면 소비자들의 절반 이상이 경기후퇴에 대한 우려감으로 여전히 지출을 꺼리고 있는 것으로 나타났다. 경기변화에 따라 변화하는 소비자의 기호를 적시에 조사하여 통계로 처리하고 그 결과에 상응하는 체계적이고 과학적인 마케팅전략을 수립해야 기업의 경쟁력을 유지가 가능할 것이라는 것을 보여주고 있다.

의료소비자들의 건강에 대한 지위의 인식은 교육수준과 소득수준에 비례한다. 의료소비자들 역시 교육수준과 소득수준이 높을수록 양질의 의료서비스를 받으려는 욕구가 높은 것으로 나타났다. 이것은 의료서비스의 구매 시 소비자들은 진료비용, 보험의 보장의 범위 등을 개인소득이나 자신의 교육수준과 연계시켜 선택한다는 뜻이다. 다시 말하자면, 교육수준과 소득수준이 높은 사람들은 자신들이 건강 유지에 대한 욕구도 높다고 인식한다. 오늘날 의료소비자들의 평균 소득도 높아지고 있으며 교육수준

---

7) 유비쿼터스(ubiquitous)는 '언제 어디에나 존재한다'는 뜻을 가진 라틴어로 사용자가 컴퓨터나 네트워크를 의식하지 않고 장소에 상관없이 자유롭게 네트워크에 접속할 수 있는 환경을 말한다. 미국 사무용 복사기 제조회사인 제록스의 마크 와이저(Mark Weiser)가 '유비쿼터스 컴퓨팅(ubiquitous computing)'이라는 용어를 1988년 처음으로 사용하면서 퍼지게 되었다. 컴퓨터에 어떤 기능을 추가하는 것이 아니라 자동차 · 시계 · 스테레오장비 등과 같이 어떤 기기나 사물에 컴퓨터를 심어서 커뮤니케이션이 가능하도록 해 주는 정보기술(IT) 환경이다. 그러나 유비쿼터스 네트워크가 이루어지기 위해서는 광대역통신과 컨버전스 기술의 일반화, 정보기술 기기 가격의 저하 등 정보기술의 고도화가 전제되어야 한다.

역시 갈수록 높아지고 있기 때문에 의료서비스의 질적 수준도 높아져야 한다는 것을 알 수 있다.

4) 소비자보호운동

오늘날에는 소비자들 스스로 자신들의 권익을 보호하고 신장시키기 위한 보호운동을 전 세계적으로 전개하고 있다. 소비자보호운동은 기업들의 실질적인 압력이 되고 있다. 이와 같은 소비자운동은 1964년 미국의 랄프 네이더가 제너럴모터스 자동차의 구조적 결함으로 인한 피해보상 소송에서 승리한 것이 계기가 되면서 생겨난 용어이다. 그 이후 네이더와 그를 지지하는 청년 모임인 네이더스레이더스(Nader's Raiders)를 중심으로 한 소비자보호운동이 활발하게 전개되고 있다.

소비자보호를 위한 국제단체로는 국제소비자연맹(International Organization of Consumers' Union)이 있는데, 이는 영국과 미국 등 선진국의 소비자단체가 중심이 되어 1960년 4월에 설립한 소비자보호를 위한 국제단체이다. 이 단체의 주된 목적은 소비자의 이익증진을 위한 세계 소비자단체의 자립을 돕고, 상품의 비교 테스트, 소비자 정보 · 교육 · 보호 등에 대하여 국제적 제휴를 촉진하며, 나아가 국제연합 등 국제기구들을 통하여 저개발국의 소비자교육 및 보호를 위한 실질적 원조를 하는데 있다.

국내에서는 국무총리 직속기관인 공정거래위원회, 한국소비자보호원, Cyber Law Institute of Korea, 의료사고 판례정보, 소비자보호를 위한 뉴스추적 등의 단체가 각 분야에서 소비자보호를 위해 활동하고 있다. 우리나라에서 소비자보호법(消費者保護法)은 1980년 1월 4일에 제정 공포되었으며, 2004년 1월 20일 일부 개정되었다. 소비자보호법은 소비자 이익의 옹호와 증진에 대해서 중앙정부, 지방자치단체, 사업자의 책무와 소비자의 역할을 명확히 함과 동시에 그 기본이 되는 사항을 정하여 국민 소비생활의 안정과 향상을 확보하기 위해서 제정된 법률이다. 소비자보호를 위한 구체적인 시행 내용으로서는 상품 · 서비스에 대한 위해의 방지, 계량 · 규격표시의 적정화, 공정자유경쟁의 확보, 계발활동과 교육의 추진, 소비자 의견의 시책 반영 등이 있다. 소비자보호운동은 특정 기업의 제품에 대한 구매를 거부하거나, 특정 제품을 선호하여 기업의 도산 또는 성장을 좌우하는 힘을 가지고 있는데, 이러한 경제체제를 소비자주권경제(consumer sovereignty economy)라 부른다.

또한 공정거래위원회는 2003년 6월 15일 '약관의 규제에 관한 법률'(약관법) 개정안을 확정하였는데, 기존의 사업자단체가 만들어 공정위에 심사를 청구해야만 표준약관을 제정할 수 있던 규정을 고쳐 소비자보호원과 소비자보호법에 의해 등록된 소비자단체에게도 제정요청권[8]을 부여했다. 이는 소비자 다수의 피해가 반복되는 경우를 막고 소비자에게 불리한 약관내용은 효력을 인정하지 않고 최고 5천만 원까지 과태료를 물리는 것 등을 내용으로 하고 있다. 2003년 5월 11일에는 재정경제부에서 '소비자피해보상 규정 개정안'을 마련하여 결혼, 돌, 졸업 때 찍은 기념사진의 원판을 소비자가 직접 가질 수 있도록 했다.

최근에는 전자상거래가 급증하면서 사이버네이더리즘(Cyber-Naderism)이 등장하고 있는데, 이는 소비자들이 전자상거래 과정에서 발생한 불만사항을 고발해 적극적으로 권익을 찾도록 하는 운동이다. 인터넷쇼핑몰 등의 문제점에 대해 네티즌들이 조직적으로 불매운동을 벌이거나 게시판에 비판적인 내용을 올려 회사의 이미지를 깎아내리는 등 다양한 방법이 동원되고 있다. 현대의 기업들은 제품이나 서비스에 대한 구매저항을 극복하고 소비자의 지지를 얻는 것이 중요하며, 소비자행동을 적극적으로 연구해야 하는 당위성이 여기에 있다. 특히 병원의 마케터는 인터넷을 통한 홍보와 마케팅은 비대면성 때문에 소비자들이 오프라인에서 대면하는 것보다 더 쉽게 감정이 상하고, 그 결과 불만족이 증폭될 수 있다는 점에 유의해야 한다.

의료소비자의 권익을 보호하기 위한 소비자운동은 미국에서부터 발생했는데, 1970년대에 George Annas는 환자가 보호받아야 하는 세 가지 차원의 권리를 주장한데서 유래한다. 그것은 첫째 법률로서 권리를 보장받을 수 있는 제도가 확립되어야 하며, 둘째, 의사와 환자 사이와 같은 개인 관계에서 사적(私的) 권리가 보장되어야 하며, 셋째, 의료서비스 공급과정의 일원으로 권리가 확보되어야 한다는 것이다. 1976년 John

8) 소비자 피해가 많이 발생하는 분야에 약관이 없거나 불공정한 약관이 사용되는데도 사업자들이 공정거래위원회의 표준약관 제정 권고를 거부하면 공정위가 직접 표준약관을 제정할 수 있게 하는 것이다. '약관 규제에 관한 법률'에 따르면 사업자 단체만 갖고 있던 표준약관 제정 권한이 공정위에도 부여되고 소비자보호원 및 소비자단체에는 제정요청권이 주어져 있다. 이에 따라 소비자보호원과 소비자 단체들도 공정위에 특정 분야의 표준약관 제정을 요청할 수 있으며, 공정위는 이 같은 요청을 받은 경우나 다수 소비자의 피해가 발생했음에도 약관이 없거나 불공정 약관이 적발되면 사업자에게 표준약관 제정을 권고한 뒤 수용하지 않으면 직접 표준약관을 제정할 권한을 갖고 있다.

Hollman은 환자의 권리는 인간의 존엄성을 지키기 위해 투쟁해야 하는 인권의 연장선상에 있다고 강조했다. 오늘날 미국에서는 의료소비자 또는 환자가 의료서비스의 공급자를 창조하는 지위에 있다는 것이 범사회적으로 인정되고 있다.

우리나라에서도 의료소비자들의 인권을 보호 및 신장하기 위한 노력이 다각적으로 전개되고 있다. 그 예로 소비자보호원에서 하나의 세부기능으로 다루던 소비자 피해구제를 2012년부터는 의료분쟁조정중재원을 별도로 설립하여 전문적으로 다루기로 했다. 이와 같은 변화는 2008년도에 한국소비자연맹에 접수된 의료서비스 불만 접수 건수가 2,357건에서 2009년 2,823건으로 연간 20% 가까이 증가하는 등 의료소비자들의 권리 찾기 욕구가 강화되고 있는 현상을 반영한 것이다.

5) 국제마케팅시대의 도래

기업은 말할 것도 없지만 병원 역시 이윤창출이 있어야 생존이 가능하기 때문에 마케팅활동은 가장 중요한 경영활동의 하나이다. 최근 기업이나 병원의 국제화 추세에 따라 마케팅활동도 국내적 차원에서 국제 시장으로 그 활동영역을 확대하고 있다. 국제마케팅의 일환으로서 이루어지는 국제광고도 증가하고 있는 추세이다. 국제광고가 늘어나는 이유는 첫째, 세계 각국의 국민총생산이 늘어남에 따라 가처분소득이 증가하고 있으며 자기 나라에는 없는 다른 나라 제품을 살 수 있는 여유가 생기기 때문이다. 둘째, 세계 각국의 무역량이 늘어나기 때문에 자연히 광고도 늘게 되었다. 셋째, 다국적기업의 탄생이다. 세계적 세제 제조회사인 미국의 프록터-갬블사나 영국과 네덜란드의 합작인 유니레버사는 매출액의 10% 정도를 국제광고비로 쓰고 있다. 한국 기업들의 국제광고가 늘어난 것은 1970년대 이후 수출의 증가 때문이다. 글로벌시장에서 문화적 배경이 전혀 다른 외국 소비자들을 상대해야 하는 상황이기 때문에 마케팅 프로그램도 소비자의 문화적 배경에 맞게 제시하지 않으면 실패할 가능성이 높다.

우리나라의 의료서비스시장 역시 2000년대 들어와 국제화 바람을 타고 있다. 과거에는 일부 계층 사람들만이 일방적으로 고난도의 수술이나 치료를 위해 외국 유명 병원을 찾아 해외로 나갔지만, 이제는 외국의 환자들이 치료를 받기 위해 한국을 찾고 있는 숫자가 증가하고 있다. 이에 따라 정부나 각종 자치단체에서도 해외 환자 유치를 위한 각종 마케팅활동을 전개하고 있다. 특히 한국의 의료 경쟁력은 우수한 의료기술에 비해 저렴한 치료비가 강점으로 부각되고 있다. 세계 최고 수준의 의료기술을 보유한 미국과 비교하여 90% 내외 수준의 기술력을 보유하고 있을 뿐만 아니라 암, 장기이식 등의 일부 분야에 있어서는 이미 세계 최고 수준의 기술력을 인정받고 있다. 이에 반해 의료비용은 미국의 30% 수준에 이르는 것으로 파악되고 있다. 한국의 의료비를 100으로 보았을 때 중국 167, 일본 149, 싱가포르 105, 미국 338로 충분한 가격경쟁력을 가지고 있기 때문에 의료관광 사업은 앞으로 발전할 가능성이 충분한 것으로 평가받고 있다(의협신문, 2009).

이와 함께 우리나라 일부 병원에서는 중국을 비롯한 의료기술이 낙후된 국가를 중심으로 현지 법인 병원을 설치하는 등 해외로의 진출을 적극적으로 추진하는 경우도 증가하고 있다. 이와 같은 의료시장의 국제화에 따라 각 병원들은 그 나라의 문화나 가치를 기반으로 한 소비자행동을 잘 탐구하여 적확한 마케팅활동을 전개해야 한다.

제3절 고전적 소비자행동 모델

고전적 소비자행동모델은 실증적 연구에 의해 형성되기보다는 일반적으로 소비자행동의 특수한 측면에 대한 경험적 견해나 신념을 체계적이고 서술적인 방법으로 이론화시킨 형식을 취하고 있다.

1. 고전적 조건화 이론

고전적 소비자행동모델의 대표적인 유형으로 Ivan Pavlov의 고전적 조건화(classical conditioning) 이론을 들 수 있다. 고전적 조건화(classical conditioning)란 어떤 반응을 유발하지 않는 중립 자극(neutral stimulus)과 반응을 일으키는 자극인 무조건 자극(unconditioned stimulus)을 반복적인 과정을 통해 짝지어 주는 것을 말한다. 중립 자극과 무조건 자극이 계속적으로 짝지어지면 중립자극은 결국 조건 자극(conditioned stimulus)이 된다. 인간의 행동은 이처럼 무조건 자극과 중립자극이 짝지워진 조건자극에 의해 학습이 일어난다는 것이다. 러시아의 생리학자인 파블로프는 개에 대한 실험을 통해 개가 침을 흘리는 학습이 어떻게 이루어지는지 설명했다. 이 이론은 인간의 학습을 설명하는 가장 중요한 고전이론이 되었다.

〈표 2-1〉 파블로프의 고전적 조건화 실험

1단계	음식(무조건 자극)	⇨	침 흘림(무조건 반응)
2단계	종(중립적 자극)	⇨	무반응
3단계	음식을 줄때마다 종을 치는 것을 반복한다(무조건 자극 + 중립 자극)		
4단계	종(조건 자극)	⇨	침 흘림(조건 반응)

이것은 오늘날 '자극-반응 모델'로 알려져 있는 행동모델로서 개인이 일상생활 속에서 학습(Learning)을 통해 환경요인의 자극에 반응하는 방법을 자연스럽게 터득해 가는 것을 주요 내용으로 하고 있다. 이 모델에서는 소비자의 반응행동을 특정 자극에 대한 그들의 조건반응(Conditioned response)으로 이해한다. 예를 들어, 어릴 때부터 어머니가 붉은 색 옷을 즐겨 입고 본인에게도 붉은 색 옷을 주로 사서 입힌 결과 자신도 붉은 색 옷을 좋아하게 되는 것과 같다. 또한 대부분의 TV 광고는 이 '자극-반응' 모델을 기반으로 하고 있다.

2. 정신분석모델

두 번째로는 인간의 심리적 측면을 강조한 S. Freud의 정신분석 모델(Psycho-analytic Model)이다. 이것은 인간 행동은 그들의 본능과 자신도 잘 의식하지 못하는 어떤 무의식적 동기에 의해 발생한다고 보는 것이다. 즉, 소비자행동의 동인으로는 경제적 또는 기능적인 실질적 동기도 중요하지만, 그 보다는 인간 내부의 심연에 내재하는 정신적, 심리적 동기가 더 중요하다고 보는 것이다. 광고 중에는 인간의 무의식에 호소하는 광고가 많이 있다.

프로이드는 인간의 성격은 원자아, 자아, 초자아의 세 요소로 구성되어 있으며 이 세 요소 간의 상호 에너지 교환이 있다고 하였다. 첫째, 원자아(id)는 쾌락의 원리에 따른 행동으로 무의식의 세계, 본능, 이기심을 주로 실행하도록 만든다. 고통을 될 수 있으면 피하고 가능한 한 많은 기쁨을 얻는 쪽으로 움직인다. 원자아는 무의식의 깊은 곳에 자리 잡고 있어 원시적 본능의 창고 역할을 한다. 원자아가 강한 사람은 본능을 자극하는 광고에 의해 구매의사결정이 이루어진다고 볼 수 있다. 둘째, 자아(ego)는 현실원리(reality)에 따른 행동으로 의식 세계, 이성, 현실적 이기심을 실행하도록 한다. 자아는 인간의 의식 수준과 무의식 수준을 동시에 관계하면서 현실적응 원칙에 의해 지배되는 요소이다. 따라서 현실적으로 가능한 한도 내에서의 쾌락을 추구하거나 행동을 보이는 실리적 요소이다. 셋째, 초자아(super-ego)는 도덕과 이상(ideal)에 따른 행동으로 의식적 세계와 이타심을 수행하도록 한다. 자아가 현실적이라면 초자아는 이상을 추구한다.

〈표 2-2〉 프로이드의 방어기제(defense mechaanism)

1) 억압(repression)	의식의 세계로 드러나야 하는 것이 두렵기 때문에 무의식의 세계로 억눌러 버린다. 예를 들어, 어릴 때 성폭력을 당한 사람은 의식되지는 않지만 무의식에 남아 이성(異姓)을 두려워하는 성격을 갖게 된다.
2) 합리화(rationalization)	이솝우화에 나오는 여우는 포도송이가 너무 높게 매달려 있어 따먹지 못하자 그 포도가 실 것이라고 합리화 시킨다. 가벼운 감기 증세만 있어도 대학병원으로 달려가는 환자는 자기만 그런 것이 아니라 다른 사람들도 모두 그런다고 합리화시킨다.
3) 승화(sublimation)	미켈란젤로나 세익스피어의 성 욕구는 예술적 성격으로 승화되었고, 어떤 사람의 경우는 공격욕구가 승화되어 지배하기를 좋아하는 훌륭한 판사나 선생님이 된다.
4) 동일시(identification)	자신이 부족한 면을 갖고 있을 때 동일시를 통하여 위안을 얻으려고 한다. 2차 대전 중 독일 군 포로수용소에서 수용되어 있던 포로들을 대상으로 한 연구결과에 의하면 포로들이 자신을 괴롭히는 경비병들의 행동을 흉내 내고 있었음이 밝혀졌다. 자신을 지배하는 경비병들이 부러웠기 때문일 것이다.
5) 투사(projection)	자신이 생각하는 것을 타인도 그렇게 생각할 것이라고 막연하게 믿는 상태를 말한다. 의사들은 이기적이라고 생각하는 사람은 다른 사람들도 그럴 것이라고 막연하게 생각하는 경향이 있다.

프로이드에 의하면 사람은 원자아의 쾌락추구 원리와 초자아의 도덕과 이상추구 원리 간의 끊임없는 갈등상태에 놓여 있으며, 자아는 그 조정 역할을 담당한다고 한다. 이처럼 원자아와 초자아의 상대적인 힘의 균형과 자아의 조정역할 정도에 따라 모든 사람들에게 성격의 차이가 생긴다는 것이다. 문명사회에서 교육을 받는 사람들은 누구든지 원자아의 욕구가 너무 강하여 자아가 조정역할을 하지 못할 때는 방어기제(defense mechanism)가 작동한다. 사람들은 이 방어기제를 통해 불안과 스트레스를 덜 느끼게 된다는 것이다.

3. 사회심리모델

미국의 경제학자이자 사회학자인 T. Veblen은 소비자행동연구를 통해 사회심리모델(Social Psychical Model)을 성립시켰다. Veblen은 소비자를 사회적 동물로 인식한다. 따라서 소비행동은 타인, 준거집단, 그리고 그가 속해있는 문화권의 관습 등에 의해 많은 영향을 받는 것으로 본다. 또한 소비자의 개인적 특성도 결국은 사회적 요인의 영향을 받아 후천적으로 개발되는 부분이 많다는 것이다. 따라서 현재뿐만 아니라 과거의 사회적 환경도 소비자의 구매 및 소비행동에 중요한 변수로 작용한다고 본다. 부유계층이 별도로 이용하는 백화점이 있고, 이들이 명품을 구입하려고 하는 행동은 Veblen의 이론에 따른 것이다. 그는 시장에서 사치품의 가격이 오르는데도 불구하고 이것을 구매하는 사람들은 늘 있다는 사실에 주목하고 특정 계층은 어떤 재화나 상품의 가격이 높아질수록 구매하는 성향이 있다고 주장하게 되었다. 이것을 베블렌 효과라고 하는데, Veblen은 1899년 자신이 쓴 '유한계급론(有閑階級論)'이라는 책에서 이 개념을 사용했다.

4. 학습이론

학습(learning)이란 훈련이나 경험의 결과로 발생하는 비교적 영구적인 행위의 변화를 말한다. 그러므로 학습은 변화를 수반해야 하고, 이러한 변화는 일시적인 것이 아니어야 한다. 한 개인의 행동수정(behavior modification : OB-Mod)은 학습의 결과로서 실현된다. 이때 학습을 위해 사용되는 도구로서 1) 조건화(conditioning)가 있다. 조건화란 학습이 되도록 적절한 여건을 마련해 주는 것을 말한다. 2) 새롭게 익힌 행동이 지속되도록 강화(reinforcement)하는 방법이 있다. 3) 이성적 판단에 의한 인지(cognition) 학습이 있다. 학습을 보는 관점은 심리학의 행동주의 이론에 의한 고전적 조건화와 조작적 조건화가 있다. 그리고 심리학의 인지이론에 의한 인지 학습이 있으며, 조건화 이론과 인지이론이 결합된 관찰학습이 있다.

위에서 설명한 것처럼 고전적 조건화(classical conditioning)란 인간의 행동은 무조건 자극과 중립자극이 짝지워진 조건자극에 의한 학습에 의해 변화가 일어난다는 것이다. 고전적 조건화가 자극과 반응의 기계적인 짝지음인데 비하여, 조작적 조건화(operant conditioning)는 사람의 반응 여부에 따라 결과가 주어지도록 학습되어진다는 관점이다. 사람이 환경에 주도적으로 작동한 다음에 환경으로부터 결과 또는 보상이 주어진다. 이러한 점에서 조작적 조건화는 좀 더 인간에게 실용적으로 적용되는 이론이다. 이 이론은 직장에서의 급여, 승진, 칭찬, 상장, 성취감, 처벌 등이 인간의 행동과 어떻게 연관되는지 설명하는 가장 대표적이고 일반적인 이론이다.

심리학자 B. F. Skinner는 작은 상자에 생쥐를 집어넣고 거기에 하나 이상의 전등, 프레스 바, 먹이 그릇을 놓아두었다. 이러한 도구들을 스키너 박스(Skinner Box)라고 한다. 프레스 바를 건드리면 먹이가 먹이 그릇에 떨어지게 고안되어 있었다. 그러나 다른 행동은 아무리 해도 먹이가 그릇에 떨어지지 않도록 고안되어 있다. 스키너 박스에서 생쥐들은 처음에는 막 돌아 다니면서 새로운 환경을 정탐하게 된다. 생쥐가 어쩌다가 바를 건드리면 먹이가 떨어지고, 그에 따라 생쥐가 프레스 바를 건드리는 횟수는 증가한다.

〈표 2-3〉 스키너의 조작적 조건화 실험

프레스 바 (조작적 자극 : stimulus)	⇨	프레스 바를 건드림 (조작적 반응 : response)	⇨	먹이가 떨어짐 (결과 또는 보상 : consepuence)

또한 이 실험에서 만일 지렛대를 건드려도 먹이가 떨어지지 않도록 다시 스키너 박스의 작동구조를 바꾸면, 생쥐가 프레스 바를 건드리는 행위가 줄어들게 된다. 학습된 행동이 사라지는 것을 소거(extinction)라고 한다.

이상 설명한 고전적 조건화와 조작적 조건화는 인간의 모든 행동을 '자극-반응-결과'의 결속 관계만을 가지고 설명하려는 행동주의적 관점이다. 반면에 인지적 학습(cognitive learning)은 자극과 행위사이에 인지라는 유기체적 요소가 매개변수로 존재함을 인정하는 관점이다. 사람에게서 인지란 정보를 알아내는 활동으로서 행위에 앞서서 인간의 생각, 지각, 문제 해결, 정보처리 등의 과정을 말한다. 인지학습 이론은 인간에게 독특하게 발생하는 인지(cognitive)의 과정을 다루고 있어서 인간에게 적용하는데 있어서의 시사점이 매우 크다고 볼 수 있다. 특히 인간의 내부과정에서 발생되는 기제를 과거에는 알기 어려웠으나 오늘날 과학기술의 발전은 이를 좀 더 체계적으로 연구할 수 있는 계기를 마련해 주고 있다.

〈표 2-4〉 조건화학습모델과 인지학습모델의 통합

자극(S) (stimulus)	⇨	인지(O) (organism)	⇨	행위(R) (responses)	⇨	결과(C) (consepuence)

발달심리학자들에 의하면 인간의 지적 능력은 20~30세를 정점으로 하여 쇠퇴의 길을 걷게 된다고 한다. 따라서 당시에는 이러한 쇠퇴를 스스로 노력에 의해 다소나마 지체시키는 것이 최선의 길이었다. 그러나 다른 연구에 의하면 단어의 의미를 파악하거나 사회적 적응 등과 같이 지금까지의 축적된 경험이나 지식을 기초로 하는 판단이나 대응에 필요한 '결정성 지능(crystallized intelligence)'은 성인이 되면서 더 증가하는 경향을 보였다. 즉, 현실적인 문제해결 능력이나 적용 그리고 경험에 의존하는 능력은 30세 이후의 성인기에도 인지적으로 계속 발전한다는 것이다. 반면, 타고난 특성으로서 새로운 것을 학습하거나 속도를 요구하는 능력의 '유동성 지능(fluid intelligence)'은 14~16세에 성숙에 도달하고 이후 쇠퇴하기 시작한다. 인지적 학습의 경우, 유아기와 아동기까지는 새로운 것을 학습하거나 속도를 요하는 능력의 지능이 높아지나 성

인기에는 경험에 의존하여 문제를 해결하거나 적용하는 능력의 지능이 높아진다.

다음으로 관찰학습(observational learning)은 조건화 학습과 인지적 학습을 통합하는 관점으로서, 학습이 직접 경험뿐만 아니라 다른 사람에게서 일어난 것을 관찰함으로써, 또는 단지 듣는 것 만으로도 일어난다는 것이다. 예를 들어, TV에서 인기 연예인이나 사회 저명인사가 입고 나온 의상이나 액세서리가 부리나케 팔리는 것을 볼 수 있다. 또는 어떤 대통령이 치료를 받은 장면이 TV에 포착된 병원은 갑자기 환자들이 증가하는 것을 볼 수 있다. 일반 사람들의 학습을 통한 행동의 변화 중 많은 부분이 사회적인 모델, 즉 부모, 선생님, 동료, 영화나 TV 스타, 상사 등을 관찰함으로써 이루어지고 있다. 관찰학습을 모델링(modeling) 또는 사회적 학습(social learning)이라고도 부른다.

이상의 고전적 소비자행동모델에서 알 수 있는 것은, 소비자의 본질은 여러 시각에서 배타적으로 다양하게 고찰될 수 있다는 것이다. 즉, 경제학자들은 소비자를 합리적인 '경제적 동물(economic animal)'로 인식하기도 하고, 사회심리학자들은 소비자를 다분히 감성적인 '사회적 동물(social animal)'로 학습론자들은 학습인(learned human)으로 인식할 수 있다. 이와 같이 소비자 본질에 대한 시각 차이는 소비자행동에 대한 접근방법에 영향을 주고, 그 결과 다른 행동과학 분야에서와 마찬가지로 성격이 다른 다수의 이론의 성립이 가능하다는 것을 알 수 있다.

고전적 모델들은 소비자행동의 특수한 측면에 대하여 그 본질과 특징을 명확하게 설명해 주고 있기 때문에 그 동안 마케팅에 대하여 부분적으로 기여한 측면이 크다. 기업의 가격정책이나 많은 광고전략 등은 아직까지도 이들 고전적인 행동모델에 근거를 두고 있다는 점을 부인할 수 없다.

제4절 소비자이론에 대한 경제학적 접근

1. 한계효용와 소비자행동

소비자이론의 기초는 경제학이론에 그 뿌리를 두고 있다는 것을 부정하기 어렵다. 그것은 경제학적 모델이 상품이나 서비스의 가격과 수요의 관계를 가장 일반적으로 설명하고 있기 때문이다. 즉, 가격은 소비자의 구매행동에 가장 중요하게 영향을 미치는 요소임에 틀림이 없으며, 이것과 관련된 효용 및 한계효용의 개념은 전통적으로 소비자행동의 많은 부분을 설명하는데 기여하고 있다. 경제학적으로 재화나 서비스를 소비함으로써 느끼는 소비자의 주관적 만족을 효용(效用, utility)이라고 한다. 효용은 각 개인마다 서로 다르다고 할 수 있다. 말하자면, 사람에 따라서 포켓볼을 치고 맥주를 마실 때 얻는 효용과 배드민턴을 치고 음료수를 마시면서 얻는 효용이 다르다. 이처럼 재화나 서비스의 결합이 달라지는 것에 따라서 소비자의 효용이 어떻게 변하는지를 보여주는 것이 효용함수(utility function)이다. 소비자가 소비하는 재화나 서비스가 X재와 Y재 2개만 있다고 가정할 때 효용함수를 수식으로 나타내면 'U = U(X, Y)' 이다. 이 식에서 보는 바와 같이 X재나 Y재 중 어느 하나의 소비량만 증가하면 소비자의 효용은 증가한다.

또한 한계효용이란, 경제학적 개념으로 일정기간 동안 어떤 재화의 소비량이 한 단위 변화할 때 소비자가 얻는 총 효용의 변화량이다. 말하자면, 한계효용은 어느 한 재화의 소비량을 고정시켜 놓고 다른 재화의 소비량을 증가시킴에 따라 소비자의 효용수준이 어떻게 변하는지를 알려준다. 한계효용함수는 추가적으로 그 재화를 소비할 때 얻는 추가적인 효용의 변화량을 나타낸다. 일반적으로 일정기간 동안 계속적으로 동일한 재화의 소비량이 증가함에 따라 그 재화의 추가적 소비에서 얻는 한계효용은 점차로 감소하는데, 이것을 한계효용체감의 법칙(law of diminishing marginal utility)이라고 한다. 한계효용체감의 법칙은 소비자의 구매의사결정에 대하여 중요한 시사점을 제공한다.

한계효용체감의 법칙에 의하면, 소비하는 재화로부터 얻는 한계효용은 그 재화를 계속적으로 소비함에 따라 점차 감소하여 어느 단계에 이르면 한계효용은 0이 되고, 그 이상 계속해서 소비하게 되면 결국에는 비효용(disutility)을 초래한다. 예를 들어, 날씨가 매우 더워서 아이스크림을 한 개 사먹으면 지불한 돈에 비하여 만족이 커진다. 그러나 아이스크림을 계속 사먹으면 주관적 만족도가 감소하여 더 이상 쳐다보기도 싫어진다.

그런데 경제학적 관점에서 볼 때, 소비자는 합리적이기 때문에 언제나 자신의 총효용을 극대화시키는 방향으로 소비행위를 하려고 한다. 사람은 누구나 다양한 욕구를 가지고 있기 때문에 각 재화와 서비스에 대한 한계효용 역시 다르게 나타난다. 소비자들은 어떤 재화나 용역을 집합적으로 선택하여 소비함으로써 주관적 만족도를 극대화시키고자 한다. 그렇다면, 현실적으로 소비자들은 자신의 주관적 만족을 극대화시키기 위해 재화와 용역의 집합을 어떻게 선택할 것인가? 이와 같은 상황을 설명하기 위한 것으로는 한계효용균등의 법칙(Equi-Marginal Principle)이 있다. 이것은 소비자가 자신의 한정된 소득을 가지고 어떤 방식으로 재화와 서비스를 구매하는데 할당할지를 보여준다. 이 법칙에 따르면, 소비자는 소득을 할당하게 되는 각 재화와 서비스들 간에 화폐 1단위당 동일한 한계효용을 제공하는 집합을 선택하도록 한다. 화폐 1단위당 한계효용은 어떤 재화의 한계효용을 그 재화로 나눈 값, 즉 MUi/pi를 말한다. 이때 MU는 재화 i의 한계효용을 나타내고, pi는 그 재화의 가격을 나타낸다.

2. 소비자 선택이론

소비자 선택에 관한 한계효용이론은 재화나 서비스에 대한 소비자의 주관적인 만족을 나타내는 효용은 측정이 가능하고 숫자로 표시할 수 있다는 것을 전제로 하고 있다. 그러나 현실적으로 소비자의 효용수준이 어떻게 나타나는지를 측정하는 것은 쉽지 않다. 이 문제를 극복하기 위하여 제안된 또 다른 하나의 소비자 선택이론은 무차별곡선(Indifference Curve)이다. 이것은 소비자가 재화나 서비스로부터 얻는 만족정도의 크고 작음, 즉 효용의 수준을 서열화시킬 수 있다.

소비자는 자기 소득을 여러 재화 및 서비스의 구입에 어떻게 배분하는가? 이것을 설명하는 이론을 소비자선택이론이라고 하며, 이 이론의 기본이 되는 것이 무차별곡선이다.

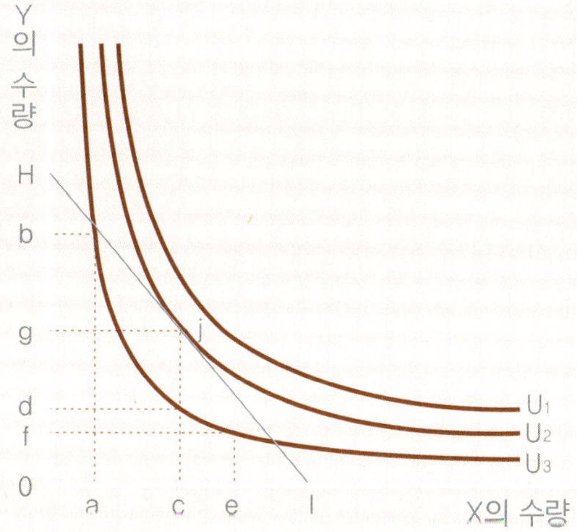

[그림 2-1] 무차별곡선

[그림2-1]과 같이 가로축을 X상품의 수량으로 하고, 세로축을 Y상품의 수량으로 할 때 X의 a량, Y의 b량을 결합한 데서 얻을 수 있는 만족도와 동등한(무차별의) 만족을 주는(c와 d, e와 f와 같은) X · Y의 여러 가지 결합을 연결한 곡선이 무차별곡선 U_3이다. 또 이같은 방법으로 더 큰 만족을 나타내는 무차별곡선 U_2, U_1…을 얻을 수 있는데, 이들 무차별곡선은 다음과 같은 성질을 가진다.

- 원점 0에 대하여 볼록하다고(한계효용체감의 법칙에 의하여) 가정된다.
- 0에서 떨어진 곡선일수록 큰 효용과 대응한다.
- 서로 다른 무차별곡선은 서로 교차하는 일이 없다.

소비자의 지출금액을 M, X의 가격을 Px, 그 구입량을 x, Y의 가격을 Py, 그 구입량을 y로 할 때 직선 HI는 M = Px · x+Py · y를 나타내며, 이를 가격선(또는 소득선)이라 한다. 그러므로 일정한 지출 M으로 최대의 만족을 얻으려면, X의 c량, Y의 g량을 사면 될 것이다. 왜냐하면 HI선은 j점에서 가장 고차(高次)의 무차별곡선과 접하기 때문이다.

제5절 소비자이론에 대한 행동과학적 접근

1950년대 중반부터 사람들의 구매행동에 대한 심리학자들의 동기연구(Motivation Research)가 이루어졌으며, 그 결과 심리분석모델이 만들어지기도 했다. 이를 계기로 소비자행동에 대한 이해의 폭을 넓히기 위한 노력의 일환으로 소비자행동의 모델을 만들기 위한 시도가 있었다. 이 과정에서 소비자행동 이론의 영역에 경제학뿐만 아니라 사회학, 심리학, 행동과학 등의 이론이 적용되었으며, 그 결과 그동안 경제모델에서 설명하지 못한 부분들이 드러나게 되었다.

오늘날 인간행동에 관한 연구는 심리학, 사회심리학, 사회학, 문화인류학 등 다양한 분야에서 이루어지고 있다. 이것은 인간행동이 정치 · 경제 · 사회 · 문화 전 분야에 걸쳐 영향을 미치고 있기 때문이다. 따라서 소비자행동을 전체 인간행동의 한 부분으로 이해하고 행동과학의 측면에서 살펴보는 것은 소비자행동을 보다 깊이 이해하는데 많은 도움을 받을 수 있다. 행동과학은 인간행동에 관하여 객관적인 방법으로 수집한 경험적 증거에 의해 입증된 일반적인 법칙을 확립하고 인간행동을 과학적으로 예측하고자 하는 것이다. 즉, 행동과학이란 인간의 행동을 이해, 예측, 통제하기 위한 학문이라고 할 수 있으며, 여러 가지 자극 즉 외적인 물리적 자극과 심리적 자극에 호응하는 인간의 행동을 종합적이고 과학적으로 연구한다.

1. 소비자행동의 인지적 모델

행동과학에서는 인간행동을 '환경 요인의 자극에 대한 반응 또는 인지의 수행'으로 본다. K. Lewin은 이것을 B = f(P × E)라는 공식으로 표현하고 있다. 즉, 인간의 행동(B; Behavior)은 개인적 특성(P : Personality)과 환경적 요인(E : Environment)의 함수관계에 있다는 것이다.

소비자행동 역시 전체 인간행동의 한 부분이기 때문에 Lewin의 공식에서 표현된 바와 같이 소비자의 개인적 특성과 환경적 요인에 의해서 영향을 받는다. 따라서 소비자행동 분야에서는 소비자행동에 영향을 주는 제반 환경적 요인을 소비자행동을 일으키는 자극으로 이해하며, 소비자 개인의 심리적 특성을 소비자행동에 대한 매개영역,

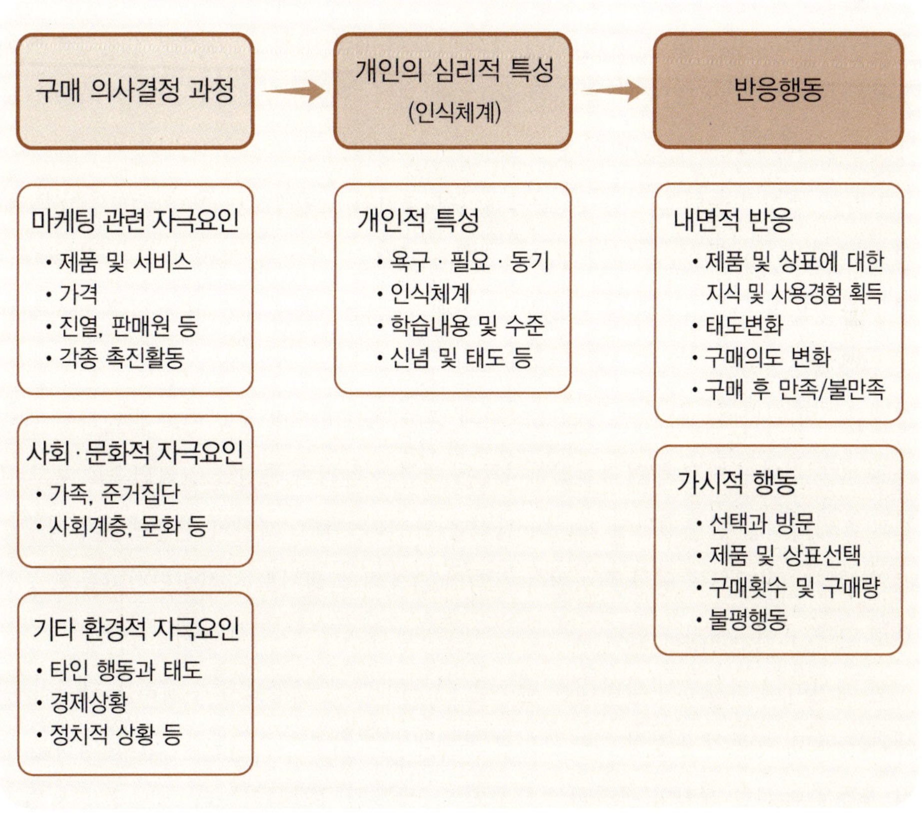

[그림 2-2] 소비자 행동에 대한 영향요인의 관계

그리고 이들 자극과 매개영역의 함수관계로 생성되는 다양한 형태의 행동반응을 소비자행동이라는 반응으로 본다. 소비자행동에 대한 연구는 이들 세 변수 간의 관계에 대하여 깊은 관심을 보이고 있기 때문에 이들 세 변수 간의 관계에 대한 연구는 소비자행동연구의 핵심과제라고 볼 수 있다. [그림 2-2]는 소비자행동연구의 영향관계를 보여주고 있다.

그림에서 보는 것처럼, 개인으로서의 소비자들은 다양한 환경적 요인들에 의해 끊임없이 영향을 받고 있으며, 일종의 심리적 필터링 과정인 인지작용을 거쳐 이에 대한 반응행동을 보인다. 그림에서 보면, 우선 소비자는 다양한 환경요인의 내용, 질, 양 등의 차이에 따라 그들의 반응행동에서 차이를 보이게 된다. 똑같은 환경에 노출되더라도 반응행동이 다르게 나타나는 이유는 개인의 인지적 구조가 다르기 때문이다. 예를 들어, 동일한 TV 광고를 동시에 시청한 사람이라도 그들의 반응이 서로 다른 것을 볼 수 있는데, 이것은 각 개인이 외부자극을 받아들이고 그것을 해석하는 지각(perception) 및 인지구조(cognition structure)가 서로 다르기 때문이다. 즉, 개인의 인지작용은 외부에서 주어지는 환경의 자극을 수용하고 해석해서 개인에게 귀속된 고유한 행동을 하게 만드는 매개 작용을 하게 된다.

이러한 매개 작용에 영향을 미치는 개인의 심리적 요인으로는 욕구, 동기, 지각, 신념 등이 있다. 소비자들은 각자의 욕구체계와 필요, 지각구조, 그리고 경험 및 학습의 내용과 정도가 다르기 때문에 동일한 자극에 노출되더라도 결국 서로 다른 반응행동을 나타내게 된다.

행동주의 과학자들이 외부환경의 영향에 대한 개인의 반응행동 변화에 대하여 관심을 보이는 것과는 다르게 인지심리학자들은 개인의 심리적 특성을 원인변수로 보고 그 결과로 나타나는 반응행동에 대하여 관심을 보인다. 한편, 개인의 반응행동이 거꾸로 그의 신념이나 태도에 영향을 미친다는 역의 관계에 대해서도 사회심리학자들을 중심으로 연구가 이루어지고 있다.

한 개인이 소비자로서 나타내는 행동은 그들이 다른 상황에서 수행하는 사회적 행동과는 달리, 행동의 중심성(Centrality) 문제에 있어서 약간의 차이가 있다. 이것은 특정 행동을 매개한 개인의 신념이나 태도가 그 행동을 유발시키는데 어느 정도나 밀접하게 관련되어 있는가 하는 강도의 차이가 다르기 때문이다. 즉, 도덕이나 윤리 기준에 의해 타인이나 사회로부터 평가받게 되는 행동을 수행고자 할 때에는 누구나 신중을 기하게 된다. 그러나 개인이 소비자로서 구매나 소비에 관련되는 행동을 수행할 때에는 그들의 신념이나 태도에 대한 행동의 중심성이 상대적으로 약화되는 것을 볼 수 있다. 예를 들면, 소비자는 가벼운 질병의 경우 특정 병원이나 의사에 대한 특별한 태도의 형성 없이도 진료를 위해 그 병원을 방문하게 되고, 진료 후에 그 의사나 병원에 대한 신념이나 태도를 형성하는 경우가 종종 있다. 특히, 소비자의 구매 관련 행동은 동태적인 시장상황 하에서 끊임없이 반복 및 수정된다. 따라서 마케팅 주체는 소비자 개인의 태도와 반응행동 간의 관계가 단순히 인과관계만으로는 설명될 수 없는 측면이 있다는 사실을 이해해야 한다.

아래 그림을 보도록 하자. 여러분들은 다양한 장면에서 이 그림을 본적이 있을 것이다. 이 그림은 바라보는 사람에 따라서 젊은 여성의 모습으로, 또는 노파(老婆)의 모습으로 보일 것이다.

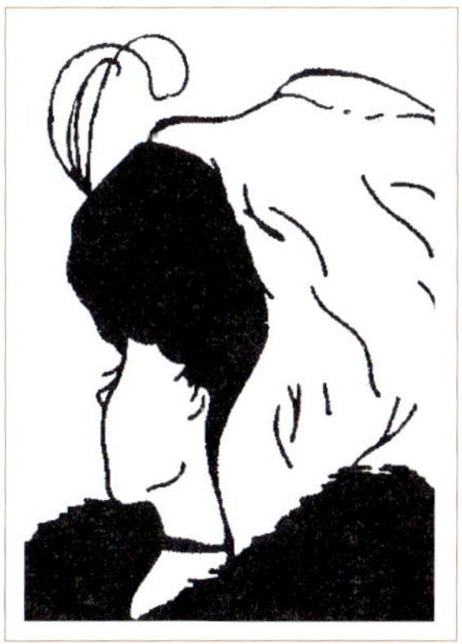

그러나 모든 사람들이 경험한 것처럼 두 사람을 동시에 보기는 어렵다. 한 가지 이미지에 익숙한 사람이 다른 이미지를 보려면 시선의 전환이 필요하다. 즉 위의 그림에서 젊은 여성의 이미지를 본 사람이 노파의 이미지를 발견하기 위해서는 의식적으로 시선의 초점을 바꿔야 한다(박세연 역, 2010). 처음에 이 그림으로부터 단 한가지의 이미지(젊은 여성이든, 또는 노파든)를 발견한 사람이 다른 이미지를 발견하기가 쉽지 않았을 것이다. 젊은 여성의 이미지를 발견했던 사람은 그림을 이리저리 돌려놓고 보아도 노파의 이미지를 찾기가 쉽지 않다. 하지만 누군가의 도움으로 그림 중간부의 큰 코와 그 아래에서 쭉 째진 입을 발견하면서부터 노파의 모습을 발견하게 된다. 이처럼 각 개인들이 사물을 보고 인식하는 방식은 각자 다르며 또 쉽게 바뀌지도 않는다. 소비자들은 오랜 시간 동안의 소비 경험을 통해서 고정관념을 형성하고 있기 때문이다. 하지만 한 개인이 외부의 도움으로 젊은 여성에서 노파의 모습을 발견하게 되는 것처럼, 소비자들은 마케터의 도움으로 과거에 선호하던 브랜드를 버리고 새로운 브랜드를 선호하게 될 가능성은 얼마든지 있다. 따라서 마케터들은 소비자의 인식체계를 이해하고 그것을 전환시킬 수 있는 협조자가 되어야 한다.

2. 경로모델

소비자들은 대개 상대방에 대한 정보를 축적하여 구매행동을 하고 그 결과에 따라서 만족과 불만족을 보이게 된다. 소비자행동이 이루어지는 경로는 대개 다음과 같이 형성된다.

정보 축적 ▶ 기초적 결정요인 ▶ 구매결정 ▶ 결과 평가 ▶ 만족 및 불만족

1) 기초적 결정요인

경로모델에서 기초적 결정요인이란 주로 개인적 요인을 말한다. 개인적 요인으로는 니즈, 동기, 개성, 인지, 학습 등이 있고 마케팅 관리자는 마케팅계획과 수행 전에 이 요인들에 대한 조사를 해야 한다.

① 니즈 : 소비자의 욕구나 요구 사항

② 동기 : 욕구, 본능, 충동, 느낌으로서 소비자는 상품 그 자체를 원하는 것이 아니라 편익을 원한다.

④ 개성 : 개인의 성격이나 특질

⑤ 인지 : 대상에 대한 해석과 평가의 수준

⑥ 학습 : 행동, 경험, 직관의 결과, 사고, 반응, 행동을 통한 변화

2) 만족 시의 영향

병원에 대하여 방문 전에 가졌던 기대를 상향적으로 변화시켜 더 많은 호의를 갖도록 하며, 그 병원에 대하여 재방문하려는 의도를 향상시키고 상표 또는 병원에 대한 충성을 강화시키게 된다. 개인적 요인과 외부환경을 고려하여 한 병원을 방문하여 치료를 마친 고객은 방문 전에 가졌던 기대가 충족되었으므로 이전에 기억하고 있던 신념이 다시 강화되어 미래에 해당 병원을 다시 방문하기 위한 의사결정에 긍정적인 영향을 미치며 재방문 확률을 증가시킨다. 만족도가 커지게 되면, 즉 감동을 하게 되면 자신의 의사결정뿐만 아니라 다른 사람들에게 방문 병원에 관하여 만족한 점을 말하는

'구전'(words of mouth) 행동을 하게 된다.

3) 불만족 시의 영향

병원에 대해 방문 전에 가졌던 기대를 하향적으로 변화시켜 비호의적으로 만든다. 그 병원을 재방문하려는 의도를 감소 내지는 소멸시키고 병원의 대체 가능성과 불평행동을 증가시키고, 다른 사람들에 대한 부정적 구전 커뮤니케이션을 야기하게 된다. 병원을 방문했다가 불만족을 느끼게 된 소비자는 사적인 측면과 공적인 측면에서 불평행동을 취할 수 있다. 개인에 따라 편차가 있지만, 일반적으로 사적인 불평행동을 먼저 하게 되고 사적인 불평행동으로 불만이 해소되지 않을 경우 공적인 불평행동으로 전환한다. 사람에 따라서 병원에 직접 불평행동을 하는 경우도 있으나 대부분 병원에는 알리지 않고 행동하는 경우가 많다. 불평행동은 다른 사람에 대한 파급효과가 크기 때문에 불평행동이 일어나기 전에 병원에서 먼저 적극적으로 고객의 불만을 접수하고 신속하게 해소할 수 있는 체제를 갖추는 것이 중요하다. 사적 불평행동이란 재방문을 포기하거나, 가족, 친지, 친구 등 주변 사람들에게 부정적인 구전을 하는 것을 말한다. 최근에는 인터넷을 통하여 부정적인 메시지를 전파하는 경우가 많다. 공식적 불평행동이란 병원에 직접 환불이나 손해배상을 요구하거나 소비자단체나 소비자보호원과 관련 정부기관에 고발하는 등의 행동을 말한다. 의료사고를 당한 소비자들은 집단을 형성하여 언론에 호소하는 것과 같이 공개적으로 불평행동을 전개하여 병원을 압박하는 의료분쟁 사례도 증가하고 있다.

3. 귀인모델

Heider는 1946년 소비자의 불만족과 관련하여 불만족을 야기한 원인에 귀인이론을 적용했다. 그 결과 소비자 개인의 행동은 그 사람 안에 내재된 개인적 성향 때문으로 보거나, 어쩔 수 없는 외부상황과 같은 외부적 원인에 귀인시킬 수 있다고 주장했다. 만약 어떤 병원의 의사나 직원이 불친절하다고 할 때, 소비자들은 원래 그 직원이나 의사의 성격이 퉁명스럽다고 생각할 수도 있는데 이것을 내부귀인이라고 한다. 하지만 원래 친절한 성격을 갖고 있는데 오늘만 뭔가 좋지 않은 일이 있어서 그랬을 것이라고 생각하는 것을 외부귀인 또는 상황귀인이라고 한다. 이처럼 소비자들은 다른 사람에 대한 정보를 축적하여 구매행동을 하고 그 결과에 따라서 만족과 불만족을 보이게 된다. 원래 친절한 의사나 직원인데 오늘만 뭔가 특별한 일이 있어서 불친절했다면 참고 넘어가겠지만 그렇지 않다면 화를 낼 가능성이 크다.

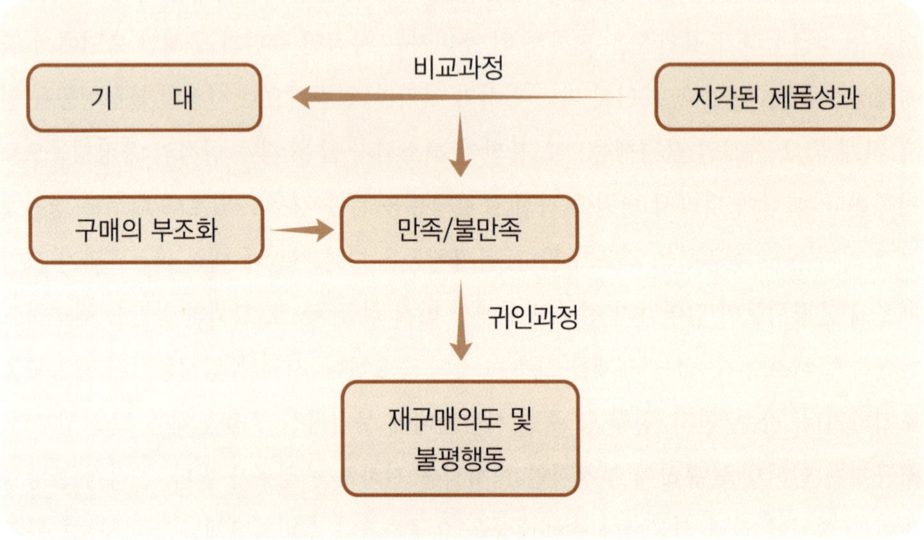

[그림 2-3] 소비자행동의 경로모델에서 귀인과정

제6절 현대 소비자행동모델

모델은 현상을 단순화시켜서 의미를 함축적으로 전달하는데 효과적이다. 모델의 표현방법은 언어로 서술하는 기술적 방법과 수학적 기호를 사용하는 방법, 그리고 도형을 사용하는 방법이 있다. 과거의 사회과학 모델은 서술적으로 설명하는 데 그쳤으나 시간이 지나면서 수학적인 기호나 도형으로 된 그림을 사용하는 경우가 많아졌다. 현대 소비자행동 모델 역시 행동의 유발과정을 종합적으로 설명하기 위해 기호나 도형을 많이 이용하고 있다. 현대 소비자행동 모델은 대부분의 다른 모델이 그렇듯이 소비자행동에 관련된 요인들을 단순히 독립변수(independent variable)와 종속변수(dependent variable)와의 관계로 표현하고 있는 비교적 간단한 형태로부터, 행동의 현상 전체를 정교하게 설명하고 있는 포괄적인 형태에 이르기까지 다양하게 나타나고 있다.

이와 같은 과정에서 본격적으로 소비자행동에 대한 통합모델은 1960년대에 들어와서 형성되었다. 이들 통합모델은 소비자의 행동과정을 포괄적으로 묘사하고, 행동과정에 관련된 요인들 간의 관계를 원인, 과정 및 결과 차원에서 비교적 체계적으로 설명하고 있다. 따라서 단편적으로만 본 고전적 모델과는 달리 소비자행동의 여러 측면, 즉 경제적 · 심리적 · 정신분석적 · 사회심리적 · 전 사회적 측면에서 고려될 수 있는 모든 관련 요인들을 한 모델 속에 유기적으로 연계시키려고 노력하고 있다.

이러한 현대 소비자행동 모델의 특징을 살펴보면 첫째, 소비자행동의 어느 특수한 측면이 아니라 전반적인 행동과정에 초점을 맞추고 있다. 둘째, 사용하고 있는 변수들의 본질이나 변수 간의 관계에 대해서는 행동과학분야에서 이미 개발된 이론에 기초를 두고 있다. 셋째, 요인들 간의 상호관계를 일목요연하게 표현하기 위해서 주로 도형이나 흐름도 및 표를 주로 이용하고 있다. 넷째, 소비자행동 변수 간의 상대적 비중은 크게 고려하고 있지 않다.

이와 같은 포괄적 소비자 행동모델은 무엇보다도 소비자행동과 관련된 변수들을 개념화하는 데 있어서 체계적인 사고를 할 수 있도록 도와주는 장점이 있다. 또한, 변수들 간의 관계를 명확히 해주기 때문에 소비자행동을 이론보다는 현실적으로 설명해 주며, 모델로부터 유추되는 가설을 검증하는 데 필요한 연구조사의 틀을 제공함으로써 연구결과로 얻어지는 새로운 사실을 모델의 수정 및 보완에 쉽게 활용할 수 있다(김종의, 2007).

현대 소비자행동 모델 중에서 대표적인 것으로 EMB 모델이 있다. 이 모델은 J. F. Engel, D. T. Kollat, R. D. Blackwell 등 세 사람에 의해 1968년 아주 정교하게 개발되어 수정을 거쳐 세 사람의 이름을 딴 EKB 모델로 만들어져서 활용되었다. 1978년에 세 번째로 수정된 EKB(The Engel-Kollat-Blackwell) 모델은 소비자행동연구를 위한 준거적 틀로서 많은 각광을 받았다. 이 모델은 1982년 고관여 행동모델과 저관여 행동모델로 구분된 두 개의 모델로 변형되었다가 1986년에는 Engle과 Blackwell이 Miniard 교수와 공동으로 네 번째로 개정한 EMB 모델을 만들었다. 이 모델은 '고관여' 및 '저관여'를 구분하지 않고 다시 단일모델로 통합했는데, 그 이유로는 소비자의 구매행동은 고관여형과 저관여형 이외에도 다양성 추구형, 습관성 반복구매형 등 그 유형이 다양하여 이들을 융통성 있게 설명하기 위해서는 편차를 허용하는 단일모델이 오히려 합리적이기 때문이라고 밝히고 있다.

[그림 2-4]에서 보는 바와 같이 EMB 모델은 소비자행동에 대한 그 동안의 연구들을 종합적으로 반영한 것으로서 이전의 모델에 비해 비교적 단순하고 이해하기 쉬우며 소비자행동에 대한 설명력을 크게 향상시켰다는 평가를 받고 있다. 이 모델은 기본적으로 자극의 투입, 정보처리, 의사결정과정 및 의사결정에 대한 영향요인 등 네 가지 범주의 요인들로 구성되어 있다.

첫째, 자극의 투입 단계에서는 마케팅 주체가 제공하는 제품, 상표, 가격 및 광고 등과 같은 자극은 물론 입소문, 유행, 친구 및 기후 등과 같은 외부적인 자극도 소비자가 구매의사결정을 하는 정보로 투입되게 된다.

둘째, 정보처리 단계에서는 소비자의 의도적 정보수집이나 마케팅 주체의 자극에 의한 노출, 노출과정에서 포착된 특수한 자극이나 정보에 관심을 집중시키는 주의, 정보에 대하여 소비자의 주관적 해석과 의미가 부여되는 이해 및 지각, 소비자가 주관적으로 이해한 정보에 대한 선택과 거절이 이루어지는 동의 및 수용, 그리고 최종적으로 소비자의 구매의사결정에 영향을 주도록 기억 속에 저장되는 보유의 과정을 거치게 된다.

셋째, 의사결정 단계에서는 일반적인 의사결정단계에서와 마찬가지로 문제의 인식, 정보탐색, 대안평가, 구매 및 구매 후 평가의 과정을 거친다. 이때 개별 소비자의 의사결정에 영향을 미치는 요소로는 개인적 특성, 사회적 요인 및 외부 상황적 요인 등이 있다.

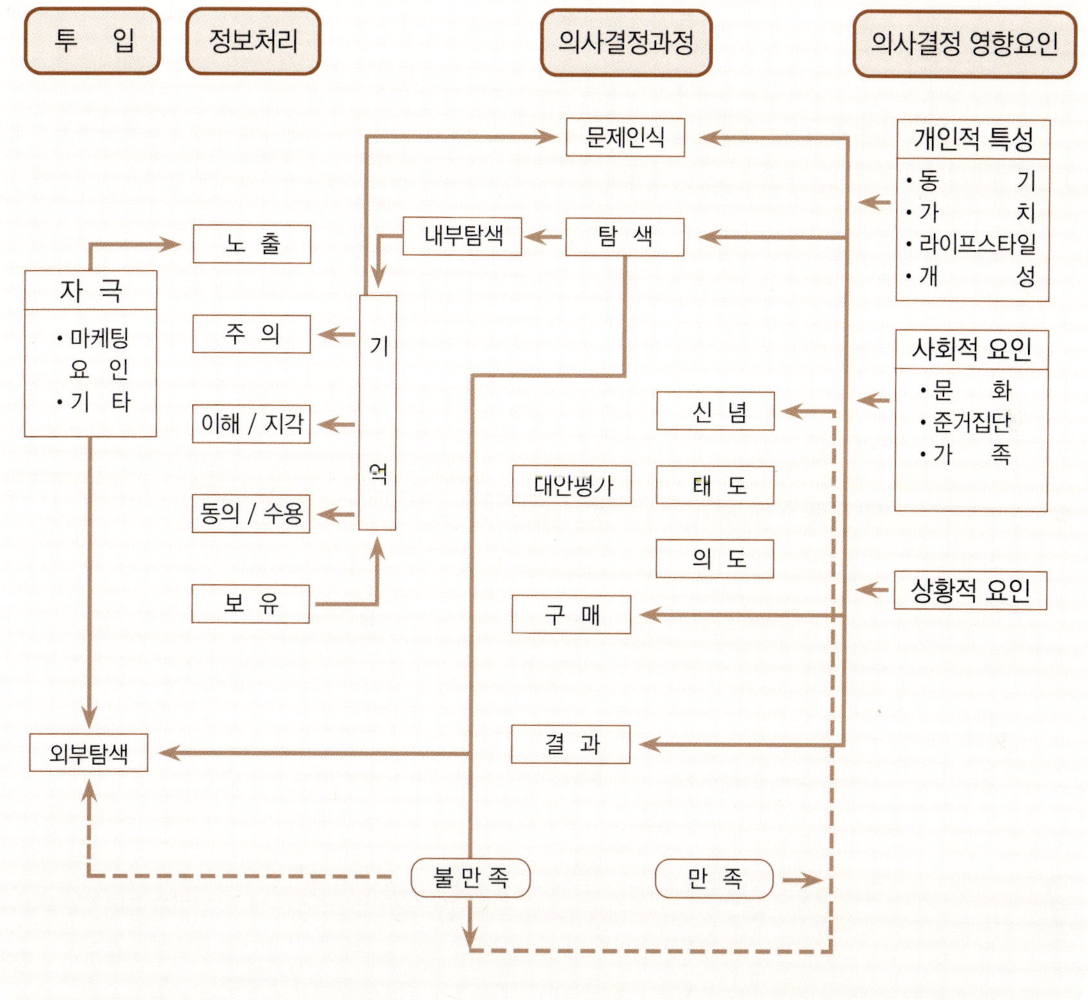

자료 : James F. Engel, Roger D. Blackwell, and Paul W. Miniard(1986), Consumer Behavior, 5th ed., Hinsdile, Ill.: The Dryden Press, P. 35.

[그림 2-4] 소비자행동의 EMB 모델

토론사례 2

한국 의사 미국 의사

한번은 어떤 노인 집을 방문했는데 그 아파트에 들어가자마자 한증막에 온 것 같은 후끈한 느낌을 받았다. 한여름에 말이다. 나는 '아 이곳에는 냉방장치가 안 되어 있고, 그래서 환자가 탈수되기 쉽겠구나.'하고 생각을 했는데, 곧이어 부엌에 있는 가스레인지에 불이 세게 켜져 있는 것을 발견했다. 환자의 말인즉 "너무 추워서 이렇게 불을 켜 놓아야 한다."는 것이었다. 탈수의 위험은 둘째로 치고 화재의 위험이 너무 컸다. 조사 결과 그 환자는 갑상선 기능저하에 시달리고 있었고, 그것을 치료한 후에는 증상이 많이 좋아졌다. 아마 이 환자를 내가 진료실에서 봤다면 이런 것을 찾아내지는 못했을지도 모른다는 생각이 들곤 한다.(중략)

내가 입원한 병원은 Huntington병원이었는데, 그것이 나에게는 난생 처음 경험하는 입원이었다. 나는 그때 새삼스레 환자의 입장에서 여러 가지를 이해하게 됐다. IV주사나 혈액검사만 해도 나는 별 생각 없이 습관적으로 오더(order)할 때가 많았지만 환자의 처지가 되어보니 이럴 때는 그것조차 꽤 고통스러운 것이었다. 수시로 바이탈 사인을 체크하는 바람에 잠을 자기가 어려웠고, 간호사를 부르고 기다리는 시간이 천년만년처럼 느껴지기도 했다. 평소 그래도 활동적이었던 내가 작은 방에 누워있고, 병원 안이나 오가는 것이 답답하게만 느껴졌다.

입원을 하고보니, 양로병원에서 같이 일한 적이 있는 간호사 선생님이 그 병원의 산부인과 병동 수간호사로 일하고 있었다. 그래서 나름대로 극진한 VIP 대접을 받았음에도 불구하고 환자가 되는 것이 쉽지 않구나 하는 것을 새삼 느꼈다. 의사로서 적어도 한번쯤은 환자가 돼보는 것이 자기 환자를 잘 이해하고 더 좋은 의사가 되는데 필요하다는 것을 절실하게 느꼈다.

자료원 : 김도화, "한국의사 미국의사," 청년의사, 2009. 3. 16. p. 37

토론과제

1. 이 글을 읽고 환자를 잘 치료한다는 개념이 무엇인지 설명해 보시오.
2. 환자가 처한 상황을 분석하고 이해하는 것이 왜 중요한지 소비자행동이론의 관점에서 설명하시오.
3. 이 글에서 의료분쟁이 발생할 수 있는 단서들을 찾아내고, 그것을 예방할 수 있는 방안들을 모색해 보시오.

제 3 장

의료소비자행동 조사

- 의료소비자행동 조사의 의의 및 활용
- 의료소비자행동에 대한 심리학적 영향 요인
- 소비자행동 조사의 대상
- 의료소비자 선호도 조사
- 의료소비자행동의 심리적 조사기법과 마케팅전략

학습목표

1. 소비자행동 조사의 개념에 대해 이해한다.
2. 의료소비자행동 조사의 이유와 방법에 대해 이해한다.
3. 의료소비자행동 조사의 내용과 절차에 대해 이해한다.
4. 의료소비자행동 조사의 결과를 병원마케팅관리에 적용할 줄 안다.

제1절 의료소비자행동 조사의 의의 및 활용

1. 의료소비자행동 조사의 의의

병원이 수행하는 대부분의 마케팅전략에 있어서 중요한 문제는 마케팅 주체의 특별한 활동에 대하여 환자나 보호자 등 의료소비자들의 반응을 예측할 수 있는 단서를 찾아내는 것이다. 마케팅전략을 수립하기 전에 소비자의 행동을 조사하는 것은 마케팅 활동의 성공에 중요한 영향을 미치는 요소가 되기 때문이다. 마케팅전략은 경쟁에서 이기기 위한 비즈니스 모델의 중요한 요소이다. 따라서 전략 수행의 대상인 소비자들에 대한 철저한 이해와 설득이 없으면 소비자들을 유인할 수 없다.

일찍이 손자는 그의 명저 「손자병법(孫子兵法)」에서 전투를 시작할 때는 함부로 해서는 안 되며 매우 신중하게 해야 하고, 상대에 대한 주노면밀한 파악이 핵심이라고 했다. 그러면서 상대를 공략하기 위해서는 책지(策之), 작지(作之), 형지(形之), 각지(角之)의 네 가지 전술을 다양하게 구사할 줄 알아야 한다고 주장했다(김원중, 2011). 여기서 책지란 아군과 적군이 취할 수 있는 행동의 장단점을 헤아려 보아야 한다는 것으로 마케팅 관리자는 소비자가 무엇을 원하고 있으며, 자신의 병원은 과연 그것을 충족시킬 수 있는지를 분석해 놓아야 한다는 뜻일 것이다. 작지란 적에게 어떤 제안을 해보는 것으로 완제품을 대량으로 생산하기 전에 반드시 시제품을 띄워서 소비자들의 반응을 살펴보는 것이다. 이것은 병원을 개원하거나 어떤 새로운 의료서비스를 출시하기 전에 반드시 소비자 반응과 동태를 살펴야 한다는 것을 의미하는 것으로 볼 수 있다. 또한 형지란 적의 병력 배치를 살펴보는 것으로 소비자들의 구매욕구가 얼마나 왕성한지 아니면 소극적인지를 분석해야 한다는 의미가 될 것이다. 마지막으로 각지란 적의 역량을 시험해보는 것으로 과연 구매에 필요한 경제력을 지니고 있는지를 확인해야 한다는 의미가 될 것이다. 이처럼 소비자행동에 대한 사전조사는 마케팅환경을 구성하는 핵심적 요소로서 다음과 같은 특징을 지닌다.

첫째, 소비자는 시장에서 욕구를 만족시키기 위하여 행동하는 환자 개인이나 특수집단, 그리고 건강검진과 같은 의료서비스를 구매하는 조직 등을 모두 포함한다.

둘째, 소비자행동의 대상에는 의료서비스 외에도 병원에서 제공하는 제품이나 이념, 경험 등이 포함된다.

셋째, 최종적으로 나타나는 소비자행동에는 병원이나 의료진과의 접촉, 의료서비스의 획득, 소비 및 평가가 포함된다.

넷째, 소비자행동에는 소비자 개인이 독특하게 지니고 있는 정신적, 신체적인 활동 과정이 포함된다.

다섯째, 한 개인이나 집단, 조직의 소비자행동에는 많은 사람이나 집단 및 조직 등이 관여하고 있다.

여섯째, 소비자행동에는 여러 가지 형태의 의사결정이 포함된다.

그러나 소비자행동에 대한 여러 가지 조건이 통제된 상황 하에서 측정된 소비자 만족도와 병원 방문의도 간에는 많은 차이를 보이게 된다. 소비자행동 조사에서 흔히 사용되는 만족도의 평균값도 그 의미가 갈수록 축소되고 있는 추세이다. 그만큼 소비자들의 욕구가 다양해지고 있고 논리적으로는 설명하기 어려운 행동들이 증가하고 있다.

의료소비자 행동의 조사에 포함되는 내용은 크게 소비자 욕구, 선택의 기준, 행동 요소 등이 있는데, 조사에 자세하게 포함될 내용은 주로 다음과 같다.

- 구매자와 비구매자의 숫자와 지리적 위치
- 인구 통계적 특성
- 심리적 특성
- 소비의 습관
- 미디어에 대한 소비행동과 반응
- 가격에 대한 민감성
- 단골병원
- 소비자의 선호

병원의 마케팅 관리자들은 소비자나 업체와 같은 의료서비스 구매자들의 욕구, 선택의 기준 및 행동에 대하여 깊이 이해하고 있을 필요가 있다. 잠재적인 구매자에 대하여 체계적으로 연구하는 자세는 마케팅 담당자의 기본적인 소양이라고 할 수 있다. 왜냐하면, 이와 같은 노력만이 고객의 다양한 요구에 부응할 수 있는 제품이나 서비스를 개발하고 홍보할 수 있는 단서를 찾게 만들어주고, 그밖에 적정 가격의 설정, 의사소통 채널의 구축, 구매행동을 유인할 수 있는 메시지의 생성, 그리고 차별화된 새로운 마케팅 행동이나 전략의 개발을 가능하게 해주기 때문이다. 개인들의 의료서비스에 대한 구매행동의 심리를 밝히는 것은 마케팅 관리자들이 올바른 마케팅 전략과 수행을 위한 전제조건이라고 해야 할 것이다.

이와 같은 맥락에서 병원마케팅 관리자들은 소비자의 인구 통계적 · 사회경제적 특성, 개인의 성격 특성도(사이코그래픽; psychographics)와 라이프스타일(lifestyles), 개인특성 변수, 동기, 지식, 과거의 행동, 태도와 의견, 의도 등에 관한 정보를 획득할 것이 요구된다. 그러나 올바른 마케팅전략과 수행을 위하여 필요한 정보를 얻어야 하며, 불필요한 정보를 획득하는데 시간이나 비용을 낭비해서는 안 된다. GM 자동차의 쉐보레 브랜드 부분에서 조사 · 확보한 사이코그래픽 정보에 따르면, 자동차 구매자의 45%는 여성이고 이들의 87% 정도가 자동차 구매에 영향을 미치는 것으로 나타났다. 이들 여성 고객들은 가치 추구자, 흥미 추구자, 편리성 추구자, 명품 추구자, 비용 절약 추구자 등으로 구분되었다. 여기에서 가치 추구자들의 특성을 보면, 이들은 대개 낙천적이고 적극적인 성향을 지니고 있으며, 전체 조사자의 19.9%를 차지하고 있다. 이들은 운영비는 낮추되 신뢰할 수 있고 기동성이 좋은 자동차를 추구하는 사람들이다(Malhotra, 1993). 이러한 사이코그래픽 조사결과를 기반으로 쉐보레는 일단의 판매자들이 여성 고객들에 대하여 지니고 있는 낡은 스테레오타입의 관점을 개선시켜줄 수 있는 지침을 만들어냈다. 이처럼 소비자행동조사에 의해 만들어진 정보들은 소비자들의 구매행동에 대한 통찰력을 제공해준다는 사실을 마케팅 관리자들은 잘 알고 있어야 한다.

어떤 병원이 1년 동안 내원한 환자에 대한 인구통계적 정보를 조사하여 다음과 같이 최종적인 자료를 얻게 되었다고 하자.

• 평균 나이	42세
• 평균 교육수준	전문대학 졸업
• 평균 가족 수	3.5명
• 연평균 수입	29,000,000원
• 결혼	56%
• 주택 소유	58%
• 자동차 소유 여부	없음 11%, 1대 51%, 2대 이상 38%

마케팅 관리자는 이와 같은 자료에 기초하여 마케팅 전략의 수립이나 수행을 기획할 수 있어야 한다. 즉, 평균 나이나 연 평균 수입에 비추어 잠재고객들을 공략할 수 있는 최적의 마케팅전략을 수립할 수 있을 것이다. 예를 들어, 마케팅 메시지를 아주 젊은 층을 대상으로 한다든지, 연간 수입이 1억 원 이상의 아주 높은 경제적 지위계층을 대상으로 한 종합건강검진 상품을 만들어 홍보하는 것과 같은 어리석은 실수를 범하지 않을 것이다. 또한, 내원 환자들 대부분이 자가용 승용차를 소유하고 있다는 것을 알 수 있기 때문에 대중교통의 접근성을 강조하는 마케팅보다는 주차장의 우수성을 강조하는 마케팅이 효과가 클 것이라는 것을 알 수 있다.

2. 의료소비자행동 조사의 목적

오늘날 소비자들은 태도나 행동이 일정하지 않고 동태적이라는 것이 가장 큰 특징이다. 이와 같은 동태적 소비자행동을 조사해야 하는 목적은 첫째, 소비자행동의 조사결과를 병원의 마케팅전략에 활용하기 위해서이다. 모든 병원들은 경쟁 병원보다 더 효과적인 마케팅전략을 세우는 데 골몰하고 있다. 또한 소비자가 원하는 제품이나 서비스를 생산하고, 가격을 설정하며, 소비자가 원하는 편리한 유통경로를 개발하고, 표적고객을 설득할 수 있는 매체의 선정과 같은 촉진수단을 결정하기 위해서이다.

둘째, 경제적 상황에 영향을 미치는 주체로서의 소비자를 교육하고 보호하는데 활용하기 위해서이다. 소비자와 관련된 정부기관이나 각종 소비자단체들은 건전하고 정의로운 사회의 구현 차원에서 올바른 소비자행동에 관한 교육을 전개하고 있다. 이들은 병원이나 기업의 소비자 기만 및 상품이나 서비스의 오남용을 방지하기 위해 소비자행동의 변화를 조사한다. 소비자교육은 비만방지를 위한 건전한 식생활에서부터 운동, 금연, 약물의 오남용 방지에 이르기까지 바람직한 행동을 유도하기 위해 이루어진다.

셋째, 올바른 공공정책을 실현시키기 위해서이다. 정부의 의료정책은 소비자의 욕구를 잘 파악하고 있어야 효과가 있다. 공공병원의 설립이나 노인요양시설의 확대와 같은 대규모 공공정책에서부터 독감이나 유아용 백신의 보급과 같은 소규모 공공정책에 이르기까지 모든 의료정책은 소비자들의 욕구에 근거해서 이루어질 때 효과를 기대할 수 있다. 방송에서 의약품의 오남용이나 금연 캠페인과 같은 공공정책을 추진할 때도 역시 소비자의 욕구 파악을 통한 이해의 확대는 공공정책 추진의 성공을 좌우한다.

넷째, 소비자행동 조사는 소비자 개인의 소비정책을 파악하기 위해서 이루어지기도 한다. 개인적 수준에서 인지 수준이 높은 사람들은 보다 합리적인 구매행동을 수행하기 위해 타인의 구매행동을 탐색하는 경우가 많다. 그 결과 개인적으로 소비와 관련된 잡지를 구독하기도 하며 일반인들의 소비행태에 대한 보고서를 탐독하기도 한다. 이처럼 소비자행동에 대한 조사는 소비자의 입장에서도 그가 보다 현명한 소비활동을 계획하고 요구를 효과적으로 충족시킬 수 있도록 도와준다. 오늘날 복잡한 자본주의 시장을 살아가는 현대인들이면 누구든지 소비자행동에 관한 지식을 축적함으로써 자기만족적인 삶을 살아가는데 도움을 얻을 수 있다.

3. 시장 정보와 의료소비자행동 조사

보건의료산업에 있어서 마케팅 환경의 변화는 더욱 가속화되고 있고, 효과적 마케팅전략의 수립과 시행을 위한 실시간 정보의 중요성이 커지고 있다. 각종 의료기관의 마케터들은 비즈니스의 추진에 따른 리스크를 줄이고 소비자들의 욕구와 선호를 예측하기 위해서 마케팅 조사에 관심을 기울이고 있다. 모든 공급자들은 브랜딩, 시장세분화, 광고와 같은 마케팅 전략을 수행할 때 이들 마케팅 수단들의 비용 대비 효과성을 높이기 위한 정보가 필요하다. 이와 같은 정보 중에서 소비자행동과 관련된 요인들은 마케팅전략의 수립과 시행에 중요한 영향을 미치게 된다. 마케팅 관련 정보를 구성하는 중요한 요소는 물리적 요소 외 소비자들의 요구와 선호 및 행동이다. 이에 따라 이루어지는 소비자에 대한 태도조사는 주로 소비자 태도, 의견, 이해관심에 주로 초점을 맞추고 있다. 이 기법을 사이코그래픽(psychographics)이라고 부른다. 이것은 눈으로 관찰된 행동 뒤에 숨어 있는 소비자의 의도를 파악하기 위한 것이다.

제2절 의료소비자행동에 대한 심리학적 영향 요인

병원이 수행하는 각종 마케팅 자극에 대한 의료소비자들의 반응에 기본적으로 영향을 미치는 4가지의 핵심적인 심리적 과정은 동기(motivation), 인지(perception), 학습(learning) 및 기억(memory)이라고 할 수 있다. 마케터들에게 요구되는 것은 이들 네 가지 요소들에 대한 충분한 이해가 있어야 하는 것은 물론, 이들 변수들에 대한 체계적 · 과학적 조사를 통해 마케팅전략의 기초가 될 정보를 도출하려는 노력이 필요하다.

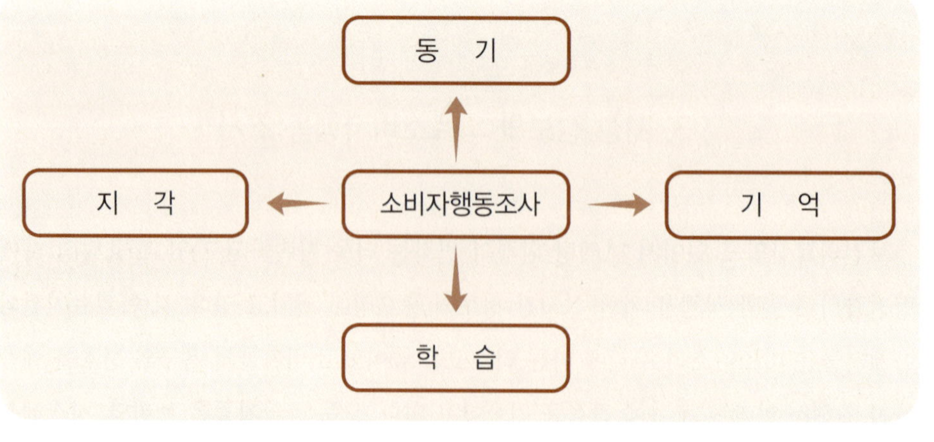

[그림 3-1] 기본적 소비자행동조사의 4가지 심리적 요인

1. 동기(動機, Motive)

개인의 내면에 속해 있는 필요, 욕구, 추동(推動)의 혼합체로서 동기에 대한 연구는 개인의 행동을 이해하는데 중요한 단서가 된다. 이러한 동기에 대한 연구는 개인이 행동하는 내면적 이유를 찾고자 하는 것으로 개인의 구매의사결정에 영향을 미치는 태도, 믿음, 원인 및 또 다른 압박을 이해하도록 해준다. 상대적으로 동기가 높은 소비자는 목표를 이루기 위해 많은 생각과 노력을 기울인다. 즉, 자신의 건강을 향상시키려는 동기가 높은 사람은 그렇지 않은 사람에 비해 정기적으로 건강검진을 받는다든지 규칙적인 생활과 운동에 몰입하는 것을 볼 수 있다. 건강에 대한 동기가 높은 사람들은 그렇지 않은 사람에 비하여 음식, 라이프스타일, 병원 진료 등에 대하여 더 깊은 수준의 정부처리와 관심을 기울인다.

개인은 일정한 시간 동안에 다양한 욕구를 갖는다. 어떤 사람들은 생물학적(biogenic) 욕구를 갖는데, 그것은 배고픔이나 목마름과 같은 생리학적 긴장상태로부터 유발된다. 또 다른 사람들은 심인성(心因性, psychogenic)의 욕구를 갖는데, 그것은 인지(recognition), 자존감(esteem), 소속감(belonging)의 욕구와 같은 심리학적 긴장상태로부터 비롯된 것이다. 이와 같은 동기는 확실히 사람들이 어떤 특정한 목표를 향해 행동을 하도록 압박을 가하는 영향요인이다. 인간의 동기에 관한 연구는 주로 Sigmund Freud, Abraham Maslow, Fredrick Herzberg와 같은 심리학자들에 의해 이루어졌다. 그러나 이들 세 연구자들의 이론은 소비자의 행동분석이나 마케팅전략의 수립에 대하여 서로 다른 시사점을 제공해 준다.

Sigmund Freud는 인간의 행동을 구성하는 심리학적 힘은 주로 무의식이라고 주장한다. 그의 유명한 인간행동에 대한 무의식 지배이론은 사람들이 모든 구매행동에 있어서 정확하게 의식적으로만 반응할 수는 없다는 것을 알도록 해준다. 실제로 우리는 많은 구매행동이 무의식의 지배를 받는 것을 경험한다. 이것은 의료서비스라고 해서 예외가 아니다. 특수계층에서 시작된 인체의 특수 부위에 대한 고가진료는 다른 계층의 사람들에게도 합리성을 따져보기 전에 무조건 진료를 받아야 한다는 심리적 압박을 가하는 것을 볼 수 있다. 마케팅 관리자들은 무의식적 동기이론으로부터 광고에 사용할 메시지나 호소할 내용을 개발하는데 도움을 받을 수 있다.

Abraham Maslow는 사람들이 왜 특별한 시기에 특별한 욕구에 의해 행동하는지를 연구했다. 그는 어떤 사람이 특정한 시기에 갖는 욕구를 생리적 욕구, 안전욕구, 사회적 욕구, 존경을 받고 싶어 하는 욕구, 자기실현 욕구 등으로 계층화 했다. 생리적 욕구는 의식주에 대한 결핍상태의 경험으로 가장 낮은 계층의 욕구이며, 자기실현욕구는 가장 높은 수준의 욕구라는 것이다. 이와 같은 매슬로우의 욕구계층이론은 마케팅 관리자들이 다양한 제품이나 서비스를 어떻게 소비자들의 목표와 삶에 일치시킬 수 있는지를 알도록 해준다. 예를 들어, 가난한 계층의 사람들은 자기실현적 건강서비스 프로그램-살빼기, 요가, 헬스-같은 고급의 의료서비스에 대한 욕구 강도가 약할 것이라는 것을 알 수 있다. 오히려 이들에게는 주거의 보장이나 예방접종과 같은 기본적 욕구가 더 강하게 행동하게 만드는 동기가 될 것이다.

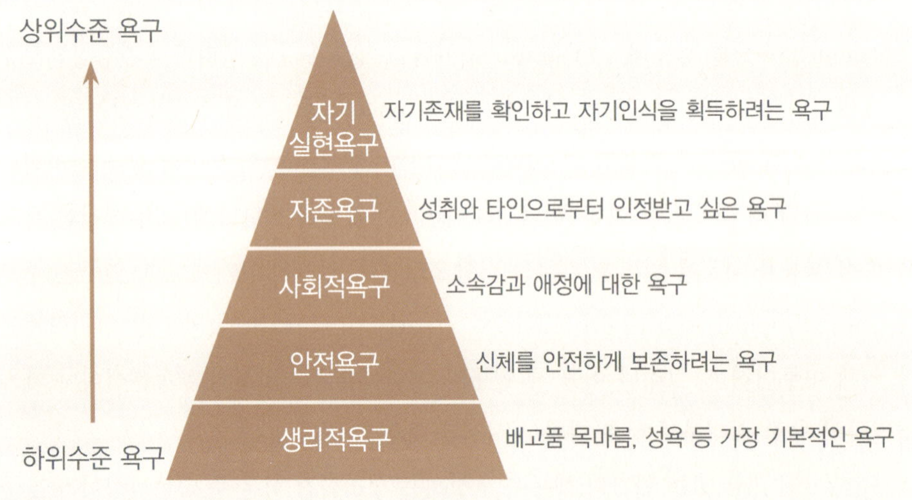

[그림 3-2] Maslow의 욕구계층

다음으로 Fredrick Herzberg는 인간의 동기 요인이 불만족한 행동을 유발시키는 위생요인과 만족하는 행동을 유발시키는 만족요인으로 이루어져 있다는 2요인 이론(two factor theory)을 발전시켰다.

〈표 3-1〉 Herzberg의 2요인

동기요인	위생요인
성취감, 인정, 일 자체, 책임, 승진 및 성장	감독, 근무조건, 인간관계, 임금 및 안정적 고용, 회사정책과 경영방식

이 이론에 의하면, 환자에 대하여 매너가 좋지 않은 의사는 회피의 대상이 될 것이며, 환자를 인정해주고 성취감을 갖도록 대해주는 의사는 신뢰하게 될 것이라는 것을 알 수 있다.

2. 지각

사람들은 동기부여가 이루어지면 행동할 준비가 되는 것이다. 즉, 욕구가 형성되고 이 욕구를 충족시키고자 하는 의도를 갖게 된다. 그러나 실제 행동은 상황에 대한 지각으로부터 영향을 받아 일어난다. 이때 지각이란, 한 개인이 상황과 관련된 정보를 선택하고, 조직화하고, 해석하여 의미 있는 영상을 만들어내는 과정이다. 심리적 과정으로서의 지각은 기본적으로 물리적 자극에 영향을 받을 뿐만 아니라 주변 장면이나 자신의 내적 조건에 의해서도 영향을 받는다.

소비자행동과 관련하여 지각이 갖는 중요한 의미는 사람에 따라서 동일한 실체를 각자 다르게 본다는 점이다. 즉, 사람들은 각자의 심리적 특성에 따라 동일한 실체에 대하여 선택적으로 주의를 기울이고, 선택적으로 왜곡하며, 또 선택적으로 유지한다. 예를 들어, 안경을 낀 여성에 대하여 어떤 남성은 매력적이라고 생각하지만 또 다른 남성은 그렇지 않다고 생각할 수 있다. 이것은 두 남성 사이에 지각과정이 서로 다르기 때문이다. 이러한 지각에 영향을 미치는 요인으로는 개인적 특성, 상황 특성, 자극 특성이 있다.

① **개인적 특성** : 유전적 특질, 학습과 지식, 기대

② **상황 특성** : 일시적 심리적 상황, 시간적 압박, 기온, 물리적 상황 등

③ **자극 특성** : 자극을 주는 요소들을 분리해서 지각하기보다는 조직화 내지 통합해서 지각한다. 예를 들어, 상대가 사람일 경우 상대방의 눈, 코, 입, 목 등 자극을 주는 요소들을 분리해서 지각하는 것이 아니라 조직화 내지 통합해서 인지하게 된다는 뜻이다. 즉, 그 사람은 눈은 크지만 코는 좀 낮아 보이고, 입은 얼굴에 비해 좀 작아 보이고 목은 두꺼운 편이라고 일일이 지각하지 않는다. 대신, 그 사람은 목이 길어 키가 커 보인다든지, 목이 두꺼워 키가 좀 작아 보인다든지, 또는 눈이 커서 시원하게 생겼다든지 하는 식으로 하나의 특징으로 전체를 파악하거나 전체를 종합적으로 지각하려고 한다.

미국의 경우 보통 사람들은 하루 동안에 5천 건 이상의 광고나 브랜드 홍보에 노출되는 것으로 조사되고 있는데, 이들 대부분의 자극들은 선택적 주의과정을 통해 걸러지게 된다. 그래서 마케팅 관리자들은 소비자들의 주의를 끌기가 매우 어렵다는 것을 알게 된다. 마케팅 관리자들은 체계적 조사에 의해, 대부분의 사람들이 과거의 것은 잘 기억하지 못하며 가장 최근의 욕구와 관련된 자극에 대하여 개인들이 훨씬 더 강하게 주의를 기울인다는 것을 알아냈다. 이러한 사실은 트렌드(trends)가 중요한 마케팅 기회가 된다는 사실을 뒷받침해주는 것이다.

또한, 아무리 눈에 띠는 자극이라고 할지라도 송신자의 의도대로 소비자들에게 전달되는 것은 아니라는 것을 이해하는 것은 중요하다. 이것은 선택적 왜곡이 일어나기 때문인데 모든 정보는 어떤 사람의 지각에 맞도록 변형되어서 의미가 전달되고 해석된다. 소비자들은 새로 접하게 되는 제품이나 상표에 대하여 과거 그들이 가지고 있는 브랜드 및 제품에 대한 신념에 일치시켜서 해석하려는 경향이 있다. 그 결과 송신자의 의도와는 전혀 다른 왜곡이 발생할 수 있다. 각 개인이 지니고 있는 심리적 작용으로서 선택적 지각은 마케팅 관리자에게 장점으로 활용될 수도 있다. 예를 들어, 마케팅 관리자는 빠른 뜻을 가지고 있는 단어의 상표명을 사용함으로서 통증 이완제가 빨리 효과를 나타내는 것처럼 보이게 할 수도 있고, 응급실의 대기 시간이 실제보다 짧은 것처럼 느끼도록 할 수도 있을 것이다.

또한 사람들은 그들의 신념을 지원하고 강화시켜주는 정보를 유지시키려는 경향이 있다. 역시 이같은 선택적 지각 때문에 사람은 자신이 좋아하는 제품이나 상표에 대하여 좋게 이야기되는 것은 쉽게 기억한다. 그대신 좋아하지 않는 경쟁 제품에 대한 좋은 점은 쉽게 잊어버린다. 따라서 마케팅 관리자들은 아무리 강력한 브랜드라고 할지라도 소비자들이 계속해서 두뇌 속에 기억하도록 하기 위해서는 반복적으로 메시지를 전달해주어야 한다는 것을 알 수 있다. 지각이론과 관련하여 Rosenstock과 Becker와 같은 사회심리학자들에 의해 개발된 건강 신념모델(HBM, Health Belief Model)이 병원마케팅 현장에서 중요하게 활용되고 있다.

● 건강 신념 모델(HBM, Health Belief Model)

HBM은 사람들이 개인적으로 건강에 대한 위협을 인식하는데 영향을 미치는 요소로 세 가지가 있다고 설명한다. 첫째, 일반적인 건강의 가치로서 그것은 건강에 관한 관심이나 흥미를 포함하고 있다. 둘째, 특별하게 건강에 대하여 위협을 가하는 취약점을 가지고 있다는 신념이다. 셋째, 건강 문제의 중요성에 대한 신념이다. HBM에 의하면, 건강에 대한 위협을 지각하고 있는 사람들과 건강의 문제를 지각적으로 방어하기 위한 행동을 취하고자 하는 사람들은 다음과 같은 현상을 가지고 있을 가능성이 높다.

① 감염되기 쉽다는 인식 : 인지된 질병의 감수성으로 어떤 사람은 건강에 대하여 부정적으로 영향을 미치는 경험과 조건을 가지고 있는 것처럼 인식한다. 즉, 개인이 특정 질병에 걸릴 가능성에 대해 인지하고 있는 정도를 말하는데, 사람들 사이에서 질병에 걸릴 가능성이 서로 다른 것은 사람들의 인구학적 특성, 사회심리학적 특성 그리고 환경 등에 의해 질병에 대한 감수성이 다르게 영향을 받기 때문이다.

② 진지한 인식 : 질병이 그에게 육체적으로 감정적으로 재정적으로 또는 심리적으로 영향을 미치고 있다고 믿는다. 사람들은 특정 질병의 심각성에 대해 인지하는 정도가 각자 다른데, 예를 들어, 청소년들은 감기를 질병이라고 생각하지도 않을 정도로 가볍게 생각하는 반면, 노인들은 감기를 자신의 건강에 매우 심각한 질병으로 생각하게 된다.

③ 행동을 취하는 것이 이익이 된다는 인식 : 건강문제는 외부에 알림으로써 긍정적인 결과를 가져오게 될 것이라고 믿는다. 행위에 대한 인지적 혜택은 사람들이 특정행위

를 함으로써 누릴 수 있는 혜택에 대한 인지정도를 말하는 것이다. 개인에 따라 자신의 건강상태나 질병을 외부에 알리고 규칙적 운동이나 치료를 받기 시작하는 특정행위를 함으로써 질병에 걸리지 않을 것이라든지 혹은 질병에 걸려도 그 정도를 가볍게 할 수 있을 것이라고 인지하게 된다.

④ 행동을 취하는데 있어서 장애가 있다는 인식 : 질병치료에 대하여 개인적으로 인지적 장애가 있는 경우를 말한다. 앞에서 설명된 세 가지 신념과 평형을 이루기 위해서 그 동안 취한 처치나 예방적 조치들이 불편했고, 가격이 높고, 불쾌하며 고통스러웠다는 것으로 다시 인식하게 된다.

⑤ 행동할 신호에 대한 인식 : 욕구된 행동이 일어나도록 하기 위해서는 외적 내적 유형의 행동과 회상을 시켜주는 사람이 요구된다. 자신의 건강에 무슨 문제가 있는지 진단과 같은 행위가 일어나기 위해서는 다른 사람의 중재가 필요한 사람이 있다. 즉, 인지된 감수성이 낮거나, 질병을 그다지 심각하게 생각하지 않는 사람들에게는 특히 강하고 효과적인 중재를 해야만 진단과 같은 특정행위에 참여할 가능성이 크다고 하겠다. 병원이 수행하는 홍보나 광고 등 촉진활동은 고객들을 병원으로 이끄는 행동신호인 동시에 중재자 역할을 한다.

⑥ 효능감의 인식 : 이것은 개인이 욕구된 행동을 평가하기 위한 능력을 말한다. 지속적인 진단과 치료를 통하여 건강을 유지하는데 익숙한 개인들은 스스로 효능감을 갖기도 한다.

병원마케팅 관리자는 마케팅전략을 개발하기 전에 이들 여섯 가지 요소들을 구별하기 위하여 시장조사를 수행한다. 예를 들어, 고혈압을 가진 의료소비자들에 대한 조사로부터 다음과 같은 지각적 반응을 확인할 수 있을 것이다.

- 나는 다이어트 하기가 어렵고 운동할 시간을 내기 어렵다.
- 내 혈압을 내가 통제한다는 것이 어렵다.
- 내 혈압은 일정치가 않다.
- 약물은 부작용이 있다.
- 혈압을 체크하기 위해 병원에 가는 것이 번거롭고 비용이 많이 든다.

• 고혈압은 정상적으로 적극적인 삶을 산 결과일 수도 있다. 모든 사람이 혈압 때문에 죽지는 않는다.

만약 어떤 노인요양병원에서 노인들의 혈압을 건강하게 유지시키기 위한 건강교육을 성공시키고자 하는 계획을 가지고 있다면, HBM에 이와 같은 조사 결과를 대입시킴으로써 다음과 같은 개념이 반영된 마케팅전략을 개발할 수 있을 것이다.

• 당신은 모든 변화들을 즉시 수행할 필요가 없다. 핵심은 한 번에 한두 번씩 하는 것이다. 한두 가지가 당신의 일상생활의 일부가 되면, 그때 당신은 다음 단계로 나아갈 수 있을 것이다. 종종 하나의 변화가 다른 좋은 결과를 자연스럽게 유도하게 된다. 예를 들어, 육체적 활동을 증가시키는 것이 당신의 다이어트를 돕는다.

• 당신은 육체적 활동으로부터 이익을 얻기 위해서 마라톤과 같은 운동을 해서는 안 된다. 어떤 활동이든지 하루에 30분 이상 활동하는 것은 당신의 혈압을 안정으로 유지하는데 도움을 주게 될 것이다.

이와 같은 개념이 포함된 건강한 혈압 유지 교육전략은 노인들이 적어도 1년에 한 번 이상은 자신의 혈압을 확인하고, 육체적 활동 시간을 증가시키고자 하는 태도와 행동의 변화를 가져오게 될 것이다.

3. 학습

사람들은 보통 행동을 하면서 배우게 된다. 대부분의 행동은 학습에 의해 이루어진 것이라고 할 수 있다. 쉽게 말해서 학습이란 일종의 버릇들이기이며 습관이 된 상태를 학습되었다고 한다. 좀 더 이론적으로 말하면, 학습이란 개인의 반복적인 연습이나 경험에 의해 이루어진 비교적 영구적인 행동의 변화를 말한다. 행동의 변화란 행동잠재력의 변화까지 포함하기 때문에 성격, 판단, 태도, 동기 및 의도의 변화까지 포함한다.

따라서 일시적인 행동의 변화를 학습이라고 할 수는 없다. 매번 건널목이 아닌 곳으로 무단횡단을 하던 사람이 경찰의 단속이 심해져서 건널목을 이용하는 일시적인 변화를 학습이라고 하기 어렵다. 교통규칙을 지키는 것이 습관이 되어서 교통경찰이 없어도 스스로 법규를 지키게 되는 행동이 나올 때 학습되었다고 한다. 또한, 생리적 현상에 의한 습관을 학습이라고 하기 어렵다. 졸리면 하품이 나오게 되는데 이것을 학습된 결과라고 보기는 어렵다. 학습은 체계적이고, 장기적이며, 계획적인 행동의 변화이기 때문에 학습의 전후 행동을 비교함으로써 그 질과 양의 변화를 예측할 수 있다.

이와 같은 학습과정을 설명하기 위한 이론들이 많이 개발되었는데, 그 대표적인 것으로는 고전적 조건화, 작동적 조건화, 사회적 학습이론이 있다.

1) 고전적 조건화이론

러시아의 학자 Ivan Pavlov에 의해 주장된 것으로 동물을 학습시킬 때 배운 방식이다. 즉, 개는 음식(무조건 자극)만 보면 침을 흘리는데(무조건 반응), 음식을 줄 때마다 종소리(조건 자극)를 울려주다가 나중에는 종소리만 울려도 침을 흘리게 된다. 즉, 무조건 자극과 조건자극을 연결시켜 음식이 없이도 침을 흘리는 행동의 변화를 가져온 것이다. 조건자극의 이론은 우리의 일상생활에서 흔히 일어나는 일이다. A병원이 치료를 잘 한다는 말을 수도 없이 들은 사람은 몸이 아플 때 가장 먼저 A 병원을 떠올리고 A 병원으로 가려고 할 것이다.

2) 작동적 조건화

Pavlov와 동 시대의 미국 학자인 Thorndike는 고양이와 토끼를 가지고 한 실험에서 유쾌한 결과를 얻는 행동은 반복되고 불쾌한 결과를 얻는 행동은 반복되지 않는다는 것을 발견했다. 이처럼 보상받는 행동은 반복하려고 하는 것을 효과의 법칙(law of effect)라고 한다. Skinner는 Thorndike의 법칙을 한층 더 발전시켜 사람의 행동은 단순한 자극(stimulus)에 의한 반응(response)이 아니라 보상과 같은 행동의 결과(consequence)를 예측한 후에 하게 되는 것이라고 주장했다. 이것은 결과를 도구로 학습을 유발시킬 수 있다는 것을 설명해주는 것이다. 작동적 행동은 결과를 의식하면서 하는 행동을 말한다. 즉, 진료 시에 의사가 의사의 말을 잘 들으면 병이 빨리 낫고, 그렇지 않으면 장담할 수 없다고 말하면 병이 빨리 낫기를 바라는 환자는 의사의 말을 잘 들으려고 하는 행동을 보일 것이다.

자극 (업무지시))	⇨	반응 (성실한 수행)	⇨	강화요인 (보상칭찬)	⇨	결과 (만족감)

[그림 3-3] 작동적 조건화 과정

3) 사회적 학습(social learning)

사회적 학습이란 외부 환경에 대한 인간의 인지적(認知的)이고 이성적인 상호작용을 통하여 행동이 습득되는 과정이다. 인지적이고 이성적이라는 뜻은 강화나 벌보다는 인간의 생각과 감정, 느낌을 통하여 학습이 이루어진다는 의미이다. 예를 들어, 김 대리는 일을 열심히 한다고 하는데 이 대리보다 성과가 잘 나지 않는다. 김 대리가 이 대리를 자세히 관찰해보니 업무와 관련된 책을 많이 읽고 인터넷 강의도 많이 들으면서 업무에 적용시켜 보는 것을 발견했다. 김 대리도 그와 방법을 따라해 보았더니 성과가 향상되었다. 이 학습과정에서 김 대리가 거친 인지적 과정(cognitive process)은 과연 무엇인가?

첫째, 김 대리는 자신의 성과가 이 대리보다 못하다는 것을 깨달았다.
둘째, 이 대리의 능력이나 자신의 능력이 크게 차이가 없다는 것을 깨달았다.
셋째, 이 대리의 방식대로 한번 따라 해보기로 결정한다.

사회적 학습은 인지과정 외 대리학습, 자아통제, 자아효능감이라는 세 가지 요소를 강조한다. 대리학습은 다른 사람을 보고 깨닫고 모방하는 것을 말한다. 자아통제는 외부의 압력이 없어도 자아를 관리하고 통제하는 것이다. 예를 들면, 성적이 잘 나오면 여행을 즐길 것이라고 스스로 다짐하는 것과 같은 행동의 변화를 말한다. 자기효능감(self-efficacy)은 어떤 일을 잘 할 수 있다는 자신의 능력에 대한 신뢰가 많으면 그것이 원동력이 되어 일을 열심히 하게 되는 것을 말한다. 이와 같은 사회적 학습은 마케팅에서 많이 사용하여 효과를 낳고 있는 이론이다. 즉, 어떤 사회적 준거 계층에 있는 사람들이 많이 사용하고 있는 제품이라고 광고하면 그 제품에 대한 선호도가 높아지는 것을 볼 수 있다. 예를 들어, 치과병원에 잘 가지 않으려고 하는 어린아이는 치과병원에 잘 다녀서 이가 튼튼한 옆집 아이의 예를 들려주면 병원에 가게 되는 것과 같다.

4) 기억(記憶, Memory)

인간의 기억력은 학습하고 경험했던 것을 재생산하는 능력을 말한다. 이것은 기억이 개인과 환경의 상호작용을 포함하는 의식적인 정신적 사건이라는 것을 말한다. 개인은 감각적 입력을 통해서 환경을 해석하고, 다음으로 중추신경계를 통해서 그것에 반응한다.

인지심리학자들(cognitive psychologists)은 기억을 정보를 저장하고 유지하고 다시 불러내는 회상(回想)의 기능으로 본다. 인간은 기억하는 능력을 가지고 있는 동시에 망각하는 기능을 가지고 있다. 기억은 학습, 사고, 추론을 하기 위한 기본적인 기능이다. 기억은 보통 적응성의 기능을 가지고 있다. 기억이 없다면 학습, 사고, 추론은 이루어질 수 없을 것이다. 인간의 기억은 단기적 기억(short-term memory)과 장시간 기억되는 장기기억(long-term memory)이 있다. 정보처리의 측면에서 보면, 기억은 부호화(Encoding), 저장(Storage), 재생(Retrieval)의 단계로 이루어진다.

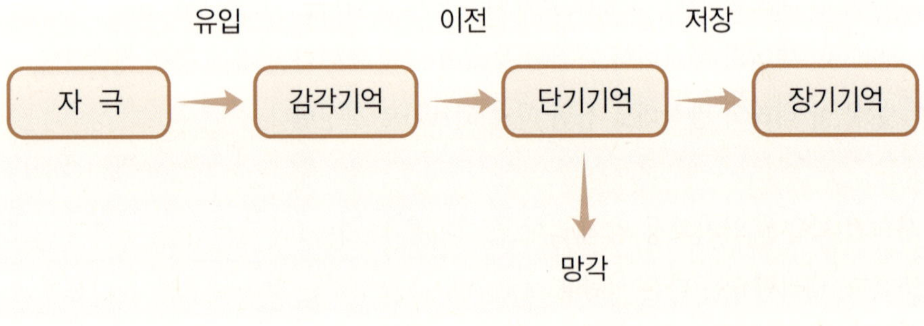

[그림 3-4] 인간의 기억시스템

소비자가 어떤 기억과정을 거치는지, 기억구조는 어떻게 이루어져 있는지, 그리고 기억을 용이하게 하는 방법과 장기기억을 증진시키는 방법을 안다면 병원의 마케터는 환자의 재방문을 유도하기 위한 효율적인 방안을 강구할 수 있을 것이다. 사람이 가지고 있는 기억의 유형을 보면 다음과 같다.

① 감각기억 : 비교적 짧은 시간동안 자극을 감지한 감각기관에 감각적 정보를 저장하는 능력을 말한다. 마케팅 관리자는 자사의 마케팅 자극이 소비자의 감각기억에서 바로 사라지지 않고 단기기억으로 이동되도록 하기 위해서는 소비자에게 의미 있는 정보요소가 있다는 느낌을 갖도록 하거나 소비자의 주의나 관심을 끌 수 있는 요소들을 가미해야 한다.

② 단기(작용)기억 : 용량이 매우 제한되어 있으며 저장시간이 짧다. 경험한 것을 수초 동안 의식 속에 유지하는 작용을 하는 기억이다.

③ 장기기억 : 나중에 필요할 때 사용하기 위하여 영구적으로 저장하는 기억을 말한다. 장기기억의 유형으로는 어의기억, 에피소드기억, 절차기억(명시적 기억과 암묵적 기억)이 있다. 장기기억을 증진시키기 위해서는 덩이짓기(chunking) 시연, 재순환, 정교화 등의 방법이 있다.

인간의 기억시스템에서 감각기억은 약 200~500밀리세컨드 가량의 기억 상태가 유지되는 것으로 알려져 있다. 예를 들어, 실험 대상자에게 잠깐 동안 여러 가지 것들을 보여주면 기억은 오래된 것부터 사라지게 된다. 이런 감각기억은 반복을 통해 더 오래 기억될 수 있다. 단기기억은 수초에서 1분 정도까지 반복하지 않고 기억될 수 있으나 그 용량은 대단히 작다.

George A. Millor의 실험에 의해 이 용량은 마법의 숫자 '7±2'로 알려져 있다. 이런 용량은 '덩이짓기'에 의해 보다 많은 정보를 기억할 수도 있다. 덩이짓기란 정보를 의미 있는 묶음으로 만드는 것을 말한다. 인지심리학과 기억이론에서는 인간의 뇌가 기억하는 방법이 장기기억과 단기기억으로 나누어지는 것이다. 특히 단기기억은 그 정보의 처리에 한계가 있음을 발견한 1956년 Millor의 연구 「마법의 숫자 7±2: 인간의 정보처리능력의 한계」에서 7±2가 그 용량인 것으로 제시되었다. 이러한 용량 제한에 따라 효율적으로 인간의 뇌가 단기기억을 사용하기 위해서는 5~9 사이의 의미덩이(Chunk, 청크, 덩이)들로 만들고 기억하면 편리하다. 예를 들어 전화번호부를 보거나 외울 때 1234567890 대신 12-3456-7890과 같이 하이픈을 사용하여 끊어서 읽어주면 훨씬 효율적이라는 뜻이다. 이러한 단기(작용)기억의 용량에는 한계가 분명한데 일정한 용량의 기억을 거의 제한 없는 기간에 걸쳐 그때그때 기억하는 것이 가능하다.

제3절 의료소비자행동 조사의 대상

1. 기초적 대상 요인

1) 개인적 요인

의료소비자행동조사의 대상이 되는 기초적 요인으로는 인구통계적 특성, 라이프스타일, 개성 등이 있다.

① **인구통계적 특성** : 나이, 성별, 소득 등이 있는데 특히 나이나 가족생활주기에 따라 소비패턴이 많이 달라진다.

② **라이프스타일** : 사람이 살아가는 양식으로 세상에 대하여 어떠한 태도를 갖고 있는지, 어떤 것에 관심을 가지고 있는지, 또는 자신과 주위 세계에 대하여 어떻게 생각하고 있는지와 같이 한 개인의 의견의 총체로 나타난다.

③ **개성** : 개인이 다양한 주위환경에 대하여 비교적 일관성 있고, 지속적인 반응을 보이게 되는 개인의 심리적 특성, 사교성, 자율성, 사회성, 적극성, 과시성 등 여러 가지 특성으로 설명된다.

2) 심리적요인

의료소비자행동조사의 대상이 되는 심리적 요인으로는 태도, 학습, 동기, 인터넷소비자행동 등이 있다.

① **태도** : 후천적으로 학습된 것으로 한번 형성되면 오래 지속되는 경향이 있다. 예를 들어, 어릴 때부터 어디가 아프기만 하면 그때마다 부모가 대학병원으로 데려가 치료

를 받은 사람은 커서도 대학병원을 찾을 가능성이 높다. 이처럼 학습에 의해 형성된 태도는 인지(cognition), 감정(affection), 의도(intention)를 모두 내포하고 있기 때문에 잘 바뀌지 않는 특성을 갖고 있다. Gorden Allport(1985)는 이와 같은 일관성의 경향을 학습된 선유경향(predisposition)이라고 불렀다.

② 학습 : 소비자가 직접 경험이나 외부정보에 의하여 어떤 대상에 대한 지식, 태도, 혹은 행동을 형성하거나 변경하는 것을 말한다. 사람들은 인지적 학습에 의해 태도와 신념을 형성한다. 신념은 대상에 대한 인지나 사고 또는 기대를 말하는데, 구매행동의 실행과 평가 시에 사람들은 자신에게 가장 부각되는 부각적 신념(salient belief)[9]을 통해 태도를 형성한다.

③ 동기 : 어떤 목표를 달성하기 위하여 개인의 에너지를 동원하고 방향을 정하는 상태를 말한다. 동기부여는 긴장 때문에 발생하며, 긴장은 해소되지 않은 욕구가 있기 때문에 생기는 것으로 소비자는 욕구를 충족시킴으로써 긴장을 해소하려고 한다.

④ 인터넷소비자행동 : 인터넷 상에서의 가상현실을 실제 현실로 인지하는 가상체험을 하기도 하고 인터넷상에 퍼져있는 단편적 정보를 모아서 어떤 아이디어를 구상하기도 한다.

3) 의료서비스 요인

의료소비자는 질병치료를 위해 병원 방문과 관련하여 잘못 판단할 경우 초래될 수 있는 예기치 않은 결과에 대한 불안감을 가지는데 이를 지각된 위험이라고 한다. 지각된 위험에는 치료기술에 대해 갖는 위험, 신체적 위험, 심리적 위험, 사회적 위험, 재정적 위험, 시간손실의 위험 등이 있다.

9) 소비자는 여러 가지 다양한 경험들을 통해 제품이나 서비스, 상표 및 다른 여러 가지 대상에 대하여 다양한 신념을 습득한다. 습득된 신념들은 기억 내에 저장된 여러 의미들을 연결하여 연합적 네트워크(Associative network)를 구성한다. 그런데 소비자의 기억용량은 제한되어 있기 때문에 한 번에 활성화되어 의식적으로 검토되는 신념은 단지 몇 개에 불과하다. 이처럼 어떤 상황에 직면하여 특별히 검토되는 신념들을 부각적 신념이라고 하며, 어떤 특정 시점과 여건에서 활성화되는 이들 부각적 신념들은 평가대상에 대한 개인의 태도를 형성하기도 하고 결정을 짓기도 한다.

4) 상황적 요인

의료소비자가 병원을 방문하고자 할 때 소비자 자신이 처한 상황에 따라 행동이 달라질 수 있는 것을 말한다. 이와 같은 상황적 요인으로는 물리적 상황, 사회적 상황, 일시적 상황, 선행 상태, 과업 상황 등이 있다.

5) 문화적 요인

문화란 특정사회가 지니고 있는 가치관, 태도, 살아가는 방식 등을 총칭하는 것으로 소비자 행동의 근본이 되기 때문에 마케팅 관리자는 문화적 환경변화를 항상 관찰해야 한다. 문화적 요인으로는 사회계층, 준거집단, 가족, 인터넷 커뮤니티 등이 있다.

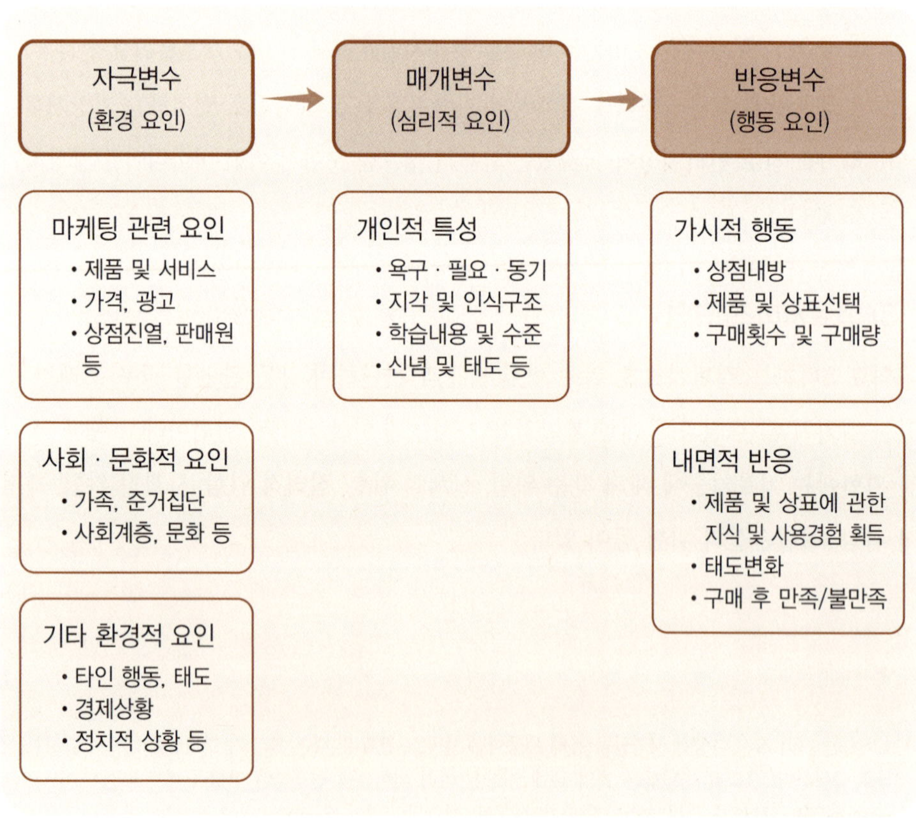

[그림 3-5] 소비자행동의 기초결정요인 모델

① 사회계층 : 비슷한 수준의 사회적 지위와 경제력을 가진 사람들의 집합으로 태도, 가치관, 사고방식, 행동 등에서 많은 공통점을 발견할 수 있다.
② 준거집단 : 개인이 속한 회원집단들로 개인의 사고와 행동의 기준이 되는 준거적 역할을 한다.
③ 가족 : 준거집단 중 개인의 구매행동에 가장 큰 영향을 미치는 요인이다.
④ 인터넷커뮤니티 : 인터넷을 통하여 커뮤니티의 존재가 널리 알려짐으로써 회원들의 모집이 쉬워졌고 인터넷이 효율적인 커뮤니케이션의 통로가 됨으로써 공동 관심사에 대한 의견교환도 원활해지고 있다.

2. 조사대상의 역할자

가족의 경우와 같이 진단이나 질병의 치료를 위한 의사결정과정에 여러 명이 관련이 되는 경우에 문제의 인식단계에서 병원 방문의 필요성을 인식하기까지 관여하는 사람들을 보면, 우선 어떤 병원에 대한 방문을 제안하는 제안자(initiator)에서부터 방문의 의사결정 기준과 정보를 제공하는 등 정보의 흐름을 통제하여 의사결정에 영향을 미치는 영향자(influencer), 경제력을 가지고 있으며 최종 방문 의사결정권을 갖는 의

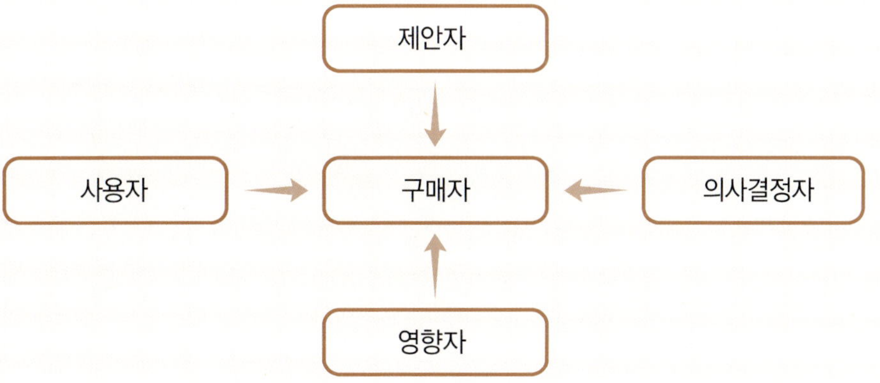

[그림 3-6] 구매자에 대한 영향요소

사결정자(decider), 실제 가격을 지불하는 구매자(buyer), 그리고 병원에서 진단이나 치료를 받는 사용자(user)까지 다양하게 존재한다는 것을 알 수 있다.

1) 구매자

실제로 제품을 구입하는 역할을 담당하는 사람으로 구매 장소와 구매시간을 결정하며 상표가 결정되지 않은 상태에서는 상표를 결정하기도 한다. 자녀의 생일을 기념하기 위해 돈을 지불하고 선물을 사는 아버지나 어머니와 같은 경우이다. 부모님의 건강검진을 위해 병원에서 건강검진 상품을 구매하고 돈을 지불하는 자녀가 될 수도 있다. 그러나 실제 구매에 있어서는 구매의사결정을 내린 사람이 구매를 하지 않고 다른 사람이 구매를 하는 경우도 있으며, 구매자는 단순히 구매만 할 뿐 의사결정 과정에는 참여하지 않는 경우도 있다.

2) 사용자

구매한 제품을 실제로 사용하는 사람을 말한다.

3) 의사결정자

구매여부와 구매시기의 결정 등 구매에 관한 최종결정을 내리는 사람이다. 의사결정자는 사용자 본인이 될 수도 있지만 노인이 병원을 방문하기까지 의사결정자는 여럿이 될 수도 있고 또 중간에 바뀔 수도 있다.

〈표 3-2〉 준거집단이 소비자에게 미치는 영향

준거적 영향	영향 내용
정보적 영향	준거집단의 전문적 힘 때문에 그들이 제공하는 정보나 의견에 대해 소비자가 신뢰하여 구매의사결정에 영향을 받는다.
규범적 영향	준거집단의 기대나 규범에 순응하여 심리적, 사회적 만족감을 얻게 된다고 생각하면 영향을 받는다.
가치표현적 영향	소비자들은 자아 이미지를 유지, 보존, 강화하기 위해 준거집단의 가치, 규범, 행동을 받아들이기도 한다.
비교기준적 영향	준거집단의 태도와 자신의 태도를 비교함으로써 자신과 일치하는 집단의 가치와 행동을 받아들이며, 일치하지 않는 준거집단과는 자신을 분리시킴으로써 자신의 태도와 행동을 지지하려고도 한다.

4) 준거집단

개인이 속한 회원집단들은 개인의 사고와 행동의 기준이 되는 준거집단으로서 소비자행동에도 영향을 미치게 된다. 준거집단은 준거적 힘, 즉 합법적 힘, 전문적 힘, 보상적 힘, 강압적 힘을 통하여 영향력을 발휘하게 된다.

제4절 의료소비자 선호도 조사

1. 선호의 의의

선호란 다른 비교 대상에 대하여 상대적 가치평가를 하는 것으로 마케팅 관리자는 신제품의 개발이나 기존 제품에 관한 예상 구매층으로부터 대상자를 선택하여 소비자가 좋아하는 관점에서 수용성을 조사하여 마케팅 자료로 활용하게 된다. 예를 들면, 향기나 분위기 또는 촉감 등 제품의 특질과 제품의 디자인, 포장, 네이밍 등에 대해서 소비자의 감각적 기호를 비교하여 그 상대적 가치가 어떻게 다르게 나타나는지를 파악하는 것이다. 또한 선호도는 판단적 태도를 포함하는데, 그것은 한 제품이나 서비스에 대하여 '좋다', '나쁘다'는 평가적 판단을 내리는 것을 말한다. 선호도는 그런 평가적 판단을 여러 대상에 적용하는 것으로

예를 들어, 'A가 B보다 더 좋다'든지, 'C가 D보다 더 편리하다'든지 하는 서술형태로 표시할 수 있다. 이와 같은 선호는 지극히 개별적인 것으로 한 개인에게는 그 자체로서 완전성을 가지며, 주변에 전이성이 있고, 양이 많을수록 더 좋은 결과를 보이는 특성을 갖는다. 한 개인에게 속한 선호를 형성하기 전 단계로서 우리는 관심사를 추적하게 되는데, 마케팅 관리자는 소비자 선호도를 조사하기 전에 관심사의 변화를 확인하고 그것을 기반으로 선호도를 다양한 방법으로 조사하게 된다.

〈표 3-3〉 소비자 관심사와 라이프스타일 대표키워드 16 및 소비가치

한국소비자들의 관심사와 라이프스타일 대표 키워드 16		
경제 분야	커피	– 커피전문점이 한국인들의 대표적 생활문화공간으로 정착 – 커피에 대한 관심이 필수식품인 쌀과 라면보다 높았음
	막걸리	– 웰빙 중에 대한 가장 관심 증가로 막걸리 열풍이 식지 않음 – 막걸리에 대한 관심은 맥주와 소주보다 높았음
	스마트폰	– 2010년은 스마트폰 열풍이 시작된 첫 해임 – 2030 남성이 스마트폰에 가장 큰 관심을 보였음
	SNS	– 트위터 등 소셜 네트워크 서비스에 대한 관심이 폭발적임 – 10대, 30대가 SNS에 가장 많은 관심을 가짐
	3D	– 영화 아바타 인기는 3D TV 등 3D에 대한 관심으로 연결 – 4050세대, 남성이 3에 대해 큰 관심을 가짐
	신차	– 신차는 뉴스 데이터 조회 수 기준으로 볼 때, 올해 최고의 관심명사임 – 30대 남성이 신차에 대해 큰 관심을 가짐
문화 생활 분야	빠른 소비	– 패션, 음악, 가구 소비의 주기가 짧아짐 – 1020 세대들이 빠른 소비에 큰 관심을 가짐
	착한 소비	– 공정무역 제품 구매, 기부 소비 등 사회적 가치 소비가 확대 – 30대 여성이 착한 소비에 가장 큰 관심 가짐
	더 싸게	– 합리적 소비를 추구하는 소비자 대폭 확대 – 가격비교 사이트에 못지않게 중고 상품 매매에도 관심을 가짐
	혼자 놀기	– 혼자 떠나는 여행 등 혼자 일상을 즐기는 사람들이 증가 – 20대와 여성들이 혼자 노는 방법에 관심이 가장 큼
	마음 안식	– 마음의 행복을 찾는 현대인이 증가 – 중년 여성들이 템플스테이 등 마음 안식 방법에 관심을 많이 가짐
	내식(內食)	– 웰빙, 물가 상승 등으로 집에서 식사하는 사람들 증가 –직화 오븐 등 조리 기구에 대한 관심이 컸음
스포츠 엔터테인먼트 분야	걷기	– 걷기 열풍을 증명하듯, 걷기에 대한 검색량은 조깅보다 많았음 – 건강을 중시하는 50대 여성의 관심이 가장 높았음
	자전거와 캠핑	– 개인과 가족을 위한 친환경 레저인 자전거와 캠핑 열풍이 지속됨 – 오토캠핑, 캠핑카 개조, 캠핑장 등에 대해 큰 관심을 보임
	사회인 야구	– 취미로서 야구를 즐기는 직장인들이 증가 – 사회인 야구에 대한 관심이 조기 축구를 넘음
	아이돌	– 다양한 장르에서 활약하는 아이돌이 세대간 접점으로서 역할 수행 – 10대, 20대 여성이 아이돌에 가장 큰 관심을 보임

소비 가치	
가족	· 가족 간 사랑 추구 : 캠핑, 내식(內食)
로하스 (Lohas)	· 건강, 사회, 환경 중시 : 마음 안식, 걷기, 착한 소비
에고 (Ego)	· 나를 위한 소비 : 혼자 놀기, 커피, 신차
모빌리티	· 이동 소비 : 스마트폰, SNS
리얼리티	· 생생한 경험 중시 : 3D
실속	· 합리적 소비 :더 싸게
개중(個衆)	· 개성, 유행 동시 추구 : SNS, 스마트폰, 패스트 패션
취미	· 일상의 재미 추구 : 걷기, 자전거와 캠핑, 사회인 야구
워너비 (wanna-be)	· 스타이미지 동경 : 아이돌

자료원 : 김나경 · 박정현(2011). "한국소비자들의 관심사와 라이프스타일(上)." 월간유통저널, 2월호. pp. 18–23.

2. 선호도 형성과 결정

개인의 선호도는 크게 두 가지를 기반으로 형성된다. 그 중 하나는 태도 기반 선호도 (attitude-based preferences)로 특정제품이나 브랜드에 대해 종합적으로 형성된 태도에서 비롯되는 선호도이다. 예를 들어, "척추 수술에서 만큼은 A 대학병원보다 B 전문병원이 더 낫다."라든지, "C병원보다는 B병원이 왠지 끌린다."와 같은 태도의 차이를 말한다.

또 한 가지는 속성 기반 선호도 (attsibute-based perfernces)로 어떤 제품이나 브랜드의 특정 속성을 바탕으로 형성된 선호도이다. 의료서비스의 가격, 구입의 용이성, 디자인 등과 같은 특정 속성 때문에 'A치과병원의 임플란트 시술비가 B치과병원보다 싸서/비싸서 좋다/나쁘다'라는 평가적 판단을 하게 되는 것을 말한다. 과거의 경험이나 정보가 부족해서 특정 병원이나 의료서비스에 대한 전반적인 태도가 형성되어 있지 않은 경우에 한 개인은 특정 속성을 바탕으로 선호도를 형성하게 된다는 것을 알 수 있다.

이와 같이 소비자 선호도가 형성되는 과정을 이해해야 하는 이유는 소비자 구매과정에서 개인의 선호는 병원에 대한 방문을 결정하는데 중요하게 영향을 미치기 때문이다.

병원에 대한 방문 결정과정

인 지 ▶ 지 식 ▶ 호 감 ▶ 선 호 ▶ 확 신 ▶ 방 문

3. 비교방향효과

선호와 관련하여 비교방향효과(direction-of-comparison effect)라는 개념이 있다. 무엇을 무엇에 비교하느냐, 즉 비교 순서에 따라서 선호도가 결정된다는 것을 의

미한다. 이때 두 병원이나 두 개의 의료서비스 간 비교가 이뤄지기 위해서는 두 번째 것의 속성이 다 알려져야 하므로 두 번째 브랜드의 속성이 상대적으로 더 부각되고 관심을 받게 되는 효과를 가져오게 된다는 것이다. 비교방향효과에 따르면, A 병원에 독특한 특징이 있더라도 A에 B를 비교하는 한은 A는 거의 관심을 받지 못한다는 것이다. 그러므로 비교 광고를 할 때는 상대방 병원에 대한 설명을 먼저 얘기한 다음 자기 병원의 우수한 점을 부각하는 것이 더 효과적이다.

그러나 비교방향효과는 오직 속성 기반 선호도 형성에서만 중요하게 작용할 뿐이라는 사실을 아는 것이 중요하다. 태도 기반 선호도가 이미 성립되어 있는 사람에게는 큰 의미가 없다. 기본적으로 대학병원이 모든 다른 병원에 대하여 낫다고 판단하고 대학병원에 다니는 것이 습관화되어 있는 소비자들에게 다른 종류의 병원을 아무리 좋다고 광고해도 방문을 유도하기란 쉽지 않다. 이들은 아주 감동적인 차별화가 나타나지 않는 한 대학병원을 습관적으로 방문할 것이다.

결론적으로 한 개인의 선호도 판단에 영향을 미치는 것은 일차적으로 태도 기반 선호도이고, 그것이 형성되어 있지 않다면 속성 기반 선호도가 작용하게 되는데 이때 개인의 판단에 비교방향효과라는 것이 영향을 미칠 수 있다.

제5절 의료소비자행동의 심리적 조사기법과 마케팅전략

1. 의료소비자의 잠재욕구 파악 기법

병원이나 기업이 고객의 욕구를 파악하기 위하여 일반적으로 사용하는 시장조사방법으로는 설문조사, 인터뷰, 표적/초점 집단 면접법(FGI: Focus Group Interview)[10] 등이 있다. 이러한 조사방법은 주로 응답자의 기억과 말에 의존하기 때문에 피조사자의 감춰진 내면을 밝혀내는 데는 한계가 있다. 언어를 사용하여 소비자의 감춰진 욕구를 밝혀내는 데 있어서도 언어 자체가 갖는 한계 때문에 소비자의 정확한 구매동기에 대한 통찰력을 얻기 힘들고, 언어를 수단으로 하여 파악된 소비자 욕구들은 경쟁 업체들에 의해서도 동일한 방법으로 수집되기 때문에 차별화된 마케팅 전략을 수립하고 시행하는데 큰 도움을 주지 못하는 경우도 있다. 이러한 문제점들을 극복하기 위해 최근에는 소비자의 잠재욕구를 파악하기 위해 소비자행동 관찰법, 소비자의 신체반응 측정법, 무의식 탐사법 등과 같은 새로운 심리적 조사방법들이 동원되고 있다.

1) 소비자행동 관찰법

소비자의 구매 및 이용 상황에서 일어나는 행동을 관찰함으로써 소비자의 잠재된 욕구를 파악하는 것이다. 이때 관찰을 조사도구로 사용하는 대표적 학문영역에는 문화인류학이 있다. 문화인류학에서는 연구자가 특정 문화집단의 한 구성원으로 참여해 함께 생활하면서 그들의 행동을 관찰하는 이른바 에스노그라피(ethnography)라는 조사방법을 주로 사용하기도 한다. 기업들은 소비자가 일상생활에서 제품을 어떻게 이용하는지를 세심하게 관찰해 신제품 개발이나 기존 제품의 개선에 대한 아이디어를 찾으려고 한다. 이와 같은 노력의 일환으로 소비자의 가정을 방문해서 그곳에 체류하면서 사용패턴을 관찰하거나, 소비자와 동행해 그들의 쇼핑과정을 관찰하거나, 혹은 소비자 가정의 부엌이나 거실에 카메라를 설치하여 그들이 어떤 상황에서 어떻게 제품을 사용하는지를 관찰하는 것 등이 대표적인 관찰방법이다. 예를 들어, 설문조사나 표적 집단의 면접에서는 많은 소비자들이 두통약이나 소화제 같은 일반약품을 구입하여 복용할 때 제약회사에서 작성한 사용안내서를 꼼꼼하게 읽어본다고 말은 하지만 실제 옆에서 관찰해보면 그렇지 않고 과거 관행에 의존하거나 약품을 사용한 경험이 있는 사람들에게 물어서 복용하는 경우가 많다. 제약회사의 마케터는 이러한 관찰을 토대

---

10) 표적시장으로 예상되는 소비자들을 일정한 자격기준에 따라 6~12명 정도 선발하여 한 장소에 모이게 한 후 면접자의 진행 아래 조사목적과 관련된 토론을 통하여 자료를 수집하는 마케팅조사 기법이다. 소비자를 대상으로 수치화된 자료를 수집하는 정량적(quantitative) 조사방법과는 달리 토론을 통하여 소비자의 심리상태를 파악하는 정성적(qualitative) 조사방법이며, 정량적 조사에 앞서 탐색조사로 이용된다. 시간은 보통 1시간 30분에서 2시간 정도 걸리며, 응답자들 간 상호작용을 통하여 유익한 정보가 도출되어야 하므로 면접자는 응답자 전원이 자유스러운 분위기에서 자신의 의견을 말할 수 있도록 유도해야 한다. 또 대화에 의해 자료가 수집되므로 면접자의 대인간 커뮤니케이션 능력과 청취능력, 응답자 발언에 이은 탐사질문 능력이 요구된다. 설문지 작성에 필요한 기본정보를 수집하는 데 활용되며, 소비자의 병원 방문 이유의 파악 또는 회피의 문제점 등을 심층적으로 파악할 수 있다.

로 소비자가 약품 사용설명서를 반드시 읽고 약을 복용하도록 하는 새로운 장치나 복약과정을 추가함으로써 약품 사용에 대한 안전성을 높일 수 있을 것이다.

2) 신체반응 탐사법

소비자의 잠재욕구를 파악하기 위해서는 소비자의 신체반응을 관찰하는 조사법을 활용할 수 있는데, 최근 들어 의료장비의 발달에 따라 마케팅 자극에 대한 소비자들의 신체적 반응을 측정하는 것이 가능하게 되었다. 예를 들어, 기업은 광고나 제품브랜드 등 마케팅 자극에 노출된 소비자의 정서적 신체적 반응을 파악하기 위해 뇌가 활성화되는 정도를 측정하는 첨단의료장비를 활용할 수 있다. 마케팅 자극에 대한 신체반응을 측정하는 대표적 조사기법에는 기능적 자기공명영상(fMRI), 기능적 확산 광학촬영기법(fDOT)과 같은 뇌영상 촬영기법, 시선추적 조사(Eye Tracking) 등이 있다.

기능적 자기공명영상(fMRI)은 뇌가 활동할 때 혈류의 산소수준 신호를 반복적으로 측정하여 뇌가 활성화된 정도를 파악할 수 있게 해준다. 이 방법이 실제 적용되는 과정을 보면, 먼저 조사자가 관심을 두고 있는 참여자의 뇌 영역에 대해 초기 촬영을 한 다음 특정 광고영상을 보거나 제품브랜드를 떠올리게 하는 등 참여자가 마케팅 자극을 처리하는 동안 동일한 부분의 뇌 영상을 촬영한다. 두 번째 영상과 첫 번째 영상을 비교하여 마케팅자극이 활성화된 결과를 알 수 있다.

광학촬영기법(fDOT)은 대뇌 피질의 1cm 깊이에서 일어나는 신경활동을 기록하는 기법으로, 촬영 중에도 참가자가 어느 정도 움직일 수 있기 때문에 조사현장에서 뇌의 활성화 정도에 대한 측정이 가능하다. 시선추적 조사(Eye Tracking)는 매장을 방문한 고객이나 광고물과 판촉물에 노출된 소비자의 동공의 움직임과 동선을 추적해 이를 수치화하는 방법인데, 매장동선의 최적화, 효과적인 디스플레이 방안, 판촉물 콘텐츠의 효과적 배치와 가독성 증대 등에 유용하게 활용된다.

3) 무의식 탐사법

무의식 탐사법은 Freud의 무의식이론으로부터 영향을 받은 것이다. 마치 바다 위에 떠 있는 빙산의 경우처럼 의식영역(바다 표면위에 드러난 빙산) 아래에 있는 소비자의 잠재욕구(바다 표면 아래에 감추어진 큰 빙산)를 이끌어내기 위해 사용된다. 주로 투사법,

잘트만식 은유 추출기법(ZMET, Zalt-man Metaphor Elicitation Technique)등이 있다. 투사법은 소비자의 내면 깊숙이 감춰진 동기, 신념, 태도 또는 느낌 등이 간접적으로 표출되도록 유도하는 기법으로 소비자들에게 동일한 상황에 있는 제3자의 행동을 해석하도록 하여 타인의 구매 소비행동을 해석하는 과정에서 그들이 간접적으로(무의식적으로) 자신의 동기, 신념, 태도 또는 느낌 등을 표현하는 것으로부터 그들의 태도를 유추할 수 있다. 이러한 투사법은 임상심리학(clinical psychology)에서 많이 활용되는 기법으로 단어연상법(word association), 문장완성법(sentence completion), 그림묘사법(picture response technique), 만화완성법(cartoon tests) 등이 있다.

고객 자신조차 미처 인식하지 못하고 있는 잠재된 욕구를 알아내기 위해 하버드 경영대학원의 마케팅 담당교수 Gerald Zaltman은 ZMET라는 정성조사기법을 개발해냈다. ZMET은 심층면접에 참가할 소비자에게 조사대상(예를 들어, 의사 또는 물리치료사)을 보여주었을 때 떠올릴 수 있는 어떤 그림이나 사진을 가져오게 한 다음 심층면접을 통해 그것에 대한 이야기를 듣는 과정에서 감춰진 구매동기나 욕구를 찾아내는 조사기법이다. 소비자와의 일대일 면접과정에서 조사자는 그 소비자가 조사대상에 대해 어떤 은유(metaphor)를 사용하는지, 그리고 그 이유가 무엇인지를 조사함으로써 고객의 잠재된 욕구를 파악한다.

코카콜라회사는 브랜드의 개념을 개발하기 위한 조사의 일환으로 ZMET을 사용하기도 했다. 그 조사에 참여한 소비자에게 코카콜라를 생각했을 때 떠오르는 이미지를 가져오도록 요청했는데, 어떤 소비자는 '관중이 가득 차 있는 축구 경기장에서 명상에 잠겨 있는 불교 승려' 그림을 가져왔다. 이것은 '에너지 충전, 갈증 해소, 즐거움' 등과 같은 코카콜라의 기존 이미지와는 상반되는 것이었다. 소비자가 가져온 그림(이미지)의 의미가 무엇인지를 파악하기 위해 조사자는 그 소비자와 심층면접을 실시했다. 그 결과 코카콜라 브랜드가 기존의 이미지 이외에 고요함, 고독, 긴장해소 등의 상반된 이미지도 내포하고 있다는 것을 알게 되었다.

2. 심리연구의 마케팅 활용 전략

소비자들의 새로운 구매동기를 자극할 때 심리적 측면과 관련하여 효과적으로 활용할 수 있는 마케팅전략 가운데 하나가 '신호전략(signaling strategy)'이다. 신호전략은 제품 교체시기, 진행상황, 제품의 차별적 특성 등을 소비자들이 한 눈에 알아볼 수 있도록 보여줌으로써 새롭게 문제를 인식하도록 도와주는 방법이다. 예를 들어, 누구나 한번쯤은 건전지를 이용하는 제품이 작동을 하지 않는 경우에 제품의 고장 때문인지 아니면 건전지 수명이 다한 때문인지 고민한 경험이 있을 것이다. 이때 소비자에게 건전지 에너지의 잔여량이 표시되어 있는 건전지를 보여주게 되면 소비자는 새롭게 문제를 인식하여 그 제품을 구매하고 싶은 욕구를 갖게 될 것이다.

이처럼 소비자가 문제를 인식하게 되면 정보탐색을 통해 구매대안으로 고려할 수 있는 상표들을 찾아 고려상표군을 구성하게 된다. 이를 위한 정보탐색과정에서 소비자들은 자신이 알고 있는 정보를 구매의사결정에 가장 먼저 적용하려고 한다. 그리고 비용-이익(cost-benefit) 분석의 원칙에 따른다. 즉, 소비자는 정보획득에 드는 비용과 이를 통해 얻게 될 혜택을 고려해 추가적 정보탐색 여부를 결정한다. 이와 같은 측면에서 소비자는 인지적 합리론자이다. 소비자가 외적 탐색 여부를 결정하는 데 영향을 미치는 요인에는 크게 제품 특성, 개인적 특성, 상황적 특성이 있다.

① **제품 특성(product characteristics)** : 제품의 가격이 고가격이고 상표 대안들 간에 차별화가 클수록 또 상표대안들의 수가 많을수록 외적 탐색을 할 가능성이 높다.

② **개인 특성(individual characteristics)** : 소비자의 제품지식이 중간 정도이고 제품에 대한 관여도와 지각된 위험이 높을수록 외적 탐색의 양은 증가한다.

③ **상황적 특성(situational characteristics)** : 욕구가 긴급하지 않아 시간적 여유가 있거나 점포가 혼잡하지 않아 충분히 둘러볼 수 있는 여유가 있거나 점포까지의 거리가 가까워 이동에 부담이 없을 때 외적 탐색의 양은 증가한다.

또한 제품에 관한 정보를 탐색하는 방식으로는 상표별 처리(processing by brand), 속성별 처리(processing by attribute), 그리고 혼합식 처리(processing by a mixed way) 방법이 있다.

① **상표별 처리** : 소비자가 먼저 한 가지 상표를 선택하여 그 상표의 속성과 특성(features)에 관한 정보를 획득 처리한 후 또 다른 상표를 선택하여 그 상표의 정보를 획득 및 처리하는 방식이다. 예를 들어, 한 소비자는 건강검진서비스를 판매하는 병원 A, B, C에 관한 정보를 수집할 때 상표 A의 검진항목과 내용을 확인한 다음으로는 상표 B와 C의 그것을 차례로 보고 의사결정을 할 것이다.

② **속성별 처리** : 한 가지 속성에 대하여 각 상표들의 정보를 비교한 다음 또 다른 속성에 대하여 각 상표의 정보를 비교하며 처리하는 방식이다. 예를 들어, 한 소비자는 건강검진서비스를 판매하는 병원 A, B, C에 관한 정보를 수집할 때 병원 A의 검진항목과 내용을 확인한 다음 A 병원의 검진항목과 내용을 기준으로 상표 B, C 비교할 것이다.

③ **혼합식 처리** : 두 가지 방식을 혼합한 방식이다. 예를 들어, 한 소비자가 건강검진서비스를 구매하고자 할 때 특정 검진항목들에 대하여 병원 A, B C 중 자신이 가장 중요하다고 생각하는 항목에 대한 검진방법이나 기술에 있어서 B병원의 것이 마음에 든다면 A와 C는 제외하고 B 병원의 건강검진서비스에 대해서만 정보를 획득하려는 방법이다.

일반적으로 소비자들은 구매의사결정의 초기에는 속성별 정보처리를 통하여 고려해야 할 상표대안의 수를 효과적으로 줄이며, 후기에는 상표별 정보처리를 통해 각 상표대안의 가치를 꼼꼼히 평가하는 것으로 나타났다. 어떤 연구에 의하면, 소비자들은 서비스 사용 경험과 지식수준이 높고 자주 구매하는 서비스일수록 상표별 정보처리를 하는 경향을 보인다.

토론사례 3

친절할수록 손님이 도망가는 이유

이제 이렇게 한번 상상을 해보자. 여러분은 지금 막 결혼을 했다. 그리고 신혼집 가구세트를 장만하기 위해 남편 혹은 아내와 함께 대형 가구 매장에 들렀다. 하지만 매장에 들어서는 순간, 수많은 가구의 종류에 압도당하고 만다. 여러분의 배우자도 긴장된 표정이 역력하다. 우리들뿐만이 아니다. 매장을 둘러보고 있는 다른 사람들도 마찬가지다. 다들 이렇게 많은 가구들 속에서 하나를 골라야 한다는 중압감에 사로잡혀 있는 듯하다.

사실 이러한 느낌은 아주 일반적인 것이다. 대형 가구 매장에서 마음에 드는 하나를 고르는 것은 절대 쉬운 일이 아니다. 오랜 시간을 함께 보내야 할 소파나 침대는 더욱 그렇다. 한 번 선택을 하면 한 10년은 기본적으로 써야 한다는 생각에 더욱 신중해진다.

가구 매장들도 이러한 소비자들의 부담을 잘 알고 있다. 그래서 그들은 최선을 다해 소비자들의 선택을 도와주고자 한다. 가장 먼저 소비자들에게 충분한 선택권을 제공하기 위해, 최대한 많은 가구들을 매장 안에 채워 넣는다. 그리고 영업사원들을 배치하여 손님들에게 적극적으로 조언을 한다. 또한 쇼핑을 마치고 나면, 집까지 가구를 배달해 주는 것은 물론, 안전하게 설치까지 해 준다. 게다가 자신이 선택한 가구가 과연 얼마나 오래갈지 걱정하는 소비자를 위해 이런 말도 놓치지 않는다. "아마 평생 안심하고 쓰시게 될 겁니다."

하지만 여기서 주목해야 할 점이 한 가지 있다. 그것은 가구 매장의 친절한 서비스에도 불구하고, 대부분의 소비자들은 쇼핑을 하는 내내 냉소적인 태도를 취한다는 사실이다. 매장의 과잉친절은 때로는 역효과를 내기도 한다. 드넓은 가구의 바다를 보는 순간, 소비자들은 막막함을 느낀다. 그리고 계속해서 따라다니는 매장 직원들 때문에 슬슬 짜증이 나기 시작한다. 평생 쓸 수 있을 것이라는 직원의 말에 어깨가 더욱 무거워지기도 한다.

이처럼 가구 매장의 노력은 소비자들의 만족감을 높이지 못하고, 오히려 더 떨어뜨리기까지 하고 있다. 처음에 적극적이었던 소비자들도 가구 매장을 돌아다니는 동안 차츰 수동적이고 부정적으로 바뀌어간다. 매장 직원들은 손님들의 선택을 도와주기 위해 꽁무니를 졸졸 따라다니지만, 소비자들은 그게 더 못마땅하다. 이러한 모습은 포털 사이트들에서도 마찬가지로 나타나고 있다. 포털업체들은 뉴스, 날씨, 스포츠 등 한 가지 정보라도 더 많이 제공하기 위해 최선을 다한다. 하지만 사용자들은 정신없는 레이아웃과 느려 터진 검색 속도에 짜증이 난다. 항공사들 또한 마찬가지다. 신경을 써서 무료 기내식을 제공하지만, 승객들은 맛이 없다고 불평이다. 결론적으로 말해서, 기업들은 모두 고객 만족을 위해 최선을 다하고 있지만, 이것이 문제를 해결하기는커녕, 점점 더 악화시키고만 있는 것이다.

자료원 : 문영미(2011), 디퍼런트, 살림Biz, pp. 145-146.

토론과제

1. 우리나라 의료시장에서 과연 위와 같은 서비스를 하면 소비자들이 어떤 태도를 보일지 논의해 보시오.
2. 이 글을 읽고 의료소비자의 진정한 선택권이란 무엇인지 논의해 보시오.
3. 오늘날 국내 병원들이 최고의 고객만족 서비스를 추구하는 것과는 달리 유럽의 병원에 가 보면 우리나라 서비스보다 많이 뒤지는 것을 알 수 있다. 이와 같은 현상이 의미하는 바가 무엇인지를 논의해 보시오.

제 4 장

의료서비스 환경의 변화와 의료소비자행동

- 의료서비스의 개념
- 의료서비스 환경의 변화
- 의료소비자의 지위 및 행동의 변화
- 병원 경영에 대한 도전과 대응

학습목표

1. 의료서비스와 관련된 환경 변화의 내용과 그 배경에 대해 이해한다.
2. 의료서비스 환경의 변화가 의료소비자 행동에 어떻게 영향을 미치는지 이해한다.
3. 의료소비자의 지위변화를 이해하고 대응 마케팅방안을 강구할 줄 안다.
4. 정보통신기술과 보건의료의 접목에 따른 의료소비자의 욕구 변화와 그 충족 방법을 이해한다.

제1절 의료서비스의 개념

1. 마케팅 관점에서 본 의료서비스

마케팅의 관점에서 볼 때 상품이란, 현금 등 대가의 지불을 전제로 교환에 자발적으로 참여함으로써 마케터로부터 제공받는 모든 욕구충족 수단이라고 할 수 있다. 이처럼 상품이란 소비자의 욕구와 필요를 충족시키기 위해 만들어지는 최종산물로 정의할 수 있기 때문에 경제적 측면에서 볼 때 재화이다. 상품은 제품계획의 내용에 따라 신제품, 기존 제품의 개량, 기존 제품의 용도개선 등으로 구분하며, 제품수요에 따라 핵심제품(core product), 실제제품(actual product), 확장제품(augmented product)으로 구분한다.

핵심제품이란 잠재고객들의 핵심적인 욕구를 충족시키거나 문제를 해결해주기 위한 효익(效益)들의 다발(bundle of benefits)이라고 할 수 있다. 즉, 화장품을 구매하는 사람은 '아름다움' 이라는 효익을 추구하는 것이며, 위 내시경 진단이라는 의료서비스를 구매하는 사람은 '신체적 건강'이라는 효익을 추구하는 것이다.

다음으로 마케터는 핵심제품을 실제제품으로 전환시켜야 하는데, 실제상품이란 잠재고객들에게 효익의 조합을 효과적으로 제공할 수 있도록 물리적 · 화학적 측면들을 가미한 기능적 속성과 기타 관련 속성들을 결합시킨 것이다. 즉, 경제성과 고통이 최소화된 위 내시경 서비스를 추구하는 잠재고객에게 구매가격, 목 부위 내시경 접촉면에 대한 효과적 마취, 신속성, 고통을 최소화할 수 있는 자재의 사용 등의 기능들과 고객의 심리를 최대한 안정시킬 수 있는 의료인들의 태도와 설명을 효과적으로 결합함으로써 잠재고객들이 선호하는 바람직한 효익들을 구체화한 '위 내시경' 진단을 개발할 수 있을 것이다.

확장상품은 상품의 구매로부터 만족을 극대화시킬 수 있도록 부가적인 편의나 지원이 가미된 것을 말한다. 즉, 위 내시경 진단을 예약한 고객에게 교통편을 제공하거나 위의 건강유지에 필요한 건강교육을 부가적으로 수행하는 것을 말한다. 마케팅의 측면에서 볼 때, 모든 상품은 이 세 가지 조건이 조화를 이루어야 잠재고객들의 만족도를 높일 수 있다. 이들 세 가지 속성 중에서 핵심제품을 제외한 실제제품이나 확장제품은 병원이 처한 여건에 따라 독특한 속성이나 강점을 결합하여 고객들의 만족도를 높일 수 있을 것이다. 즉, 대도시에서 직장에 출근하기 전에 위 내시경을 한 직장인들에게는 회복시간에 안락한 소파가 있는 휴게공간에서 미디어장치를 이용한 위 건강 교육을 수행할 수 있을 것이며, 반면에 비교적 병원과 집 사이에 거리가 있는 소도시에서 위 내시경 진단을 예약한 노인 고객들을 위해서는 교통편을 제공함으로써 만족도를 높일 수 있을 것이다.

의료서비스가 교환의 대상인 재화이기는 하지만 일반 상품과는 다른 특성들을 지니고 있다. 특히 의료서비스는 그 특성상 의료진과 환자가 분리되지 않고 동시에 서비스를 생산하고 소비하게 된다. 때문에 환자의 병원에 대한 긍정적 반응과 신뢰를 유인해내기 위해서는 의료인들의 관계지향적 태도와 커뮤니케이션 능력이 요구된다. 이때 의료진의 커뮤니케이션은 의미 있는 작용을 한다. 즉, 관계지향적 커뮤니케이션은 환자의 만족, 병원에 대한 이미지의 형성, 재방문의도, 구전 등에 영향을 미친다. 또한 의료진의 관계지향적 커뮤니케이션은 환자의 자발적 자기정보공개를 촉진시킴으로써 치료효과를 향상시키는 결과를 가져오기도 한다. Buller & Buller(1987)는 병원에서 서비스 제공자의 친절하고 사려 깊은 커뮤니케이션은 고객만족을 높이는 것을 증명했다. 또한 의료진이 고객을 신뢰하면서 협력적 의도를 가지고 커뮤니케이션을 할 때 전문성 정도가 높은 것으로 인식하면 환자들은 질적 · 양적 측면에서 높은 자기공개를 하는 것으로 나타나 치료의 효과를 높일 수 있는 것으로 나타났다. 반면, 의료진의 권위적이고 극단적이며, 의료진 중심의 통제형 커뮤니케이션은 환자의 양적 자기정보공개를 높이는 데는 효과가 있지만 질적 자기정보공개의 수준은 낮추는 효과를 가져오는 것으로 나타났다(신현희, 2011).

이 특성들이 일반 상품과는 다른 마케팅 접근을 요구하게 된다. 우선, 의료서비스를 구매하려는 고객들은 의료기관에 대한 직접 방문을 통하여 서비스를 제공받으며, 병원의 진료실 안에서 의료진과 고객이 직접 접촉하는 특징을 가지고 있다. 가정간호 서비스와 같은 경우는 고객이 의료기관을 직접 방문하지 않고 의료서비스 제공자가 고객인 환자를 방문하여 서비스를 제공하기도 하지만, 대부분의 의료서비스는 구매할 고객이 의료기관을 방문하여 서비스를 제공받아야 하는 특성을 가지고 있다.

또한 의료서비스는 환자를 진료하고 질병을 치료하는 과정에서 인간의 생명을 다루는 특별함 때문에 일반 제품처럼 실제상품으로 전환시키는 데는 한계를 가질 수밖에 없다. 우선, 의료서비스의 제공과 동시에 형체가 사라지는 무형의 특성을 지니고 있기 때문에 의료서비스를 공급하는 병원의 입장에서는 서비스를 개발할 때 잠재고객들의 만족도를 높이기 위해서 매우 특수한 성격의 유형을 개발해야 한다.

첫째, 새로운 개념의 의료서비스를 개발하는 것(신제품 개발)이 가장 효과적인 마케팅전략이지만 연구수행이 어려운 일반 병원의 경우에는 새로운 수요를 창출할 수 있는 시장을 개척하는 것이 더 중요한 전략이 될 수 있다. 예를 들면, 기본적인 진료과목 외에 부가 서비스차원에서 관련 건강진단 센터를 운영하거나 고객의 관심이 증대하고 있는 비만클리닉을 개설할 수 있을 것이다. 또한 고객이 쾌적한 환경에서 진료를 받고 즐길 수 있도록 카페분위기를 연출하거나 다목적 휴게공간을 제공함으로써 잠재고객들에게 실제제품이나 확장제품이 주는 효익을 갖도록 할 수 있다.

둘째, 조건이 된다면 최신의 첨단기술을 접목한 의료서비스를 개발하는 것이다. 지금까지 어떤 의료기관에서도 시행하지 못한 새로운 치료법을 개발함으로써 고객에게 신개념의 의료기관이라는 이미지를 제고시킨다. 그동안 이와 같은 일은 대학병원 급에서만 하는 일로 여겨왔으나 최근에는 중견 전문병원들을 중심으로 신개념의 치료법의 도입이나 기술개발을 통해 시장으로부터 큰 환영을 받으면서 부가가치를 창출하고 있다. 예를 들어, 어느 치과병원은 자체 개발한 임플란트 기술과 소재를 통해 임플란트 시술가격을 획기적으로 인하했으며, 어느 척추전문 치료병원은 특수 소재의 개발과 고통 없는 치료법을 개발함으로써 국내 어느 대학병원보다 더 많은 척추질환 치료사례를 기록하고 있기도 하다. 국내 최대의 네트워크 시스템을 갖추고 있는 한 한방병원은 국내 모든 브랜치 병원에 제공되는 약의 표준화를 위해서 수십대의 화물차를 확보하여 중앙 공급식 유통망을 갖추기도 했다.

셋째, 통상적인 진료과목 중심의 운영에서 고객들의 관심이 많은 분야와 연계하여 원스톱(onestop) 치료를 받을 수 있는 서비스를 개발할 수 있다. 예를 들면, 최근 노인인구 증가와 함께 노인전문병원들이 증가하고 있는데 병원 내부에 노인 전문 재활센터, 노인 건강증진센터, 운동과 오락시설을 갖춤으로써 노인들이 건강, 운동 및 오락에 필요한 것들을 한꺼번에 수행함으로써 노인 의료소비자들의 효익을 증대시켜줄 수 있다.

특히 의료서비스 상품으로써 진료행위의 결과는 의료인과 환자의 상호작용이 이루어지는 진료행위의 과정에 의해 결정되는 경우가 많다. 진료행위의 과정이 어떻게 수행되느냐에 따라 고객만족과 새로운 가치의 창출이 이루어지기도 한다. 말하자면, 의료서비스는 일반적으로 서비스제공 시에 의사, 간호사, 물리치료사와 각종 의료기사 및 행정지원 인력 등 다양한 직종의 의료인들의 노력이 효과적으로 조합되어야 하기 때문에 의료인 모두는 자신이 서비스 제공의 주체라는 인식을 갖고 있어야 한다. 의사와 간호사만 의료서비스의 제공에 참여하는 것이 아니라 모든 직원과 고객인 환자 사이의 긴밀한 상호작용에 의해 서비스가 생산되고 전달된다는 점을 인식하는 것이 중요하다.

실제로 병원을 방문하는 외래환자들의 진료과정에 대한 태도조사에서 고객만족에 영향을 미치는 요소는 단지 의사와의 직면만이 아니다. 대기시간, 진료시간, 의사의 친절성, 의사의 관심, 의료기술, 증세에 대한 의사의 설명, 간호사 친절도, 간호기술 및 숙련도, 궁금증에 대한 간호사의 설명 등 매우 복잡하다. 치료를 마치고 병원을 나갈 때도 진료비 내역에 대한 상세하고 알아듣기 쉬운 설명은 고객만족도에 중요하게 영향을 미치는 것으로 나타났다. 의사나 간호사에게 만족을 한 고객이 진료비에 대한 자세한 설명을 듣지 못하여 진료행위 전반에 대하여 불신하는 것은 얼마든지 볼 수 있다.

이처럼 의료기관을 방문하여 진료와 치료를 받아야 하는 고객은 의료인들간 협력을 통하여 의료서비스를 제공받게 되고 이러한 과정을 통하여 상품으로서 의료서비스를 인식하게 되는데 이 인식의 차이에 의해 의료기관 이용률이 달라진다. 의료서비스에서 병원 구성원들 각자가 차지하는 비중과 역할이 막대하다고 하겠다. 따라서 고객인 환자가 만족할 수 있는 수준의 의료서비스를 제공하기 위해서는 의사, 간호사, 기술직 외 모든 의료인이 최고의 서비스를 제공할 수 있는 능력과 열의가 밑받침되어야 한다. 특히 요즘 감성 중심의 시대 속에서 환자에 따라서는 머리보다 가슴으로 진료하는 의료인을 선호하는 경향이 높아지고 있다. 따라서 고도의 전문성을 갖추는 것은 기본이고 인간적인 의료인이 많은 병원일수록 이용도가 높을 것이라는 것을 예상할 수 있다. 이외에 의료서비스 상품의 수준을 결정하는 것으로 병원 직원들의 외모와 복장 상태

등도 있다. 그동안 백색계통의 가운은 병원에서 의료인의 전문성과 자격을 상징하고 의료인의 인상이나 친절도 등에 대한 고객의 인식에 영향을 미쳐 왔지만 시대가 변함에 따라 고객들이 다양한 색상이나 스타일의 복장을 요구하게 되었다. 마케팅의 관점에서 이와 같은 부가적 속성에 대한 조사도 지속적으로 이루어져야 한다. 실제 어느 치과에서 직원들에게 검정색 제복을 착용하게 했더니 고객들의 병원에 대한 매력도와 신뢰도가 높아졌다는 보고도 있다.

2. 의료서비스에 대한 영향 요인

의학적 측면에서 볼 때, 의료서비스는 의료인이 주체가 되어 환자를 진찰하고 증세에 적합하게 투약하거나 처치하는 직접적 의료행위를 말한다. 하지만 광의적으로 볼 때는 이와 같은 협의의 개념 뿐 아니라 질병예방활동 및 의료조직이 수행하는 모든 국민 건강 관련 활동을 포함하는 의미로 볼 수 있다. 협의의 개념은 의료인이 주체가 되는 것이고 광의의 개념은 의료기관 전체 또는 정부, 지방자치단체, 관련 공공기관이 주체가 된다고 볼 수 있다. 광의적으로 볼 때 의료서비스는 사회보장정책의 중요한 부분인 의료정책을 구성하는 핵심적 요소가 된다. 의료서비스는 일반 재화보다는 정부의 정책 개입이 강화되고 여기에 대하여 예민하게 반응하는 특성을 갖고 있다는 것을 알 수 있다.

경제학적 측면에서 볼 때, 의료서비스는 비용을 지불하는 소비행위를 통해서 사람의 효용(效用)을 높여주는 재화이다. 경제학적 관점의 의료서비스는 그것의 생산 주체인 의료기관이나 공급자와 소비자 간의 교환관계에 있어서 핵심을 이루고 있으며, 상호간의 교환관계 즉 공급과 구매 과정은 공급자, 소비자, 정부정책, 기술, 의료서비스 그 자체로부터 영향을 받는다.

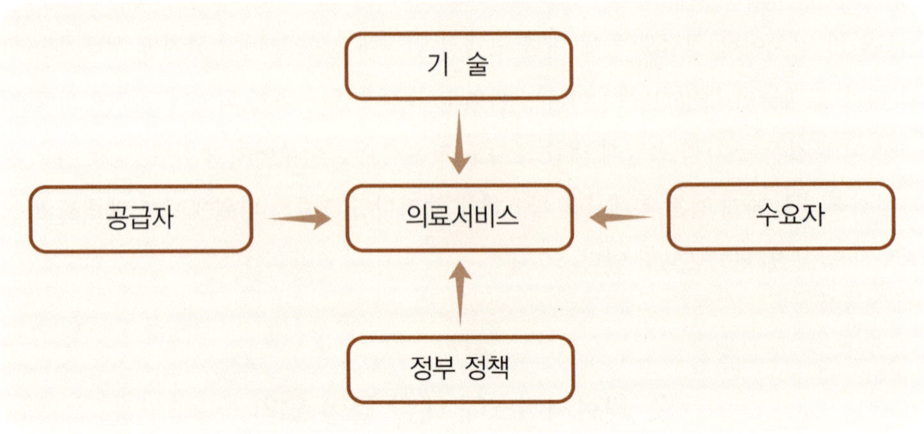

[그림 4-1] 의료서비스에 영향을 미치는 환경

이와 같은 의료서비스는 그 개념의 정립에 있어서도 과거와는 다른 관점에서 접근이 이루어지고 있다. 과거에는 급성기 입원환자에 대한 치료가 의료서비스의 핵심처럼 여겨졌으나 최근에는 한 개인에 대한 연속적 치료가 강조되고 있다. 또한 예전에는 의료서비스 제공에 있어서 질병 그 자체를 치료하여 원상회복시키는데 관심을 두었지만 최근에는 건강을 유지하고 증진시키는 예방조치에 주안점을 두게 되었다. 과거에는 주로 개별 환자에 대한 책임이 강조되었다면 최근에는 전체 인구 집단이나 공동체에 대한 책임이 강조되고 있다고 보겠다. 이러한 변화는 의료서비스가 본질적으로 갖는 외부효과나 우량재로서의 성격 때문이다. 변화에 효과적으로 대응하기 위해 의료서비스를 제공하는 의료기관의 암묵적 지식과 관계되는 각종 기반 자산이 중요시되고 있으며, 병원 경영의 목표가 단순히 병상 수를 채우는 것으로부터 최적 수준의 서비스를 제공하는 개념으로 바뀌고 있다. 의료서비스의 개념에 대한 또 하나의 새로운 관점은 단기보다는 장기적 관점에서 접근되어야 한다는 당위성이다. 의료서비스를 제공하는 조직에 대한 책임자는 과거처럼 지시하고 통제하는 관리자의 개념으로부터 병원이나 소비자 모두에게 의료서비스의 가치를 증진시킬 수 있는 리더십 개념의 도입이 요구되고 있다.

제2절 의료서비스 환경의 변화

의료서비스 환경이란 의료서비스가 생산되고 제공되는 과정에 영향을 미치는 외부 및 내부적 환경을 말한다. 마케팅 주체의 입장에서 마케팅전략의 수립과 수행에 영향을 미치는 환경을 분석하는 일은 매우 중요하다. 환경의 분석을 통해 얻어진 정보들이 마케팅전략을 수립하는 중요한 투입요소가 되기 때문이다. 따라서 병원 조직에서 경영자나 마케팅 관리자는 의료서비스의 생산과 공급 환경을 구성하는 요소들에 대한 분석을 통해 정확한 정보를 가질 것이 요구된다. 의료서비스의 생산과 제공에 영향을 미치는 환경변수로는 환자를 포함하는 소비자, 공급업체, 의료기술, 정부기관 및 의료서비스의 내부 구성 요소 등을 들 수 있는데, 마케팅은 이들 요소들과 부단하게 상호작용을 하면서 수행된다.

1. 수요자 측면의 변화

의료소비자들은 갈수록 건강에 대하여 높은 관심을 가지고 있으며, 의료서비스에 대한 욕구가 고급화 및 다양해지고 있다. 또한 급속한 노령화로 인하여 노인인구가 증가하고 있으며, 그 결과 노인계층의 의료비가 증가하고 있다. 현대인들은 높은 교육수준으로 인하여 주체의식, 건강에 대한 관심이 높아지면서 자가 치료에 대한 관심도 높아지고 그 결과 보완대체의학이 부각되고 있기도 하다. 사회의 민주화와 함께 SNS를 통한 집단적 힘이 증대함에 따라 소비자의 권리의식이 향상되고 있으며 진료에 능동적으로 참여하려는 의식이 높아지고 있다.

이러한 변화 속에서 우리나라 의료소비자들의 행동을 선진국과 비교해볼 때 여러 가지 문제점을 가지고 있는 것으로 분석되고 있다. 우선 이용횟수 면에서 과잉소비를 하고 있고 의약품도 남용하고 있는 것으로 평가받고 있다. OECD 발표자료에 의하면 한국의 국민 1인당 의료기관 이용횟수는 연간 12.3회로 영국의 5.4회, 미국의 5.8회, 프랑스의 6.5회에 비해 너무 높다. 의약품의 남용도 심각하여 미국인들의 약제비가 전체 의료비에서 차지하는 비율이 12%인데 반하여 우리나라는 약 30%를 차지하고 있다. 이러한 의료서비스의 남용은 비용지출 면에서 가계운영에 부정적 영향을 미치고 의료 자원의 낭비도 초래하는 것으로 지적되고 있다. 의료서비스의 과다사용은 환자 개인의 특성과 함께 우리 사회의 문화, 의료기관의 마케팅 강화 및 의료서비스와 관련된 정보의 비대칭성 등의 원인들로부터 비롯된 것이다.

2. 공급자의 측면의 변화

공급자 측면의 변화에 있어서 가장 첫 번째로 부각되고 있는 요소는 의료서비스 공급의 주체인 의사들과 병원을 비롯한 각종 의료기관의 숫자가 증가하면서 의사 간, 의료기관 간 경쟁이 가속화되고 있다는 점이다. 의사들의 숫자만 보더라도 전국 41개 의과대학에서 매년 3천명의 의사들이 배출되고 있어 2011년도에 의사면허번호가 10만번을 넘어섰다. 2011년도에 건강보험 심사평가원이 공개한 2006~2010년 의원 표시과목별 폐업 현황에 따르면, 최근 5년 동안 연평균 1천7백여 개의 의료기관이 문을 닫은 것으로 나타났다. 2010년 한 해 동안에는 약 2천여 개 의원이 개원을 하였고 1,559개 의원이 문을 닫았다. 정신과와 산부인과의 경우에는 개원 의원보다 폐업하는 의원들이 더 많았다. 정신과의 신규 개원은 28개, 폐업은 34개였고, 산부인과도 개원은 50개, 폐업은 93개 기관이었다. 의원급 의료기관뿐만 아니라, 병원과 요양병원의 폐업도 늘어나는 추세이다. 병원의 경우 지난해 153개가 폐업했고, 요양병원의 경우 114개가 폐업했다. 이들 의료 기관들의 폐업 사유는 경영상의 이유가 750건으로 가장 많은 것으로 나타났다.

이러한 내적인 팽창에도 불구하고, 우리나라 의료시장은 국제경쟁에서는 분리되어 국가적으로 보호를 받고 있는 폐쇄적인 구조를 갖추고 있다. 교환의 원리에 의해 볼 때, 서비스에 대한 보호정책은 고비용과 품질 저하의 문제를 불러올 수 있다. 국내 시장에서 의료기관 간 경쟁이 커짐에 따라 의료서비스의 가격은 낮아지고 대신 품질은 높아진다고 볼 수 있으나, 국제경쟁의 경우에 유지되어야 할 수준에는 미치지 못할 것이라는 것을 예상할 수 있다.

우리나라 의료시장에 있어서 소비자가 원하는 품질에 도달하지 못하는 의료서비스의 공급은 가격통제의 문제로부터 기인한다. 의료서비스의 가격이 정부에 의해 통제됨으로써 각종 의료기관들은 환자들의 숫자를 늘리는데 역량을 모으고 있다. 숫자를 늘려야만 수익의 증가가 가능하기 때문이다. 이와 같은 의료서비스 환경의 조성으로 '30분 대기, 3분 진료'라는 낙후된 환경이 개선되지 못하고 있으며, 대기시간이 개선되지 못함으로써 의료서비스 공급에 대한 불만족은 여전히 남아 있다. 시장개방에 의한 국제적 경쟁이 도입되지 못함으로써 의료서비스에 대한 다양성 및 차별화가 보장되지 못하고 있는 것이다. 교환이론의 측면에서 볼 때 이와 같은 획일화된 낮은 의료서비스를 낮은 가격에 구입하는 한 가지의 선택권밖에 가질 수가 없어 소비자의 편익이 확대되기 어렵다.

자본주의적 자유교환 대상으로서 의료서비스 공급체계에 대한 반대의 입장도 충분히 고려할 수 있다. 즉, 의료서비스는 그 특성상 외부화를 가지고 있고 국민의 노동력을 보존하는 중요한 기간재이기 때문에 국가에서 정책적으로 개입하는 것이 옳다는 관점이 그것이다. 이와 같은 입장은 국가보험체제를 유지하고 있는 유럽에서 주로 채택되고 있는데, 자유경쟁의 원리에 의해 의료서비스를 공급하는 것보다 평등의 정신에 입각하여 공급하는 것이 정의라는 입장이다.

두 번째, 공급자 측면의 변화로는 대체의료 시장이 넓어지고 있는 것이다. 전통의학은 주로 개발도상국에서 광범위하게 이루어지고 있지만 보완대체의학은 선진국에서도 급속하게 증가하고 있는 추세다. WHO 조사에 의하면 미국의 경우도 2005년도 보완대체의학 이용률이 42%에 달하고 있으며, 벨기에 31%, 프랑스 49%, 싱가폴 46%, 호주 48.5%, 캐나다 69%의 이용률을 보이고 있다(WHO, 2005). 국민 의료비와 보험재정 등으로 압박을 많이 받고 있는 선진국에서 의료재정의 절약차원에서 보완대체의학을 지원하고 있기도 하다. 현재 우리나라의 보완대체 의료시장은 약 1조 원 규모로 추산되고 있는데, 일각에서는 연간 17조원에 달하는 사회의료비용 가운데 약 2조원 정도는 보완대체의학으로 보험료가 절감되고 있다는 주장도 제기되고 있다. 이에 따라 국내에서는 2004년도부터 각 대학에 보완대체의학 관련 학과들이 설치되어 운영되고 있다. 국내 많은 대학과 대학원에서 대체의학 관련 학과들을 설치하고 있으며, 각종 민간협회에서는 자연요법사, 마사지요법사, 미술치료사 등 각종 민간자격증도 부여하면서 저변을 확대해나가고 있다. 최근에는 극도의 기술 중심의 치료보다는 자연과 조화를 이룬 치료에 대한 관심이 증대함에 따라 의학분야에서도 삼림욕치료요법과 같은 대체요법이 겸용되고 있기도 하다.

세 번째로는 전문과목 간 경계가 모호해지고 있다는 점이다. 기존의 각 진료과들이 진료영역을 확장하기 위한 노력을 기울이면서 진료영역의 절대적 기준은 점점 사라지고 있다. '소아과'에서 '소아청소년과'로, '진단방사선과'에서 '영상의학과'로, '마취과'에서 '마취통증의학과'로, '일반외과'에서 '외과'로, '임상병리과'에서 '진단검사의학과'로 명칭을 변경한 것이 그 예이다. 피부과, 성형외과, 내과, 산부인과, 가정의학과, 비뇨기과 개원의들은 너나 할 것 없이 피부, 미용성형, 비만 등 비급여 진료에 뛰어들고 있다. 포화상태에 이르렀다는 비급여 진료 시장에 여전히 수요가 존재하기 때문이다. 개원의들은 살아남기 위해서 인턴, 레지던트 과정 내내 배운 전문과목의 표기를 포기하고라도 일반의원, 클리닉 등으로 개원하면서 비급여 진료에 관심을 기울일 수밖에 없는 상황이 조성되고 있다. 개원가의 경영난이 가중되면서 진료영역 확장을 두고 다투는 일도 많다. 이비인후과와 성형외과의 비중격만곡증 수술, 치과와 성형외과의 양악 수술, 이비인후과와 치과의 코골이 수술, 외과와 내과의 내시경 검사, 산부인과와 비뇨기과의 유방 질환, 요실금 수술 등에 대한 대립과 갈등은 언론을 통해 이미 잘 알려져 있다.

또한 양방과 한방 사이의 진료에 관한 경계도 일부 허물어지고 있는데, 보건복지가족부는 2008년부터 일정한 요건을 갖춘 의원, 치과의원, 병원, 치과병원 및 종합병원은 한의사를 두고 추가로 한의과 진료과목을 설치하고 운영할 수 있도록 했다. 이와 함께 치과의원이나 한방병원에서도 의사를 두고 진료과목을 설치 운영할 수 있도록 했으며, 요양병원이나 한방병원에서는 치과의사를 두고 치과치료를 할 수 있도록 했다. 진료과목의 경계가 허물어지고 모호하게 됨에 따라 소비자들의 병원 선택의 폭도 다양해지게 되었다.

네 번째로는 의료기관의 대형화 및 네트워크 병원의 등장으로 의료서비스 공급의 양극화가 이루어지고 있다는 점이다. 병원들이 대형화를 추구하는 이유는 생존전략의 측면이 강하다. 즉, 우리나라 소비자들이 대형병원을 선호하기 때문이다. 동네의원 급에서 해결하지 못하는 질병의 치료에 대해서는 무조건 대형병원 및 대학병원 급을 선호하다보니 병원들도 앞 다투어 대형화를 선호하게 되었고, 그 결과 중소병원들은 경영난에 빠지는 모순된 결과를 초래했다. 의료기관에도 규모의 경제학이 경쟁력을 보장하게 되면서부터 병원의 대형화가 급속히 추구된 셈인데, 그 선도적 병원들로는 서울아산병원, 서울삼성병원 등 재벌기업 소유의 병원과 가톨릭대학교 강남성모병원을 비롯한 각종 대학병원들이다. 그 뒤를 이어 전문병원들의 대형화 및 고급화도 급속히 추진되고 있다. 마치 동네 슈퍼마켓이나 가게들이 SSM(Super Super Market)의 입점으로 도태되는 것처럼 전문병원도 대형화 및 고급화되지 못하면 도태한다는 위기의식은 성형외과와 치과병원과 같은 전문병원들의 대형화를 가져왔다. 급성기병상이 급격히 증가한 결과 우리나라는 OECD 권고치보다 더 높은 급성기 병상수를 유지하게 되었다. 의원들과 중소병원들의 경영상 어려움이 더욱 가중될 것이라는 분석이 가능하다.

또한 병원의 대형화 추세와 함께 증가하고 있는 것이 네트워크병원이다. 네트워크병원이란 진료과목이 유사한 병원들이 마케팅비용을 줄이고 최신의 트랜드 공유, 브랜드 강화 및 부대사업을 공동으로 추진하는 것 등을 목적으로 직영체제 외에 가맹점이나 체인과 같이 프랜차이즈 형태를 띠는 것을 말한다. 네트워크병원 시스템 역시 생존전략의 일환으로 생겨나게 되었는데, 소비자들이 병원을 선택할 때 입소문이나 인지도를 중요하게 여기는 태도에 부응하기 위한 것이라고 볼 수 있다. 우리나라에서 가장 흔한 네트워크병원의 형태는 본점에 가입비 등의 로열티를 지불하고 상표를 사용하는 프랜차이즈이다. 프랜차이즈는 전국적으로 이름 있는 병원의 이름을 사용함으로써 인지도와 신용도를 한꺼번에 높여 개별적으로 인지도를 높이기 위한 마케팅비용을 절감하게 되고, 많은 환자들을 유인할 수 있는 효과를 노릴 수 있다. 그러나 병원이 처한 입지를 제대로 고려하지 못하거나 본사병원과 균일한 의료의 질을 보장하지 못할 때는 실패할 수도 있다.

3. 의료정책 측면의 변화

시대적 변화에 따라 병원경영 및 의료소비자행동에 중요하게 영향을 미칠 수 있는 보건의료정책도 격변하고 있다. 사실 1980년대 이후 의료문제는 세계 대부분의 국가들에게 중요한 해결과제로 부상했다. 인구구조의 변화, 의료서비스의 다기화, 의과학의 발전, 의료수요의 폭증 등으로 인해 기존의 관용적 · 포괄적 · 보편적 제도로는 급증하는 의료비용을 감당하기 어렵게 되었다. 날로 누증되고 있는 재정적자의 주범이 의료보험으로 지목되자 유럽 국가들은 의료보험의 개혁에 나서지 않을 수 없는 상황에 직면해 있다. 따라서 이들 국가들의 의료개혁의 최대 목적은 곧 비용절감(cost containment)이 되고 있으며, 의료급여 자격요건의 강화, 기여금 인상, 불요불급한 서비스의 삭감 등이 의료개혁의 중요 쟁점으로 떠오르고 있다(송호근, 2006).

우리나라에서도 2010년 이후 정부가 추진하고 있는 주요 의료정책들을 살펴보면, 보건의료서비스의 공공성을 보완하기 위해 시장 기능의 확대를 모색하고 있다. 또한 국민 대다수의 요구에 따라 저수가 정책을 유지하는 대신 지불제도의 변화를 모색하고 있다. 제주특별자치도와 인천 자유경제구역 등 일부 지역에서 실험적으로 의료시장을 개방하고 있으며, 그에 따른 영리법인 병원의 인정을 모색하고 있다. 공공의료보험제도의 미비점을 보완하기 위하여 민간의료보험 시장의 확대도 모색되고 있다.

어느 사회든지 보건의료정책의 수립과 시행은 국민건강은 물론 소득의 재분배효과에 미치는 효과가 크기 때문에 법률의 제정을 통해 효과적으로 추진될 것이 요구된다. 한 사회가 기본적으로 지향해야 할 의료정책의 수립과 추진방향을 살펴보면 다음과 같다.

첫째, 의료서비스 관련 기본법에는 국가가 보호해야 할 인구집단이나 질병 등 보건의료의 내용을 구체적으로 정의하도록 하고, 이를 집행하는데 필요한 보건의료계의 권리와 의무뿐만 아니라 국민 역시 자신의 건강을 보호하고 증진시키는 의무와 권리를 규정할 것이 요구된다. 둘째, 정부는 보건의료의 지표를 개발하고, 재정추계 및 조달을 결정하고, 의료인력 등 관련 전문 인력을 양성하고 배치하는 기준을 설정해야 한다. 또한 관련 행정기관의 개혁방향을 설정하고, 의료공급기관을 지역별, 인구별로 배치하는 기준을 명확히 하고, 국민의 의료비 부담방법 등과 같은 국가 보건의료목표를 설정할 수 있는 제도적 장치를 마련해야 한다. 지방의 기초단체도 지역보건의료계획을 수립하여 시행할 수 있도록 해야 한다. 셋째, 격변하는 시대 속에서 보건의료의 범위와 한계를 예측하여 보건의료에 대한 실용적 개념을 정의해야 하며, 국가의 보건의료에 관한 이념에 근거하여 보건과 의료의 성격을 규정하고 보건의료의 공공성 확보방안과 민간의 자율성에 대한 허용의 정도, 비영리성과 영리성의 성격 규정 등을 명확히 해야 한다. 넷째, 보건의료정책을 지속적으로 책임질 수 있는 조직을 구성하고 각종 조직에는 의료소비자들의 의견이 충분히 반영될 수 있도록 민간의 참여를 증대시켜야 한다. 다섯째, 보건의료정책이 실질적으로 수행될 수 있도록 재원을 조달하는 방법이 명시되어야 한다. 끝으로 보건의료정보의 이용을 규정해야 한다. 보건의료에 관한 정보는 국가의 보건의료체계 관리운영에 중요한 자산이므로 적절하게 수집 · 보관 · 관리되어야 하며, 개인의 비밀이 보장될 수 있는 규정이 강화되어야 한다.

4. 기술 측면의 변화

보건의료기술 산업은 지금까지 멈추지 않고 발달하고 있으며, 새로운 기술을 개발하는 업체에게는 어김없이 높은 이익을 안겨주고 있다. 인류의 건강을 증진시키고 생명을 연장한다는 목표 아래 추진되는 다양한 보건의료 기술들은 현대에 들어와 IT 기술을 기반으로 획기적인 발전을 이룩하고 있다는 평가를 받고 있다.

GE사는 최근 자기공명 영상 진단기 유도 고집적 초음파 수술 장치 'MRgFUS'(focused ultrasound surgery)를 개발했는데, 이 장치는 몸속의 암세포 근육에 생기는 양성 종양(근종) 등을 칼로 절개하지 않고 초음파를 통해 몸속에서 태워 제거하는 장치이다. 초고화질 HD급 3차원 영상기기를 이용해 암이나 근종의 위치를 정확하게 확인한 다음 마우스로 수술할 부위에 동그라미 표시를 하면, 컴퓨터가 초음파를 쏘아 작은 수술부위에 집적된 초음파가 조직의 온도를 높여 근종을 파괴한다는 것이다. GE사의 마케팅 내용에 의하면 마취나 칼이 필요 없이 수술이 가능한 시대가 열릴 수 있다는 것이다.

국내에서는 KIST 기술진들에 의해 로봇이 환자의 체온을 재고 노인들의 말벗이 되어주면서 건강상태 변화를 수시로 측정하고 이상 시 경보를 보내주는 케어로봇을 개발했다. 지식경제부는 노인 가사생활을 지원하는 실버도우미 로봇개발에 예산을 투입하고 있다. 수술로봇이 등장한 이래 자식과 떨어져 살고 거동이 불편한 노인들을 케어할 수 있는 로봇이 개발되고 있는 것이다. 불과 몇 년 전부터 개발에 들어간 E-헬스케어 시스템은 실제 상용화되고 있다. 과거 같으면 병원에 가야 물어볼 수 있는 건강 관련 의료정보들을 인터넷을 연결하여 직장이나 가정에서 24시간 접속하여 전문의와 상담도 하는 일이 가능해졌다. 이와 함께 인터넷 관련 업체들은 의료분야와 융합에 있어 경쟁사들보다 유리한 위치를 선점하기 위해 노력하고 있다. Google은 2008년부터 개인 의료정보 관리를 위한 Google Health를 열었으며, MS사도 2008년 7월 환자 스스로 자신의 의료정보를 입력하여 의사와 공유할 수 있는 HealthVault 시스템을 출시했다. 물론, 두 시스템 모두 의료정보 입력과정이 복잡하거나 의료진과의 상담 창구가 없어 아직까지 활용도가 높은 편은 아니다.

무엇보다도 최근 의료기술의 발달은 U-헬스케어 시스템을 통한 원격진료에 집중되고 있다고 하겠다. 오래전부터 영상장비와 IT기술의 발달을 기반으로 개혁을 거듭하고 있는 의료산업은 인터넷에 이어 스마트폰과도 융합을 진행하면서 언제 어디서나 진단과 처방을 받을 수 있는 원격진료를 상용화하는데 노력을 기울이고 있다.

최신 아파트에는 이미 U-헬스홈케어 시스템이 도입되고 있다. 실제로 인천 송도 국제도시의 한 아파트단지에는 서울대학병원 강남센터와 포스코건설, 유라클 등이 공동 개발한 U헬스 시스템이 서비스되어 입주민들이 고혈압, 당뇨와 같은 만성 질환을 홈케어로 처리할 수 있도록 했다. 각 가구에 설치된 측정기기로 잰 수치는 의료기관 이용 시 참고할 수 있도록 자동으로 전자건강기록부에 저장되고 측정된 정보는 병원 전자의무기록과 연동되어 주치의가 언제든 볼 수 있다. 또한 당뇨병을 앓고 있는 환자는 병원에 힘겹게 가는 대신 휴대폰과 휴대폰에 연결된 작은 기기를 통해 혈당과 혈압을 확인하고 이를 주치의와 공유한다. 이 원격시스템을 통해 위험신호가 발견되면 곧바로 병원으로 가 진료를 받으면 된다.

2010년부터 미국 공립학교들은 의료서비스를 받기 힘든 시골 어린이나 저소득층 학생을 위해 학교에서 원격진료를 받을 수 있는 학교기반 원격진료 네트워크를 구축하고 있다. 미국 캘리포니아주 비영리단체 칠드런스 파트너십은 2007년부터 가정형편이 어려운 학생들이 학교에서 원격으로 의사로부터 진료를 받을 수 있는 특수장비와 네트워크를 설치하는 사업을 전개하고 있다. 이와 함께 오바마 대통령은 의료개혁을 통해 향후 5년 내 전 국민의 전자건강기록 시스템을 구축하는 IT시스템 도입으로 의료서비스의 효용성을 높이고 시골 등 낙후지역과 의료서비스 부족 지역에 의료서비스를 제공하기 위해 2조5천억 원의 예산을 책정했다. 일본의 경우에는 만성질환자를 대상으로 원격진료를 허용하기 시작했고, 원격진료에 대한 보험급여도 지급하고 있지만 아직까지 오지 생활자나 재진환자, 만성질환자 등에 대하여 제한적으로 원격진료를 허용하고 있다.

전 세계적인 의료 트랜드가 되고 있는 원격진료는 아직 보완해할 점이 많은 것으로 지적되고 있다. 가장 중요한 것이 환자 개인정보 보호와 진료 책임소재의 문제이다. 영상장비나 기타 첨단 기기를 통해 진료 시 종종 발생하는 모니터 오류 등에 의해 일어난 오진사고에 대한 책임소재 등에 대한 논의는 아직 진행 중에 있다. 또한, 의사단체나 관련 시민단체에서는 원격의료 기반의 새로운 보건의료 환경 조성의 주체가 기업으로 넘어가게 될 경우 여러 가지 사회 · 경제적 문제들이 발생할 수 있다고 우려를 표명하고 있다. 현재 정부 주도로 취약계층을 대상으로 주로 시행되고 있는 원격진료가 만약 기업의 손으로 넘어가게 되면 높은 의료비를 부담할 수 있는 소수 계층만의 전유물이 될 수 있다는 것이다.

의료와 첨단기술의 접목은 환자들에게 높은 편의를 제공하는 것은 사실이다. 하지만 의료기술의 확장으로 인한 의료비 상승은 이미 통제하기 어려운 상황으로 발전하고 있으며, 모든 병원에서 동일한 의료장비를 앞다투어 구비함으로써 소비자들의 의료비 부담은 물론이고 전체 자원의 낭비를 초래하고 있다는 비판을 받고 있기도 하다. 정부의 지속적인 지도와 계몽, 의료소비자단체의 소비자교육 및 의료소비자들의 지혜로운 구매행동이 요구된다고 해야 할 것이다.

5. Michael Porter의 5가지 영향력

최근 조직의 기획과 전략의 수행에 영향을 미치는 요인들에 대한 분석으로 Michael Porter(1980)의 5가지 영향력 분석이 널리 활용되고 있다. 5가지 영향력은 내적 경쟁자, 새로운 시장 진입자의 위협, 대체품의 위협, 소비자 파워, 공급자 파워 등을 말한다. 이것은 기존의 SWOT 분석[11]이 제공하지 못하는 새로운 측면을 보여준다는 데 있어서 조직의 환경 분석에 있어서 몇 가지 장점이 있다.

첫째, 경쟁적 환경을 이해하는데 도움을 준다. 즉, SWOT분석에 비해서는 좀 더 시스템적이고 포괄적인 접근을 가능하도록 해준다. 둘째, 다양한 환경에 대한 분석을 하는데 사용될 수 있다. 즉, SWOT분석이 주로 제조업 환경 속에서 사용되는데 비해 마이클 포터의 5가지 영향력 분석은 제조업뿐만 아니라 서비스업, 영리조직과 비영리 조직 등 대부분의 산업 환경에 적용할 수 있다. 셋째, 조직의 수익에 대한 각각의 요소의 영향력의 분석이 가능하다. 넷째, 성공을 위한 기회를 분석해주고, 성공에 위협이 되는 환경을 분석해 준다. 다섯째, 전략적 선택을 창출하는 것을 가능하게 해준다.

1) 내적 경쟁자

내적 경쟁자란 동일한 산업 내부에 존재하는 업체들이 갖고 있는 경쟁력을 말한다. 대부분의 업체들은 비가격 경쟁(non-price competition) 요소와 가격 경쟁(price competition) 요소를 적절하게 사용함으로써 경쟁을 수행한다. 미국처럼 영리병원제

---

11) 기업의 내부 환경을 분석하여 강점과 약점을 발견하고, 외부 환경을 분석하여 기회와 위협을 찾아내어 이를 토대로 강점은 살리고 약점은 보완하거나 소멸시키고, 기회는 활용하고 위협은 억제하는 마케팅전략을 수립하는 것을 말한다. 여기에서 사용되는 4요소를 강점(strength) · 약점(weakness) · 기회(opportunity) · 위협(threat)이라고 한다. 강점은 경쟁기업과 비교하여 소비자로부터 강점으로 인식되는 것은 무엇인지, 약점은 경쟁기업과 비교하여 소비자로부터 약점으로 인식되는 것은 무엇인지, 기회는 외부환경에서 유리한 기회요인은 무엇인지, 위협은 외부환경에서 불리한 위협요인은 무엇인지를 찾아낸다. 기업 내부의 강점과 약점에, 기업 외부의 기회와 위협을 대응시켜 기업의 목표를 달성하려는 마케팅 전략은 첫째, 시장의 기회를 활용하기 위해 강점을 사용하는 SO(강점-기회)전략, 둘째, 시장의 위협을 회피하기 위해 강점을 사용하는 ST(강점-위협)전략, 셋째, 약점을 극복함으로써 시장의 기회를 활용하는 WO(약점-기회)전략, 넷째, 시장의 위협을 회피하고 약점을 최소화하는 WT(약점-위협)전략 등이 있다.

도가 도입된 경우에는 병원들이 기업처럼 상황에 따라 제품이나 서비스가격을 자율적으로 조절할 수 있지만, 우리나라에는 병원들이 진료가격을 결정할 수 없기 때문에 주로 비(非)가격 경쟁 요소를 고려하여 마케팅전략을 수립하고 시행하게 된다.

상대적으로 업체에게 큰 경쟁력을 안겨주는 비가격 경쟁력은 제품과 서비스, 촉진과 브랜드력, 그리고 접근성 등 3가지로 구성된다. 병원이 고려할 수 있는 제품과 서비스의 경쟁력 강화 방안은 동일하거나 더 낮은 가격에 상대적으로 좀 더 새로운 기술을 빨리 도입하여 제공하거나 고통 없는 새로운 처치방법의 도입과 같은 것을 말한다. 촉진과 브랜드력은 평범한 이미지보다는 지역민들에게 상대적으로 특별한 병원으로서의 이미지를 부각시키는 것이다. 여기에는 상대적으로 실력 있는 의료진, 봉사하는 병원, 지역민에 대한 주치의와 같은 역할 부각 등의 전략이 있다. 접근성을 통한 경쟁력 강화방안으로는 물리적 위치의 최적화나 비교우위의 주차시설을 갖추는 것이 될 수 있고, 가정간호서비스 특화나 비보험 진료부문의 가격경쟁력 확보 등이 있다.

2) 새로운 시장 진입자의 위협

높은 이윤을 보장해주는 시장은 항상 새로운 진입자의 매력을 끌게 된다. 그러나 시장 진입자에 대한 위협은 그가 진입함으로써 경쟁자가 늘어나 수익이 감소된다는 사실이다. 만약 시장이 급속도록 성장하지 않는다면 이와 같은 상황을 피하기는 어려울 것이다. 2005년도까지만 해도 개업의가 6만 명 정도이던 것이 2010년을 넘어 거의 10만 명에 육박함으로써 의료시장에서 공급자들의 수익은 점점 줄어들고 있는 것과 같다. 다음으로 시장에 대한 진입자의 증가는 가격 경쟁을 치열하게 만든다. 실제, 우리나라의 경우 전통적으로 안정적이던 안과 진료나 치과 진료시장도 경쟁적이 됨으로써 라식이나 임플란트 시술 가격이 획기적으로 낮아지는 결과를 가져왔다는 평가이다. 새로운 진입자는 새로운 분야에 대한 참여를 원할 때 이와 같이 예상되는 장애들을 극복해야 한다. 시장진입의 장애는 기존의 업체들에 의해 진입장벽으로 작용하게 된다. 새로운 진입자가 고려해야 하는 진입장벽으로는 기존 업체의 규모의 경제 전략, 자본의 수요, 핵심 자원과 공급채널에 대한 접근의 불가능, 법적 제한, 브랜드력, 소비자들의 외면, 기존 업체들 간 출혈 경쟁 등이다.

그럼에도 불구하고 새로운 시장 진입자가 성공적으로 시장에 진입하고 정착하게 되는 이유는 소비자들이 기존의 업체들이나 그들의 서비스와 제품에 대해 싫증을 느끼고 있거나 새로운 진입자의 제품이나 서비스가 소비자의 강력한 욕구와 일치하는 경우이다.

3) 대체품과 보완재의 위협

대체품이란 밥과 빵의 관계처럼 완전히 동일한 기능을 수행할 수 있는 다른 것을 말한다. 사람들은 동네 이비인후과 의원을 방문하기보다는 약물에 의존하여 감기를 치료하려고 할 수 있다. 만약, 감기치료에 획기적 효과가 있는 약물이 개발된다면, 관련 병원이나 의사는 타격을 받을 수밖에 없다. 이와 같은 예는 어느 질병치료에 있어서나 마찬가지이다. 불치병 치료를 위한 대체의료의 발달이 다양하게 전개되고 있기 때문에 장기적으로 의료서비스 공급자에게 위협이 될 것이라는 분석이 나오고 있다.

보완재란 본래의 상품이나 서비스와 결합하여 사용함으로써 치료효과를 가져오는 것이나 상황을 말한다. 예를 들어, 다이어트를 원하는 의료소비자들은 의사의 처방과 함께 다이어트 관련 운동이나 식품 등을 결합하여 사용한다. 이와 같은 상황에서 의사의 처방이나 조언이 영향력을 잃거나 약화될 수 있다.

4) 소비자 파워

시장에서 두 가지의 상황이 소비자 파워를 촉진시킨다. 첫 번째는 본래부터 소비자들에게 고유하게 부여되어 있는 직접적 파워로 정부나 기업처럼 판매자들이 조절할 수 없을 정도로 큰 구매력을 가지고 있는 경우를 말한다. 소비자들의 거대한 구매력은 생산자를 통제할 수 있다. 다른 하나는 간접적 파워로 개별 소비자가 구매할 의도를 가지고 있는 경우이다. 즉, 소비자가 지갑에 돈을 가득 채우고 매장을 둘러보는 것만으로 공급자에게는 힘을 발휘할 수 있다. 최근 병원들에게는 직접적 소비자 파워와 간접적 소비자 파워 모두가 도전이 되고 있다. 경쟁체제 속에서 부가가치를 창출해야 하는 각 병원들은 정부와 기업 등을 대상으로 건강검진 제품을 판매하는데 열을 올리고 있고, 또 한편으로는 개별 소비자들을 유인하기 위한 촉진정책을 개발해야 한다. 또한 개별소비자들은 인터넷과 같은 커뮤니케이션 채널을 기반으로 집단화되고 있으며, 이들은 동호인회 같은 조직을 만들어 공급자의 가격 결정에 영향을 미치고 있다.

5) 공급자 파워

공급자들은 업체에 대한 그들의 파워를 수행할 때 그것이 수용될 수 있는 범위를 신중하게 결정해야 한다. 상호관계 속에서 범위를 넘어서는 힘을 발휘하다가 거래관계가 끊어질 가능성은 얼마든지 내재해 있기 때문이다. 공급자들이 업체에 대해 발휘할 수 있는 파워는 재료의 공급 여부에서부터 가격 조정, 기한의 제한 등 다양하다. 그러나 공급자들이 업체에 대하여 파워를 발휘하기 위해서는 우선, 그들이 제공하는 제품이나 서비스가 해당 업체에게 얼마나 중요한지를 파악하고 있어야 한다. 중요도가 높을수록 파워는 커질 것이지만 중요도가 떨어지면 파워는 낮아질 수밖에 없다. 다음으로는 얼마나 유사한 공급 업체가 경쟁하고 있는지를 잘 알고 있어야 한다. 유사한 공급업체가 많을수록 파워는 낮아질 것이다. 동일한 공급자가 많이 있다면 그들만의 독특한 서비스체제를 갖추고 제공할 줄 아는 공급자가 경쟁력을 가질 것이다. 마지막으로는 기존의 공급자로부터 새로운 공급자로 변화시키는 데는 얼마나 높은 비용이 들어가는지를 분석하고 있어야 한다. 실제 공급자들의 파워는 제품의 특수성이나 경쟁자의 부재로부터 오기보다는 공급자를 교체하는데 들어가는 높은 비용으로부터 나오는 경우가 많다.

제3절 의료소비자의 지위 및 행동의 변화

1. 의료소비자의 사회적 지위

일반 시장에서의 소비자들의 지위는 사회의 선진화 추세에 따라 상승하는 경향을 보이고 있다. 일반 구매시장에서 소비자들은 그 지위가 천정부지로 치솟아 이른바, '왕' 또는 '폭군'으로까지 불리기도 한다. 그럼에도 불구하고 일부 기업들은 근시안적 안목을 가지고 제품이나 서비스의 질, 효용성, 안전 면에서 소비자들에 대한 눈속임을 계속하고 있거나 독과점업체끼리 폭리를 취하기 위해 몰래 가격담합을 하기도 한다. 기업들의 도덕적 해이에 대한 대응 차원에서 시장에 대한 소비자들의 감시는 지속적으로 이루어져야 한다는 주장이 설득력을 얻고 있다.

일반 시장의 상황과는 달리 의료서비스 시장에서는 소비자의 지위가 상대적으로 매우 낮다고 할 수 있다. 그 이유는 의료소비자들의 시장에 대한 참여가 공급자들에 의하여 지연되거나 방해받고 있기 때문이다. 의료서비스 공급자들은 의료행위는 고도의 기술을 요하는 것이기 때문에 소비자들이 충분히 이해하는 데는 한계가 있다고 주장한다. 이와 같은 전통적 관행은 의료소비자들이 자신의 건강문제를 자신이 통제하기보다는 의료서비스 공급자들에게 종속적이 되도록 하는 효과를 가지고 온다. 의료소비자들이 공급에 참여하지도 못하고 그것을 통제할 수도 없다는 상황인식은 일반 구매시장에서의 소비자 지위와 상충관계를 발생시킴으로써 소비자들에게 의료시장에 대한 간여와 참여의식을 높이게 만드는 원인이 되고 있다.

의료서비스 시장에서 의료소비자들이 가지고 있는 욕구는 진료를 시작하기 전에 어느 정도의 비용이 들어가는지, 환자의 입장에서 치료의 목적지는 어디이며, 그들이 좋아하는 방법을 선택할 수 있는지 등에 관한 것이다. 그러나 의료서비스 공급자들은 소비자들이 그들이 고유하게 지니고 있는 고도의 진료기술을 통제하려고 하는 것으로 오해하여 소비자들의 참여 자체를 봉쇄하려는 노력을 함으로써 소비자들과 충돌하고 있다. 또한, 의료시장에서 소비자들은 의료의 질, 비용, 접근성, 안전성, 효용성 등을 염두에 두고 있지만, 반대로 의료서비스 공급자들은 개인적 명성, 경제적 이익, 전문가로서의 목표 달성에 대한 만족감 등에 관심이 크다.

영리병원제도가 발달한 미국의 경우 의사들 대부분이 소비자들로부터 이타적이라는 평가를 받지 못하고 있으며, 이것은 의료시장에서 소비자들이 자신들의 권익을 확장시키려는 욕구를 강화시키는 동인으로 작용하고 있다.

2. 정보화와 의료소비자

IT 기술이 발달하기 전에는 의료서비스의 공급자와 소비자 사이에 보건의료에 대한 정보의 비대칭이 심각했다. 정보의 비대칭은 상품이나 서비스의 공급자와 소비자 사이에 필요한 지식이나 경험, 정보의 격차에 의해 발생하게 되며, 정보의 양이 많은 쪽이 교환에 있어서 주도권을 갖게 된다. 때문에 의료정보의 비대칭 상황에서는 병원이나 의사 등 의료서비스 공급자 주도로 의료서비스체계가 구축되는 것이 당연시 되었다. 반면, 환자들은 교환관계에 있어서 상대적으로 손해를 본다는 인식이 크게 작용했다.

그러나 오늘날 IT 기술의 발달에 따라 인터넷이 무한대로 공급되면서 소비자들은 의료정보에 무제한적으로 접근할 수 있게 되었다. 이와 같은 상황은 그동안 보건의료정보의 취약성에 대하여 불만을 가지고 있던 의료소비자들의 욕구를 충족시켜주면서 동시에 소비자 주권 향상 욕구의 상승작용을 일으키고 있다. 일본의 경우 인터넷의 발달에 따라 성인 남녀들은 건강에 관한 정보의 관심도에 있어서 96% 이상이 깊은 관심을 가지고 있는 것으로 조사되었다(일본 후생노동성 보고서, 2000). 의료정보에 대한 관심도가 높아지는 과정을 보면, 가족이나 친지 또는 주변의 지인으로부터 자발적으로 의료정보 사이트와 같은 정보를 입수하고 검색하는 것으로부터 자연스럽게 의료정보를 접하게 된다. 또한 어디서나 접근이 가능한 인터넷을 유영함으로써 자신의 건강 유지와 관련한 정보에 대한 접근도가 심화되는 것을 볼 수 있다.

유명 IT 잡지인 '와이어드(Wired)'의 편집장 Chris Anderson은 구글, 애플, 이베이 등 최고의 IT 기업을 벤치마킹하는 과정에서 얻은 직관을 토대로 저술한 「롱테일 경제학(The Long Tail)」이란 책에서 다양한 고객의 욕구를 충족할 수 있는 제품의 개발과 유통의 중요성을 지적했다. 정보통신기술의 발달에 따라 고객은 다양한 요구를 표현하게 되었으며 기업은 이러한 고객의 요구를 충족시켜야 수익을 창출할 수 있게 되었다는 것이다.

롱테일의 법칙은 지금까지 자본주의 시장경제의 단면을 설명하던 파레토의 법칙(Pareto's Law)과는 다른 관점에서 시장의 원리를 설명하고 있다. 파레토의 법칙은 20%의 상품이 총매출의 80%를 창출하고, 20%의 충성스런 고객이 매출의 80%에 기여한다는 것이다. 즉, 조직의 20%가 80%의 매출에 기여한다는 뜻이다. 파레토의 이른바 '20 대 80'의 법칙은 모든 비즈니스 분야에서 황금률로 받아들여져 현대 마케팅의 새로운 토대가 되었다. 인기 있는 의사를 병원 광고의 전면에 내세우거나 1회에 2백만

원씩이나 하는 종합건강검진 상품을 구매하는 우량고객을 우대하는 등의 마케팅 기법은 모두 파레토의 법칙에 근거를 두고 있다.

이와는 반대로 롱테일의 법칙은 80%의 사소한 다수가 20%의 핵심 소수보다 더 큰 가치를 창출한다는 이론이다. 역(逆) 파레토의 법칙으로 불리는 롱테일의 법칙은 바로 마케팅에 IT 기술의 접목됨으로써 나타난 현상이다. 오프라인에서는 공간이나 예산의 제약 때문에 주로 우량재를 전면에 내세우게 되지만 인터넷 상에서는 열등재까지도 미화시켜 모두 보여줄 수 있다는 장점이 있다. 또한 전시비용이나 물류비용도 절감함으로써 유통비용을 줄일 수 있는 장점을 가지고 있다. 자신의 건강상태에 대해 의문을 가지고 있는 의료소비자들은 의사와 직접 대면하지 않은 상태에서 인터넷 상에서 질문을 통해 얼마든지 필요한 정보를 입수하게 되었으며, 이를 토대로 병원을 선택하는 합리적 의사결정을 할 수 있게 되었다. 인터넷 상에서 다른 의료소비자들이나 질병 치료에서 이미 경험이 있는 사람들과의 소통을 통해 정보를 공유함으로써 서비스 구매선택의 폭이 넓어지게 되었다. 인터넷은 오프라인 상에서 인기를 끌지 못하던 제품이나 서비스를 인기 있는 것으로 재창조하는 특성을 가지고 있기 때문에 기업이나 병원을 막론하고 새로운 비즈니스 모델로 떠오르고 있다. 정보통신기술의 비즈니스 접목으로 공급자 중심의 시장에서 20%만 차지했던 우량고객을 대상으로 제품이나 서비스를 개발하여 안정적인 매출과 수익을 보장받던 시대는 지나갔다는 주장까지 제기되고 있다.

이처럼 인터넷을 통하여 일반적인 의료정보와 함께 자신의 건강이나 질병치료를 위하여 다양하고 많은 정보를 가지게 된 소비자들을 일명 'E-Patient'라고 부르기도 한다. 이들 인터넷 의료소비자들은 자신이 지니고 있는 보건의료 정보를 이용하여 진료 시 의사에게 전문적인 질문을 하거나 또는 잘못 이해하고 있는 것을 사실인 것처럼 받아들임으로써 공급자들과의 갈등을 유발시키는 원인이 되고 있다. 그러나 수많은 정보에 의해 움직이는 주식 시장을 비롯한 다른 분야와 마찬가지로 인터넷상의 보건의료정보에 있어서도 쓰레기 같은 정보, 일명 정크정보(junk information)가 있을 수 있기 때문에 소비자들은 옥석을 잘 가려서 선택하고 활용할 줄 알아야 하겠다.

이처럼 의료분야에 적용되고 있는 IT 기술이 진화하면서 실제 유비쿼터스 구축과 사이버 진료가 현실화되고 있다. 인도의 경우 지역 암 센터는 인터넷을 통한 원격진료로 인해 외래 환자수가 30% 이상 줄어들었다. 인도 우주연구소(ISRO)는 대형 병원과

8개의 보건센터 간에 동영상과 음성을 통해 실시간으로 진료기록과 이미지, 데이터를 교환할 수 있도록 위성 링크를 구축했다. 이렇게 함으로써 대형 병원의 의사들은 멀리 떨어져 있는 시골마을의 의료 활동까지도 지원할 수 있다는 것이다. 인터넷을 이용한 의료기술의 발달과 적용은 환자들의 시간을 절약해주고, 지역 간 의료서비스의 격차를 줄여줌으로써 삶의 질을 높이는데 기여한다. 그러나 사이버 상의 진료가 실제와 동일한 효과를 거두기 위해서는 기술의 정교화뿐만 아니라 의료인들의 환자들에 대한 감정이입 기술을 고도화시켜야 하는 등 추가적인 노력이 필요하다.

3. 자가 치료와 의료소비자

인터넷과 같은 보건의료정보 제공체계의 발달과 최근 등장한 스마트폰 애플리케이션의 활용은 국민들의 질병에 대한 자가 진단 및 자가 치료를 활성화시키고 있다. 자가 치료(Self-Medication)는 약국에서 구입한 약물의 투입을 통하여 스스로 치료를 하거나 전통적인 진료기법에 의하여 치료를 하는 것을 말한다. 미국 의료시장 조사회사인 메드테크(MedTech)가 조사한 바에 의하면, 미국 내에서 당뇨병 치료의 99%를 환자들이 책임지고 있으며, 2010년도에만 가정 치료용 당뇨병 제품의 판매액이 150억 달러에 이르는 것으로 집계되었다. 또한 미국의 식품의약국에 따르면, 가정치료 부분은 이미 의료기구 산업에서 가장 빠르게 성장하는 분야이다. '뉴욕 타임즈 매거진'은 "자신의 집에서 컴퓨터단층촬영(CAT)을 하고, 변기 물을 내리면 자동으로 소변 검사가 이루어지고, 매끼 식사 후 컴퓨터로 수명의 분석도 가능할 것"이라는 의견을 제기하고 있다.

각종 질병에 대한 자가 치료는 의료비의 증가 및 병원에 갈 시간을 내기가 어려운 환자들을 중심으로 점점 증가하고 있는데, 미국에서는 늘어나는 자가 치료 소비자들을 위하여 온라인과 오프라인 상에 자가 치료 안내소와 같은 시설을 설치하거나 유인물을 제작하여 배포하고 있다. 미국의 자가 치료 안내는 내과 질환을 비롯하여 다양한 분야에 걸쳐 폭넓게 망라되어 있으며 건강에 도움이 되는 실질적인 내용들을 충실하게 반영하고 있다는 평가를 받고 있다.

그러나 자가 치료의 부작용이 없는 것은 아니다. 인터넷을 통하여 정부에서 미승인한 비만 치료약을 구매하여 복용함으로써 부작용을 일으키는 일에서부터 약물과다 복용의 문제, 정체불명의 각종 건강 관련 유사 약품의 수입이 봇물을 이루면서 사회적인 물의를 일으키고 있다. 이와 같은 현상은 의료서비스의 수급시스템이 소비자의 의견이 철저히 배제된 체 공급자 편에서만 구축된 데서 비롯된 것으로 앞으로 많은 개선이 요구된다.

제4절 병원 경영에 대한 도전과 대응

1. 병원 경영에 대한 도전

우리나라에서 병원은 법적으로는 비영리조직이지만 갈수록 경쟁적 환경에 처함으로써 기업경영방식을 취해가고 있는 것이 현실이다. 병원의 본질적 목적이 환자보호와 국민의 건강증진이지만 일정한 수익이 없이는 그 목표들을 달성하기가 어렵기 때문이다. 병원 경영자들은 비영리적 관점의 경영으로는 갈수록 첨단화 되어가는 고가의 의료장비의 도입, 실력 있는 의사의 영입, 환자들의 다양한 욕구에 대응할 수 있는 의료서비스 환경을 조성하는 데는 한계가 있다는 점을 절감하고 있다. 또한, 병원은 일반 기업과는 달리 조직운영 특성상 원가 대비 인건비가 차지하는 비중이 여전히 50% 내외에 머무르고 있다. 새로운 차원에서 수익을 창출하고 병원을 생존 또는 발전시키기 위해서는 부가가치를 창출해낼 수 있는 탁월한 경영능력이 요구된다.

대한병원협회에 따르면, 2001년 이후 병원 도산율은 계속 증가추세에 있으며 2005년에는 10%까지 상승한 것으로 집계되었다. 또한, 한국보건산업진흥원 통계에 따르면, 2008년 한 해 동안 요양병원, 한의원 등을 제외하고 전국적으로 도산한 병의원 숫자만 2,200개가 넘는 것으로 나타났다. 병의원이 도산하는 대부분의 이유로는 경영악화 때문인 것으로 분석되고 있다. 병원 경영자들은 이와 같은 한계를 극복하고 장기적인 생존전략을 모색하기 위하여 경영활성화에 나서고 있으나 아직까지 경쟁격화에 대하여 특별한 대응방법을 찾지 못하고 있다. 어떤 연구결과에 의하면, 병원 구성원들의 약 70% 정도가 병원 간 경쟁이 심각한 것으로 인식하고 있을 정도이지만, 병원 경영자들이 이와 같은 상황을 극복할 수 있는 경영능력이나 리더십을 갖추고 있지 못하다는 의견도 50% 이상을 차지하고 있다.

병원의 생존과 발전을 보장받기 위해서는 무엇보다도 생산성을 높일 수 있는 선진화된 경영방식의 도입과 실행이 절실하게 요구된다. 그러나 대부분의 국내 병원들은 기존의 기계적 관점에 입각하여 조직을 운영함으로써 추가적인 성과를 거두지 못하고 있다. 또한, 의사들이 직무상 지니게 된 기계적 관점과 병원 내부에서 전통적으로 유지되고 있는 이중적 권위주의는 극심한 환경변화 속에서 창조경영을 하는데 제약점으로 작용하고 있다(Shortell & Kaluzny, 2006). 오늘날 병원경영을 어렵게 만드는 도전들을 살펴보면 다음과 같다.

첫째, 병원 간 경쟁의 심화이다. 1991년 병원과 종합병원을 더한 전체 병원 수는 595개이던 것이 2005년 1,308개로 증가했다. 제한된 인구조건 하에서 의료서비스 공급자의 증가는 공급자 상호간 경쟁을 격화시키게 된다. 이것은 우수한 인력 확보를 위한 인건비 지출의 증가, 첨단 시설과 장비를 확보하기 위한 과도한 투자로 이어져 비용증가와 경영상의 압박을 초래하게 만드는 원인이 되었다. 1998년 이후에는 재벌의 병원산업분야 진출로 병원들의 몸집 불리기 경쟁도 가속화되었다. 이것은 중소병원까지 파급되면서 고비용 구조를 갖게 만들었으며 제한된 시장 기반 위에서 병원재정을 취약하게 만드는 원인이 되었다. 그 결과 2008년도 기준으로 우리나라 병원의 57%가 차입경영에 의존하고 있다.

둘째, 높아진 환자의 권리의식이다. 이로 인하여 의료분쟁이 대폭 증가하고 있고, 의료사고 및 진료 불만족으로 인한 소송건수도 해마다 증가하고 있다. 한국소비자보호원에 접수되는 의료분쟁 건수는 해마다 증가하여 2000년 450건, 2002년 727건, 2005년 1,093건, 2006년 1,156건을 기록하고 있고, 각종 분쟁으로 인하여 받지 못하는 진료비도 1조원에 이르는 것으로 추산된다. 이와 같은 현상은 병원이 과거 진료중심의 기계적 조직 관리에서 벗어나 시스템적 위기관리 기능 및 인간 중심의 휴먼웨어적인 경영을 강화시켜야 한다는 것을 반증하는 것이다.

셋째, 외부 의존적 문제해결방식이다. 병원은 규모의 확장 및 요양기관으로의 업종 변경 등 각종 경제적 가치 활동의 전환전략이 자기 주도적이라기보다는 정부 의존적이라는 독특한 특징을 가지고 있다. 이것은 진료서비스의 가격결정이 시장원리에 의해 병원과 의료소비자 당사자 사이에서 직접 이루어지지 않고 정부의 개입에 의하여 조정되며, 업종 전환 역시 정부의 지도와 감독 하에 이루어지는 통제체제 속에 있는 한계 때문이기도 하다. 이에 대해 2006년 출범한 전공의노조는 정부의 일방적인 의료와 사회복지 정책에 대하여 의료계를 대변하여 제대로 된 목소리를 내겠다고 밝히기도 했다.

넷째, 병원장의 경영능력의 미흡이다. 우리나라 대부분 병원들은 장기적 비전의 추구보다는 단기적 성과 중심의 관리과정을 추구하는데 초점을 맞춤으로서 의사결정과정이 비계획적이고 즉흥적이다. 단기적 관점은 조직운영에 있어서 좋은 결과(outcome)를 가져오기 위한 장기적 전망을 방해한다. 병원의 단기성과 중심의 경영관리는 자원동원능력과 중요한 관계가 있는데, 장기(長期) 성과 중심의 관리를 할 수 있는 기반이 되는 인적자원의 장기계획에서 가장 큰 제약을 받고 있다. 즉, 병원의 경제적 부가가치 창출의 핵심인력이라고 할 수 있는 의사들의 짧은 근속기간은 기본적으로 장기비전 수립에 제약 요인으로 작용하고 있지만, 필요 인재를 확보하고 육성하기 위한 메커니즘이 결핍되어 있다.

다섯째, 구성원들의 낮은 충성심이라고 할 수 있다. 병원은 고도의 지식을 갖추고 있는 의료전문가인 의사로부터 간호사, 각종 의료기사 등 폭이 좁고 깊은 전문가들로 구성되어 있다. 이들은 자신이 속한 조직보다는 자신의 직역(職域)에 충성하는 경향이 높다. 이들이 조직에 대한 충성심을 가지고 높은 성과를 낼 수 있도록 하기 위한 전략적 인사관리가 요구된다. 하지만, 병원에서는 여전히 기계적 인사관리가 수행되고 있고 인사 전문가가 없는 경우도 허다하다.

이상 살펴본 바와 같이, 현 시점에서 우리나라 병원의 경쟁력을 높여서 고객들로부터 신뢰를 회복하기 위해서는 기존의 전통적인 공급자 위주의 경영에서 탈피하여 고객을 중심으로 한 마케팅을 적극 도입할 필요가 있다. 병원 간 경쟁이 심해질수록 병원은 과거와 같은 공급자 중심의 경영방식에서 탈피하여 소비자 중심의 경영을 할 수 밖에 없을 것이다. 여기에 바로 의료소비자 이해의 중요성이 있다.

'몸집 불리기' 경쟁에 빚더미 앉은 대형병원

병원경영硏, 240개 수련병원 경영통계 분석 결과
병원당 평균 부채 약 30% 늘어…상급종합은 평균 170억 원 달해

수련병원들이 환자유치 경쟁에 따른 병상 증설과 시설투자 확대 등으로 부채가 크게 늘어난 것으로 나타났다. 지난 9일 한국병원경영연구원(원장 이철희)이 전국 수련병원 240곳의 '2009년도 병원경영통계'를 분석한 결과, 전체 병원의 의료수익 순이익률은 0.6%를 기록, 2008년도(-1.1%)보다 1.7% 높아진 것으로 조사됐다.

하지만 병원의 부채 규모는 이 같은 수익 호전과 반대로 2008년도에 병원당 평균 64억 원에서 83억 원으로 29.7% 증가해 수련병원 한 곳당 1년 사이에 19억 원의 빚이 증가했다. 특히 상급종합병원의 부채 증가폭은 더욱 커져 2008년도에 병원당 100억 원에서 170억 원으로 무려 70억 원이나 늘었다. 연구원은 병원들의 이 같은 부채 증가가 환자수요와 눈높이에 맞춰 병상 증설과 시설투자에 자금을 투입한데 따른 것으로 분석했다.

병원들의 부채규모 증가는 1,000병상 이상 상급종합병원과 300~500병상 사이의 종합병원에서 특히 두드러졌다. 상급종합병원과 300~500병상 사이의 종합병원은 2009년과 2008년을 비교할 때 각각 70.0%와 48.1% 부채가 증가했다.

의료수익에 있어서도 전체적으로는 소폭 증가했지만, 병원에 근무하는 직원 1인당 수익은 소폭 하락했다. 직원 1인당 월 평균 의료 수익은 2008년 718만8,000원에서 700만9,000원으로 17만9,000원 하락했다. 연구원은 직원 1인당 수익 하락은 간호관리료 차등제 시행 여파로 간호사 수가 늘어났기 때문으로 풀이했다. 의사 1인당 의료수익이나 전문의 1인당 의료수익은 소폭 증가했다. 연구원은 "앞으로 CT, MRI 등 영상검사 수가 인하로 수익성까지 낮아질 전망이라 병원들이 수지균형을 맞추기 쉽지 않을 것"으로 전망했다.

한편 병원의 병상 이용률은 병상 수 증가와 의료기술의 발달에 따른 평균 재원일수의 감소로 2008년 83.7%에서 2009년 74.8%로 8.9% 하락했다. 환자들의 평균 입원 일수는 2008년 20.4일에서 2009년 18.0일로 2일 정도 줄었다.

자료원 : 청년의사, 2011. 4. 18, 17면

2. 경영 위기의 대응전략

병원을 둘러싸고 있는 의료 환경이 복잡하게 변화함에 따라 보건의료 시스템 자체가 과거와는 다른 개념으로 변화하고 있다. 즉, 과거 외래 또는 입원환자 중심의 진료로부터 '예방-진료-사후관리'로 이어지는 지속적 보호의 개념으로 의료서비스의 패러다임이 변하고 있다. 또한 질병의 치료로부터 건강 유지를 통한 복지의 증진, 개인 환자에 대한 책임으로부터 지역이나 집단별 책임, 병상 가동률의 극대화로부터 최적 수준의 케어를 제공하는 것과 같은 최적화(optimization) 개념으로의 이동이 이루어지고 있다. 이와 같은 패러다임의 변화와 함께 오늘날 병원 조직에게 요구되는 본질적인 목표를 살펴보면 다음과 같다(Shortell & Kaluzny, 2006).

① **안전** : 환자는 어떤 손상으로부터도 그들을 방어할 수 있는 환경 속에서 치료와 보호를 받아야 한다.
② **효과성** : 치료는 가장 최선의 과학적 기반 위에서 제공되어야 하며, 환자에게 이익이 가지 않는 의료서비스가 제공되어서는 안 된다.
③ **환자 중심의 의료서비스** : 의료서비스는 개별 환자의 선호, 욕구, 가치를 고려하여 제공되어야 한다.
④ **즉시성** : 의료서비스는 대기 시간 없이, 상처 치료의 지연 없이 즉시 제공되어야 한다.
⑤ **효율성** : 의료서비스는 그것의 제공에 필요한 시설, 공급물, 아이디어, 에너지 등이 조금이라도 낭비가 되지 않는 방법으로 제공되어야 한다.
⑥ **형평성** : 의료서비스는 개인이 처한 개별적 특징 때문에 즉 성별, 인종, 지리적 위치, 사회경제적 지위 때문에 차이가 나서는 안된다.

이상과 같은 질적인 측면으로의 전환은 장기계획 없이 무조건 한다고 해서 이루어지는 것이 아니며, 이것이 가능하기 위한 기반부터 조성되어야 한다. 그 주요 내용을 살펴보면 다음과 같다.

① 진료과정의 재설계

② 정보기술의 효과적 활용

③ 지식경영과 기술경영

④ 효과적 진료팀과 위기 대응팀 등의 개발

⑤ 환자의 조건, 서비스, 시간 설정의 조정

⑥ 지속적 질 개선과 책임 강화를 위한 성과 측정의 활성화

이상과 같은 병원경영시스템 전반에 대한 혁신과 개혁은 조직의 장기비전 아래 소비자행동의 변화에 대한 철저한 분석이 밑받침되어야 성공할 수 있다.

토론사례 4

u-헬스 케어 붐?
인지도와 이용의향 20~30% 불과

의료계와 IT기업 등을 중심으로 '유비쿼터스 헬스 케어(u-헬스)'에 대한 관심이 고조되고 있지만 일반 국민들은 u-헬스에 대한 인식이나 관심이 상당히 저조한 것으로 나타났다. 산업연구원은 서울에 거주하는 20~65세 사이 500가구의 가주주나 그 배우자를 대상으로 u-헬스 서비스에 대한 소비자 인식을 조사하고 그 결과를 최근 발표했다.

연구원의 조사결과, 원격의료서비스와 원격건강관리 서비스에 대한 인지율은 각각 33.8%와 27.2%에 불과해 아직 u-헬스 서비스가 일반인들에게는 낯선 개념으로 받아들여지고 있다. 원격의료서비스와 원격건강관리서비스의 이용의향을 묻는 질문에도 각각 29.2%와 26.8%의 응답자만 '이용의향이 있다'고 답했다. 예상 이용시점과 관련해서는 두 서비스 모두 과반수의 응답자들이(62.4%, 64.2%) 본격적인 도입 5년 이후부터 이용하겠다고 응답해 u-헬스 서비스의 기술적인 안정성 등이 확인된 이후 이용하겠다는 것으로 해석됐다.

u-헬스 서비스의 수요는 만성질환자 가구가 그렇지 않은 가구에 비해 상대적으로 높게 나타났다.

우선 만성질환자 가구의 원격의료와 원격건강관리서비스 인지율은 각각 35.3%와 28.8%로 민성질환자 비존재가구(28.0%, 21.0%)보다 높았다. 가구의 월 평균 보험료 지출액도 u-헬스 서비스에 대란 인지도와 이용의향에 영향을 미치는 것으로 조사됐다. 원격의료서비스를 잘 인지하고 있는 집단의 소득과 월 보험료 지출은 각각 399.7만원과 32.1만원으로 인지하지 못하는 집단(373.4만원, 23.7만원)에 비해 높았으며, 원격건강관리서비스에 대해서도 인지집단의 소득과 월 보험료 지출(408.2만원, 35.1만원)이 그렇지 못한 집단(327.6만원, 23.3만원)보다 더 높았다.

연구원은 "향후 u-헬스 서비스가 우리나라에서 빠르게 활성화되기 위해서는 개인형 u-헬스 서비스에 대한 인지도를 높여야 하며, 소비자들이 u-헬스 서비스를 보다 신뢰할 수 있게끔 업계와 정부의 노력이 필요하다"며 "또한 법과 제도적 문제를 조속히 개선해 u-헬스 서비스가 보편적인 서비스로 역할을 할 수 있는 환경을 만들어야 한다."고 강조했다.

자료원 : 청년의사, 2011. 2. 14. 41면

토론과제

1. u-헬스케어가 앞으로 의료서비스 시장에 미칠 영향에 대해 논의해 보시오.
2. 현재 의료소비자들의 u-헬스에 대한 인지도가 낮은 이유에 대하여 논의해 보시오.
3. 의료소비자들의 의식변화로 볼 때 u-헬스는 과연 성장이 가능한 의료분야인지를 논의해 보시오.

제 5 장

의료소비자의 불평행동

- 의료소비지의 만족과 불만족
- 의료소비자 불평행동이론의 발달
- 의료소비자의 불평행동
- 의료소비자의 불평행동에 대한 대응

학습목표

1. 의료소비자 불평행동의 개념과 그 발생배경을 이해한다.
2. 의료소비자 불평행동의 유형을 이해하고 대처할 줄 안다.
3. 의료소비자 불평행동의 원인이 되는 불만족을 찾아내고 예방할 줄 안다.
4. 의료소비자 불평행동을 사전에 예방하고 극복할 수 있는 마케팅 대응력을 갖춘다.

제1절 의료소비자의 만족과 불만족

1. 의료소비자 만족과 불만족의 개념

소비자 만족과 불만족은 좁게는 한 개인이 제품이나 서비스를 선택, 구매, 사용 및 비교 · 평가하는 과정에서 갖게 되는 호의적 또는 비호의적 감정의 정도를 말한다. 호의적 감정은 만족과 비호의적 감정은 불만족과 연결되어 있다. 또한 넓은 의미에서 소비자 만족과 불만족은 그밖에 제품이나 서비스를 제공하는 병원이나 기업, 사회 · 경제적 시스템, 마케팅구조, 시장 환경 등에 대하여 일반적으로 느끼는 만족과 불만족의 정도를 의미하기도 한다. 시장에서 일반적으로 나타나는 소비자 만족과 불만족의 형태를 살펴보면 다음과 같다.

첫째는 효용(效用, utility)에 대한 만족과 불만족이다. 이것은 경제학의 효용개념에서 출발한 것으로 제품이나 서비스의 사용 후 욕망을 충족시킬 만큼 효용이 창출되었는지 여부를 말하는 것이다. 경제학에서는 소비에 대한 만족도의 수치적 지표로써 효용의 개념을 고안하여 사용한다. 효용이란 소비자가 재화나 서비스를 소비할 때 느끼는 주관적인 만족을 의미하며 경제학에서 소비자의 행동원리를 분석하는 데 가장 기본적인 개념이다. 효용이론가들은 덥거나 차가운 느낌이 온도라고 하는 객관적 지표로 측정될 수 있는 것처럼 인간이 소비로부터 얻는 만족도 역시 객관적 효용지표로써 측정될 수 있다고 주장했다. 예를 들어, 소비재 a의 효용지표가 100이고, 소비재 b의 효용지표가 50인 경우에 a 소비재는 b 소비재보다 더 욕망 충족적이라고 할 수 있다는 것이다. 효용론자들은 a 소비재의 욕망충족 수준은 b 소비재의 욕망충족의 수준의 2배라고 주장한다.

이와 같은 관점에서 볼 때 개인의 건강 또는 생명과 직결되어 있는 의료서비스에 대한 소비자의 기대와 욕망은 일반 소비재나 다른 서비스에 대한 것보다 결코 작다고 할 수 없으며, 욕망을 충족시키기도 매우 어렵다는 것을 알 수 있다. 국내 한 연구에서는 의료소비자의 만족과 불만족에 영향을 미치는 효용의 내용에 있어서 의사의 전문성,

의료시설, 병원의 규모, 병원 직원들의 친절의 순으로 나타났다. 이것은 의료소비자를 만족시키기 위해서 가장 중요한 것은 의사의 전문성이지만 시설이나, 규모 및 친절도 중요하다는 뜻이다.

둘째는 심리적 만족과 불만족이다. 이것은 제품이나 서비스의 성능이나 기능으로부터 오는 것이라기보다 사회적 수용, 소비자 개인에 대한 존중, 자아실현과 같은 측면의 만족과 불만족 정도를 의미한다. 경제적 관점에서 성립된 효용이론이 제품이나 서비스 그 자체와 직결된 만족의 개념이라면, 심리적인 욕망 충족은 제품과 서비스 그 자체는 물론 그것을 둘러싸고 있는 부가서비스나 환경과 중요하게 관련이 있다. 병원이나 의료인 집단에 대한 사회적 평가는 병원을 이용하거나 의료인들과 접촉하는 소비자들의 심리적 만족과 불만족에 영향을 미치는 것을 알 수 있다. 예를 들어, 언론에서 의사들의 무책임성이나 도덕적 해이를 비판하는 분위기가 고조되면 의료소비자들은 의료인들과 접촉하는 것 자체에 대하여 불쾌한 반응을 보이기도 한다. 또한 의료소비자 관련 단체에서는 매년 의료서비스 전반에 대한 소비자 만족도 조사결과를 발표하고 있는데, 많은 소비자들이 의사의 친절, 설명력, 태도 등을 문제 삼는 것을 볼 수 있다. 이것은 진료나 치료의 품질과 관계없이 서비스를 제공하는 공급자로부터 존중을 받고 있는지의 여부에 의해 만족과 불만족이 결정된다는 것을 알 수 있다.

셋째는 균형의 만족과 불만족이다. 이것은 소비자의 기대수준을 중요시하는 것으로 소비자의 필요와 욕구를 충족시키지는 못했더라도 소비자의 기대수준보다 높거나 낮게 나타날 경우에 발생하는 만족과 불만족을 말한다. 예를 들어, 한국보다 의료수준이 낮은 나라 사람들은 한국의 의료에 대하여 만족도가 높을 가능성이 크다. 그러나 미국에서 고급 의료서비스만 받던 환자가 한국에서 의료서비스를 받게 될 때 아무리 좋은 서비스를 제공하더라도 낮은 기대 수준 때문에 불만족이 발생할 수 있다.

넷째는 상황적 만족과 불만족이다. 이것은 시장에서 발생하는 여러 가지 형태의 소비생활과 관련한 상황적 조건에 따른 만족과 불만족을 말한다. 소비자가 원하는 제품이 제때 공급되지 않거나 품귀 현상이 발생하면 소비자 불만족은 높아진다. 역으로 자신이 명품처럼 여기고 애호하는 제품이나 서비스가 너무 과잉 공급되어 차별성을 잃더라도 불만족이 높아지는 것을 볼 수 있다.

일반적으로 제품이나 서비스에 대한 소비자만족도 평가는 주로 그것의 속성을 중심으로 수행하게 된다. 예를 들어, 한 병원의 진료에 대한 한 소비자의 만족도는 의사의 치료 기술뿐만 아니라 병원 건물의 디자인이나 주차시설과 같은 물적 조건에서부터 가격, 의사를 비롯한 병원 직원들의 설명력이나 태도 등 감정과 관련된 모든 요소들을 종합적으로 묶어서 평가하게 된다. 유형의 제품보다는 눈에 보이지 않는 서비스는 그 특성상 무형적 서비스에 대한 주관적 판단에 의존하게 되므로 서비스에 대한 소비자의 만족과 불만족을 평가하는 것은 제품보다 어렵다.

서비스의 질 측정에 가장 일반적으로 사용되고 있는 기준은 Parasuraman, Zeithaml, Berry(1993)의 서비스 질(SERVQUAL) 평가기준이다. 이들은 서비스의 평가기준을 신용도(credibility), 신뢰성(reliability), 응답성(responsiveness), 안전성(security), 능력(competence) 등으로 규정했다. 또한 김재일 등(1996)은 우리 실정에 맞게 서비스의 질을 평가하는 기준을 제시하고 있는데, 그 내용을 보면 다음과 같다.

〈표 5-1〉 서비스 품질 평가의 기준

기 준	정 의
신용도	서비스 제공자의 진실성, 정직성
안전성	위험, 의심으로부터의 자유
접근가능성	접근가능성과 쉬운 접촉
의사소통	고객의 말에 귀를 기울이고, 고객에게 쉬운 말로 알림
고객의 이해	고객과 그들의 욕구를 알려는 노력
유형성	물적 시설, 장비, 사람 의사소통 도구의 외형
신뢰성	약속된 서비스를 정확하게 수행하는 능력
응답성	고객을 돕고 즉각적인 서비스를 제공하려는 의지
능력	서비스를 수행하는 데 필요한 기술과 지식의 소유
고객에 대한 예의	고객과 접촉하는 종업원의 친절과 배려, 공손함

한편, 소비자들은 제품이나 서비스에 대한 기대 충족이 어느 정도 충분한 경우에는 그것을 당연하다고 느끼며, 다시 새로운 것에 대한 만족감을 느끼지 못하는 '한계효용

의 법칙'을 따른다. 이런 상황을 설명하기 위해 Noriaki Kano(1984)는 상품의 품질에 대한 이원적인 인식방법의 모델을 제시하게 되었다. 즉, 소비자들의 만족과 불만족이라는 주관적 측면에 물리적 충족과 미충족이라는 객관적 측면을 함께 고려하여 소비자 만족에 관한 모델을 만들어냈다. 그의 분석에 따르면 불만요인이 줄어든다는 것이 만족요인의 증가와 같을 것이라는 일관된 일원적 사고는 잘못된 것으로 불만의 제거와 만족의 증가는 다를 수 있다는 것이다. 즉, 소비자들은 품질의 한 특성에 대하여 항상 만족과 불만족 감정을 동시에 갖고 있는 것이 아니라는 것이다. 어떤 품질의 특성은 만족과 연결되어 있고 다른 어떤 특성은 불만족과 연결되어 있다는 것으로 그 내용을 살펴보면 다음과 같다.

① 일차원적 품질요소(One-Dimensional Quality Element) : 충족되면 소비자들은 만족하고 충족되지 않으면 불만을 일으키는 품질요소이다. 가장 일반적인 품질인식 요소이다. 소비자들은 당연히 충족될 것으로 기대했던 것이 충족되지 않으면 불만을 일으킨다. 그러나 당연히 기대했던 것이 잘 충족되더라도 만족도가 높아지지는 않는다.

② 매력적 품질요소(Attractive Quality Element) : 충족되는 경우 소비자들에게 만족을 주지만 충족되지 않더라도 크게 불만족이 없는 품질요소를 말한다. 소비자들이 미처 기대하지 못했던 것 혹은 기대를 초과하는 만족을 주는 품질요소가 될 수 있다. 이는 단순한 만족에서 고객감동(Customer Delight)의 수준을 달성할 수 있게 한다. 한편 이러한 요소의 존재는 소비자들은 모르거나 기대하지 않았기 때문에 충족이 되지 않더라도 불만을 느끼지 않는다. 이와 같은 감동을 주기 위해 어떤 병원에는 주차에 서투른 고객들의 주차를 대행해주기도 한다.

③ 당위적 품질요소(Must-Be Quality Element) : 반드시 있어야만 만족을 주는 품질 요소이다. 진료 시 의사의 친절과 자세한 설명과 같은 요소는 의료서비스의 제공에 있어서 반드시 갖추어져야만 한다. 이것은 있어도 되고 없어도 무방한 그런 요소가 아니라는 뜻이다.

④ 무차별 품질요소(Indifferent Quality Element) : 만족하는 것과 만족하지 못 하는 것 사이에 품질의 차이가 느껴지지 않는 요소이다. 병원에 따라서 계절에 맞추어 음료수를 제공하기도 하고 그렇지 않은 경우도 있는데 이것이 없다고 해서 불만족이 증가한다거나 만족이 감소하지는 않는다.

⑤ 역 품질요소(Reverse Quality Element) : 충족되면 불만족을 일으키고 충족되지 못하면 만족되는 거꾸로 된 요소이다. 예를 들면, 금연 중에 담배가 피우고 싶은 충동을 느낀 사람이 담배를 사서 피우고 나서 담배 맛은 참 좋지만 심리적으로 죄책감이나 자기원망에 빠지는 것과 같은 경우를 말한다.

2. 의료소비자 만족과 불만족의 중요성

1) 의료소비자 측면

현대 자본주의 시장에 있어서 소비자가 지각하는 만족과 불만족은 소비자 복지의 수준을 판단하는 중요한 기준이 되고 있다. 의료서비스를 구매하는 소비자 역시 욕구의 충족과 만족을 얻기 위해 지출을 하므로 한 사회에서 소비자의 만족과 불만족의 정도는 그 사회에 있어서 소비생활의 질을 평가하는 기준으로써 중요하다. 의료소비자들은 보다 더 만족스럽고 질 높은 의료서비스를 받을 수 있다면 추가적으로 비용을 지불할 의사가 있는 것으로 조사되고 있다. 실제로 외래환자의 31.2%, 입원환자의 27.1%가 이와 같은 의도를 가지고 있으며, 그 규모 면에서 볼 때 외래환자 중 51%, 입원환자의 60% 정도가 10% 미만 한도 내에서 추가비용을 지불할 의사가 있는 것으로 조사되었다(한국보건사회연구원, 1998). 소비자들은 언제나 현재의 서비스보다는 더 높은 수준의 서비스에 대한 욕구를 가지고 있다는 것을 알 수 있다.

일찍이 Singe(1989)가 의료서비스에 대한 환자만족도를 조사하여 개념화시킨 내용들을 살펴보면 첫째, 의사, 간호사를 비롯한 진료지원 직원들로부터 제공받은 진료의 질에 대한 개인의 평가를 구성한 지표가 개인의 만족수준을 나타낸다고 보는 것이다. 둘째, 제품과 서비스의 사용 상황에 대한 인지적 또는 감정적 반응이 만족이라고 보는 것이다. 셋째, 만족을 평가하는데 있어서 중요한 변화의 원천을 환자가 처한 진료상황이라고 보고 구체적인 진료상황에서 진료의 질에 대한 소비자평가를 만족이라고 할 수 있다는 것이다. 넷째, 의료서비스에 대한 만족을 의료인이 제공하는 의료행위 그 자체와 병원에서 제공하는 각종 부가적인 서비스로 제공된다고 보는 것이다. 소비자들은 병원을 방문하여 의사, 간호사를 비롯한 의료진의 진료 수준에서부터 그들이 제공하는 의료서비스에 대한 상대적 평가, 진료상황 및 부가적 서비스를 종합하여 만족 여부를 결정한다는 것을 알 수 있다.

하지만, 병원마케터는 의료소비자들의 병원 선택은 반드시 만족도 점수의 결과에 따라 이루어지지 않는다는 사실에 주목해야 한다. 많은 의료소비자들이 병원 선택의 1차 요인으로 '의료진의 우수성'이라고 응답은 하지만, 실제 의료서비스를 구매하는 행동에 있어서는 집과 직장에서 가까운 병원을 선택하는 경우도 많다. 또한 병원 선택의 중요한 고려 요인인 것처럼 보이는 '직원의 친절성'은 그것이 진료 후 평가에는 크게 영향을 미치지만 막상 구매의사결정 초기단계에는 크게 고려의 대상이 되지 못하는 것으로 조사되었다. 병원의 마케팅 관리자는 이와 같은 소비자들의 복잡한 구매심리에 대하여 잘 이해하고 있어야 할 것이다.

2) 공급자 측면

최근 소비자 만족경영의 중요성이 부각되면서 소비자의 만족과 불만족은 병원이나 기업을 비롯한 공급자의 생존에 영향을 미치는 중요한 이슈로 부각되고 있다. 왜냐하면, 소비자 만족의 정도가 바로 제품에 대한 애호도, 반복적 구매 등에 중요한 영향을 미치고 마케팅 계획을 수립하고 평가하는 측면에서 중요한 요인으로 작용하기 때문이다. 오늘날 병원 간 경쟁이 가속화되고 개방화가 급진전되고 있는 가운데 소비자 만족과 불만족은 병원의 생존여부를 결정하는 중요한 요소로 받아들여지고 있다.

따라서 의료소비의 만족과 불만족에 대한 정보탐색 및 불만족을 해결하기 위한 병원이나 기업의 자발적 노력은 조직의 이미지 개선, 반복적 방문 등 조직의 성패여부를 결정한다. 오늘날 각종 조직에서 마케팅 주체들의 소비자 만족과 불만족에 대한 충분한 조사 및 불만을 해결하기 위한 적극적인 자세가 요구된다고 하겠다. 그러나 아직도 일부 권위적 병원이나 기업에서는 소비자 불만을 무시하거나 극복에 소극적인 태도를 보임으로써 사회적으로 비난을 받는 경우도 있다. 실제 국내 한 연구에서는 병원을 이용한 소비자들 중 불만족을 경험한 소비자들이 의견 선도자의 입장에 서서 주위 사람들에게 활발한 부정적 구전행동을 하는 것으로 나타났다(홍효숙, 1995). 병원들이 소비자들의 불만을 없애기 위해 얼마나 노력을 해야 하는지를 알 수 있다.

소비자 만족경영의 관점에서 볼 때, 병원들은 이제 고객과의 접점을 총체적 고객만족경영의 출발점으로 인식해야 한다. 경영활동에 있어서 관리자와 진료 일선 사이, 고객 접점부와 고객 비 접점부(기획, 구매 등 순수 관리부분) 사이에 고객만족경영에 대한 의사소통 채널을 확보할 것이 요구된다. 왜냐하면 많은 병원에서 진료부서와 관련되어 있는 의료의 질은 고정된 값으로 보거나 의사들의 진료행위는 제외하고 그밖에 고객 접점부서만 고객에 대한 친절 책임이 있는 것처럼 평가되고 교육을 실시하는 경향이 있기 때문이다. 일반 기업에서 생산부서 근무자들에게 시장조사를 하도록 하거나 소비자들과 간담회를 갖도록 하는 이유는 소비자의 욕구에 부응할 수 있는 제품의 품질을 보장받기 위해서라는 사실을 병원들이 주목할 필요가 있다.

현장들여다보기 5-1

○○○병원 고객 불만 및 고충처리 지침

- 목 적

  환자, 보호자 및 방문객으로부터 진료 및 제반 시설이용에 따른 불만 및 고충사항에 대한 처리절차를 제도화하여 환자의 만족도 향상 및 고객감동 의료서비스를 실현하고 병원발전에 기여함을 목적으로 한다.

- 적용범위 : 입원 및 외래 환자, 보호자

- 불만접수

  불만 및 고충처리의 접수는 방문접수, 고객의 소리(건의함), 전화접수, 온라인 접수 및 우편을 통한 접수 등으로 한다.

- 불만처리부서 : 고객만족팀

- 처리 대상 불만 유형

  진료불만, 시스템 개선(프로세스, 운영체계) 요구, 시설물 및 환경개선 요구, 응대태도 불만, 설명 이해부족 및 기타

- 불만처리과정

  1. 즉시 처리가 가능한 경우

     민원접수 → 접수내용확인 → 문제점 확인 → 민원인 요구 즉시 수용 → 관련

부서 환류 → 처리결과보고 → 개선활동 자료로 활용

2. 즉시 처리가 불가능한 경우

민원접수 → 접수내용확인 → 문제점 확인 → 처리과정 설명, 소요일자에 대한 민원인 안내 → 관련부서 확인 → 민원인 요구사항 처리방향 논의 및 결정 → 민원인에게 처리결과 통보 → 관련부서 환류 → 처리결과 보고 → 개선활동 자료로 활용

3. 개선결과 회신 절차

해당부서 처리 → 문제점 확인 및 개선활동 → 해당부서 처리결과를 고객만족팀으로 제출 → 통계 및 분석하여 사후관리 모색

결과의 취합 및 보고

1. 고객의 소리 처리 양식지에 불만 및 고충사항에 대한 내용을 기록한다.
2. 민원 발생 부서의 부서장에게 내용을 전달하고 민원 발생 경위와 처리 결과, 추후 개선안을 문서로 취합한다.
3. 고객만족팀은 민원처리 내용을 취합하여 보고서를 작성한다.
4. 작성된 보고서는 실적 통계, 분석을 통해 시스템 및 프로세스 개선, 직원 교육자료로 활용한다.

회의 및 보고

1. 매주 실시하는 민원회의에서 고객만족팀장, QI실장, 제1진료부원장은 해당 주에 접수된 불만 및 고충사항에 대해 논의하고 제1진료부원장의 결정에 따라 보고가 필요하다고 판단되는 경우 서면으로 의료원장에게 보고한다.
2. 고객만족팀장은 QI실장, 제1진료부원장에게 보고 후 지시사항을 이행하고 처리 과정, 결과를 보고한다.
3. 접수된 민원은 취합하여 의료원장의 결재를 득한다.

회신방법

처리된 결과를 토대로 민원에 대한 처리결과를 원하는 고객에게는 빠른 시일

내에 접수된 연락처로 회신한다.

- 민원분석 및 사후관리

접수된 민원을 처리한 후 내용을 요약하여 해당부서에 통보하며, 년 2회 통계로 처리하여 보고 및 보존한다.

- 불만처리교육

매월 1회 이상 친절 및 불친절 사례를 전 직원에게 교육하고 개선방법을 모색한다.

3) 정부측면

정부에게 있어서 소비자의 만족과 불만의 정도는 소비자들의 욕구충족 정도, 생활의 질, 경제구조의 효율성, 전체 시장의 운영 등을 평가하는 기준이 되므로 나라 운영상 중요하다. 또한 소비자 만족과 불만족 정도는 기업체들이 그들의 목적 달성을 위해 동원해서 사용하고 있는 자원의 효율적 활용성을 평가하는 척도가 되기도 한다. 따라서 정부는 제품이나 서비스에 대한 소비자들의 불만이 높으면 기업체들이 자원을 잘못 활용하고 있는 것으로 보고 지도와 감독을 강화할 수 있다.

특히 의료서비스는 외부화(externality)의 특성을 가지고 있기 때문에 시장실패의 억제 및 그 긍정적 파급을 위해서라도 교환에 대한 정부의 개입이 요구된다. 2000년대 이후 정부가 지속적으로 관리감독을 강화하고 있는 의약품 리베이트에 대한 조사와 행정처분과 같은 정책은 정부에 대한 국민의 신뢰를 회복하기 위한 정치적 의도도 크지만, 리베이트 때문에 소비자들이 필요 이상으로 약값을 지출하고 있다는 불만을 가라앉히기 위한 측면이 크다.

시장주의를 도입하고 있는 한 국가 안에서 소비자의 불만이 누적된다면, 그것은 단순히 개인적 문제라기보다 사회 전체의 문제로 보아야 한다는 주장은 일찍이 제기되었다. 소비자 개개인의 불만이 계속해서 축적되면 사회적 불안으로 이어지므로 정부는 법률이나 정책을 통해 개입하게 된다. 이처럼 소비자의 만족과 불만족은 사회복지의 증대와 정부 시장 개입 요구라는 측면에서 중요한 관심사이다.

우리나라에서 보건의료산업에 대한 주무 부서인 보건복지부는 매년 국가차원에서 병원에 대한 만족도 조사를 하여 발표함으로써 공급자와 소비자 간 정보의 비대칭성을 해소하고, 나아가 소비자들이 병원을 선택하는데 도움을 주고 있다.

3. 의료소비자 만족과 불만족의 실태

우리나라에서 병원, 기업체 및 공공 서비스 기관들에 대한 소비자 만족과 불만족도는 여러 기관에 의해 정기적으로 측정되어 발표되고 있다. 한국에서 가장 오랫동안 소비자 만족과 불만족 정도를 조사하고 있는 한국능률협회에 따르면, 1990년대까지 제품보다는 서비스분야에 대한 불만족이 높은 것으로 나타나다가 2000년대 들어와 서비스 부분의 불만족이 해소되는 양상을 보이고 있다. 그 이유는 여러 가지가 있지만 핵심적인 것은 제조업보다 서비스분야가 늦게 발달했기 때문이다.

미국의 경우를 보면 소비자들을 대상으로 제품과 서비스를 비내구재, 내구재, 교통 및 통신, 소매업, 보험 및 재무 서비스, 병원, 호텔, 촬영 등의 일반 서비스, 공공 서비스로 구분하여 소비자만족도 조사를 실시하고 있다. 미국 사회에서는 소비자만족도가 전반적으로 낮아지고 있는 것으로 나타나고 있어 사회 문제가 되고 있으며, 제품보다는 서비스 분야에 대한 불만이 상대적으로 높은 것으로 밝혀졌다.

김재일, 이유재, 김주영(1996)은 여러 종류의 서비스에 대한 우리나라 소비자들의 만족도를 조사한 바 있다. 조사결과 전체적으로 우리나라 소비자들은 동사무소에 대한 불만이 가장 높은 것으로 나타났으며, 다음이 학습지, 종합병원 서비스 순으로 불만이 높은 것으로 나타났다. 가장 만족도가 높은 서비스 산업은 호텔이었으며, 항공, 은행, 백화점의 순으로 만족도가 높은 것으로 나타났다.

병원 서비스에 대한 소비자만족도 조사와 발표도 공식적인 기관이나 언론 등에서 지속적으로 수행하고 있다. 한국소비자보호원의 병원 서비스에 대한 연구 · 조사 발표에 의하면 1995년 소비자보호원에 접수된 불만이나 피해관련 상담은 1,640건으로 1991년의 4배에 해당하는 것으로 나타났다. 병원 서비스에 대한 불만과 피해가 급속도록 증가한 것을 알 수 있다. 불만의 내용을 보면, 오진 및 치료과실에 따른 보상 문제가 52%로 가장 많았으며, 의료비 및 과다요금에 대한 문제도 24%에 달하고 있고, 병원의 서비스에 대한 불만이 14%, 그리고 병원행정 및 진료에 관한 것이 6%로 나타났다. 1995년 통계청에서 실시한 보건부문 사회통계조사에서는 종합병원에 대한 불만족도가 61%로 나타났다. 불만의 이유는 진료 대기시간이 긴 것과 치료결과에 대한 불만, 그리고 불친절 순으로 나타났다. 통계청이 10년 후인 2006년도에 조사한 우리나라 전체 의료서비스에 대한 소비자 만족도 조사에서도 크게 개선되지 못한 것으로 나타났는데, 그 내용을 보면 다음과 같다. 〈표 5-2〉에서 보는 것처럼 우리나라 병원에서 제공하는 의료서비스 전반에 대하여 매우 만족하거나 만족한다는 비율은 45% 내외 정도인 것을 알 수 있다. 주로 취약계층이나 노인들이 사용하는 보건소의 경우에는 정부기관임에도 불구하고 그것이 제공하는 의료서비스에 대한 만족도가 병원보다 높은 것을 볼 수 있다.

〈표 5-2〉 의료서비스에 대한 만족도

(단위 : %)

구분	매우만족	약간만족	보통	약간 불만	매우 불만
종합병원	15.7	29.5	33.0	18.9	2.9
병의원	10.0	33.5	44.3	11.3	0.9
보건소	26.3	35.0	30.9	6.8	1.1

자료 : 통계청(2006). 「사회통계조사보고서」

한국소비자보호원이 2006년도에 조사한 우리나라 의료분쟁 건수는 총 1,093건에 달하는데 진료과목별 분쟁 내역을 보면 정형외과가 282건(16.5%)로 가장 많고, 다음으로 내과 246건(14.4%), 산부인과 241건(14.1%), 치과서비스 159건(9.3%), 신경외과 154건(9.0%), 일반외과 150건(8.8%), 성형외과 67건(3.9%), 안과 55건(3.2%), 응급의학과 38건(2.2%) 등의 순으로 나타났으며, 한방서비스의 분쟁 건수도 43건이 접수되었다. 의료분쟁 통계를 통해 볼 때 환자 수가 많은 진료과목에서 분쟁 건수도 많다는 것을 알 수 있다.

그리고 2009년 한국소비자보호원이 우리나라 의료서비스에 대한 소비자만족도를 조사한 결과를 보면, 병원 수납과 접수 직원과 안내 요원 등에 대한 만족도는 5점 만점에 평균 3.7점으로 나타났다. 이 수치는 보통 수준보다 조금 높다는 뜻이다. 검사와 진단 분야에 대한 만족도는 3.77점, 대기실이나 진료실의 넓이와 편안함 정도를 묻는 질문에 대해서도 보통 수준의 응답이 많았다. 또한 이 조사에서 소비자들의 병원 선택 기준에 영향을 미치는 요소로는 담당의사의 전문성이 37.4%로 가장 높게 나타났고, 다음으로는 집과 병원의 거리 15.0%, 병원의 지명도 14.8%, 최신 시설 및 장비 13.0%, 신속한 진료와 짧은 대기 시간 9.1%, 친절한 서비스 7.4%의 순으로 나타났다. 병원 선택에 있어서 병원비의 할인 여부(2.7%)는 크게 고려하지 않는 것으로 나타났다. 또한 조사 대상의 2/3 이상은 병원들로부터 존중감과 배려를 느꼈다고 답해 병원들의 환자에 대한 서비스 정신이 10년 전에 비해서 매우 높아지고 있다는 것을 알 수 있다.

4. 의료소비자 불만족의 원인

의료시장에서 소비자 불평행동의 전제조건으로 작용하는 소비자 불만족의 원인은 크게 의료서비스의 기능적 측면과 비기능적 측면에 있다. 소비자 불만족은 서비스의 기능적 측면, 즉 진단이나 치료의 결함, 안정성, 효과에 불만스러운 경우 발생하기도 하지만 서비스의 비기능적 측면에 의해서도 발생한다. 즉, 진단이나 치료의 결함이나 하자를 찾아볼 수 없음에도 불구하고 불만족은 발생한다.

예를 들면, 건강검진의 경우 검진의 정확성, 검진 장비의 상태, 검진 기술의 숙련 등과 같은 기능적 측면보다는 검진가격, 실내 인테리어, 진단 요원들의 태도나 복장 등 표현적 기능과 관련한 불만이 점차 증가하고 있다. 따라서 소비자의 불만은 의료서비스의 결함이나 하자와 같은 성능이나 기능 차원 외의 다른 이유로 발생하여 불평행동으로 발전하기도 한다. 즉, 과거에는 의사의 진료기술이 주로 불만의 대상이었으나 요즘에는 진료기술과 함께 친절이나 설명력, 내부 분위기 등이 불만요인으로 작용하고 있다.

소비자 불만의 원인이 서비스의 성능이나 기능적 측면에 의한 것인지 아니면 비기능적 측면에 의한 것인지에 따라 소비자들의 불평행동 양상은 다르게 나타난다. 의료서비스의 결함이나 하자로 인한 불만이 발생할 경우 불평의 해결을 위해 공식적으로 피해구제를 신청할 가능성이 높다. 그러나 서비스에는 결함이 없음에도 불만을 느끼고 불평행동을 할 경우 보상 또는 피해구제 가능성이 낮지만 부정적 구전활동을 하게 될 것이다. 병원에서 비기능적인 것들(디자인, 가격, 친절 등)을 대상으로 한 소비자 불만을 간과하게 될 경우 주변 여론이 좋지 않게 될 가능성이 크다. 병원 마케터들은 소비자들의 기대감과 같은 심리적 요소들이 불평행동으로 연결될 수 있다는 사실을 인식하고 있어야 할 것이다.

이와 관련하여 통계청이 조사한 우리나라 전체 인구의 의료서비스 불만이유를 살펴보면, 불친절 20.4%, 비싼 의료비 42.3%, 치료결과 미흡 38.0%, 진료 불성실 21.5%, 긴 대기시간 35.5%, 의료시설 낙후 또는 미비 8.5%, 과잉진료 21.7%, 전문 의료인력 부족 10.0%, 기타 0.5%인 것으로 나타났다(통계청, 2006). 우리나라 의료기관들이 고가의 첨단 의료시설을 갖추고 있지만 진료와 인력운용 등 중요 만족도 부문에 있어서는 후진적인 모습을 보여주는 좋은 사례가 아닐 수 없다.

제2절 의료소비자 불평행동이론의 발달

앞에서 살펴본 것처럼 오늘날 모든 병원이나 기업체들은 소비자의 불평행동에 직면하고 있다. 과거 상품과 서비스가 희소할 때에는 소비자 의식이 미발달하고 교육수준도 낮아 시장에 대한 불평을 생각하기 어려웠다. 그러던 것이 산업사회 이후 대량생산, 대량유통, 대량소비의 경제체제에 접어들면서 각종 불량 · 위해상품이 증가하게 되었고 지불방식의 다양화 등 복잡하고 다양한 시장 환경에서 소비자문제와 소비자불만이 계속 증가하게 되었다. 그러나 사회의 민주화와 함께 평등의식이 발달하고 소비자교육도 활발해짐으로써 소비자들은 언제까지나 불만스런 상태로만 있지 않으려고 하게 되었다. 소비자들은 공급자에 대한 불만과 쌓여만 가는 소비자 관련 문제를 해결하기 위해 대응행동을 보이기 시작했다. 이와 같은 대응행동을 소비자불평행동이라고 하는데 소비자 문제 및 소비자 불만의 증가는 소비자불평행동을 증가시키는 요인이 되었고 소비자불만 및 소비자불평행동은 점차 사회문제로 발전했다.

소비자만족의 개념은 고객만족을 지향하는 경영이 도입되는 최근의 기엽환경에서는 최고의 경영철학으로 받아들여지고 있다. 내적 불만을 해소하기 위한 소비자불평행동은 소비자 만족의 증진, 소비자의 권리 실현, 소비자의 복지 증진 등 소비자 입장에서 매우 중요한 과제가 되었다. 병원이나 기업의 입장에서는 소비자불평행동을 통해 소비자들이 심리적으로 느끼고 있는 내적 불만을 파악하는 계기로 삼아야 한다. 기업에게 있어서 소비자불평행동은 무엇보다도 마케팅 프로그램의 계획 및 평가 등에 영향을 미치는 중요한 배경요소이다.

또한 사회적으로 볼 때, 시장에서 병원이나 기업에 대한 소비자불만이 계속 누적되면 소비자운동 또는 소비자주의로 확대되고 이것은 결국 사회불안까지 야기할 수 있으므로 소비자들이 불만족과 불평행동은 정부의 관심사항이 되고 있기도 하다. 정부는 정기적으로 시장에서 소비자들의 심리상태를 분석 및 파악하고 있으며 공정거래법[12]과 같은 법률을 통하여 소비자들의 불만을 해소시킴으로써 집단행동을 사전에 예방하기도 한다. 오늘날 자기주장이 강한 소비자들 역시 정부 관계 기관에 기업체나 제품에 대한 불만을 직접 표시하는 행동을 하기도 한다. 특히 인터넷의 발달은 소비자들의 제품이나 서비스, 업체에 대한 불만을 해소하는데 기여하고 있다. 병원 직원의 무례,

12) 독점규제법 또는 독점금지법이라는 용어로도 사용되는 공정거래법은 자본주의 사회의 효율성과 민주성의 기초가 되는 경쟁의 원리를 보장하기 위하여 마련된 제도적 장치이다. 공정거래법이 등장하게 된 배경은 자본주의가 성장하는 과정에서 형성된 독과점으로 인하여 경제력이 일부 독과점기업에게 집중되고 불공정한 거래가 만연됨으로써 본래 자본주의가 지향했던 시장기구 내에서 가격자동조절기능이 상실되고, 시민의 실질적 자유와 평등이 침해되는 등의 병폐를 시정하기 위해서이다. 세계 최초의 공정거래법이라고 볼 수 있는 것으로는 미국의 셔먼법(1890)이 있으며 세계 각국에서 독과점 규제를 위해 공정거래법이 본격적으로 제정 및 시행되기 시작한 것은 제2차 세계대전 이후부터이다. 우리나라에서도 독과점 규제를 위해 1963년 이후 수차에 걸쳐 입법화가 시도된 바 있으나 성장우선론 지배 및 국내 정치 · 경제 불안 등으로 계속 무산되어오다가 1980년이 되어서야 '독점규제 및 공정거래에 관한 법률(법률 제3320호)'이 제정, 1981년 4월 1일부터 시행에 들어갔다. 현행 공정거래법의 목적은 공정하고 자유로운 경쟁을 촉진하고, 이를 통하여 창의적인 기업 활동의 조장, 소비자 보호 및 국민경제의 균형 있는 발전을 도모하는데 있다(제1조). 이 법은 소비자 보호와 관련하여 부당한 거래의 거절 및 차별적 취급행위, 부당한 경쟁자 배제행위, 부당한 고객 유인 · 강제 행위, 거래상 우월적 지위의 남용행위, 거래 상대방의 사업 활동을 구속하는 조건으로 거래하거나 강제하는 행위, 상품 · 용역 등의 부당한 표시나 광고행위 등을 금지하고 있다(제23조).

의사의 설명 부족에 불만을 품은 고객들은 해당 병원의 인터넷상에서 특정 직원을 비판하는가 하면 관련 정부기관이나 언론사에 고발하는 일도 서슴지 않는다.

병원을 비롯한 기업체나 정부의 소비자만족과 불만족 그리고 소비자불평행동의 중요성에 대한 인식이 높아진 것은 말할 것도 없지만, 소비자들 역시 시장에서 우위를 점하고 올바른 구매의사결정을 하기 위한 방안의 일환으로 소비자불평행동에 대한 연구에 관심을 기울이고 있다. 그에 따라 우리나라에서도 1970년대 이후 소비자만족과 불만족, 소비자불평행동의 중요성을 인식하게 되었으며 경영학이나 공공 정책학, 소비자학 분야를 중심으로 이에 관한 연구가 수행되고 있다.

경영학분야에서는 제품과 서비스의 질 평가 기준으로 소비자만족과 불만족을 중요한 변수로 간주하게 되었고 소비자행동의 한 유형으로서 소비자불평행동을 연구하기 시작했다. 그에 따라 병원을 비롯한 기업체에서는 마케팅전략의 수립, 성공적 경영을 추구하기 위하여 소비자만족과 불만족 및 소비자불평행동에 대해 조사 · 연구를 활발하게 전개하고 있다. 소비자학 분야에서는 소비자불만을 극소화하여 소비자 주권을 실현하고 소비자주의(consumerism)를 확대하는 측면에서 소비자만족과 불만족, 소비자불평행동에 대한 연구를 수행되고 있다.

소비자가 불평행동을 취할 것인지, 말 것인지 또는 어떤 형태의 불평행동을 취할 것인지를 설명하는 다양한 이론들에 대해 간단하게 살펴보면 다음과 같다.

1. 비용-이익분석

비용-이익분석(cost and benefit analysis)은 심리학 및 경제학적 측면에서 소비자들의 불평행동을 설명하는 중요한 이론체계다. 이 이론은 소비자들이 불평행동을 취하려고 할 경우 그 결과로서 예상되는 비용 대비 이익을 비교 · 분석하여 실제로 불평행동을 취할 것인지 말 것인지, 만약 불평행동을 취한다면 어떤 형태의 불평행동을 취할 것인지를 결정한다는 이론이다. 소비자 불평행동과 관련한 이익-비용을 경제적 측면과 심리적 측면으로 구분하여 설명하면 다음과 같다.

〈표 5-3〉 불평행동의 이익과 비용 분석

경제적 측면		심리적 측면	
비 용	이 익	비 용	이 익
· 금전적 비용 · 시간 비용 · 신체적 에너지 · 정신적 피로 · 불평방법 사용 비용	· 수리 · 교환 · 환불	· 불유쾌한 반응 우려 · 불평분자 오해 우려 · 역 불평 시 당혹감 · 다툼에 대한 부담 · 책임 전가 우려	· 무비판 죄책감 탈피 · 소비자를 위한 행동 · 미래의 불만 방지 · 소비자권리 실현 · 사과에 대한 만족 · 개선 및 판매 중지

한편, Landon(1980)은 소비자 불평행동의 동기를 5가지로 분류했다. 즉, 소비자 자신을 돕기 위하여, 타인을 돕기 위하여, 기업을 위하여, 공평하기 위하여, 불쾌감이나 불만족을 없애기 위하여 소비자들은 불평행동을 하게 된다는 것이다. 이 동기들은 주로 불평행동이 가져다 줄 이익 또는 효과를 염두에 두고 있다. 이처럼 비용-이익 접근법은 소비자들이 불평행동을 할 때는 그 결과로서 초래될 비용과 이익을 비교하여 이익이 클 경우에 주로 불평행동을 하게 된다는 것을 알 수 있다.

2. 사회화이론

사회화(socialization)이론은 사람은 사회적 동물로서 주변 환경이나 사회에서 발생하는 각종 사건을 통해 배우고 행동을 변화시키게 된다는 것이다. 이에 따라 개인의 소비자로서의 능력은 부모나 주위의 행동을 보고 배우면서 유년기부터 성장, 발달하게 된다. 즉, 주위 환경요인과의 상호작용을 통한 학습과정을 통해 행동을 형성하게 된다. 사회화 이론에 의하면, 유년기의 소비생활 및 경험 또는 불평행동 경험은 성인이 되었을 때 소비생활 및 불평행동에 영향을 미친다는 것이다.

3. 심리적 접근

소비자들의 불평행동 여부 또는 불평행동 유형을 설명하는데 있어서 소비자들의 개인적, 심리적 측면을 강조하는 시각이다. 소비자가 불평행동을 취할 것인지의 여부 그리고 불평행동을 취할 경우 어떤 형태를 취할 것인지는 소비자들의 심리적 특성의 차이에 의해 많은 부분이 결정된다는 것이다. 심리적 측면의 변수의 영향력 조사연구에서 불평행동을 유발시키는 심리적 특성변수는 크게 두 가지 나누어진다. 첫째는 소비생활과 무관한 특성으로 자신감과 강력한 자기주장이다. 둘째는 소비생활의 특성에서 오는 것으로 소비자권리 및 불평행동에 대한 태도, 과거 불평행동의 경험, 소비자 소외, 불만족 속성, 기대, 불평결과에 대한 소비자 인지를 통해서 나타난다.

Westbrook(1987)은 소비자의 심리적 측면을 강조하였는데 특히, 제품에 대한 소비자의 관심, 기쁨, 놀람, 두려움, 스트레스, 책임의식 등에 대한 감정이 불평행동을 설명하는 데 중요하다는 것을 밝혀냈다. 또한 Westbrook, Newman Taylor(1978)는 가전제품 구입과정에 대한 소비자만족 · 불만족을 연구하면서 소비자들의 만족과 불만족의 정도는 제품 자체의 결함이나 완전함의 차이보다 소비자들의 태도, 개인성 등의 소비자 특성에 의해 많은 차이가 나타난다고 주장했다. 그런데 불평행동을 취하는 소비자는 불평행동을 취하지 않는 소비자보다 긍정적인 태도를 갖고 있으며, 자신감이 높고 자기주장이 뚜렷하다는 것이 일반적인 견해이다.

4. 귀인이론

귀인이론(歸因理論; Attribution Theory)은 Folkes(1984)에 의해 제기된 이론으로 불만을 느낀 소비자가 불평행동을 취할 것인지의 여부는 불만족한 소비자가 불만의 원인을 어디에 두는 가에 따라 결정된다는 것이다. 즉, 불만의 원인을 자기 자신에게 돌리는지, 아니면 외부로 돌리는지에 따라 불평행동 여부와 불평행동 유형이 결정된다.

이 이론에 따르면, 불만족의 원인을 외부로 돌리는 경우 적극적인 불평행동을 할 가능성이 높다. Blodgett, Granbois, Walters(1993)는 불만족이 앞으로도 계속해서 일어날 것이라고 예측되는 경우와 서비스 제공자들이 불만족의 문제를 방지할 수 있다고 인지되는 경우 적극적 불평행동을 취하게 된다고 주장한다. 불만족이 가끔씩 일어나는 경우와 문제의 소재가 공급자가 아니라고 인지되는 경우 적극적 불평행동보다는 부정적 구전활동이나 구매거부 행동을 보인다는 것이다.

5. Richins의 소비자불평행동 모델

M. L. Richins(1982)는 소비자 불평행동을 세 가지 인지적 과정으로 설정하고 그것을 하나의 과정으로 보았다. 세 가지 과정은 만족 · 불만족 평가, 귀인 평가, 대체안 평가로 이루어진다. Richins는 대체안의 평가과정에서 소비자는 불평행동의 비용과 이익을 비교하여 불평행동의 여부를 결정한다고 보았다. 그에 의하면, 제품과 관련된 문제가 심각할수록, 불만족의 귀인이 소비자 자신보다는 유통경로에 있다고 지각할수록, 그리고 소비자의 불평에 대하여 공급자의 반응이 부정적이라고 지각할수록 소비자의 불평과 부정적 구전활동이 증가한다고 주장했다. 한편, 그는 이 세 가지 과정뿐만 아니라 여타의 외생변수들에 의해서도 소비자 불평행동이 영향을 받는다고 하였다. 즉, 제품과 관련된 측면, 소비자 개인적 측면, 상황적 측면에 대해서도 소비자 불평행동은 발생한다는 것이다.

- 제품 특성 … 제품의 중요성과 복잡성 등
- 개인 특성 … 개성, 가치관, 시간적 압박, 재무적 상황 등
- 상황(구매 및 소비환경) 측면 … 탐색시간, 판매원과의 상호관계, 가족 및 사회적 배경(가족이나 친구 의견, 가족 구성원의 역할), 준거집단의 영향

Richins의 주장에 비추어볼 때, 오늘날 의료서비스 현장에서는 약간의 불만스런 서비스에 대하여도 고객들이 전보다 더 난폭한 행동을 보이는 경우가 증가하고 있다고 하는데 그 이유는 고객들이 자신의 건강을 어떤 것보다 더욱 중요하게 인식하기 때문일 것이다. 또한 자신이 병원에서 만족스런 대접을 받지 못하는 이유는 자신의 책임이

라기보다는 서비스를 제공하는 병원에 책임이 있다고 보기 때문이며, 고객이 자신이 표출한 불평행동에 대하여 병원 측에서 낮은 자세로 순응하지 않을 때에는 극단적으로 부정적 행동을 보일 수도 있다는 것을 알 수 있다.

한편, R. L. Day(1984)는 Richins의 모델을 보다 확장하여 대체안에 대한 평가는 네 가지 측면인 소비의 의미성, 소비자 지식 및 경험, 불평행동의 비용, 불평행동의 성공 가능성에 의해 결정되며, 불평행동에 대한 태도를 소비자 불평행동의 매개변수 채택하여 모델을 설정하였다.

이상 살펴본 소비자 불평행동이론을 통해 소비자 불평행동 여부, 불평행동 유형 등을 결정하는 요인은 크게 시장 환경 요인, 제품/서비스 자체의 특성, 소비자 특성, 상황적 요인 등이라고 하겠다.

① 시장 환경 요인 … 병원의 명성, 불평에 대한 접근의 용이성, 배상제공 의지, 병원의 소비자 문제 대응에 대한 소비자의 인지 또는 평가

② 제품이나 서비스 자체의 특성 … 제품 및 서비스의 중요성, 가격, 근접성, 복잡성, 제품의 종류

③ 소비자특성 변수 … 개인특성(personality), 병원에 대한 태도, 불평행동의 동기, 시간가치에 대한 인식, 소비자의 정보탐색 수준

④ 상황적 요인 … 불만족의 중요성이나 심각성, 소비자권리에 관한 사회적 분위기

현장들여다보기 5-2

선택권 확대 경쟁, 어떻게 대응해야 하나?

오늘날 소비자들에게 있어서 선택은 일상이다. 커피 한잔을 마실 때도 샷 추가, 크림, 사이즈, 테이크아웃 여부 등 다양한 선택을 할 수 있다. 다방, 찻집에 익숙한 과거 세대들이 카운터 앞에서 주문을 하지 못해 쩔쩔매는 동안, 젊은 소비자들은 자신의 기분이나 취향대로 척척 주문을 한다. 모든 산업영역에서 이 같은 소비행태의 확산은 이미 막을 수 없는 추세다.

먼저 기업들은 어떤 방법이 고객의 선택권을 더 빠르고, 정확하게 충족시켜 줄

수 있을지 고민해야 할 것이다. 모든 산업 분야에서 고객의 선택권 강화를 위한 경쟁은 이미 시작되었다. 발 빠른 기업들은 이러한 변화에 능동적이고 창의적인 방법으로 대처하고 있다. 애플은'상시적인 확장성'과 '고객이 만드는 선택대안'이라는 두 가지 개념을 통해'앱스토어'라는 창의적인 혁신을 만들어 냈다. 상시적 확장은 혁신, 기술 발전 속도와의 격차를 줄여준다. 고객이 만든 선택대안은 시장과 고객 가치간의 괴리를 좁혀줄 수 있다. 고객의 요구에 맞는 다양한 선택대안을 효율적이고 신속하게 구비한다는 관점에서 오픈 이노베이션(open innovation)과 같은 협업의 가치를 다시 한 번 생각해볼 필요도 있다. 상시적인 기능 선택과 활용이 가능하다는 점에서'실시간 맞춤화(real-time customization)'와 같은 개념도 보편화 될 것으로 예상된다.

한편 선택권 확대가 고객들의 감성적, 심리적 욕구에도 어필하고 있음을 주목할 필요가 있다. 고객들은 스스로 선택하고 만들어가는 제품에 대해 더 많은 애착을 가질 것이다.'NIKE iD'사이트를 통해 자신이 직접 만든 운동화와 진열대에서 고른 운동화에 대한 감성적 만족은 다르기 때문이다. 더 중요한 것은 선택권의 확대가 고객의 믿음과 신뢰를 확보하는데 중요한 역할을 할 수 있다는 점이다. 'MyMuesli'라는 시리얼 제조사는 소비자가 스스로 입맛에 맞게 시리얼의 구성을 선택할 수 있도록 함으로써 인기를 끌고 있다. 다만 이러한 신뢰를 확보하기 위해서는 투명한 정보, 정확한 상품, 합리적인 가격이 뒷받침 되어야 한다. 별 차이 없이 비슷비슷하거나 교묘하게 고객의 선택권을 제한하는 비즈니스 모델은 지속되기 어렵다. 이미 많은 고객들이 오픈마켓의 산만하고, 잘못된 상품정보 혹은 복잡한 내용 때문에 비용절감 효과가 의문시되는 통신요금 체계 속에서 선택의 혼란과 무력감을 호소하고 있다.

마지막으로 고객의 비용을 절감할 수 있는 창의적인 혁신에 대한 지속적인 고민이 필요하다. 저가항공사 설립에서도 보는 바와 같이 고객의 선택권 확대는 고객의 비용절감으로 이어지게 된다. 번들(bundle)로 팔던 기존의 제품을 나누어 팔기 때문에, 포함되지 않은 기능, 성능, 서비스 등에 대해서는 지불할 필요가 없기 때문이다. 점점 더 많은 와해적 혁신기업들이 자신들의 제품, 서비스를 잘게 나누고 효율화시킴으로써 고객의 선택권을 확대하는데 일조하고 있다. 기업들로서는 고객의 니즈를 더 세분화하고, 새로운 고객가치를 제공하기 위한 비즈니스 모델을 설계하는 일이 시급하다. 저가항공사 라이언에어는 이미 다양한 기내서비스를 선택하도록 했는데, 여기서 그치지 않고 최근에는 항공권 가격을 5% 낮추는 대신 화장실 사용까지 고객이 선택할 수 있도록 하는 기발한 상상력을 통해 선택권 확대 경쟁에 불을 지피고 있다.

자료원 : 정재영, 선택권을 원하는 미래의 소비자, 유통저널, 2010년 3월호

제3절 의료소비자의 불평행동

시장을 구성하고 있는 소비자가 제품이나 서비스 구매나 사용의 결과 불만을 느낀 경우 그에 대해 대응행동을 취하게 되는데, 이 행동을 소비자 불평행동(consumer complaint behavior)이라고 한다. 개인들은 몸이 아프거나 건강과 관련된 문제가 생기면 예전과 같이 병원을 찾아가 의사의 진료를 받기는 하지만, 각종 인터넷포털에서 지식검색 서비스가 도입된 이후에는 병원에 다녀온 후에도 자신의 증상이나 진단결과에 대한 질문을 많이 한다. 병원에서는 적절한 진단과 처방을 내렸는데도 불구하고 또 다시 인터넷공간에 질문을 하는 이유는 무엇일까? 전문가의 의견에 대한 불신 때문인가? 아니면 다른 사람에게 확인을 받기 위함인가?(조화순 외, 2011).

1. 불평행동의 유형

소비자 불평행동은 불만족을 초래한 책임이 있는 대상에게 소비자가 불만을 가시적으로 나타내는 행동이다. 더 자세하게 말하면, 제품이나 서비스에 대한 부정적인 정보를 제조자, 판매자, 또는 제 3자에게 전달하는 부정적 행동 반응이라고 할 수 있다. 이런 소비자 불평행동 유형은 불평의 목적이나 상황에 따라 다양하고 복합적으로 나타나게 된다. 소비자들은 불평행동을 표출하고자 할 때 자신이 처한 상황이나 목적에 따라 다양한 방법들 중 어느 하나든지 또는 둘 이상을 복합적으로 선택하는 것을 볼 수 있다.

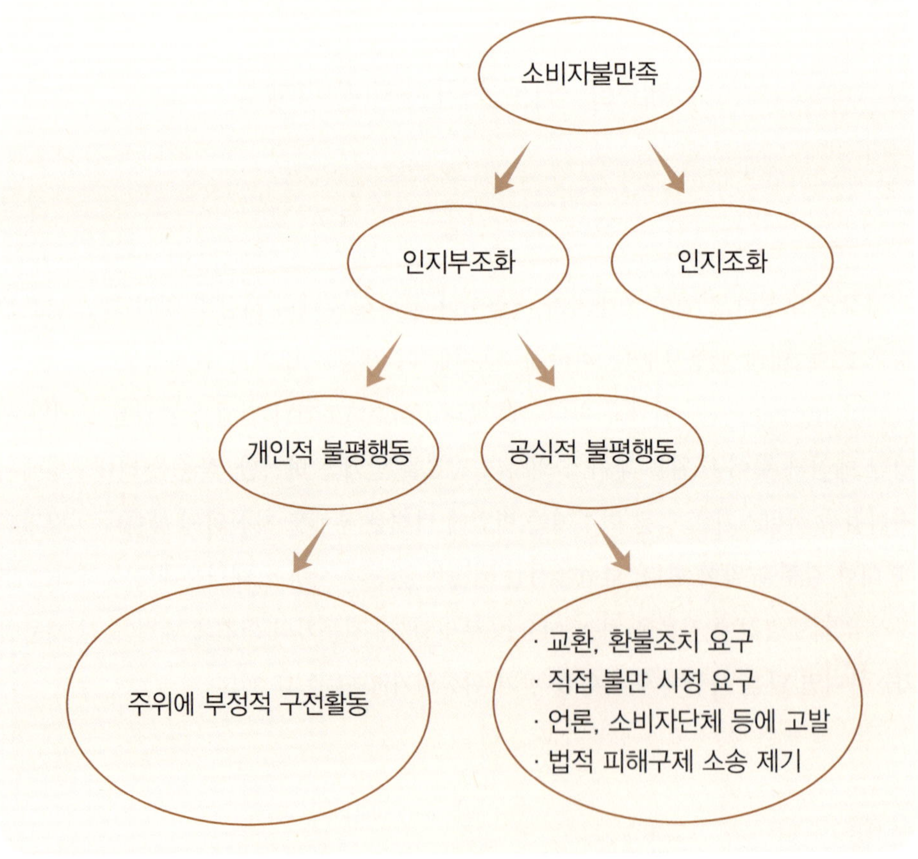

[그림 5-1] 소비자불평행동 유형의 분류

소비자는 제품이나 서비스의 구매 과정이나 사용 후 불만족을 느낄 경우에는 우선, 불평행동을 표출할 것인지 또는 하지 않을 것인지를 결정한다. 인지부조화 상태가 강하여 기분이 나쁘게 된 감정을 평상시와 같은 감정 상태로 되돌리기 위해서는 높아진 긴장상태를 처리하기 위한 행동에 돌입하게 된다. 즉, 불평행동을 표출하게 되는데, 이때 소비자는 자신의 불만족을 처리하기 위해 다양한 방법들을 모색한다. [그림 5-1]에서 보는 바와 같이, 소비자의 개인적 불평행동은 가족, 친지, 타인에게 불만을 호소하거나 경고 또는 부정적 평가를 하는 부정적 구전활동, 재구매 중지 등의 형태로 나타나게 된다. 또한 공식적 불평행동은 불만 제공 대상에 대하여 불만 요인에 대한 시정을 요구하거나 환불이나 교환을 요구하며, 더 나아가 보상을 받기 위한 법적 행동과 같은 차원이 높은 반응으로 나타난다.

2. 불평행동의 특성

1) 단계적 또는 동시적 불평행동

소비자는 자신의 불평을 표현할 때 여러 유형의 불평행동 중 어느 하나만을 취하는 경우도 있으나 여러 형태의 불평행동을 동시에 수행하거나 또는 단계적 · 순차적으로 반응을 보인다.

예를 들어, 어떤 환자가 병원에서 창구 수납직원으로부터 안내를 잘 못 받아 헛걸음을 하였다면 처음에는 사과를 요구하여 만족한 결과를 얻으면 불만을 해소시키게 된다. 하지만 만족할 만한 수준의 사과를 받지 못하면 인터넷에 비판의 의견을 올리기도 하고, 그것에 대해서도 병원 측에서 납득할 만한 사과를 받지 못하면 언론이나 구제단체에 피해를 호소하는 것과 같은 긴장을 조성하기도 한다. 이처럼 소비자의 불평행동은 서비스 제공자가 기대하는 것처럼 단순한 수준에서 끝나지 않기 때문에 항상 최악의 상황을 대비하여 대응해야 한다.

2) 불평행동의 순환성

소비자의 불만족은 여러 가지 이유로 행동으로 옮겨지기는 쉽지 않다. 그러나 한번

행동으로 발전하면 대개 일회성으로 그치는 경우가 드물다. 동적이고 순환 또는 역동적인 과정(dynamic process)을 갖는다. 소비자의 개인 특성에 따라서는 병원에서 자신의 기대에 부응하는 대접을 받지 못하면 불만이 해소될 때까지 주변에 부정적 구전활동을 하거나 각종 수단을 동원하여 불만을 해소시키려고 애쓰는 것을 볼 수 있다. 이런 연속적 소비자 불평행동은 주로 의료서비스 구매 후에 발생한다는 것을 알 수 있다. 소비자는 여러 가지 형태의 불평행동을 취한 후 결과에 대한 만족여부에 따라 또 다른 수준이나 형태의 행동을 결정하게 된다.

3) 소비자 불만족과 불평행동 간의 관계

소비자의 불만족 감정이 불평행동을 불러오는 선행조건이기는 하지만 불만족을 느낀다고 해서 모든 소비자들이 반드시 불평행동을 취하는 것은 아니다. 어떤 연구에서는 소비자 불만족이 불평행동을 15% 정도밖에 설명하지 못하는 것으로 나타나기도 했다. 불만족이 불평행동으로 연결되는 데는 불만의 강도와 개인적 특성이 작용한다. 불만의 강도가 매우 높거나 평소 잘 인내하지 못하는 특성을 가진 소비자들은 불만족을 느끼게 되면 그렇지 않은 경우보다 더 자주 불평행동을 보일 것이다. 이처럼 소비자 불만족이 곧 불평행동으로 나타나는 것은 아니지만 그렇다고 해서 병원이 불만족이 가득한 소비자들을 그대로 방치해도 된다는 뜻은 아니다. 병원 마케터들은 소비자 불만족이 불평행동의 동기가 된다는 사실만큼은 분명하게 인식하고 있어야 한다.

부정적 구전활동은 외국뿐만 아니라 우리나라 소비자들의 대표적인 불평행동 유형으로 나타나고 있다. 의료소비자들 대부분도 의료서비스 구매 전에 친구, 친지, 이웃 등으로부터 정보를 얻는 사적 정보탐색에 많이 의존하고 있으므로 부정적 구전활동은 병원 입장에서는 무시할 수 없는 소비자 대응행동이다. 더욱이 소비자들의 부정적 구전활동은 소비자의 재구매 행동에 실제로 부정적 영향을 끼치게 되므로 마케팅전략의 수립에 있어서 간과할 수 없는 요소로 인식되고 있다.

한편, 소비자의 입장에서 볼 때 의료서비스에 대한 불만요인이 있음에도 불구하고 불평행동을 전혀 취하지 않거나 소극적으로 행동하는 것은 사회발전이나 병원 등 의료기관의 서비스 개선을 위해서 바람직한 것은 아니라는 인식을 가질 수 있다.

4) 만족된 소비자의 불평행동

앞에서 살펴본 것처럼 소비자 불평행동은 제품이나 서비스의 구매, 사용, 평가 과정에서 발생한 불만족을 해소시키는 대응행동으로 나타난다. 이것은 심리학에서 인지부조화(cognitive dissonance) 이론으로 설명될 수 있다. 즉, 사람은 자신이 기대한 대로 충족되면 긍정적 감정에 빠지지만 그렇지 못하면 부정적 감정에 빠져 심리적 긴장상태를 경험하게 된다. 개인은 감정의 평정을 얻기 위해 이 긴장상태를 해소하려고 한다. 예를 들어, 의사에게 진료를 받기 위해 병원을 방문한 환자가 의사의 불친절에 기분이 상했다면 환자는 심리적 긴장상태에 빠지게 된다. 이때 환자는 자신의 감정을 균형 상태로 가져가기 위해 어떤 태도를 취하게 되는데, 어떤 환자는 '의사는 원래 다 그렇다'는 식으로 사회적 통념에 자신을 반추시킬 것이고, 또 다른 환자는 화가 풀릴 때까지 그 의사의 불친절을 인터넷에 올릴 수도 있다.

이와는 달리 제품이나 서비스의 구매 또는 사용 후 불만보다는 만족을 느낀 소비자들도 불평행동을 보이는 경우가 있다. 불만을 느끼지 않은 소비자가 불평행동을 보이는 이유는 첫째, 불평을 취할 경우 얻을 수 있는 이익이 있을 것이라는 기대감 때문이다. 둘째, 계속적으로 제품의 질이 향상되도록 하기 위해서이다. 셋째, 자신은 만족스러웠으나 주위 사람들의 부정적 구전활동, 언론기관의 불평 등이 자극으로 작용했기 때문이다. 넷째, 업체나 경영자에 대한 일반 소비자들의 부정적인 인식과 태도 때문에 불평행동을 하기도 한다. 다섯째, 사회 전반에 일반적으로 높아진 불평행동 성향 때문인 경우도 있다. 실제로 오늘날 높아진 소비자 권리의식은 이른바 '나쁜 소비자'들을 만들어내고 있기도 하다. 해당 제품을 구매하지도 않고 단지 다른 소비자들이 불평하는 것을 듣고 그 업체가 나쁘다고 구전활동을 하는 소비자들도 있다. 더 나아가 잦은 반품과 고발, 뒷돈이나 보상 요구 등 그 수법도 다양해지고 있다. 사회 일각에서는 이와 같은 소비자들을 일명 '블랙 컨슈머(black consumer)'라고 부른다. 2008년 대한상공회의소 조사에 따르면 국내 기업체 300개 중 87%에 달하는 261개 기업이 소비자들로부터 근거 없는 피해보상 요구를 받은 경험이 있는 것으로 나타났다. 이와 마찬가지로 병원에서도 의료사고가 발생할 경우 정상적인 통로를 통하여 문제를 해결하기보다는 브로커에 의지하여 문제를 해결하겠다는 피해자도 전체 피해자의 3% 정도에 이르는 것으로 조사되었다. 병원이나 해당 의료인에 대하여 필요 이상의 압박을 가함으로써 더 많은 배상을 얻어내려는 속셈이 있다고 할 수 있다.

3. 우리나라 의료소비자들의 불평행동 실태

우리나라 소비자들은 아직까지 불만을 느꼈음에도 불구하고 불평행동은 잘 취하지 않거나 소극적인 불평행동에 그치는 경우가 많은 것으로 나타났다. 예를 들면, 여성복 구매 후 소비자불만 및 불평행동을 조사한 한 연구에서는 응답자의 60% 이상이 하자가 있는 여성복을 구매한 경험이 있는 것으로 나타났다. 그러나 이중 절반 이상은 하자가 있는 옷을 사용하지도 못하면서 불평행동은 하지 않는 것으로 조사되었다. 불평행동을 취하지 않은 소비자를 대상으로 그 이유를 조사한 것을 보면, 주로 '귀찮아서', '해봤자 소용이 없기 때문에', '불평행동을 취할 방법을 몰라서' 등으로 나타났다. 이런 연구결과를 통해서 볼 때, 소비자들이 제품이나 서비스에 대한 불만을 느꼈음에도 불구하고 불평행동을 보이지 않는 이유는 불평결과에 대한 부정적 기대, 성공확률의 희박, 불평행동의 중요성에 대한 인식부족 등이다. 전체적으로 우리나라 소비자들은 제품보다는 서비스에 대한 불만을 많이 느끼고 있는데, 특히, 공공 서비스와 병원 서비스에 불만이 높은 것으로 파악되고 있다.

공공서비스의 경우에는 지방자치제 활성화에 따라 점차 친절하고 질 좋은 서비스가 제공되고 있다는 평가가 나오고 있지만, 일부 정부기관에서는 여전히 소비자 불만을 접수하는 창구나 절차 등이 마련되지 않고 있거나 혹시 마련되었다고 해도 이에 대한 적극적인 홍보가 되지 않은 경우도 많다. 또 불만처리가 형식적인 경우가 많으며 불만을 접수한 뒤에는 해결결과에 대한 통보가 제대로 이루어지지 않고 있는 것으로 나타났다. 현재 우리나라 정부기관의 정보 공시 비율이 50% 수준밖에 되지 않는 점도 공공서비스에 대한 불만을 고조시키는 원인이 되고 있다.

마찬가지로 우리나라 각종 병원, 특히 종합병원이나 대학병원의 경우 공급자들의 입장에서는 불만처리를 위한 서비스 개선을 많이 했다고 하나 소비자들의 입장에서 볼 때는 아직까지 소비자 편에서 서비스를 제공하려는 의지가 부족하고 소비자들의 불만을 접수, 상담, 해결하려는 노력도 제대로 이루어지지 않고 있는 실정이다. 한국소비자보호원에 접수된 의료서비스 불만 관련 상담건수를 보면, 2000년에 9,996건이던 것이 2008년에는 14,716건으로 증가했고, 실제로 당한 피해를 구제해달라는 구체 신청 건수도 2000년 450건에서 2009년에는 599건으로 증가했다. 이와 함께 의료사고 관련 소송건수도 매년 증가추세를 보이고 있는데, 법원행정처에서 발간하는 사법연감에 따르면 1992년 82건에 불과했던 의료소송이 2002년에는 882건으로 10년 동안 10배 이상 증가했다. 의료사고 중 손해배상소송이 가장 높은 비율을 차지하고 있는데 1989년 의료사고로 인한 손해배상소송이 76건이던 것이 1998년 717건, 2008년에는 890건으로 증가했다. 이와 같은 통계수치는 최근 법원이 의료소송에서 과거와는 다르게 피해자의 입증책임을 어느 정도 줄여주고 있어 과거보다 승소할 가능성이 높아진 탓이 크다. 결국에는 우리나라 의료소비자들의 권리의식이 얼마나 높아졌는지를 보여주는 것이다(이종인, 2011).

따라서 병원에서는 환자 중심에서 의료서비스의 질을 높이는 일이 시급하다. 이를 위해서는 의료서비스를 제공하는 의료인들의 소비자 만족구주에 대한 인식개선이 시급하며 소비자 불만을 체계적으로 수집, 전달하고 해소시키는 운영체계를 갖추어야 할 것이다. 진료부문에 대한 불만족과 관련해서는 소비자의 전문지식 부족으로 인한 민원이 가장 많이 발생하고 있기 때문에 의료계 내부의 자율적 노력과 함께 법적 · 제도적 장치를 통해 소비자와 의료서비스 제공자간의 정보 또는 전문적 지식의 불균형 문제를 해결하기 위한 노력이 이루어져야 한다.

현장들여다보기 5-3

어느 제자의 곤혹스런 질문

교수님, 안녕하세요?

저는 경기도 OOOO병원에 취업한 제자 OOO입니다. 제가 취업한지도 어느덧 8개월째로 접어들고 있습니다. 처음에는 낯선 직장환경에 적응하지 못하다가 지금은 일도 많이 익숙해지고 병원 사람들과도 잘 어울리며 교수님 덕택에 즐거운 직장생활을 하고 있습니다. 그리고 병원에 자주 오는 고객님들과는 안부도 물어볼 정도로 정말로 병원의 식구가 된 기분이 들어 굉장히 기분이 좋습니다.

처음에 수습 3개월 동안에는 실수도 많이 하고, 학교에서 배웠던 것들도 막상 적용하려니 어려운 부분이 있어서 힘이 들었었습니다. 그래도 제가 했던 실수는 비교적 큰 실수가 아니고, 이해심 많은 환자분들 덕분에 조용히 넘어간 것 같습니다.

그런데 제가 병원 생활을 하다가 교수님의 의견이 궁금하여 여쭈어 볼 것이 있습니다. 병원생활을 시작한지 얼마 지나지 않아 제 후임이 두 명이 생겼습니다. 마지막에 들어온 후임이 있는데 얼마 전에 실수로 수납을 잘못한 경우가 있었습니다. 인플루엔자 현장검사 한 것을 인플루엔자 주사를 맞는 것으로 착각을 하여 환자를 주사실로 안내하였는데 환자가 과에서 주사실 안내 받은 적 없다고 컴플레인(불평)을 걸었고, 수납직원은 담당과에 전화해서 확인을 해보려고 했지만, 해당 진료과에서 전화를 받지 않아 시간이 지연되었습니다. 그 환자의 컴플레인은 걷잡을 수 없을 정도로 커졌습니다. 나중에 확인해보니, 그것은 현장검사 처방이었던 것을 수납직원이 착각을 한 것이었습니다.

그 환자가 화가 나서 큰 소리를 지르고 하니까 남자 직원이 고객 상담을 전담하는 진료협력센터로 안내하려고 했더니 병원장님이나 부장님을 찾으시면서 얼른 나오라고 로비에서 소리를 지르셨습니다. 연락을 받은 부장님께서 현장에 오셨는데 그 환자분이 원하는 것은 수납직원이 환자분 앞에서 무릎을 꿇고 잘못했다고 빌라는 것이었습니다. 그 소리를 들은 부장님은 수납직원에게 바로 무릎을 꿇으라고 하여서 수납직원은 무릎 꿇고 빌고 그 환자는 그제서야 만족한 듯 병원을 떠났습니다. 그런데 이 환자는 예전에 왔을 때도 순서를 무시하고 접수를 하려하기에 대기 환자분이 많아 대기번호표를 뽑고 오라고 안내해드렸더니 오히려 불친절하다고 공단 쪽에 민원을 넣기도 했습니다.

제가 배운 고객만족서비스는 항상 정확하고 친절하게 안내해드리며 고객의 입장에서 생각하고, 고객이 원하는 것은 들어주는 것이었습니다. 비록 수납직원이 안내를 잘못해 벌어진 일이긴 하지만 무릎을 꿇으라고 시키는 고객의 말을 들어야 하는 건지요? 습관적으로 컴플레인을 가지고 병원에 내원하는 환자분들이 늘어만 가는

데, 이런 경우에는 어떻게 해야 하는 건지, 도저히 저는 방법을 모르겠습니다. 교수님의 도움을 얻고자 이렇게 긴 장문의 메일을 보냅니다.

이 문제를 부장님이나, 대리님께, 또 직장 선배들에게도 물어볼 수가 없어서 어렵게 교수님께 여쭈어 봅니다.

4. 의료소비자 불평행동의 중요성

1) 소비자 입장

의료소비자의 불평행동은 의료서비스의 구매 과정이나 후에 발생하는 불만족을 해소하고 나아가서는 소비자권리의 실현, 소비자복지 증진의 주요 수단으로써 중요하다. 그러나 의료서비스로 인한 각종 불만 및 피해를 구제 받기 위해서는 소비자 스스로가 이를 해결하기 위한 적극적인 대응행동을 보이는 것이 우선되어야 한다. 불평행동을 보임으로써 병원에게 소비자들의 불만 및 피해가 무엇인지를 전달할 수 있기 때문에, 불평행동의 표출은 궁극적으로 소비자만족을 높이고 소비자복지를 증진시키는 중요한 수단이 되기 때문이다.

2) 병원 입장

불만을 느낀 소비자의 대응 행동, 즉 소비자들의 불평행동은 병원의 입장에서 소비자불만의 실태를 파악하는 계기가 되며 이를 기초로 병원경영의 방향을 설정하고 마케팅 계획을 수립하고 시행하는데 도움을 주기 때문에 중요하다. 소비자들의 불평행동 유형 중의 하나인 부정적 구전활동은 병원 이미지 및 홍보에 많은 영향을 미치므로 무시할 수 없는 사항이다. 또한, 소비자들의 불평행동을 어떻게 처리하는지는 병원 브랜드에 대한 충성도 또는 재구매율에 많은 영향을 미친다.

병원이 의료소비자들의 불평행동에 대해 적극적이고 효과적인 대응을 한다면 소비자들은 병원에 대한 이미지를 긍정적으로 전하게 되어 비용이 수반되지 않는 광고의 역할을 하게 된다. 또한, 능동적이고 효과적인 불평관리과정을 통해 각종 소비자정보를 얻을 수 있으므로 병원경영이나 마케팅의 수행에 중요한 사항이라고 하겠다.

3) 정부 입장

소비자들의 불만이 누적되고, 그 결과 소비자들이 불평행동을 취했음에도 문제가 해결되지 않으면 그때는 소비자운동 또는 소비자주의의 확대로 이어지는 것이 보통이다. 이 같은 소비자운동은 사회불안을 야기할 수도 있으므로 공급자들의 소비자불만 대응행동은 오래 전부터 정부의 관심사항이며 경제정책의 대상이다. 정부는 소비자 불만에 대한 사후 조치를 취하기도 하지만 소비자들의 불만이 비등할 수 있는 사항에 대하여는 미리 조사하여 선제적 조치를 취함으로써 예상되는 불만을 잠재우기도 한다.

제4절 의료소비자의 불평행동에 대한 대응

1. 공급자의 대응유형

소비자들의 불만 및 불평행동에 대한 공급자의 대응은 여러 형태로 나타날 수 있다. 어떤 병원은 적극적으로 소비자들의 불평행동을 받아들여 신속하게 문제를 해결하고 피해를 구제하는 경우도 있으며, 그렇지 않은 병원도 있을 것이다. 소비자들의 불만 및 피해구제 요청에 응하는 병원의 대응유형은 크게 세 가지로 구분할 수 있다.

첫째, 회피적 대응으로 이것은 불만해결 및 피해구제를 되도록 회피하려는 방법이다. 병원의 이익을 우선시 하면서 최소한도 내에서 상담에 응하는 방식이다.

둘째, 적극적 대응으로 이것은 소비자 불만해소 및 피해구제를 소비자의 입장에서 수행하고자하는 방식이다. 소비자상담실 등 관련 부서가 지위와 권한을 어느 정도 갖고서 소비자들의 요구를 충족시키고자 노력한다.

셋째, 촉진적 대응으로 이것은 소비자 불만 및 피해구제 등 선제적 상담과정을 통해 소비자 관련 정보를 수집하고 그 결과를 적극적으로 마케팅관리나 경영에 반영하려고 하는 형태이다.

소비자 불만 및 피해구제에 대응하는 병원의 대응행동에는 차이가 있는데, 그것은 병원 내 소비자상담 관련 부서의 위치, 지위, 권한, 역할 등으로부터 영향을 받기 때문이다. 우선 회피적 태도를 취하는 병원들은 소비자상담 관련 부서를 조직의 하위에 배치하고 전문 상담인력을 두지 않는다. 상담직원들의 부서 간 이동이 잦고, 소극적인 차원에서 소비자상담에 응하고 있으며, 소비자 불만과 피해에 대한 사항들이 경영이나 마케팅에 적극적으로 반영되지 못한다. 당연히 소비자상담 부서는 직원들이 선호하지 않는 낮은 직급의 부서로서 그 역할이나 지위 등의 측면에서 무기력하다.

반면, 촉진적 대응을 하는 병원은 소비자상담 부서를 최고경영자의 직속부서로 배치하여 독립적인 부서로 운영하고 있다. 소비자상담 부서가 다른 부서와는 별도의 독립적인 부서로 배치하는 것은 상담부서의 업무나 의견 등을 경영에 적극적으로 반영하고자 하는 것으로 소비자들의 의견, 욕구, 불만 등이 적극적으로 경영에 반영된다.

결국, 소비자 불만해결 및 피해구제는 1차적으로는 소비자문제 및 피해상황을 직접 듣고, 상담하고 처리하는 데 있다. 이와 같은 공급자의 대응은 궁극적으로 고객만족을 높이고 방문 재창출을 유도하여 이윤을 증가시키는게 된다.

2. 공급자 대응의 중요성

소비자 불만 및 불평행동에 대한 병원의 대응은 소비자들이 계속해서 불평행동을 취할 것인지 여부 그리고 구전활동 등에 영향을 미친다. 소비자들의 불만 및 불평행동은 병원에게는 조직의 이미지, 홍보, 재방문 거절, 구전활동, 상표애호도 등의 측면에서 무시할 수 없는 중요한 사항이다. 특히, 기존 고객을 유지하는 데 드는 비용보다 새로운 고객을 찾는 데 드는 비용이 3~5배 정도 높다는 많은 연구결과들은 병원의 생존 및 발전을 위해서는 현재 고객의 불만 및 불평행동에 대해 보다 적극적으로 대처해야 한다는 것을 알려주는 것이다. 한 연구조사에 의하면, 만족한 소비자는 거래하면서 경험한 좋은 내용을 3명의 타인에게 이야기하는 반면, 불만족한 소비자는 11명에게 나쁜게 말하는 것으로 알려져 있다. 이처럼 불만족한 소비자들의 구전활동이 재방문 등 병원의 성패에 심각한 영향을 미치므로 병원의 입장에서는 불만족한 소비자, 불평행동을 하는 소비자에 대해 적극적으로 대처해야 한다.

불만족한 소비자가 불평행동을 한 후 공급자의 대응에 대한 만족도 조사에서 소비자들은 공급자들이 전혀 반응을 보이지 않는 경우보다 소비자가 기대하는 방향으로 반응을 보이는 경우에 더 만족하는 것을 알려져 있다. 그러므로 병원 입장에서는 이왕 불평행동이 이루어졌다고 방치할 것이 아니라 인터넷 게재나 언론사 제보와 같은 불평행동이 이루어졌다고 할지라도 최대한 성의 있는 태도를 보이는 것이 중요하다고 하겠다.

이처럼 소비자불만 해결 및 피해구제는 병원의 이익추구와 목적 실현을 위한 중요한 과정이다. 병원 내 소비자불만 해결부서인 소비자상담실에서는 의료서비스에 대한 정보 제공, 소비자불만 접수 및 피해구제, 소비자불만 자료수집 및 분석 그리고 관리자에게 보고, 각종 소비자만족도 조사, 대응행동에 대한 소비자 태도조사, 소비자교육 등을 지속적으로 수행해야 한다는 것을 알 수 있다.

3. 공급자의 대응 실태 및 업무체계

과거에 비해 소비자불만 및 불평행동에 대한 병원의 태도는 보다 적극적으로 이루어지고 있다고 할 수 있다. 하지만 일부에서는 여전히 소비자불만 해소 및 피해구제에 소극적이거나 전혀 대응하지 않는 경우도 있기 때문에 소비자문제는 지속적으로 사회문제로 이슈화되고 있다. 한 조사에 의하면 우리나라 소비자들도 의료서비스 전반에 대해 40% 정도는 여전히 불만족 상태에 머무르고 있는 것으로 나타나고 있다. 의료서비스의 경우만 볼 때 시정조치나 고발을 했음에도 불구하고 대응이 전혀 없다고 인식하는 정도는 40% 수준인 것으로 나타났으며, 약 26%의 소비자만이 만족스러웠다고 반응하는 것으로 나타났다. 의료서비스에 대한 불만으로, 소비자가 불평행동을 취한 후 재방문 의사결정을 하는데 있어서 해당 병원의 서비스에 대해 불만을 느끼고 있음에도 불구하고 다시 재방문해야 하는 모순된 구조 속에 처해 있는 것으로 조사되고 있다. 의료서비스가 갖는 독점적 구조, 전문적 의료정보 부족, 그리고 불만 호소에 장애가 있기 때문이다.

소비자 불만족의 해결 및 피해구제 업무는 체계적으로 진행되어야 한다. 즉, 피해구제가 잘 이루어지지 않거나 결렬될 경우 다른 차원이나 여러 단계를 밟아가면서 신중하게 처리하는 것이 보통이다. 소비자상담실에서 소비자 불만해결 및 피해구제를 효과적으로 수행하기 위해서는 관련 부서는 물론이고 전사적(全社的) 차원에서 유기적인 협조 및 협력이 필수적이다. 소비자상담 부서에 불만을 접수시키고 피해 구제요청을 하는 주체는 보통 개별 소비자이다. 그러나 때로는 소비자단체에서 직접 피해구제 및 해결요청을 하기도 한다.

소비자 불만족을 해결하기 위해서 고객 상담실에서는 관련 부서에 불만접수 사실과 해결해야 할 문제의 내용을 전달해야 한다. 해당 부서에서는 소비자상담 부서에서 전달 · 요청한 문제의 해결결과를 소비자상담실에 다시 전달함으로써 상호 유기적으로 대응해야 한다. 필요하다면 해당 부서 직원이 직접 불만을 제기한 소비자를 방문하거나 A/S 등 사후처리를 해주는 것도 병원의 이미지를 높이는 방법이다.

4. 환불

환불이란 공급자가 구매대금을 돌려주는 것으로 소비자불만을 해소하고 피해를 구제하는 데 효과적인 수단이다. 보통, 소비자가 제품 구매 후 또는 사용과정에서 불만을 느끼거나 피해를 입는 경우 이를 구제 받는 방법은 수리, 교환, 환불 등이 있다. 대부분의 연구결과에 따르면 소비자가 제품이나 서비스를 구매한 후 불만이 생겨 불평행동을 취할 경우 사업자가 적극적인 환불조치를 취할 때 소비자만족은 높아지는 것으로 나타나고 있다. 이처럼 환불이 소비자불만 해소에 매우 효과적이기 때문에 최근 병원에서도 적극적으로 활용되고 있다.

우리나라에서는 대형 백화점을 중심으로 고객만족 지향 경영 차원에서 환불제도가 먼저 도입되었다. 한국소비자보호원의 소비자상담 처리결과 추이를 살펴보면, 대체로 수리나 교환 중심의 처리에서 점차 환불이나 피해보상으로 변화하고 있다. 그러나 아직도 제품의 결함이나 하자로 인해 소비자가 환불을 요구하는 경우 소극적 차원에서 환불을 해주고 있으며, 결함이나 하자가 아닌 이유로 소비자가 환불을 요청할 경우에는 대체로 받아들여지지 않는 경우가 많다. 우리나라 사업자들의 의식도 개선되고 있어 환불규정, 환불시기, 환불조건 등 환불에 대한 충분한 정보제공을 하려고 하고 있지만 미국이나 영국과 같은 소비자주권이 적극적으로 실현되고 있는 선진국에 비해서는 한참 뒤진다. 이들 나라에서는 제품의 결함이나 하자가 없더라도 소비자가 환불을 원하면 적극적으로 수용하고 있으며 환불조건이나 기간과 같은 환불정책에 대한 정보제공을 적극적으로 하고 있다. 이처럼 환불은 소비자만족이 중요한 경영철학으로 자리 잡고 있는 상황에서 소비자만족을 높이고 소비자 권익을 실현시키는 주요 수단이다.

1) 환불의 개념

환불(refund)이란 소비자가 구매한 제품이나 서비스를 취소하기를 원하는 경우 공급자가 이를 수용하여 소비자에게 구매대금을 반환하는 것을 말한다. 환불은 소비자 불만 및 피해구제의 매우 효과적인 수단으로써 우리나라의 경우 소비자 피해보상규정에 환불에 관한 내용이 명시되어 있다. 환불은 대개 두 가지 유형으로 시행되고 있다. 즉, 워런티(warranty)와 같은 맥락에서 제품의 결함이나 하자가 있는 경우에만 환불을 해주는 경우와 개런티(guarantee)와 같이 제품의 결함이나 하자와 무관하게 환불을 해주는 경우이다. 소비자 입장에서는 제품의 결함이나 하자가 없음에도 소비자의 요구대로 환불을 해준다면 소비자 만족도나 권익 향상의 느낌을 더욱 강하게 가질 수 있을 것이다.

우리나라도 '소비자피해보상규정'에 따라 제품에 결함이나 하자가 있는 경우 교환, 수리 또는 환불해 주도록 명시하고 있지만 공급자들은 환불보다는 교환이나 수리를 선호하고 있다. 대부분의 공급자들은 제품에 결함이나 하자가 없는 경우에는 환불을 해주지 않으려는 의도를 가지고 있다. 그러나 제품에 하자가 없는 경우에도 소비자 불만이나 피해는 일어날 수 있다. 예를 들어, 광고에 현혹되어 충동적으로 제품을 구매하여 사용해보니 도저히 불편해서 사용할 수가 없고, 비용을 지불한 것에 대한 불만만 높아진다면 공급자의 입장에서는 미래를 위해 환불을 해주는 것이 효과적이다. 이처럼 '잠재적 소비자 피해'까지도 해결을 해준다는 목적 하에 적극적으로 환불을 해준다면 소비자 만족도는 높아질 것이다.

기업의 경우와 마찬가지로 의료시장에서도 진료를 받고 납부한 비급여 진료비가 법령에서 정한 기준에 맞게 부담되었는지를 확인하여 환불조치되는 제도가 시행되고 있다. 진료비의 계산서 또는 영수증을 받으면 '비급여진료비, 전액본인부담, 선택진료' 등의 항목 부분이 있는데, 건강보험심사평가원에서는 이 항목의 비용이 제대로 계산되어 청구되었는지를 확인하여 오류가 있을 경우 환불을 해주고 있다. 의료소비자들은 진료 후에 발급된 영수증에 대해서는 재발행 의무규정이 없어 재발행 요구 시 불편을 겪을 수 있기 때문에 반드시 보관하는 습관을 갖도록 하는 것이 권리 보호 차원에서 중요하다. 물론 진료비 확인요청에 대한 제외 대상도 있다. 초음파 검사, 미용목적의 성형수술, 근골격계 MRI 등과 같이 법령에서 정한 비급여 항목은 확인 요청대상이 아니다.

초과된 진료비에 대하여 환불을 요청할 수 있는 자격을 갖춘 사람은 진료를 받은 환자 본인이나 배우자, 진료 받은 환자의 직계 존속, 직계 비속 및 그 배우자, 형제, 자매, 그리고 진료 받은 사람과 동일 건강보험 관계가 있는 가입자 및 피부양자 등이다. 또한 환불 요청 시 갖추어야 할 서류로는 진료를 받은 환자 본인이 확인 요청을 할 때는 진료비 계산서나 영수증을 제시하면 된다. 진료를 받은 환자 외 다른 사람이 확인을 요청할 때에는 진료비 계산서 영수증과 환자 자필서명이 있는 동의서나 가족관계 확인 서류를 갖추어야 한다. 20세 미만의 미성년자가 확인을 요청할 때는 부모나 법정 대리인의 자필서명이 들어 있는 가족관계 서류를 갖추고 진료비계산서와 영수증 등을 제시해야 한다.

2) 환불의 효과

환불은 소비자와 공급자 모두에게 긍정적인 영향과 부정적인 영향을 동시에 미치게 된다. 그 내용을 살펴보면 다음 〈표 5-4〉와 같다.

〈표 5-4〉 환불의 영향

영향의 대상	긍정적 영향	부정적 영향
공급자	· 위험 감소 인식으로 판매증대 효과 · 조직 이미지에 대한 신뢰도 증대 · 고객 불만의 신속한 처리 · 소비자불만 등 정보수집 효과	· 재고 증가 · 반품처리비용 증가 · 재무상태에 부정적 영향
소비자	· 소비자불만 해소 · 소비자만족 증가 · 소비생활의 질 향상	· 무책임하고 충동적 구매 · 비양심적 행동 활성화 · 블랙소비자 양산

〈표 5-4〉에서도 나타났듯이 환불제도는 소비자에게는 불만과 구매 관련 문제를 해결하는 가장 효과적인 수단으로써 소비자복지 증진에 긍정적인 역할을 한다. 그러나 제품이나 서비스의 결함과 무관하게 환불이 가능한 경우 신중하게 구매의사결정을 내리지 않고 충동적으로 구매하는 문제가 나타날 수 있으며, 심한 경우 사전에 의도적으로 제품을 구입한 후 환불을 요청하는 비양심적 행동도 나타날 수 있다.

공급자의 입장에서 환불제도는 재고 증가, 반품처리 등의 비용을 높이게 된다. 따라서 영세사업자의 경우에는 이 같은 이유로 인해 환불제도를 꺼리는 경향이 있다. 그러나 공급자에 대한 소비자들의 이미지 및 신뢰도 증가 측면에서 환불제도는 긍정적 역할을 수행하며 소비자들에게 구매위험 부담을 감소시켜 구매촉진에 따른 판매증대 효과가 나타난다. 또한 환불 대신 수리를 해 주는 경우 수리를 위한 시간 및 전담인력배치 등의 비용을 고려할 때 환불이 오히려 경제적일 수 있다. 더욱이 환불을 실시하는 과정에서 환불요청 이유, 불만 내용, 소비자들의 성향 등 소비자들에 대한 정보를 수집함으로써 조직의 체질을 강화시킬 수도 있다.

기업과 달리 의료업계에서 환불은 의료기관이 자발적으로 실행하기보다는 정부기관의 감시와 통제 하에서 이루어지기 때문에 환불이 증가할 경우 병원의 이미지와 신뢰에 손상을 주게 된다. 왜냐하면, 환불의 개념은 진료비를 잘못 계산했거나 처방을 잘못했기 때문으로 인식될 수 있기 때문이다. 심지어는 병원의 도덕성을 의심받을 수도 있다. 따라서 병원의 입장에서는 정확한 진료비 계산과 양심적인 진단과 처방을 통해 보험심사평가원으로부터 강제되는 환불을 최소화해야 할 것이다.

5. 인지부조화에 대한 마케팅 시사점

소비자가 병원에 대한 방문 이후 갖게 되는 심리적 불편함을 인지부조화(認知不調和, cognition dissonance)라고 할 수 있는데, 이것은 소비자에게 있어서 결코 바람직한 심리적 상태가 아니므로 방문과 진료 후 부조화를 느낀 소비자는 당연히 부조화를 해소하거나 감소시키려고 노력한다. 결국 인지부조화는 불만족의 유발을 의미하기 때문에 이와 같은 일이 발생하지 않도록 마케팅 관리자는 사전에 각별한 노력을 기울여야 한다.

예를 들어, 강화광고에 의하여 자사 의료서비스의 좋은 면을 강조함으로써 고객의 선택이 현명하였음을 확인시켜준다든지 의료기관 평가에서 우수한 성적을 올린 것이나 각종 선행을 평소 꾸준하게 홍보를 해둘 필요가 있다. 또한, 마케팅 관리자는 고객관리부서와 협조하여 사후 고객에게 감사의 뜻으로 감사서신을 발송하거나, 사외보를 제공하거나 SMS을 통하여 선택이 훌륭했다는 것을 확인시켜 줌으로써 병원 방문 후 혹시 발생할지도 모를 인지부조화를 감소시킬 수 있다.

현장들여다보기 5-4

성형수술 계약금 환불 받지 못하는 환자 증가

소비자원, 지난 2008년~2011년 5월까지 성형수술 계약금 관련 상담 724건

성형수술 전 병원에 계약금을 지급한 후 수술을 받지 못해도 계약금을 환급 받지 못하는 사례가 점점 증가하는 것으로 나타났다. 2011년 7월 13일 한국소비자보호원에 따르면, 지난 2008년 1월부터 2011년 5월까지 성형수술 계약금과 관련된 상담사례가 119건(2008년), 163건(2009년), 243건(2010년), 199건(2011년 5월 말) 등 총 724건으로 해마다 급증하고 있다. 특히 성형외과 총 상담사례 중 계약금과 관련된 상담은 8.6%를 차지하는 것으로 조사됐다.

한국소비자보호원이 2010년 1월1일~2011년 5월31일까지 접수된 성형수술 계약금 상담 사례 442건을 분석한 결과, '환급 가능 문의'가 239건(54.1%)으로 가장 많

왔고, '환급거부' 159건(36.0%), '일부 환급 및 무료시술 권유'는 34건(7.7%)으로 나타났다.

성형수술 계약금 비율로는 전체 수술비 중 '10~20%'가 108건(51.4%)으로 가장 많았고, '10% 미만'이 92건(43.8%), '20% 이상' 10건(4.8%) 순으로 조사됐다. 계약금의 최대 비율은 37.5%이며, 계약금액은 최소 1만원에서 최대 180만원이었다고 소비자원은 부언했다.

계약해지 시점은 '수술 15~60일 전'이 34건(21.4%)으로 가장 많았고, '수술 1일 전' 31건(19.5%), '수술 당일' 27건(17%) 등으로 나타났다. 성형수술 계약 시 수술일자를 정하지 않고 계약금을 먼저 지급하는 '수술일 미정'의 경우도 15건(9.4%)이었다고 소비자원은 강조했다.

성형수술 계약해지 사유는 다양했다. 소비자 사정으로 계약을 해지한 사례가 141건(88.7%)으로 가장 많았고, 병원 사정으로 계약을 해지한 사례도 18건(11.3%)인 것으로 조사됐다. 소비자 사정 계약 해지의 주요 사례로는 ▲단순 변심 ▲질환 ▲타병원과 비교시 수술비용 및 견해가 상이 ▲수술의사가 성형외과 전문의가 아님을 확인 등이었고, 병원 사정의 사례로는 ▲상담기록 분실 ▲병원휴가 및 수술의사 개인사정 ▲일방적인 수술시간 변경 ▲수술 기계가 없는 경우 등이다.

하지만 공정거래위원회가 정한 표준약관에서는 '고객에게 부당하게 불이익을 줄 우려가 있는 계약 조항'을 무효로 보고 있어 병원 측은 상담료, 혈액검사 비용 등을 제외한 계약금을 돌려줘야 한다. 한국소비자보호원 관계자는 "병원 측이 수술 준비를 완료한 수술 당일 계약을 취소하는 경우가 아니라면 계약금은 전액 돌려줘야 한다."며, "여름방학과 휴가철을 맞아 성형수술이 급증하고 있는 만큼 소비자들은 계약 전 반드시 계약서를 작성하고 사본을 보관할 필요가 있다"고 말했다.

자료원 : 2011년 07월 13일(수), 햄쓰코리아뉴스 인터넷판

토론사례 5

억지 주장하고 과도한 보상 요구

한국소비자보호원 거래조사연구팀에서는 2009년 소비자문제행동(소비자원에서는 블랙컨슈머라는 용어를 사용하지 않고 있다)의 유형을 조사한 바 있다. 억지 주장과 무례한 언행, 과도한 요구 등이 그것인데, 블랙 컨슈머(black consumer)들은 문제행동이 중복돼 나타내는 경향을 보였다고 밝혔다.

- **억지주장** : 규정이나 법규를 무시하고 막무가내로 자신이 원하는 것만 요구한다. 규정에 따라 처리했는데도 소비자의 요구에 미치지 못할 경우, 또 다른 민원을 제기한다.
- **무례한 언행** : 대화를 거부하고 무조건 욕설, 폭언을 하거나 여성 상담원에게 비인격적인 대우를 하거나 이유 없이 분풀이를 한다.
- **부당한 요구** : 공식 사과 요청, 인사조치 요구, 정신적 피해보상 등을 포함해 과다한 금전적 보상을 요구한다. 정신적 피해를 이유로 과다한 보상을 원하는 경우다.
- **협박 · 위협** : 인터넷이나 언론에 유포하겠다고 위협하거나 대표와의 면담을 요청하며 보상을 요구한다.
- **업무방해** : 장시간 전화나 홈페이지 민원 반복, 근무지에서 업무를 직접적으로 방해하는 사례다. 이 밖에 지속적으로 자료를 요구해 처리 관리자를 물고 늘어진다.

자료원 : 매경이코노미, 2011. 1. 26(1591호) p. 28

토론과제

1. 블랙 컨슈머의 발생 배경에 대해 논의해 보시오.
2. 블랙 컨슈머들의 행동에 대한 법률적 제제에 대해 논의해 보시오.
3. 병원을 상대로 한 블랙 컨슈머의 유형에 대하여 논의하고 그 이유를 설명해 보시오.
4. 병원에서 블랙 컨슈머들의 불평행동을 사전에 차단할 수 있는 마케팅방안에 대해 논의해 보시오.

제 6 장

의료서비스의 질과 소비자행동

- 의료서비스 질의 개념
- 의료서비스의 질을 높이기 위한 방안
- 의료시스템의 변화
- 의료서비스의 질과 소비자행동

학습목표

1. 의료서비스 질의 개념에 대해 이해한다.
2. 의료서비스 질을 높이기 위한 방안을 제시할 줄 안다.
3. 의료서비스 질과 관련된 의료시스템의 변화에 대해 이해한다.
4. 의료서비스 질과 소비자행동과의 관계에 대해 이해하고 병원 마케팅 수행에 적용할 줄 안다.

제1절 의료서비스 질의 개념

현대 사회에 있어서 보건의료정책의 목적과 방향은 의료서비스에 대해 확대되고 있는 소비자 욕구를 충족시켜주기 위한 방향에서 새롭게 제시되고 있다. 그 주요 내용은 이용접근도의 향상, 시설이나 인력과 같은 의료자원의 양적 · 질적 확보 및 진료과정에 대한 소비자 참여 등이다. 의료기관 경영자들의 의식변화로 이러한 문제들은 어느 정도 해결이 되고 있는 추세이지만, 국민 개개인 의료비의 급속한 증가는 새로운 문제로 대두되고 있다. 의료기술의 발달, 소비자 기대수준의 향상, 의료기관 간 경쟁의 심화 등으로 인해 의료기관과 함께 국가적 차원에서도 의료서비스의 효율성을 높여야 할 필요성이 중요하게 제기되고 있다. 소비자들이 교환관계에서 기본적으로 추구하는 효용의 측면에서 보더라도 병원들이 시급히 해결해야 할 중요한 과제들 중 하나는 의료서비스 질의 향상이 아닐 수 없다.

1. 의료서비스 질의 개념

의료서비스의 질은 어느 한 가지 도구로 측정될 수 있는 것이 아니며, 어느 한 가지로 정의내리기도 어려운 복잡하고 다면적인 개념이다. 과거에는 오직 의학적 측면이 강조되었으나 시간이 흐르면서 의료의 질 개념은 투입에 대한 산출을 감안하여 효율의 개념까지로 확장되고 있다. 양질의 의료가 무엇인지에 대해서는 학자들 사이에서 의견이 분분하다. 일찍이 1950년대에 의료의 질 개념을 주창한 Avedis Donabedian은 진료과정에서 모든 이익과 손실을 고려한 후 환자의 포괄적 복지를 극대화시킬 것으로 기대되는 진료를 수행해야 한다고 주장함으로써 의료의 질 개념을 보편화시키는 데 앞장섰다.

B. A. Myers는 양질의 의료의 구성요소를 접근성(accessibility), 질적 적정성(quality), 지속성(continuity), 효율성(efficiency)의 4가지로 설명하고 있다.

① 접근성(accessibility) : 환자가 의료서비스를 필요로 할 때 쉽게 그것을 이용할 수 있어야 하는 상태를 말한다. 이러한 접근성에는 지리적 접근성과 경제적 접근성, 시간적 접근성 등이 고려되어야 한다. 예를 들어, 한 환자의 집 근처에 좋은 병원이 있어도 경제적 사정으로 이용할 수 없다면 이것은 경제적 측면에서 접근성이 떨어진다고 할 수 있다.

② 질적 적정성(quality) : 의사는 의료서비스와 환자의 질병에 대한 지식과 기술을 충분히 지니고 있어야 하며, 환자를 대하는데 있어서 윤리와 도덕에 기반해 있어야 한다. 왜냐하면, 의사들은 소비자들이 심각하게 정보의 비대칭성을 인식하고 있는 상황 속에서 전문적 권력을 통해 환자들에게 영향력을 행사하게 되는데, 이때 윤리성을 결여하고 있다면 그것은 의료계 전반에 대한 불신을 초래하게 될 것이기 때문이다. 또한 의사들은 각종 연수와 학술회의, 연구모임 등을 통해 나날이 발전하는 의학을 지속적으로 탐구하여 의사 자신의 능력을 개발시켜 적정 보건의료서비스를 제공하기 위해 최선을 다해야 한다.

③ 지속성(continuity) : 연속성, 계속성이라고도 하며 소비자에게 공급되는 의료서비스의 제공이 예방, 진단 및 치료, 재활에 이르기까지 포괄적으로 이루어지는 것을 말한다. 지속성은 개인적 차원과 지역사회 수준으로 나눈다. 개인적 차원은 건강문제를 종합적으로 다뤄 정신적인 안도감을 갖게 하는 것을 말하고, 지역사회 수준에서는 의료기관들이 유기적인 관계를 가지고 협동하는 것이다.

④ 효율성(efficiency) : 경제적 합리성이라고도 하며 한정된 자원을 얼마나 효율적으로 활용할 수 있는가를 말한다. 효율성에는 환자들에게 불필요한 진료나 처방이 가미됨으로써 지출하지 않아도 될 비용이 지출되어서는 안 된다는 뜻도 포함되어 있다.

위의 4가지 요소들은 상호 연관되어 있는 동시에 상호보완적이라고 할 수 있다. 이러한 요소들이 복합적으로 관련되어 국민이 필요로 하는 의료서비스를 제때 받을 수 있을 때 양질의 의료가 성취되는 것이라고 할 수 있다.

또한 의료서비스의 질을 쾌적성(Amenities) 서비스(Service), 기술(Technical)의 세 가지로 나누기도 한다(Philip Kotler, Joel Shalowitz, Robert J. Stevens, 2007).

① 쾌적성(amenities) : 건물에 대한 인상, 전원적인 풍경, 주차시설 및 비용 등이 그 구

성 요소인데, 이것은 의료의 결과와 직접적인 연관은 없다.

② 서비스(service) : 입원환자들의 식사, 환자의 요구에 대한 반응속도, 병원의 청결관리 등이지만 실제 치료에 대한 핵심활동이라고 보기는 어렵다.

③ 진료기술(Technical) : 이것은 실제 치료의 결과에 직접적인 영향을 미치며, 정확한 진단, 적절한 처치나 수술, 정확한 약의 조제, 최적의 간호 등을 말하는 것으로 의료의 질을 직접 좌우하는 요소이다.

위의 세 가지 요소 중 쾌적성이나 서비스는 진료결과에 직접적인 영향을 미치는 임상적 요소는 아니지만 양질의 진료를 위해서는 환자에게 충분히 제공되어야 할 요소들로 인정되고 있다.

또한, 세계보건기구(WTO)에서는 적합성, 효율성, 과학적 · 기술적 질이라는 3가지 요소로 의료의 질을 구분하고 있다. 여기서 과학적 · 기술적 질이란 현재 이용가능한 의학지식과 기술이 진료에 적용되는 정도로서 각 병원의 QA 프로그램의 가장 일반적인 목표가 된다. 1980년에 들어와 PAtricia A. Hamilton은 의료의 질은 소비자에 의해 규정되어야 하는 것으로서 유용성, 접근가능성, 효과성과 함께 다양한 서비스들 가운데서 소비자가 선택할 수 있는 자유가 주어지는 것으로 보았다.

최근에는 의료서비스의 질과 함께 가치의 개념을 특별하게 연구하는 경향도 생겨나고 있다. 가치(value)란 인간의 행동에 영향을 미치는 의견, 신념, 태도, 흥미와 같은 포괄적인 개념으로 정의된다. 마케팅 분야에 있어서 서비스 가치란 소비자들이 제품이나 서비스의 구매를 통해 기대하는 이익이나 혜택을 의미하며, 이는 소비자들이 구매를 결정하는데 있어서 가격보다 더 중요한 요인으로 작용하기도 한다. 이와 같은 서비스 가치의 개념을 정의하고 측정하기 위한 노력도 수행되고 있는데, 일반적으로는 서비스의 질과 그 서비스를 얻기 위해 치룬 희생(비용과 시간)간의 상쇄효과로 정의되고 있다. 의료서비스에 있어서 가치는 환자가 제공받은 의료서비스에 대한 편익과 의료서비스를 받기 위해 지불한 금전적, 비금전적 비용간의 상쇄효과로 정의하고 있다. 서비스 가치와 서비스 품질, 구매의도와 관련하여 각 개념들 간의 인과관계나 관련성에 대한 연구도 최근 들어 활발하게 이루어지고 있다. 우리나라 병원에 대한 현장연구에서는 의료서비스의 품질이 의료서비스의 가치에 영향을 미치고, 의료서비스의 품질과 가치 모두 고객만족에 영향을 미치는 것으로 조사되었다(이상철 외, 2008).

이상 살펴본 것처럼, 의료서비스 질의 개념정의와 측정이 어느 한 가지 요소나 수단에 의해 단일하게 정해질 수 없다는 것을 알 수 있다. 일반 서비스와는 다르게 고도로 전문화되고 과학적인 특징을 가지고 있기 때문에 의료서비스 품질에 대한 개념과 정의는 매우 다양하고 추상적이다. 최근에는 의료기술의 발달에 따라 의료의 질을 측정하는 도구 또한 다양하게 발전하고 있다.

2. 의료서비스 질 관리의 역사

의료서비스의 질에 대한 관심과 그 관리는 이미 오래 전부터 이루어졌다. 약 4천 년 전에 기록된 함무라비 법전[13]에는 진료의 내용과 받을 수 있는 진료비에 관련된 내용들이 기록되어 있는 것을 볼 수 있다. 의사가 상처를 입은 사람을 수술하여 죽음에 이르게 하거나, 눈에 고름을 제거하다가 눈을 멀게 했을 경우 수술한 의사의 손가락을 절단하라고 기록되어 있다. 이는 사람을 치료하는데 있어서 엄격성을 강조한 것으로 볼 수 있다. 고대 이집트 파피루스[14]에도 의료 과실에 대한 처벌조항이 담겨 있다.

의료에 있어서 본격적인 질 관리는 19세기 후반부터 다양한 형태로 발전했다고 할 수 있다. Florence Nightingale은 1854년 크림전쟁 당시 환자 사망률을 비교분석하고 관리했는데, 최초로 근대적 의미에 있어서 의료의 질 평가기법을 도입한 것으로

13) 고대 바빌로니아 제1왕조 제6대 왕 함무라비왕이 메소포타미아 전역을 통일하고 BC 1750년경에 제정한 설형문자로 된 법전이다. 세계에서 가장 오래된 성문법이며 '눈에는 눈, 이에는 이'이라는 동해보복법(同害報復法)으로 유명하다. 1901~1902년 서이란 수사에서 발견된 석비(石碑)에 새겨진 것으로, 태양과 정의의 신으로부터 왕권의 옥새를 받는 왕이 함께 부조되어 있다. 서문 · 본문 · 결문의 3부로 이루어져 있으며, 서문에서는 신들을 공경하는 마음이 두터운 왕의 인격을 강조하고 있으며, 본문은 '사람들에게 정의를 주기 위해' 편찬된 282조의 법률로 이루어져 있다. 결문에서는 이 법률을 지키도록 자손들을 깨우치는 내용이 수록되어 있다.

14) 이집트 특산의 카야츠리그사 과(科)의 식물(학명 Cyperus Papyrus L.), 또는 이것을 재료로 해서 만든 필기재료(일종의 종이)와 이것에 쓴 문서 등을 뜻한다. 파피루스 지(紙)에는 보통 흑색잉크나 적색잉크를 사용하고 있는 것이 발견되며, 오른쪽에서 왼쪽으로 횡서로 작성되어 있다. 적당한 폭을 1페이지로 삼고 다른 페이지 사이에는 일정하게 간격을 두었다. 파피루스 문서는 명령, 보고, 회계, 의학, 기도문, 세속적인 문학, 설계도 등 다양하나 현존하는 것의 대부분은 '사자(死者)의 서(書)'와 같은 종교문서이고 다채로운 그림도 있다

평가받고 있다. 이후 Abraham Flexner는 의학교육기관의 질 평가를 시도했으며, Ernest A. Codman은 현대 QA의 기본 틀을 마련했다. Codman은 병원들이 개선을 이루고자 한다면 반드시 진료의 결과를 확인해야 한다는 점을 강조했다. 그는 병원들은 진료의 결과를 분석함으로써 그들의 강점과 약점을 알고 있어야 하며, 다른 병원과 비교하여 드러나는 약점을 보완할 것을 주장했다. 그러나 이들의 주장은 당시 엘리트의식이 강한 의사들 사이에서는 무시되었으며 잘 받아들여지지 않았다.

1950년대 들어와 미시간대학교 교수인 Avedis Donabedian은 보건의료서비스의 생산을 구조, 과정, 결과로 나누어 의료의 질을 측정하였다. 그는 의료의 질의 평가와 보장 분야에서 광범위한 조사를 수행했으며, 의료의 질이 높다고 해서 반드시 완벽한 의료는 아니라고 보았다. 그는 우수한 의료시설 및 고도의 경험을 가진 우수한 의료 전문 인력이 갖추어질 때 양질의 의료서비스를 가져온다고 보았다.

의료의 질 개념에 대한 논쟁은 미국 일리노이 주에 있는 한 고등학교의 미식축구선수였던 Darling의 다리 절단 사건으로 절정에 달했다고 볼 수 있다. 축구 경기 중에 다리를 다친 Darling은 찰스턴 커뮤니티 메모리얼 병원에 입원하여 치료를 받게 되었는데 부러진 뼈를 다룰 수 있는 경험 있는 의료진으로부터 치료를 받지 못하여 다리가 썩어 결국 다리를 절단하는 지경에 이르게 되었다. Darling 가족은 병원을 상대로 소송을 제기했으며 판사는 Darling 편을 들어주었다. 이 사건을 계기로 미국 의료계는 과정이 중요하다는 관행을 깨고 치료의 결과를 중요하게 고려하기 시작했다(Patricia A. Hamilton, 1982).

한국에서도 1980년대 이후 의료의 질에 대한 관심이 높아지면서 국가적 차원에서 의료의 질 보장 정책의 일환으로 병원표준화심사, 의료기관 평가 등을 실시하기 시작했다. 1981년부터 대한병원협회가 주축이 되어 병원의 구조적인 측면을 평가할 목적으로 병원신임평가를 실시했다. 이것은 구조적인 측면의 개선에 있어서 많은 공헌을 한 것이 사실이다. 그러나 그 대상이 전공의 수련병원에 국한되어 있었기 때문에 병원 경영 전반에서 의료서비스의 질에 대한 평가를 종합적으로 반영하지는 못했다는 비판을 받았다. 2004년부터 실시된 의료기관평가는 환자의 알권리 보장, 의료기관의 서비스 개선을 목적으로 각 분야별 평가결과를 공표하기 시작했다. 평가의 범위는 대상 기관의 시설, 인력현황, 의료서비스 제공 과정 및 환자 만족도 등이었다. 다음으로 도입된 질 평가 제도는 심사평가제도이다. 이것은 건강보험심사평가원에서 진료비의 심사와 함께 진료의 적정성까지를 평가하는 것이다. 이는 환자에 대하여 과잉진료나 과소진료 또는 적정진료가 이루어졌는지를 평가하고 그 결과를 병원에 통보함으로써 의료서비스의 질을 향상시키는데 이바지했다는 평가를 받고 있다. 그러나 이 제도 역시 일선 병원들로부터 질 개선을 위한 평가라기보다는 의료비 삭감을 위한 평가에 불과하다는 비판에 직면하게 되었다.

결론적으로 의료서비스의 질이란 고정불변의 것이 아니라 변화하는 개념으로 이해되어야 할 것이다. 왜냐하면, 그것은 의료서비스를 구매하고 평가하는 소비자들에 의해 결정되는데 의료소비자들의 서비스 품질에 대한 욕구와 인식은 시대와 상황에 따라서 수시로 변하기 때문이다.

제2절 의료서비스의 질을 높이기 위한 방안

1. 의료서비스 질 문제의 발생

의료시장에서 의료서비스의 질 문제를 발생시키는 주요 원인은 세 가지 차원에서 살펴볼 수 있다. 그 첫째는 의료서비스의 과소사용의 문제이다. 이것은 질병의 완치에 필요한 적정 수준의 의료서비스를 제공받지 못하는 상태를 말한다. 의료서비스의 과소사용은 소비자 측면에서는 비용의 문제이며, 공급자 측면에서는 기술의 부족이나 도덕적 해이의 문제 등이다. 따라서 병원의 입장에서 이 문제를 해소하기 위해서는 시설과 장비의 고급화, 인력에 대한 투자를 증가시켜야 하며, 정부의 입장에서는 엄정한 평가를 통한 질적 수준의 상승을 정책적으로 지원해야 한다.

두 번째는 의료서비스의 과다사용의 문제이다. 이것은 환자의 질병완치에 필요한 적정 수준 이상의 의료서비스를 과도하게 제공하는 상태를 말한다. 실제로 정부 조사 결과 많은 병원들이 항생제를 남용하고 있거나 불필요하게 과도한 검사를 시행함으로써 의료비의 상승을 초래하거나 소비자 불만을 사고 있는 것으로 나타났다. 이를 극복하기 위해서는 정부나 소비자 단체의 지속적인 현장 모니터링이 유지되어야 하며, 병원의 입장에서는 소비자들의 의료서비스 이용의도를 조사하여 소비자들이 만족하는 수준을 유지하도록 해야 한다.

세 번째는 의료사고의 문제이다. 의료사고란 환자의 질병 때문이 아니라 공급자가 환자에게 부적절한 의료서비스를 제공함으로써 상해를 입히거나 사망에 이르도록 하는 것을 말한다. 의료사고의 발생은 복잡한 의료전달체계 때문일 수도 있고 의료기술의 부족 때문일 수도 있다. 미국의 존스홉킨스 병원 조사에 따르면, 미국에서 연간 의료사고로 사망하는 숫자는 약 250,000명에 이르는 것으로 집계되고 있다. 이와 같은 숫자는 심장병, 암에 이어 전체 사망원인의 3위에 해당하는 것이다. 의료사고를 방지하기 위한 노력이 정부나 병원의 차원에서 다각적으로 이루어지고 있으나 큰 효과를 보지는 못하고 있다. 따라서 병원들이 앞장서서 상시적으로 위험관리를 해야 하며, 의료의 질을 보장하기 위한 표준화 지침을 마련하고 따르도록 하는 노력이 전개되어야 한다.

진료과정에서 사고가 발생하는 이유는 의료의 질 문제를 야기하는 진료과정이나 방법 등에 문제가 있기 때문에 그 근본적 원인을 제거할 수 있도록 지속적 개선노력을 기울여야 한다. 지속적 개선은 학습을 필요로 한다. 병원에서도 체계적이며 심도 있는 학습이 없으면 단순히 과거의 실무를 되풀이하게 되는데, 학습이 없는 상태에서 추구하는 변화는 장식에 불과하며, 혹시 개선이 이루어졌다고 하더라도 그것은 우연이거나 단기적으로 나타나는 효과일 뿐이다(Garvin 1933). 병원에 있어서도 학습조직(learning orgaining)의 구축과 효과적 운용은 지식을 획득하고 창출하며, 이전하고 또 새로운 지식과 통찰력을 반영하도록 숙련된 조직을 만드는데 기여한다. 하지만, 우리나라 대부분의 병원들이 QI 부서를 갖추고는 있지만 고객의 욕구를 다방면에서 체계적으로 만족시키기 위한 전문적 학습조직을 갖고 있지 못한 것이 현실이다.

또한 의료의 질적 수준을 높이는데 장애가 되는 문제는, 병원이 추구하는 목표와 결과의 비교평가 뿐만 아니라 품질문제에 대한 구성원 간 대화와 토론의 장이 마련되지 못하고 있다는 것이다. 병원도 유기체적 조직으로서 단기적인 생존을 위한 단일고리 학습도 필요하지만 장기적인 생존을 위해서는 이중고리학습[15]도 해야 한다(Kloot,

1997). 이중고리학습은 조직의 성공과 실패를 가늠하는 매우 중요한 요소이기 때문이다. 따라서 갈수록 치열해지는 경쟁구조 속에서 병원들이 장기적 생존을 원한다면 조직구조가 신속한 변화를 할 수 있도록 설계되고 새로운 것을 빨리 학습하도록 준비되는 것이다.

현장들여다보기 6-1

"의사의 항생제 처방 중 50%는 불필요"

아·태 감염재단 송재훈 이사장 "아시아 항생제 오남용 문제 심각"

"항생제 오남용과 잦은 처방으로 초래된 항생제 내성균 감염 문제가 심각하다. 임상에서 항생제 사용량을 절반으로 줄여야 한다." 송재훈 아시아 태평양 감염재단(APFID) 이사장(삼성서울병원 감염내과 교수)은 지난 6일 서울 코엑스에서 개최된 제 8회 '항생제 내성에 관한 국제 심포지엄(ISAAR, International Symposium on Antimicrobial Agents and Resistance)' 도중 가진 기자간담회에서 이같이 말했다. 송 이사장은 "현재 전 세계적으로 항생제 사용량의 50%가 임상에서 사용되고 50%는 축산업에서 사용되고 있다"며 "현 임상 사용량의 50%는 불필요한 사용으로 평가되고 있는 만큼 줄여야 한다"고 말했다.

APFID가 이번 국제 심포지엄의 주제를 '항생제 내성'으로 정하고 이에 대해 강조하는 것은 항생제 내성과 내성균 감염으로 인한 전 세계적인 피해와 위험성이 심각하고, 현 상황의 진원지가 아시아로 지목되고 있기 때문이다. 특히 문제가 되는 항생제 내성은 MRSA(메티실린 내성 황색포도알균), VRE(반코마이신 내성 장알균), 퀴놀론 내성 이질균, NDM-1 생성 대장균, 다제내성 녹농균과 결핵 등이다. 결핵의 경우 매년 전 세계적으로 44만명의 다제내성 결핵환자가 발생해 15만명이 사망하고 있으며, 2차 약도 듣지 않는 고도내성(XDR)균은 현재 우리나라를 포함한 64

15) 단일고리학습은 조직이 나서서 구성원들에게 현재의 정책을 전달하는 것이다. 단일고리학습은 당면한 목표를 달성하기 위하여 조직의 실수를 확인하고 고치는데 기여한다. 반면, 이중고리학습은 실수를 발견하고 고치는데 그칠 뿐만 아니라, 그와 같은 실수를 유발시킨 조직운영의 근간이 되는 기준, 목적, 정책 등을 수정하는 것까지를 포함하고 있다.

개국에서 발생하고 있다.

MRSA의 경우 지난 2005년 감염으로 인한 미국의 사망자 수는 1만 9,000명으로 에이즈로 인한 사망지 수(1만 5,798명)와 신종플루(H1N1) 전 세계 사망자수(1만 8,000)명보다도 많은 것으로 나타났다. 항생제 내성 폐렴구균 다제내성률은 미국 25.8%, 서유럽 18.4%, 동유럽 11.7%, 남미 33.5%인데 반해 아시아는 63.2%로 2~3배 높으며, 항생제 내성률의 경우 우리나라는 77.7%로 미국(38.4%), 스페인(43.6%), 프랑스(46.1%), 남아프리카(61.0%) 보다 월등히 높다.

송 이사장은 항생제 내성의 주요발생 원인으로 항생제 오남용을 꼽으면서 "우리나라를 비롯한 아시아의 경우 항생제 처방률이 매우 높고 항생제 오남용 문제가 심각하다"며 "항생제의 올바른 사용과 항생제 내성에 대한 의료인과 일반인의 낮은 인식도가 오남용을 부추기고 있다"고 지적했다. 그는 "의약분업과 언론 보도로 항생제 처방률과 오남용이 감소 추세에 있지만 여전히 높은 상태로, 현재 국내 상기도감염에 대한 항생제 처방률은 55%에 이르고 있다"며 "감기 환자에서의 항생제 사용을 지금보다 훨씬 더 많이 감소시킬 여지가 있다"고 강조했다.

특히 "모든 항생제가 안듣는 내성균이 존재하고 실제 메이요클리닉에서도 어떤 약도 듣지 않아 환자가 사망하기까지 의료진이 아무것도 할 수 없는 일이 발생했다"며 "일반인의 항생제 사용에 대한 인식을 제고하고 의사의 항생제 처방을 줄이는 캠페인을 전개할 계획"이라고 말했다.

APFID는 항생제 내성에 대한 국제적 공조체제 구축을 위해 아시아지역 국제 캠페인 'ICARE'을 전개하는 것은 물론 의사들의 항생제 처방을 줄이는 교육도 실시할 계획이다. 송 이사장은 "앞으로 일반과, 소아청소년과, 이비인후과, 내과 등 감기 환자에 대한 항생제 처방과 관련된 과목들을 대상으로 항생제 올바로 쓰기 캠페인과 워크숍을 열 것"이라고 말했다.

자료원 : 청년의사, 2011. 4. 11, 7면

2. 환자 중심의 의료서비스체계 구축 및 운영

병원은 환자들에게 의료서비스라는 시혜(施惠)를 베푼다는 고전적인 사고와 태도를 극복하는 것이 중요하다. 병원 구성원들은 환자가 의료서비스를 구매하기 위해 병원을 방문한 고객이라는 시각을 갖고 그에 걸맞은 행동을 하도록 해야 한다. 병원이 아니라 고객인 환자를 중심으로 의료서비스가 제공되도록 기능이나 체제를 바꿔야 한다. 왜냐하면, 병원들의 주장과는 달리 여전히 환자들은 의료서비스를 선택하기 위한 의사결정을 하기 전에 그 질을 평가하기 위한 정보가 충분히 제공되지 않는 것으로 판단하고 있다. 그 예로, 2000년 초반 500건에 머무르던 의료분쟁건수가 2005년 이후 2,000건을 넘어선 것을 볼 수 있다. 이것은 병원들이 소비자의 관점에서 환자들의 불편과 고통을 줄이려는 노력을 충분히 하고 있지 못하다는 것을 의미한다. 이를 극복하기 위해서 병원들은 기본적으로 환자들이 궁금해 하는 정보는 신속하게 많이 제공해야 한다. 그래야 환자들의 만족감이 높아지고 그 결과 치료효과도 높아진다. 이와 같은 정보 개방성의 확대는 경영의 성공에도 도움이 된다.

진단서나 진찰의견서 등 환자가 보는 문서들은 되도록 쉬운 용어로 정확하게 기술해 환자들이 쉽게 알아 볼 수 있게 해야 한다. 환자가 보고 이해해야 하는 진단서에 지식수준이 높은 환자도 알 지 못하는 용어로 기록됨으로써 공급자들이 여전히 권위적이며 소비자들을 무시한다는 오해를 사고 있다. 의사와 환자 간에 충분한 의사소통이 이루어지지 않으면 진정한 신뢰관계가 형성되기도 어렵고, 그 결과 병원에 대한 불만이 높아진다. 병원과 환자 사이에 진정한 신뢰가 구축되기 위해서는 상호간에 유대강화를 높일 수 있는 연결 매개체가 있어야 하는데(Gremler & Brown, 1998), 그 내용들을 살펴보면 다음과 같다. 병원들은 이 연결 매개체들을 잘 유지 활용함으로써 환자들과 장기적인 유대를 맺을 수 있을 것이다.

〈표 6-1〉 병원-환자 간 유대 강화를 위한 매개체

항 목	내 용
① 친밀감(familiarity)	인맥의 형성으로 사적 관계 유지
② 배려(care)	환자의 공급자에 대한 이해 확대
③ 친분(friendship)	서비스 제공자에 대한 익숙한 인식
④ 신뢰(trust)	서비스에 대한 자신감을 갖고 있다는 인식
⑤ 래포(rapport)	감정 상태에 대한 인지적 긍정 평가

실제로 국내 한 전문병원에서 시행하고 있는 환자중심의 의료서비스 시행사례를 살펴보면 기존 의료기관 서비스와 다른 몇 가지 성공요인을 찾아볼 수 있다. 첫째는 진정한 고객접점(MOT; Moment of Truth) 개념의 도입이다. 이 병원은 고객 접점의 개념을 진료대기, 진료상황, 시설환경, 병원 이미지로 나눠 총 100여개의 세부적이고 구체적인 기능으로 정리했다. 고객접점 개념의 도입은 병원 구성원들에게 병원과 고객 사이에 발생하는 문제들을 구체적으로 인식하게 만들고, 환자중심의 진료시스템으로 전환하는 계기가 되었다. 두 번째로 이 병원의 내부와 작업의 흐름이 마치 호텔을 떠올리게 만든다. 되도록이면 병원 특유의 분위기와 냄새를 풍기지 않기 위한 아이디어를 도입했으며, 그 결과 병원이 반드시 아픈 것을 치료하는 부정적인 장소가 아니라 좋은 추억의 장소가 될 수 있다는 역발상을 통해 내부 분위기가 환자를 배려하고 편안함을 준다는 인상을 풍기도록 했다. 세 번째는 환자의 편의를 도모하기 위한 코디네이터 제도의 도입이다. 이 병원은 일찍부터 미국식 상담 및 안내 제도를 도입하여 소비자들로부터 호평을 받았다. 즉, 환자가 의사에게 가기 전에 코디네이터가 먼저 간단한 증상을 확인하고 진료실로 안내한 후 의사가 오기 전까지 환자에 대한 질병 및 관련 정보를 수집한다. 임상지식의 충분한 코디네이터가 환자와의 대화 내용을 의사에게 미리 설명함으로써 의사가 환자의 상태를 미리 파악하여 환자가 같은 설명을 반복하는 번거로움을 피하게 했다. 이처럼 고객을 안심시키고 세심한 배려를 하고 있다는 인상을 줌으로써 병원의 진료시스템이 환자 중심으로 이동해가도록 해야 하는 것이 오늘날 병원 경영의 중요한 과제라고 할 수 있다.

오늘날 대부분의 병원들은 환자가 병원에 와서 기다리는 시간을 줄이기 위해 예약

시스템을 적절히 활용하도록 하고 있으며, 환자가 진료 외 업무로 시간을 허비하지 않도록 각종 관련서류를 발급하는 무인업무시스템도 도입하고 있다. 또한 검사 결과를 비롯한 진료 관련 정보를 인터넷을 이용해 관련부서에 동시에 제공하도록 하고 있으며, 처방전전달자동화시스템(OCS)과 의료영상전송시스템(PACS)과 같은 첨단 시스템들을 적극 도입하고 활용함으로써 환자의 불편을 최소화하려고 노력하고 있다. 이 같은 첨단의료기술이나 장비의 도입에는 많은 예산투자가 이루어져야 하는 것이 사실이다.

또한 바쁘게 생활하는 현대인들은 대기하는 시간을 잘 참지 못하는 경향이 있다. 특히 환자들은 몸이 불편하기 때문에 기다리는 시간에 대하여 신경질적으로 대응하기도 한다. 이와 같은 환자들의 상태를 잘 이해하여 환자가 병원을 방문하면 바로 원하는 전문 진료과로 가도록 하고 그곳에서 접수 및 수납 등 모든 서비스를 한번에 받도록 하면 대기시간을 최소화할 수 있다. 이에 따라 거의 모든 병원들이 기존에 중앙집중식으로 운영되던 행정지원시스템을 각 전문분야로 분산하여 원 스톱(One-Stop)으로 서비스를 받을 수 있도록 했다. 하지만, 환자들이 공통으로 사용하는 검사 서비스와 같은 분야는 중앙에 집중적으로 배치하는 것이 경제적으로 효과적이다. 이처럼 병원의 진료부서 배치도 처음부터 환자중심으로 설계함으로써 환자의 동선을 최소화함으로써 불만을 줄일 수 있다.

또한 노인 환자들의 경우처럼 여러 가지 질병을 동시에 가지고 있는 환자를 종종 볼 수 있다. 이 경우 관련 전문의들이 개별적으로 진료하는 것보다 전담의사와 전담 간호사를 두는 것이 보다 더 환자를 안심시키는 방법이 될 수 있다. 환자들이 자신을 전담하는 의사와 간호사가 있다는 것을 인식하게 되면 보다 높은 심리적 안정을 얻을 수 있다. 이와 같은 맥락에서 간호사 실명제를 도입해 환자가 퇴원할 때까지 보살피도록 함으로써 보호자 없이도 지낼 수 있는 병원들이 생겨나고 있다.

3. 고객 중심의 마케팅 강화

시장에 새로 진입하는 병원이 계속 증가하고는 있지만 환자들은 여전히 어느 병원에 가야할지 충분한 정보를 얻지 못하고 있다. 병원 광고도 법률적 완화로 전보다는 활성화되고 있기 때문에 병원들도 과거의 소극적 시장 접근 자세에서 벗어나 고객을 대상으로 법이 허락하는 한도 내에서 적극적으로 광고 및 홍보활동을 벌일 필요가 있다. 허위와 과장된 정보가 의료소비자에게 미칠 부정적 영향을 최소화하기 위한 규제는 있어야 마땅하다. 하지만 의료소비자가 구매선택을 올바르게 하도록 하기 위해서는 적정한 정보가 제공되어야 하며, 병원 간의 경쟁을 통한 의료서비스 질 개선, 병원 경영의 효율화에 도움이 되는 병원마케팅 활동을 지나치게 제한하는 행정규제는 축소시켜 나가는 것이 바람직할 것이다.

기업이든지 병원이든지 고객을 만족시키는 활동 못지않게 만족한 고객을 유지시키는 활동이 중요하며, 이는 경영성과에 직접적인 영향을 미친다. 고객을 유지하고 또 확장해나가기 위해서는 환자의 기본적인 인적사항을 데이터베이스화하고 지속적으로 관리하여 고객과의 유대관계를 장기적으로 쌓아가는 것이 중요하다. 병원도 생존을 보장받기 위해서는 기업처럼 각종 첨단 고객관계관리 기법들을 도입 운영함으로써 고객과의 관계의 질을 높이고 평생 고객화하는 것이 필요하게 되었다. 예를 들어, 건강 관련 소식지(뉴스레터)의 정기 발송, 고객 생일이나 결혼기념 축하 카드 발송, 24시간 건강 상담, 건강교육 초대, 건강진단일 사전 통보 등은 오늘날 중요한 고객관계전략으로 활용되고 있다.

고객인 환자는 단순히 병원으로부터 병을 고치는 것뿐 아니라 건강한 생활을 위한 해결책을 원하는 시점에 접어들고 있다. 이러한 환자들의 건강욕구를 충족시켜주기 위해서 병원은 단순히 질병을 진단하고 치료하는 기관에서 건강한 생활을 하기 위한 종합처방을 효과적으로 제공하는 의료센터로 재구성될 필요가 있다. 즉, 질병의 진단 및 치유뿐만 아니라 질병에 대한 교육, 건강생활 및 질병에 대한 자료 및 정보 제공, 건강을 유지하기 위한 기구 판매, 건강생활을 위한 상담서비스 및 정기적 검진 서비스 제공 등 건강한 삶을 위한 기반이 되어야 한다.

고객의 높아지는 의료서비스 욕구를 충족시키기 위해서는 새로운 전달체계로서 원격진료서비스의 도입이 활발하게 이루어지고 있다. 컴퓨터의 보급과 인터넷 사용 인구가 급격하게 늘어나면서 의료서비스의 유통경로도 환자가 의료기관을 방문하는 전통적 방식에서 탈피하여 인터넷을 이용한 방법으로 전환되고 있다. 실제, 개인병원들은 낮에 진료가 끝나면 의사들이 직접 인터넷 상에서 환자들의 질문에 응하거나 고민에 대한 상담을 하는 사례가 늘어나고 있다. 인터넷 네트워크를 통해 환자의 질병을 진단하고 치료법을 제시하는 새로운 서비스 개발이 활발하게 이루어지고 있다.

하지만 병원들이 명심해야 할 것은 아무리 고객 중심의 마케팅 기법이 뛰어나다고 하여도 기본적으로 의료서비스의 품질을 갖추지 못한다면 마케팅 노력은 새로운 환자를 유치하거나 기존의 고객을 유지시키는데 어떤 도움도 주지 못할 것이다. 품질이 따라주지 않는다면 마케팅은 밑 빠진 독에 물 붓기와 같다(최명기, 2010).

4. 최고 경영진의 역할 강조

어떤 종류의 질 향상 사업이든 사업의 성공을 위해서는 최고 경영진의 역할은 매우 중요하다. 최고 경영진의 관심과 의지를 보이지 않는 경우 질 향상 사업은 출발부터 어려울 수가 있다. 질 향상 사업은 병원이나 부서의 전체 업무와 관련된 것이 많기 때문에 반드시 최고경영자의 관심과 지원이 있어야 한다. 또한 최고 경영진의 적절한 권한 위임과 역할 분담도 필요하다. 우리나라 대부분의 병원에서 최고 경영자의 지나치게 사소한 일에 관여하고 있는 경우가 많은데, 이러한 경우 질 향상 업무의 책임자는 형식적이고 부담감으로 제대로 된 역할을 수행하기 어렵다.

5. 질 관리 기법의 적용

1) 통합적 질 관리

통합적 질 관리기법(TQM: Total Quality Management)은 제조분야에서 전 조직원의 참여로 지속적인 질 향상을 계획하고 실행하는 체계적이고 구조화된 경영혁신 운동을 말한다. 따라서 병원에서 수행되고 있는 TQM은 환자중심의 진료체제 하에서 모든 의료서비스 활동의 중심은 환자라는 개념을 확립하고 대부분의 처치들이 환자 방에서 소(小) 치료 팀에 의하여 조직적으로 실시되는 새로운 진료방식을 말한다.

환자중심 진료체제의 주요 요소로는 ① 분산화된 서비스 ② 다기능 인력활용 ③ 부서간의 협력 ④ Critical pathway ⑤ 업무단순화 및 업무 재조정 ⑥ 환자참여 등이 있다.

2) 6시그마

6시그마(6 Sigma)는 기업문화의 변화를 지속적으로 추진하고 관리하기 위해 고객을 중심으로 프로세스의 효과와 결함을 측정하고 이를 기초로 경쟁력 확보를 위한 적극적인 목표 설정을 통하여 사업의 모든 부문에 혁심의 개념과 방법을 활용하는 일종의 경영철학이다. 병원경영에 이러한 6시그마가 도입된 이유는 기업의 경우와 마찬가지로 병원에서도 원가는 절감되고 품질은 향상되는 동일한 결과를 얻을 수 있었기 때문이다. 측정, 분석, 개선, 사후관리의 4단계 프로세스를 거치면서 어떤 종류의, 어느 정두의 문제가 어제, 어디에서 발생하는지? 그 문제의 형태와 원인을 규명하고 문제의 잠재원인 파악을 위한 데이터를 확보하여 통계적으로 측정하는 기법이다.

3) 데이터마이닝을 이용한 예측

대용량의 데이터베이스로부터 과거에는 알지 못했지만 데이터 속에서 새롭게 유도된 데이터 모델을 발견하여 미래에 실행 가능한 정보를 추출해 내고 의사결정에 이용하는 과정을 말한다. 주로 데이터에 숨겨진 패턴과 관계를 찾아내어 광맥을 찾아내듯이 정보를 발견해 내는 것이다. 여기에서 정보의 발견이란 데이터에 고급 통계분석과 모델링기법을 적용하여 유용한 패턴과 관계를 찾아내는 과정을 말하는 것으로 데이터베이스 마케팅의 핵심 기술이라고 할 수 있다. 예를 들어, 한 백화점에서 판매 데이터베이스의 데이터를 분석하여 일요일에는 어떤 상품들이 잘 팔리는지, 그리고 팔리는 상품들 간에는 어떤 상관관계가 있는지를 발견하고 이를 마케팅에 반영하는 것이다. 따라서 데이터마이닝의 필수 요소는 신뢰도가 높은 충분한 자료라고 할 수 있다. 자료의 신뢰도가 충분히 높아야 정확한 예견이 가능하기 때문이다. 그러나 너무 많은 자료는 오히려 데이터마이닝의 예견능력을 떨어뜨릴 수도 있다.

국내적으로 데이터마이닝을 하기 위한 최적의 시스템으로 데이터웨어하우스가 많이 구축되고 있기 때문에 효과적 마케팅을 위한 데이터마이닝의 발달은 급속히 이루어지고 있다. 이에 따라 병원에서 재원일수 단축을 위하여 데이터마이닝을 이용하여 재원일수 예측모형을 구축하는 사례가 늘고 있다. 건강보험 관련 기관에서는 데이터마이닝 분석기법을 이용하여 의료자원의 적절한 이용 여부를 확인하거나 부당청구 및 과잉 청구 건들을 색출함으로써 병원의 부당청구 등 도덕적 해이를 견제하고 있기도 하다.

제3절 의료시스템의 변화

1. 의료시스템 변화의 당위성

1989년부터 시행된 전 국민의료보험제도 이후 우리 사회는 개인소득의 증가, 건강에 대한 관심의 고조, 노령인구의 증가 및 의학기술의 발달 등에 힘입어 의료서비스에 대한 관심 또한 높아졌다. 그러나 우리나라 의료시스템에 대한 2003년도 멕킨지보고서는 '어느 누구도 만족시키지 못하는 의료시스템'이라고 혹평하고 있다. 소비자인 국민, 서비스 제공자인 의사와 병원, 그리고 시스템운영자인 정부 모두가 현재의 의료시스템에 대하여 불만을 지니고 있다는 것이다. 저부담, 저수가, 저급여로 요약되는 의료보험제도에 눌려 소비자는 원하는 의료서비스를 충분히 제공받지 못하고 있으며, 공급자는 낮은 수준으로 규격화된 의료서비스만 제공해주고 있다는 것이 멕킨지사의 진단이다. 최근 우리나라 의료시장에서 나타나고 있는 각종 변화의 노력은 이와 같은 문제점을 극복하고 새로운 공급자와 소비자가 상호 만족할 수 있는 의료체계를 구축하기 위한 노력의 일환이다(김광점, 2007).

의료서비스를 공급하는 주체는 병원을 비롯한 각종 의료기관들이며, 의료서비스를 생산하는 구조는 의료시스템이다. 병원경영자들은 의료시스템의 구축과 운용을 통해 의료서비스를 공급하며, 공급자와 환자인 수요자 사이의 교환관계는 고도의 지식, 경험 및 숙련된 기술을 요구하는 의료행위를 매개로 하여 이루어진다. 의료시스템 안에서 환자와 의사의 관계는 과거에는 수직적이고 시혜적 성격의 의료부권주의(medical paternalism)적 관계였다고 할 수 있으나, 갈수록 환자의 의료에 관한 지식수준이 높아지고 소비자운동의 발달에 따라 환자들의 주권의식(patient sovereignty)이 일반화됨에 따라 수평적이고 상호 계약적인 관계로 소비자들의 인식이 바뀌었다. 소비자들의 의료지식 및 선택능력의 향상과 공급자에 대한 인식변화는 수준 높은 의료서비스를 요구하기에 이르렀다.

또한 병원들은 의료시스템의 운영에 있어서 소비자의 욕구 변화는 물론 정치 · 경제 및 사회적 힘에 의해 영향을 받지 않을 수 없는 개방적 환경에 처해 있다. 병원 경영자들은 급변하는 의료 환경 변화에 부응하여 의료시스템을 변화시켜야 하는 시대적 요구에 직면하고 있다. 그 변화의 핵심은 교통사고 환자와 같은 급성기 질환에 대한 치료로부터 노인병, 성인병과 같은 만성질환자에 대한 체계적 관리 및 암 예방과 같은 국민 건강의 근본적 증진이라고 할 수 있다. 병원 경영자들은 이와 같은 변화 속에서 의료서비스를 생산하고 제공하기 위해 의료서비스 조직을 구축하고 관리해 나가는데 있어서 그 전과는 전혀 다른 새로운 것들을 요구받고 있다고 하야 할 것이다.

현장들여다보기 6-2

"인문학적 소양 갖춘 의사 양성하자" 공감대

본지-의료리더십포럼, '의료인문학 문항 의사국시 포함 심포지엄' 성료
김건상 국시원장 "의사의 윤리적 수준 제고에 기여할 것"

"특정 약의 처방을 대가로 금품을 받는 것은 불법이지만 조건없이 특정 약을 처방했더니 연말에 감사의 표시로 주는 상품권 등은 합법이다"

"특정 종교를 이유로 생명이 위급한 아이의 수혈 치료를 거부하는 부모에 대해 의사는 강제 수혈을 할 수 있다"

위에 제시된 두 가지 사례는 의사가 의료현장에서 윤리적 판단을 내려야 하는 상황을 묘사한 것으로, 실제로 국내 한 의과대학에서 제공되고 있는 의료윤리교육의 주제이기도 하다.

최근 들어 의료윤리와 커뮤니케이션 등의 의료인문학의 중요성이 부각되면서 의료계 내부적으로도 의료인의 자정능력을 강화하기 위해 의료인문학 관련 문항을 의사국가시험에 포함 시켜야 한다는 공감대가 형성되고 있다.

특히 한국보건의료인국가시험원(이하 국시원)에서도 의료인문학 관련 문항을 의사국시에 포함시키는 데 긍정적인 입장을 표명하고 있어 향후 수년 안에 의료인문학이 국시 과목 중 하나가 될 가능성이 높아졌다.

지난 달 26일 본지와 의료리더십포럼 공동 주최로 서울대 암연구소 이건희홀에서 열린 '의료인문학 문항 의사국시 포함을 위한 심포지엄'에서는 의료인문학을 국시에 포함시켜야 한다는 주장이 이어졌다.

이날 심포지엄에서 국시원 김건상 원장은 "의료인문학, 특히 의료윤리는 국시에서 문항으로 다룰지 여부를 넘어 절차상의 문제를 논의하는 게 맞다"며 "의료인문학 시험문항화는 시의적절하며 의사의 윤리적인 수준을 올리는데 기여할 것"이라고 밝혔다.

그는 "다만 의학교육계와 의과대학 및 의학 전문대학원장협의회 등이 협의를 통해 정식으로 (국시 문항 포함을) 요청하는 것이 바람직할 것"이라며 "요청이 들어올 경우 심도있는 논의를 거쳐 이를 수용할 준비를 갖추겠다"고 말했다.

국시위원회 정명현 위원장도 "윤리적인 문제로 외국에서 의사면허가 정지된 의사가 한국에서는 버젓이 의료행위를 한다는 것은 어느 나라에도 있을 수 없는 일"이라며 "의사의 자정능력 부재를 해결하기 위해서라도 의료인문학을 시험문항화해야 한다"고 주장했다.

정 위원장은 "하지만 의료인문학 교육과정이 각 대학별로 천차만별이어서 의대 및 의전원장협의회 등에서 필수적으로 의료인문학 학습목표를 표준화, 정량화해야 한다"며 "의료인문학 문항이 포함된 국시를 시행하는 시기는 수험생 입장을 고려해 적어도 2~3년간의 유예기간을 둬야 할 것"이라고 강조했다.

의료 인문학 관련 문항을 의사국시에 포함시키기 위한 구체적인 방안도 제시됐다.

정명현 위원장은 "정답 시비를 가리기 위해서라도 의료인문학 교과서는 반드시 필요하다"며 "강사가 부족하면 e러닝을 적극 활용하고, 의료인문학 시험문항 출제 방식은 객관식이 어렵다면 주관식도 가능하다"고 말했다.

단국의대 정유석 교수는 "의료인문학 중 의료윤리부터 시험문항화하는 것이 설득력이 있다"며 "실제 의료현장에서 부딪치는 윤리문제를 중심으로 교과서를 만들어야 한다"고 제안했다.

연세의대 양은배 교수는 의료인문학 교육과정의 표준화 작업을 위해 "의료 소비자나 교육소비자 등의 요구를 분석해 의료인문학 교육내용을 추출하고 나아가 의료인문학 질 관리 체제를 구축해야 한다"고 언급했다.

한편 이날 심포지엄에 참석한 의료인문학 교육관계자나 개원의들도 의료인문학 관련 문항을 국시에 포함시키기 위해 '국시원에서 시험문항화를 먼저 하면 학습목표나 교육내용의 표준화도 빠르게 진행된다', '의사직업윤리, 생명윤리, 연구윤리로 분류한 일본 방식을 참고하자' 등 다양한 의견을 쏟아냈다.

자료원 : 청년의사, 2011. 5. 2, 14면

2. 의료시스템의 본질적 목표

소비자의 변화하는 욕구를 충족시키기 위해서는 병원들이 과거의 공급자 주도의 의료시스템 체제에서와는 다른 목표를 설정해야 하고 행위의 패턴도 바꿔야 한다. 목표가 바뀐다는 것은 사고와 행동이 변하는 것을 의미한다. 목표의 변화는 과거에 병원과 의사 중심 사고에서 환자 중심 사고로 바뀐다는 것을 의미한다. 의료시스템의 구축과 운영의 목표가 환자 중심으로 바뀐다는 것은 무엇을 의미하는가?

이에 대해 미국의 의료연구소에서는 2001년 워싱턴에서 열린 '21세기를 향한 새로운 의료시스템'이란 주제의 세미나에서 다음과 같이 보건의료시스템의 목표를 규정했다(Shortell & Kaluzny, 2006).

첫째, 안전(safe)이다. 병원은 어떤 경우에도 환자를 안전하게 치료할 수 있는 내부

환경을 조성해야 한다는 것이다. 둘째, 효과성이다. 치료는 가장 과학적인 정보의 기반 위에서 수행되어야 하며 환자에게 도움이 되지 않는 서비스가 제공되어서는 안 된다는 것이다. 셋째, 환자 중심성이다. 모든 의료서비스는 환자 개인의 선호, 욕구 및 가치관을 고려하여 제공되어야 한다는 것이다. 넷째, 즉시성이다. 이것은 모든 치료는 최대한 신속하게 제공되어야 하며, 그렇다고 해서 환자에게 손상을 주거나 손상의 범위를 확대할 수 있는 대기시간은 제거되어야 한다는 것이다. 다섯째, 효율성이다. 이것은 환자를 치료하는데 있어서 불필요한 비용이 전가되어서는 안 된다는 것이다. 즉, 불필요한 장비나 소모품을 비롯하여 쓸데없는 아이디어나 심지어는 진료진의 에너지까지도 낭비되어서는 안 된다는 것이다. 마지막으로 여섯째, 공정성이다. 이것은 치료 시에 개인의 고유한 특성 때문에 차별을 받아서는 안 된다는 것이다. 즉, 성별의 차이나 인종, 지리적 차이, 사회 · 경제적 지위에 따라서 차별적으로 치료를 받아서는 안된다.

병원이 이와 같은 새로운 목표들을 효과적으로 달성하기 위해서는 과거와는 다른 차원의 리더십이 요구된다. 즉, 과거 병원은 의사들의 이중적 권위에 기반을 둔 권위적 리더십이나 거래적 리더십(transactional leadership)에 의존하여 운영되었다. 그러나 그런 리더십으로 소비자 중심의 새로운 목표들을 수행하기는 어렵다. 병원 경영자들은 서번트 리더십이나 변혁적 리더십의 발휘와 같은 새로운 관리기법의 도입과 함께 의료진 개인이나 팀에 대한 공정한 인센티브제도와 같은 효과적 보상 제도를 도입하는 것이 바람직한 것으로 지적되고 있다.

3. 새로운 의료시스템 설계의 방향

앞에서 살펴본 여섯 가지 의료시스템의 본질적 목표를 달성함으로써 병원들은 시대변화가 요구하는 바람직한 성과를 낼 수가 있는데, 이를 위해서는 어떤 경우에도 환자 중심의 진료팀을 구축하고 있어야 할 것이다. 즉, 병원 경영자는 환자 중심으로 팀 작업이 촉진될 수 있도록 조직을 재구성할 것이 요구된다. 왜냐하면, 아직까지 우리나라 병원들은 환자 중심보다는 병원과 의료진 중심으로 조직을 구축하고 있는 경우가 많다. 예를 들어, 병원에서의 2차 감염은 수술이나 치료를 받은 환자가 일정기간 동안 감염의 가능성으로부터 격리되는 것이 매우 중요한데 진료수가 등의 문제와 관련하게 개선되지 못하고 있다. 실제 국내에서 최고 수준을 자랑한다는 병원에서조차 중요한 수술 후 2차 감염으로 환자들이 고통 받는 경우가 종종 발생하고 있다. 이러한 문제의 해결은 비록 그 주체가 병원임에는 틀림이 없지만 병원 혼자만의 힘으로는 한계가 있기 때문에 보건의료시스템을 통제하고 있는 정부의 개입과 지원이 필요하다고 하겠다.

병원 조직 운영에 있어서 환자 중심성이 촉진되기 위해서는 무엇보다도 기존의 의료시스템을 재구축해야 한다는데 이의가 없다. 실제 미국에서도 1980년대에 의사들의 권위주의와 무례에 대해 소비자들의 분노가 폭발하여 의료서비스 공급자들이 소비자들을 보는 시각을 교정하는 등 우여곡절을 겪기도 했다. 이 과정에서 의료서비스 제공의 기능과 과정이 환자중심으로 다시 설계되었다. 소비자 중심의 의료시스템 조직이란 환자의 조건, 서비스, 장소에 따라 시간의 구애를 받지 않고 환자에게 요구되는 치료를 조정할 수 있는 체계를 갖추는 것을 말한다. 새로운 진료체계를 구축하는데 있어서 공급자 측면에서 고려되어야 할 것으로는 고성과 의료진에 대한 효과적인 인센티브 제공체제의 재구축도 요구된다. 기존의 연공 중심의 보상체계로는 능률성과 생산성, 그리고 의료서비스 질의 향상을 이끌어내기가 어려워졌기 때문이다.

다음으로는 정보화기술을 효과적으로 활용하는 것이다. 정보화기술의 발달은 의료뿐만 아니라 다른 분야의 변화에도 이미 많은 영향을 주고 있다. 기계와 정보와 인간의 지식이 결합함으로써 일처리에 있어서 전과는 전혀 다른 시너지효과가 나오고 있다. 인간이 할 수 있던 일들이 자동화라는 이름으로 기계에 의해 대체되고 정보화기술에 의해 그 기능이 변형되고 있는데, 이는 의료분야라고 해서 예외가 아니다. 최근 발전하고 있는 원격진료시스템의 도입과 같은 진료의 신개념들은 반드시 치료의 장소가 병원일 필요가 없다는 뜻으로 새로운 의료서비스 제공 패러다임이라고 한다. 특히 오늘날 고령화 사회로의 진입과 민성질환의 증가로 의료비가 지속적으로 증가하고 있기 때문에 이를 해결할 수 있는 대안으로 유비쿼터스 헬스 케어(Ubiquitous Healthcare) 개념이 도입되고 있다. U-헬스 케어는 정보화기술과 의료서비스를 결합하여 때와 장소에 구애받지 않고 환자의 건강상태가 의료진에 의해 모니터링 되도록 함으로써 환자의 건강을 관리하는 것이다. U-헬스케어의 성공적 실현을 위해서는 의료서비스 제공자와 환자 사이에 시간과 공간의 제약을 해결해줄 수 있는 유무선통신의 네트워크,

진단과 치료서비스를 전달하기 위한 지능형 의료장비의 도입이 필요하다. 이러한 U-헬스 케어 의료서비스 모델은 환자가 반드시 병원에 와야 한다는 개념에서 탈피하여 시간과 공간을 초월하여 의료피드백을 받을 수 있기 때문에 또 다른 개념의 진료서비스를 파생시킬 수 있는 가능성을 가지고 있다. 즉, U-헬스 케어는 오프라인이 아니라 인터넷을 통해 건강정보를 제공하고 받아들이는 온라인이 전제되어 있다. 이것은 의료서비스 기관과 의료소비자 간의 의사소통 방식의 변화를 가져오게 만든다. 어느 분야에서든지 혁신적 방법을 선호하는 소비자들은 늘 존재하기 때문에 원격진료방식도 진화할 수밖에 없을 것이라는 것이 학자들의 관점이다(Amabile, 1997).

U-헬스 케어와 관련하여 국내 한 연구에 의하면, U-헬스 케어에 대한 이용의도가 약 24% 정도이며 기타 많은 의료소비자들은 진료 그 자체보다는 헬스 케어 정보나 모니터링 정보에 대하여 관심을 가지고 있는 것으로 나타났다. 또한 U-헬스케어에 대한 이용의도가 가장 높은 연령층은 40대이며, 가구소득으로는 400만 원대에서 주로 형성되고 있는 것으로 조사되었다. 이와 같은 연구결과는 우리나라에 있어서 U-헬스케어의 구매가 당분간은 40대 이상 건강에 대한 관심이 높은 계층과 도시의 고소득 가구를 중심으로 이루어질 것이라는 것을 보여주고 있다(노미진 외, 2010).

정보기술의 발달과 적용은 치료의 연속선상에 있어서 새로운 확장을 촉진한다. 이런 새로운 치료방법들을 수용하기 위해서는 새로운 치료 장소가 요구된다. 예를 들어, 만성질병에 노출된 노인환자들을 급성기 질환 치료 중심으로 구축된 병원에서 치료하는 것은 환자에게 불합리하며 시대에도 뒤떨어진 것이라는 사고가 일고 있다. 그러나 정보기술의 도입을 통한 환자 진료는 배아줄기세포 이식과 같은 첨단치료기법의 도입에서 보여주고 있는 것처럼 다양한 차원에서 새로운 도덕적 딜레마에 봉착하도록 만들고 있다. 예를 들어, 우리나라에 있어서 원격진료에 대한 법률의 제정은 매우 초보적인 단계에 머물고 있는데, 그나마 의료계와 법조계 간에 의견 차이로 논란을 불러일으키고 있다. 특히 새로운 정보기술의 도입 시에 발생하는 개인 비밀처리의 문제를 적법하고 효과적으로 다루는 문제는 모든 병원에게 중요한 도전이 되고 있다. 대부분의 의료소비자들은 개인의 진료정보의 유출에 대해 민감한 반응을 보이고 있으며, 따라서 어떤 경우에도 철저한 기밀유지가 요구된다. 병원들은 새로운 정보기술을 무조건 따라갈 것이 아니라 자신의 특성에 적합하게 이식시키고 활용할 수 있는 의료정보기술 인력을 훈련시켜야 하며, 각종 의료기관들의 사이트를 아우르면서 병원 간 협력적 진료를 이끌어낼 수 있는 정보기술 운용능력도 배가시켜야 한다. 이와 같은 관점에서 볼 때, 그간의 진료 중심 조직에서 탈피하여 시대가 요구하는 환자중심의 경영지식을 개발하고 그 지식을 신속하게 전이시킬 수 있는 학습능력을 개발하여 활용하는 것도 중요한 과제가 되고 있다.

마지막으로, 정보기술의 발달과 관련하여 의료서비스의 질을 개선하기 위해서는 진료성과를 측정하고 그 결과를 적극적으로 활용해 나가야 한다. 현재 정부나 전문기관에 의해 이루어지는 각종 평가도 중요하지만, 그것보다는 환자들이 건강을 회복하고 질병을 치료한 경험담들을 아우를 수 있는 정보네트워크 체계를 구축하여 환자들이 이것을 활용할 수 있도록 하는 것도 정보화시대에 걸맞은 과제이다. 병원 종사자들은 이와 같은 네트워크체계의 기능과 운영과정에 있어서 지속적인 개선을 체계적으로 설명하고 기술할 수 있는 능력을 갖출 수 있도록 교육되어야 한다.

4. 의료서비스 공급 주체로서의 병원

병원은 의료서비스를 공급하는 주체이며, 의료서비스를 생산하는 구조는 의료시스템이다. 병원 경영자들은 의료시스템의 구축과 운용을 통해 국민의 건강 유지와 강화를 돕는 역할을 한다. 한 국가에서 각 개인들은 그들 자신의 건강을 유지할 책임을 지고 있는데 병원 경영자들은 의사, 간호사, 약사, 영양사, 행정전문가 및 다른 의료 전문가들을 효과적으로 결합하여 각 개인들이 건강을 유지 관리하는 과정에 개입하게 된다. 또한 병원 경영자들은 사회로부터 요구되는 보건의료체계를 유지하기 위해 재정을 충족시켜야 하는데 이것은 결코 쉬운 일이 아니다. 의료를 둘러싼 법률 역시 안정적이지 못하다. 정치권에서는 국민의 변화하는 건강 욕구를 충족시키기 위해 법률을 만들거나 개정하지만 병원이 이와 같은 법률이나 정부 정책에 부응하여 내부 시스템을 변화시키기 위해서는 많은 시간과 비용이 수반된다.

예를 들어 현행법상 300병상 이상의 종합병원은 위원장 1명을 포함하여 7명 이상, 15명 이하의 감염대책위원회를 구성하도록 되어 있으며, 정부는 감염대책위원회의 설치 기준을 100병상 이상으로 확대하여 실시한다는 방침을 가지고 있다. 감염대책위원회에는 진단검사의학과장, 부원장, 진료부장 중 1명, 수술부장이나 과장 중 1명, 간호부장이나 과장 중 1명, 감염 관련 의사 1명을 반드시 포함하도록 하고 있다. 그러나 일선 병원들은 당장 간호사 구하기가 어려운 상황에서 감염 담당 간호사를 갖춘다는 것이 쉽지 않은 일이고 감염 관련 의사를 구비하는 데도 경제적으로 어려움이 따른다고 비판하고 있다. 감염 예방을 위한 정부 정책의 강화는 국내 대형병원에서도 수술 후 2차 감염으로 환자가 사망하는 사례가 발생하는 등 병원 내 감염에 의한 사고가 끊이질 않고 있기 때문이다. 이에 대해 병원 측에서는 감염관리 수가를 책정하거나 현실화해야 한다는 반응을 보이고 있다.

병원들은 의료시스템의 운영에 있어서 소비자의 욕구 변화는 물론, 정치 · 경제 및 사회적 힘에 의해 영향을 받지 않을 수 없는 개방적 환경에 처해 있다. 병원 경영자들은 환경변화에 부응하여 의료시스템을 변화시켜야 하는 시대적 요구에 직면하고 있는데, 그 변화의 핵심은 교통사고와 같이 간헐적으로 발생하는 급성기 질환에 대한 치료로부터 노인병, 성인병과 같은 민성질환자에 대한 체계적 관리 및 암 예방과 같은 국민 건강의 근본적 증진이라고 할 수 있다. 이와 같은 변화는 의료서비스를 생산하고 제공하기 위한 조직을 구축하고 관리해 나가는데 있어서 그전과는 전혀 다른 새로운 어떤 것을 병원 경영자들에게 요구하고 있다.

5. 질환관리과정의 재설계

변화하는 소비자욕구에 대응하기 위해 병원이 본질적으로 변화를 이루어내야 할 혁신으로는 질환관리과정을 재설계하는 것이다. 재설계과정으로는 첫째, 병원 조직 전반의 사명 중 해당 질환 환자의 관리가 병원의 입장에서 정말로 중요한 부분인지를 규명해야 한다. 병원 조직의 사명은 고객에 대한 서비스 및 경영의 측면에서 병원이 추구하는 이념과 가치가 분명히 제시되도록 해야 한다. 오늘날 병원들은 사명을 강화하기 위한 노력의 일환으로 구체적인 서비스 대상 질환군을 확인하려는 다각적인 개선을 추구하고 있다. 예를 들어, 어떤 병원이 척추치료 중심병원이라는 기치(旗幟)를 내걸었으면, 과연 그것이 그 병원에서 왜, 어떻게 가장 잘 해낼 수 있는지를 규명하고 그 이유를 문서화하는 것이 중요하다. 병원 구성원들은 그 문서를 숙지함으로써 자신들이 그 병원에 근무하는 사명을 인식할 수 있다.

둘째, 병원 내 각 담당부서의 목표와 이 목표를 달성하기 위해 사용되는 전략이 과연 병원이 최고의 치료사명으로 정한 질환군에 대한 관리과정을 재구조화하는데 도움을 주는지를 규명해야 한다. 이때 관리과정의 재구조화는 조직화된 의료정보시스템의 설계에 의해 가능한데, 병원은 그 고유의 목적을 달성하기 위해 특성이 다른 부서나 직원 간 협력이 필수적이기 때문에 조직화된 의료정보시스템의 설계를 통해 공동의 책임을 지도록 하는 네트워크를 구축해야 한다. 사명으로 결정한 질환의 치료를 위한 모든 의사결정은 관련 부서에서 모두 참여하여 의견을 내는 것이 효과적이다.

셋째, 환자가 병원의 사명으로 정한 질환군에 대하여 책정된 가격을 기꺼이 부담할 것인지에 대한 검토와 확인이 이루어져야 한다. 환자 중심으로 재구성된 서비스라고 할지라도 그것의 가격에 대하여 환자가 비용을 기꺼이 지불할 의사가 없다면 사명으로 정한 서비스로서의 가치를 상실한다.

넷째, 사명으로 정한 질환군에 대한 협동치료가 성공적이 되기 위한 조직문화를 건설해야 한다. 이와 같은 접근법은 팀 접근법일 수밖에 없는데, 오늘날 팀은 조직 활동의 중심축으로서 고도의 전문 기술과 면허에 의존하고 있는 병원 조직 구성원들의 업무를 협력적이 되도록 조정하는데 중요한 역할을 한다. 성공적 팀의 구성은 생산성, 업무의 질, 구성원 만족도 및 참여자의 업무수행역량의 향상을 가져온다.

다섯째, 재설계 후에 달성할 성과의 합리적 목표에 대한 합의를 이루도록 해야 한다. 합의된 합리적 목표를 구성하는 내용으로는 생산성, 효율성, 의료의 질, 고객감동과 같은 것들이 있다.

여섯째, 진료과정의 재설계로 영향을 받을 수 있는 주요 인물들을 재설계과정에 참여시키는 것은 중요하다. 진료과정의 재설계는 높은 의료의 질을 보장하고 치료과정에서 전에 없는 안전을 보장하는데 있다. 병원관리자는 이것이 이윤의 창출로 이어지도록 리더십과 관리적 능력을 발휘해야 한다. 리더십은 장기적 관점을 제공하고 관리는 단기적 성과에 대한 시각을 갖도록 해준다.

일곱째, 보상체계의 개선이 동시에 이루어져야 한다. 진료과정의 재설계는 일종의 혁신프로그램이기 때문에 전에 없는 스트레스를 유발시킨다. 이에 대한 적절한 보상이 연계되지 않으면 참여자들의 동기부여는 떨어질 수밖에 없다.

여덟째, 재설계가 의도한대로 작동하고 그것으로부터 부가가치를 생성하기 위해서는 교육훈련이 뒤따라야 한다. 기존의 방식을 녹여 없애고 새로운 방식을 도입하여 성공적으로 정착시키는데 있어서 무엇보다도 중요한 것은 교육훈련이다. 교육훈련은 새로운 지식을 축적하는 의미도 있지만 무엇보다 두려움을 없애주는 효과가 크다. 예를 들어, 의사들의 교육에 있어서 반복적 해부실습은 수술에 대한 새로운 지식을 쌓도록 해주기도 하지만 수술에 대한 두려움을 없애준다.

마지막으로, 진료과정의 재설계 시 환자들이 자발적으로 치료에 참여할 수 있는 방법을 마련하는 것이다. 현대의 환자들은 과거와 같이 단순히 의사의 지시와 명령에 복종하면서 수동적으로 진료에 임하지 않는다. 환자들은 자신이 의사를 선택하고 의사에게 진료와 치료방법에 대하여 의견을 공유하려고 한다. 환자들은 자신의 질병과 일체감을 갖고 있고 치료 방법의 선택은 바로 자신의 생명과 관련된 일이기 때문에 진단과 치료에 자신의 의견을 반영시키고자 한다.

현장들여다보기 6-3

의료의 질 평가가 국민 건강 지켜준다

일본이 의료의 질 및 안전성에 대해 본격적인 관심을 기울이기 시작한 것은 1999년 11월 요코하마 병원에서 환자를 혼동한 수술로 환자를 사망에 이르게 하는 의료사고가 발생한 이후부터이다. 의료사고와 관련해 2002년 '의료안전추진종합대책'이 마련됐으며, 2004년에 이를 수정해 의료의 안전뿐만 아니라 의료의 질을 높이는 방안을 반영했다. 2003년부터는 '수술 건수'를 기준으로 전국 병원의 순위가 공식적으로 발표되기 시작했다.

현재는 의료의 질에 따라 의료비를 차등적으로 지불하는 제도(P4P)에 대한 논의가 활발히 진행 중에 있다. 또 1999년에는 일본 정부가 주도적으로 고혈압과 당뇨, 천식 등에 대한 진료 가이드라인을 제정했으며, 현재는 임상지표 측정 활동도 진행 중에 있다.

일본의과대학 의료관리학 주임교수인 하세가와 도시히코 교수는 "의료사고와 의료안전, 의료의 질은 서로 연계돼 있다"며 "이를 위해서는 정확한 진단을 통해 조직 및 인식 등에 대한 개혁을 하고 질과, 안전, 만족도를 개선해야 한다"고 강조했다. 도시히코 교수는 현재 일본에서 의료의 안전과 질 평가를 위해 다양한 방안을 추진하고 있으나 여전히 만족스럽지 못하다고 평가했다. 그는 "국가에서 의료의 질에 관한 연구가 없고 지원도 없다"며 "의료 안전에 관해서는 법과 대안도 있으나 질에 대해서는 없다"고 밝혔다.

도시히코 교수는 현재 한국에서 진행 중인 의료기관 평가에 대해 높은 관심을 표명했다. 특히 의료기관 평가가 외형적인 평가에 그치지 않고 의료의 질 관리방향으로 흘러가는 것에 대해 높게 평가하기도 했다.

자료원 : 메디팜스투데이, 2007. 11. 26. 인터넷판

제4절 의료서비스의 질과 소비자행동

현실적으로 의료서비스 시장에 있어서 소비자들에게 주어진 선택의 폭은 일반 제품시장에서와 같이 넓지 못하다. 기본적으로 다양한 가격에 대하여 다양한 제품들이 시장에 존재할 때 개별적 소비자에게는 질의 개념이 폭넓게 성립될 수 있는데 우리나라 의료시장은 이와 같은 조건을 충족시키지 못하고 있기 때문이다. 이처럼 시장의 교환관계에 있어서 질이란 한 공급자에 의해 제공되는 완벽성을 의미하는 것이 아니다. 동일한 공급자에 의해 제공되는 동일한 서비스는 아무리 완벽해도 그것이 질적으로 우수하다는 평가를 받기가 어렵다. 오히려 공급자와 수용자 간 교환관계에서 질의 문제는 다양성을 전제로 하는 개념이다.

소비자들은 각자 자신의 개인적 특성과 이해관계 속에서 질에 대한 정의를 결정한

다. 질 평가는 제품이나 서비스를 구매하는 소비자의 주관적 이해관계에 따라 다를 수 밖에 없다는 뜻이다. 예를 들어, 한 연구에 의하면 노인병원의 경우 환자들은 병원의 우수성을 의사와 직원들의 친절성으로 인식하고 있으며, 종합병원의 경우에는 병원의 우수성을 의사의 실력과 의술에 의한 신뢰성으로 인식하고 있는 것으로 나타났다. 이러한 예는 의료서비스의 질에 대한 정의에 대해 소비자들 사이에서 다양성이 존재한다는 것을 의미한다. 병원경영자들을 비롯하여 마케터들은 의료계와 소비자 사이에 상반된 입장이 존재한다는 것을 인정하고 대응할 줄 아는 것이 중요하다. 의사나 의료서비스의 공급자들이 전통적으로 면허를 가진 전문가들에 의해 의료서비스의 질이 고려되어야 한다는 입장은 수정될 필요가 있다. 오늘날 소비자들은 의료의 질에 대한 판정권이 의사에게 있는 것이 아니라 소비자 개인의 이해관계에 의해 달라지는 것은 시대적 요구라고 인식하고 있다. 의료서비스 공급자들이 성공적 병원경영을 원한다면 소비자의 이와 같은 관점을 적극적으로 받아들이는 자세가 중요하다.

대부분의 우리나라 현장연구에서 의료소비자들이 고려하는 의료의 질의 핵심적 요소를 종합해보면 인간적 대우, 합리적 비용, 그리고 치료의 결과 순으로 요약될 수 있다. 소비자들은 이와 같은 기대와 욕구가 진료현장에서 부합된다면 병원에서 제공하는 의료서비스를 만족스러운 것으로 평가한다. 이것은 의료서비스 질의 핵심을 치료의 기술로 인식하는 의사들의 시각과는 배치되는 것이다. 또한 오늘날 3원 관계(병원-환자-보험기관)로 발전한 의료서비스 교환구조 하에서 큰 영향력을 행사하고 있는 보험기관은 가장 경제적인 형태를 질적으로 우수한 의료서비스로 판단하려는 경향을 보이고 있다. 의료의 질에 대한 개념이 병원, 소비자, 보험기관 사이에서 복잡한 양상을 띠게 되었다는 것을 알 수 있다. 의료서비스 시장을 구성하고 있는 이들 세 주체들은 서로가 처한 관점에서 의료의 질을 서로 다르게 보고 있는 것이다. 소비자들은 소비자의 입장에서 보는 의료서비스의 질 개념을 보편화시키기 위해 소비자단체를 조직하게 되었고, 필요에 따라 집단행동과 소송을 제기하는 것을 서슴지 않고 있다. 그 결과 우리나라의 경우에 있어서도 2000년 이전까지 400~500건에 머무르던 의료분쟁이 2005년 이후 2,000건 이상으로 급속히 증가하는 양상을 보이고 있다. 이에 따라 각종 의료기관들이 받지 못하는 의료비용이 한 해 1조원에 달하고 있으며, 소송에 소요되는 비용도 3천억 원 이상이 되는 것으로 추산되고 있다.

현대에 들어와서는 의료서비스 질의 정의에 대하여 공급자와 소비자 사이에 어느 정도 타협이 이루어지고 있는 것처럼 보인다. 소비자와 공급자 측에서 공히 '비용 대비 이익 분석(cost-benefit analysis)', '비용 대비 효과성 분석(cost-effectiveness analysis)'을 강조하고 있기 때문이다. 소비자들은 그들이 필요로 하는 의료서비스에 대하여 그것이 어떤 유형의 서비스이며, 또 어떤 방법으로 제공되는지에 대하여 좀 더 나은 결정을 하려고 한다. 소비자들은 이와 같은 관점에서 비용 대비 이익과 효과성을 평가하고자 한다. 이에 따라 많은 병원들이 소비자들의 요구와 기대에 부응하여 의료서비스 질의 고도화를 추구하려는 노력을 전개하고 있는 추세이다.

다음 〈표 6-2〉은 병원의 유형에 따라 소비자들의 선택기준이 다르다는 것을 실질적으로 보여주는 것이다. 병원마케팅 관리자는 소비자들이 이용하고자 하는 병원의 유형에 따라 그 선택기준이 다르다는 것을 확인함으로써 자신의 병원을 찾는 고객들을 유인할 수 있는 특화된 마케팅전략을 수립할 수 있을 것이다. 예를 들어, 노인병원의 경우 환자의 병원 선택과 만족도에 간호사의 친절성과 배려가 매우 중요한 요인으로 영향을 미치고 있기 때문에 마케팅 전략의 수립과 시행에서 간호사를 부각시키는 것은 효과가 있을 수 있다. 이와 같은 마케팅 기법은 대학병원이나 기업병원에서 소비자

〈표 6-2〉 병원 유형별 소비자 선택 기준

병원 유형	주요 선택 기준	주요 연구자
종합병원	• 의사의 실력 • 의술에 대한 신뢰성 • 주거지의 근접성	• 이선희(1995) • 이해종(1998) • 김영훈 외(2004)
노인병원	• 의사와 직원의 친절성 • 배려 깊은 간호	• 김영훈 외(2004)
대학병원	• 권위 있는 의사 • 종합적 진료 • 현대적 장비 • 서비스의 친절성 • 전통성 • 사회적 명성 • 1차 진료기관의 소개 • 타의(他意)	• 권진(1995) • 이선희(1995) • 박세택(1996) • 윤여룡(2003)
중소병원	• 신뢰성	• 변주선(1987)

들을 대상으로 수행하는 마케팅 전략과는 그 속성과 기반이 다르다는 것을 보여주는 것이다.

따라서 의료서비스의 질 향상을 위해서는 소비자 만족도를 의료산업의 가장 중요한 가치로 받아들이고 의료기관 차원에서 전사적 의료의 질 관리(TQM: Total Quality Management)나 지속적인 의료의 질 관리(CQI: Continuous Quality Improvement)와 같은 효과적인 서비스 품질관리 노력을 경주해야 할 것이다. 또한 의과대학 교육체제와 의료 인력의 수련과정에서부터 의학지식의 효과적 확산과 관리뿐만 아니라 소비자 중심적 사고의 중요성이 제고되어야 한다(정기택 · 하봉산, 2007).

1998년 생활협동조합법이 제정된 이후에는 전국적으로 여러 의료생활협동조합이 생겨나고 있다. 2008년 12월 현재 전국적으로 84개의 의료생활협동조합이 설립되어 운영되고 있다. 이들은 서로 운영 내용을 개방하고 있으며 건강문제를 스스로 해결하기 위한 방안의 일환으로 통합의료모델을 만들어가고 있다. 의료생활협동조합은 지역의 건강문제를 해결하는데 주민들의 참여를 중요하게 생각한다. 지역주민의 협동과 자치를 중요시하여 이들을 함께 참여시켜 지역의 의원과 프로그램을 운영한다. 의료생활협동조합은 질병치료 뿐만 아니라 질병의 예방과 건강증진을 함께 모색하는 1차 보건의료모델을 제시하고 있다. 이와 같은 모델은 그 자체가 주치의제도, 주민참여의 지역보건의료사업을 추진할 수 있는 구조를 가지고 있기 때문에 우리나라에서 1차 의료의 강화, 지역보건사업의 활성화를 추진하는데 중요한 모델이 될 것으로 기대하고 있다(신호성 외, 2009).

의료생활협동조합의 사업 중에는 지역 주민들의 건강을 추적 모니터링하여 건강을 위협할 원인들을 개선하는 활동과 함께 지역주민들이 건강한 생활습관을 갖도록 하는 체조교실, 걷기운동 등을 통하여 건강한 마을 만들기 운동으로 승화시키고 있다. 이런 활동은 고령화와 만성질환자의 증가시대에서 매우 비용효과적인 의료서비스 제공모델이 될 수 있을 것이라는 기대를 모으고 있다. 그 외 의료생활협동조합은 방문 진료, 가정간호사업과 재가장기요양기관 등을 운영하면서 노인이나 장애인 등 취약계층을 위한 자원의료봉사활동을 통하여 지역 내 새로운 돌봄 체제를 만들고 있다. 의료생활협동조합의 재원은 주로 조합원의 출자금으로 충당하고 있다.

〈표 6-3〉 우리나라 의료생활협동조합 현황(2008년 12월 현재)

	지역특성	주요 설립동기	최초의 주체	주체의 성격	설립 년도	운영사업소	조합원수
안성 의료생협	도농복합 도시	농촌지역 의료봉사	농민회와 기독학생회	주역주민과 의료인	1994년	의원 2개소, 한의원, 가정간호사업소, 치과, 검진센타 재가요양기관	3031세대
인천평화 의료생협	대도시	산재 및 직업병 해결	기독청년 의료인회	의료인 → 지역주민	1996년	의원, 한의원 가정간호사업소 검진센타 재가요양기관	1667세대
안산 의료생협	중소도시	지역 환경 보호 운동	시민의 모임 동의학민방 연구회	지역주민 → 의료인	2000년	의원, 한의원 검진센타 재가요양기관	1766세대
원주 의료생협	중소도시	생협간의 협동	소비자생협/ 산협	지역주민 → 의료인	2002년	의원, 한의원 요양보호사교육원 재가요양기관	1417세대
대전 의료생협	대도시	지역화폐 운동	한밭레츠, 대전 인의협	의료인 → 지역주민	2002년	의원, 한의원 치과 재가요양기관	1090세대
서울 의료생협	대도시	산협운동의 확장	영등포 산업 선교회	지역주민 → 의료인	2002년	한의원 치과	1066세대
전주 의료생협	중소도시	보건의료 운동과 공동체운동	청년 한의사회	의료인 → 지역주민	2004년	한의원	365세대
함께걸음 의료생협	대도시	장애우 평등세상	장애우권익문 제연구소	의료인 → 지역주민	2005년	한의원 재가요양기관	459세대

자료원 : 박봉희(2009)

토론사례 6

'따뜻한 의사'에 반해…미 80대 환자 480억원 기부

시카고대학병원…"환자와 눈 맞추고 귀 기울여"

권위보다 소통을 앞세운 의사의 따뜻한 진료에 감동한 미국의 80대 환자가 병원에 500억 원에 달하는 거금을 쾌척했다. 매슈(85)와 캐럴린(82) 벅스봄 부부가 시카고대학병원 내과 전문의 마크 시글러(70) 박사에게 고마움을 표시하기 위해 4200만 달러(약 480억 원)을 선뜻 내놓았다고 뉴욕 타임스 등이 23일(현지시간) 보도했다. 벅스봄 부부는 "시글러 박사처럼 환자와 소통하는 의사를 많이 배출해 달라는 취지에서 기부했다"고 밝혔다. 남편 매슈는 미국에서 두 번째로 큰 쇼핑몰 체인을 소유한 부동산 투자신탁회사의 설립자다.

세계적인 의료윤리학자이기도 한 시글러 박사는 10년 전부터 이들 부부의 진료를 담당해 왔다. 수년 전 매슈가 갑자기 큰 수술을 받게 되자 시글러 박사는 최상의 수술진을 찾기 위해 애를 썼다. 집도의가 정해지자 그는 매슈의 손을 잡고 집도의를 찾아가 병세를 자세히 설명했다. 시글러 박사는 담당 의사로서 수술실에도 함께 들어가 환자에게 용기를 북돋아줬다. 환자와 눈높이를 맞추고 적극적으로 소통하는 시글러 박사의 태도는 벅스봄 부부가 오래전에 겪었던 오만한 외과의사와는 너무나 대조적이었다.

당시 아내 캐럴린은 진단이 잘못된 것 같다고 말했지만 이 의사는 이를 무시했다. 나중에 오진으로 판명났지만 이 의사는 사과조차 하지 않았다. 캐럴린은 "남편의 상태를 알아보기 위해 진단수술을 한 결과 우려했던 폐암이 아닌 것으로 밝혀지자 시글러 박사는 자신의 일처럼 기뻐했다"며 "그 순간 이 의사가 환자를 진심으로 걱정하고 있다고 느꼈다"고 말했다.

40년 이상 환자를 진료하고 있는 시글러 박사는 지금도 왕진을 다닌다. 그의 명함에는 휴대전화 번호와 집 전화번호가 함께 적혀 있다. 환자들이 원할 때 언제든지 연락이 닿을 수 있도록 하기 위해서다. 그는 또 환자들에게 더 친근하게 다가가기 위해 '닥터(Dr.)'라는 호칭대신 '마크'라는 이름으로 불러 달라고 요청한다.

동료 의사인 매슈 소렌티노 박사는 "요즘 의사들은 환자들과 눈을 마주치고 그들의 얘기에 귀를 기울이기보다 컴퓨터 화면에 파묻혀 살고 있다"며 "시글러 박사는 환자들과의 소통이 중요하다는 점을 몸소 보여주고 있다"고 말했다. 시글러 박사는 "의사가 치료 과정에서 질병에만 관심을 두고 환자를 소외시키는 경우가 있다"며 "의사와 환자의 소통이 원활할 때 치료 효과가 더욱 커진다"고 말했다. 시카고 대학병원은 기부금으로 의사와 환자의 소통 개선과 관계 강화를 돕기 위한 '벅스봄 연구소'를 설립하고 시글러 박사를 연구소 총책임자로 임명할 예정이라고 밝혔다.

자료원 : 중앙일보, 2011. 9 . 24, 12면

토론과제

1. 위 사례의 내용으로 볼 때 의료서비스의 질을 구성하는데 중요한 요소가 무엇인지 논의해 보시오.
2. 의료서비스를 제공하는 의사의 고객에 대한 자세가 어떠해야 하는지에 대하여 논의해 보시오.
3. 환자들이 요구하는 의료서비스의 질이란 무엇인지 논의해 보시오.
4. 소비자의 욕구변화에 부응하기 위한 의료서비스 질 관리 방안에 대해 논의해 보시오.

제 7 장

비용과 의료소비자행동

- 비용의 개념
- 의료서비스 수요에 대한 영향 요인
- 의료서비스 비용과 소비자행동

학습목표

1. 소비자가 인지하는 비용의 개념에 대해 이해한다.
2. 비용이 공급과 구매 사이에서 어떤 역할을 하는지 이해한다.
3. 의료서비스의 비용이 소비자행동에 어떤 영향을 미치는지를 이해한다.

제1절 비용의 개념

1. 비용과 소비의사결정

소비자행동은 소비에 따른 의사결정행동을 말한다. 소비의사결정 연구에 있어서 초기에는 소비자들이 주로 '비용-편익 추구'의 원칙에 의하여 의사결정을 하는 것으로 보았다(Beach & Mitchell, 1978). 소비의사결정에 대한 기본적인 영향 요인이 비용이라는 것을 알 수 있다. 이때 비용이란 의사결정에 소요되는 시간, 노력 및 금전 등을 종합적으로 포함하는 것이다. 소비자들은 소비의사결정에 있어서 비용을 최소화하고 편익을 극대화시키려고 하는 방향으로 행동을 취한다. 따라서 비용에 대한 소비자 지각은 제품이나 서비스의 가격의사결정과 관련하여 마케터가 이해하고 있어야 할 중요한 영역이다. 소비자의 비용에 대한 지각은 품질에 대한 지각에 직접적인 영향을 미칠 뿐만 아니라 구매의사결정에도 결정적인 영향을 미치기 때문이다. 기업들은 표적 소비자집단의 비용에 대한 지각을 토대로 가격전략을 수립하게 된다. 하지만 우리나라 의료시장에서 의료서비스 가격은 수요와 공급의 법칙에 의해 결정되지 않는다. 주로 정부가 정책적으로 가격을 결정하기 때문에 병원 마케터들이 소비자의 비용 지각에 대해 무관심할 수가 있다. 하지만 성형과 같은 일부 비보험 진료에 있어서 소비자들의 비용 지각은 매우 예민하다는 점을 간과해서는 안 되지만, 정부가 정하는 가격이라고 해서 소비자들이 수동적으로 받아들이기만 하는 것은 아니다. 소비자들은 진료 후 그들이 수긍할 수 없는 비용에 대해서는 불만족을 표시하며, 경우에 따라서는 그것이 분쟁으로 발전하기도 한다.

소비는 시간, 노력 및 금전의 종합체인 비용을 반드시 투자할 만한 가치가 있다고 판단될 때 행동으로 옮겨진다고 할 수 있다. 이때는 소비를 행동으로 옮기기 위한 동기부여가 이루어지고 있다고 볼 수 있다. 개인들은 누구든지 비용을 기꺼이 지불하고자 하는 동기부여가 있어야 소비의도를 구매행동으로 옮긴다. 이러한 소비에 대한 동기부여는 의사결정의 정확성과 관련이 있다. 대부분의 소비자들은 의사결정의 정확성을 높일 수 있는 행동방법을 채택하려고 한다. 그것은 누구든지 만족은 극대화하고 후회는 최소화시키려는 욕망추구 극대화의 원리 속에서 소비행동을 하기 때문이다. 그 행동방법 중의 하나는 역시 소요되는 비용에 대비하여 편익이 커지도록 하는 것이다. 이것은 선택의 문제이다. 만약, 비용에 비하여 기대되는 편익이 크지 않다면 소비자들은 결코 소비하지 않으려고 할 것이다.

그러나 소비자들이 '비용-편익 추구'의 원리에 의해 소비의사결정을 할 때 비용을 반드시 수학적 경제적으로 계산하기보다는 지각에 의존하는 경향을 보인다. 때문에 소비의사결정의 과정에서는 오류가 발생하기도 한다. 예를 들어, 단순히 값이 싸다는 이유만으로 충동구매를 하고 후회하는 경우는 얼마든지 있다. 가격이 매우 높은 제품을 구입하거나 자신의 경제적 이익 또는 명예와 깊이 관련되어 있는 소비의사결정을 해야 하는 경우에는 복잡하게 계산을 하여 '비용-편익 추구'의 원리를 완벽하게 추구하려고 한다. 하지만, 이때에도 상황이 급박하면 모든 변수들을 다 고려하지 못하고 의사결정을 하는 경우가 있고 그 결과 비용의 손실이 크게 발생하기도 한다.

2. 비용으로서의 가격

1) 시장에서 가격의 역할

서비스나 제품의 비용을 구성하는 것은 주로 개별 제품이나 서비스에 부여된 가격이다. 이러한 개별 가격은 정상가격, 할인가격, 추가제공, 지불기간, 신용기간 등의 속성을 통하여 소비자의 구매행동에 영향을 미친다. 시장에서 가격은 소비자들에게 두 가지의 신호를 보낸다. 그 첫째는 교환을 위해 지불해야 하는 대가, 즉 한 가지를 얻기 위해 얼마만큼을 포기해야 하는지를 알려준다. 가격은 이처럼 상품이나 서비스와 화폐 사이에 소비자들이 기꺼이 받아들이는 교환의 비율이다.

두 번째는 소비자들이 무엇을 해야 할 것인지를 알려준다. 예를 들어, 2008년 미국의 서브프라임 모기지 사태로 인한 세계 경제위기 이후 나타난 금에 대한 폭발적 수요는 보석상들에게는 빨리 금을 사서 비축하라는 신호를 의미하는 것이고, 소비자들에게는 과거 싼 가격에 구입한 금을 내다 팔라는 신호가 된다. 비싼 금값은 아기들의 돌

생일선물로 금반지보다는 현금을 주는 것이 개인 소비자에게는 더 경제적이라는 메시지이기도 하다. 이처럼 가격은 시장의 상황을 즉각적으로 반영하는 메시징 시스템이다. 제품이나 서비스에 대한 가격의 변화는 어디에서 어떤 상품들이 남거나 부족한지, 그리고 혹시 부족한 상품의 경우에는 그것을 획득하기 위해 어떤 노력을 기울여야 하는지를 알려주기도 한다.

가격은 정보를 소통하는 메커니즘이기도 하다. 즉, 가격은 구입하고자 하는 품목에 대한 상대적 효용과 생산비용에 관한 정보를 구매자에게 제공한다. 또한 어떤 소비자가 어떤 서비스나 제품을 좋아하고 유용하게 생각하는지에 대한 정보를 판매자에게 제공하게 된다. 이와 같은 정보가 없다면 기업은 소비자 선호를 판단할 다른 방법을 찾아야 할 것이다. 예를 들어, 국내에서 유명 대학병원이 호텔과 리무진을 활용한 수백만원대의 종합건강검진 상품을 출시하여 인기를 끌고는 있으나 그것은 어디까지나 사회적 부유계층의 선호에 부합하는 가격구조를 가지고 있다. 이에 반해 몇몇 다른 병원들은 그 지역의 주민들이나 직장인들의 수준에 맞는 가격대의 종합건강검진 상품을 만들어 판매하고 있다. 이것은 가격이 고객의 구매행동을 결정하도록 하는 중요한 유인 메커니즘이라는 것을 보여주는 것이다. 마케팅 측면에서 볼 때 가격은 차별적 마케팅을 가능하게 만드는 포지셔닝의 중요한 속성이다.

2) 가격의 형성

가격의 형성은 완전경쟁시장 하에서는 주로 돈을 지불하려는 소비자들의 의지에 달려있다. 소비자들은 욕구를 가지고 있는 제품이나 서비스를 구입하기 위해 무조건 다른 것을 포기하지는 않는다. 절약을 더 가치 있는 것으로 생각하고 실천하는 소비자들도 많이 있다. 이와 같은 선택은 소비자들의 주관적 우선순위 결정에 따라 달라진다. 하지만, 소비자들은 통상 가격이 비싼 것보다는 싼 것을 구매하려는 성향이 강하다. 예를 들어, 감기치료와 같은 단순한 질병치료의 가격이 소비자들이 생각하기에 비용을 지불하기에는 너무 비싸다고 생각되면 병원을 찾기보다는 생강차를 끓여먹는 것과 같은 대체재를 찾으려고 할 것이다. 하지만 감기는 만병의 근원이 되는 질병이고, 조기에 고치지 않으면 큰 병으로 번질 수 있다는 인식 때문에 병원을 찾는 환자도 있다. 이때 감기치료 비용이 미국처럼 매우 크다면 사람들은 아무리 장래에 위험이 있다고 할지라도 선뜻 병원에 가지는 못할 것이다. 우리나라 소비자들이 감기치료를 위해 기꺼이 지불하겠다고 주관적으로 기대하고 있는 가격은 미국에서 실제 거래되는 감기치료비에 훨씬 미치지 못하기 때문이다.

소비자들의 이와 같은 행동에 대하여 공급자들은 정반대로 행동한다. 박리다매(薄利多賣)의 방법이 있긴 하지만 공급자들은 제품이나 서비스에 되도록 높은 가격을 매겨서 많은 이윤을 내려고 한다. 어떤 상품의 가격이 시장에서 비싸게 형성된다면, 그 상품을 더 많이 생산해서 보다 많은 이윤을 내려고 할 것이다. 반대로 상품 가격이 낮아서 이윤이 적은 것은 시장에서 판매하려고 하지 않을 것이다. 일반시장에서 소비자들과 공급자들 간 서로 다른 욕구는 결국에는 균형가격을 만들어낸다. 이것을 수요와 공급의 일치점이라고 한다.

그러나 시장에서 이와 같이 이론적인 균형가격이 형성되는 경우가 드물다. 소비자들은 제품이나 서비스가 싸다고 해서 무조건 많이 구매하지 않는다. 자신이 주관적으로 생각하기에 심각한 질병이라고 여겨지는 것에 대해서는 의원에서 치료를 받기보다는 보다 가격이 비싼 대학병원을 이용하려고 한다. 물론 반대의 경우도 있다. 실제로 어떤 소비자들은 대학병원 의사나 작은 병원의 의사들이 병을 치료하는 실력은 거의 비슷한 수준이라는 신념을 갖고 있다.

일찍이 R. Giffen은 빵 가격의 상승이 가정에서 육류소비를 줄이는 결과를 가져오는 것을 확인했다. 즉, 열등재인 빵은 가격이 싸다고 인식된 제품임에도 불구하고 가격의 상승 시에 빵의 소비를 줄이고 육류소비를 증가시키는 쪽으로 소비자행동이 옮겨가는 것이 아니라 오히려 빵을 더 많이 소비하는 결과를 가져왔다. 이처럼 기펜의 역설(Giffen's paradox)[16] - 수요의 법칙에서 벗어난 소비자행동 - 때문에 서로 다른 기호와 욕구를 가지고 있는 소비자들이 어떤 상품을 어떤 가격에 구매할지에 대해서 공

16) 가격의 변화가 수요에 미치는 소득효과 관점에서 볼 때 보통 한 재화에 대한 가격이 하락하면 소비자의 실질 소득이 높아진 것과 같은 효과가 나타나 그 재화의 수요를 증가시킴으로써 실질 소득이 높아진 것과 같은 효과를 가지고 온다. 그러나 빵과 같은 열등재(劣等財) 또는 하급재는 소비자의 소득이 높아짐에 따라 그 수요는 감소하고 빵보다 우등재(優等財) 내지는 상급재의 관계에 있는 육류로 대체되어 육류의 수요가 증가한다. 이때 빵의 가격이 하락하면 소득효과가 음(陰)으로 나타나기 때문에 빵의 수요 감소를 가져오게 된다. 그러나 기펜의 역설은 일반적으로 한 재화의 가격이 하락하면 그 재화에 대한 수요는 증가하고 가격이 상승하면 수요가 줄어든다는 수요법칙의 예외현상이라 할 수 있다.

급자들은 늘 완전한 정보를 가지고 있는 것은 아니다.

확실히 공급자들에게 있어서 수요곡선(需要曲線)[17]은 명확한 정보를 제공하기보다는 차라리 안개 속과 같다고 할 수 있다. 말하자면, 동일한 주식에 대하여 동시에 어떤 사람은 매수하고, 또 다른 사람은 매도한다. 마찬가지로 똑같은 감기질환에 대하여 어떤 사람은 병원에 가야한다고 생각하고, 또 다른 사람은 집에서 안정을 취하면 낫는다고 행동한다. 이처럼 동일한 소비 대상에 대하여 서로 다른 소비행동이 나타나는 것은 그 대상에 대하여 서로 다른 경험을 가지고 있으며 가치평가의 기준이 다르기 때문이다. 소비자들은 제품이나 서비스가 가지는 가치에 대하여 서로 다르게 판단하고, 미래의 변화에 대해서도 서로 다른 관점을 가지고 있기 때문에 소비에 대한 기대와 가치는 고정되어 있지 않고 변한다. 시장에서 소비자들이 다양하게 지니고 있는 가치와 기대는 늘 가격을 요동치게 만든다.

3) 준거가격

한 의료소비자가 세 번째로 건강검진을 받을 계획이라고 하자. 그 사람은 과거에 받은 건강검진에 대한 경험을 떠올리며 이번에 다시 받는 건강검진의 가격은 30만 원 정도가 적절하다고 기대할 수 있다. 이러한 가격을 준거가격이라고 한다. 준거가격은 기준가격이라고도 하는데, 이것은 한 제품의 구매에 대하여 기꺼이 지불할 수 있다는 기대가격이다. 준거가격은 소비자들이 상표 대안들의 가격을 비교하는데 이용되는 기준 역할을 한다. 준거가격에는 내적 준거가격과 외적 준거가격이 있다.

첫째, 내적 준거가격은 한 소비자의 기억 속에 저장되어 있는 과거에 지불했던 실제가격이나 주관적으로 정당하다고 판단하는 가격을 말한다. 둘째, 외적 준거가격은 구매환경에서 관찰된 자극에 따라 제공되는 가격을 말하는데, 소비자가 구매시점에서 관찰하는 제품들의 범주 내에서 모든 상표들의 가격을 비교하여 결정하게 되는 것을 말한다. 앞에서 말한 세 번째 건강검진을 받는 의료소비자는 수검할 병원을 선택하기 전에 주위에서 여러 가지 이야기들을 듣고 그가 받아야 할 보통 수준의 건강검진 가격은

---

17) 한 상품의 수요량과 그 가격의 대응관계를 나타낸 그래프를 말한다. 한 상품의 수요량은 그 상품의 가격에 의존하게 되는데, 수요량 x와 그 가격 Px와의 대응관계인 x = f(Px)를 그 상품의 수요함수라 한다. 한 상품의 수요량은 그 상품의 가격이 하락하면 일반적으로 증가하게 됨으로 수요곡선은 우하향(右下向) 곡선이 된다.

25만 원 수준이 적당하다고 판단하고 건강검진 상품을 25만 원에 판매하는 병원을 찾아내려고 할 수 있는데, 이때 25만 원은 외적 준거가격이 된다. 병원의 마케터들은 이처럼 의료소비자들이 특정 의료서비스 상품을 구매하는 시점에서 외적 준거가격의 영향을 받는다는 사실을 인지하고 있어야 한다.

이처럼 가격에 대한 소비자의 의사결정과정에서 마케팅 관리자가 중요하게 고려해야 할 사항 중에 하나는 소비자의 준거가격과 그 소비자가 의료시장에서 접하게 되는 실제가격 간의 관계를 이해하는 것이다. 왜냐하면, 소비자의 준거가격이 실제 의료서비스 가격과 정확하게 일치하는 경우가 드물기 때문이다. 의료소비자가 기대한 내적 준거가격으로서의 의료비용과 실제 발급된 영수증 상의 청구비용이 차이가 나기 때문에 갈등이나 분쟁이 발생하는 경우는 종종 있다.

준거가격과 실제가격의 차이에 직면하여 소비자들이 나타내는 반응은 동화(同化)-대조(對照)이론에 의해 설명될 수 있다. 실제가격과 준거가격의 차이가 크지 않고 실제가격이 소비자의 수용 가능한 가격범위 안에 속한다면 동화효과가 작용한다. 즉, 소비자는 자신의 준거가격을 실제가격에 근접하도록 인지상태를 변화시키려고 노력한다. 그러나 양자 간의 가격차이가 너무 커서 인지적으로 수용이 불가능하게 되면 소비자의 기대가격과 대조를 이루기 때문에 구매를 포기할 가능성이 높다. 일반 제품의 경우와는 다르게 병원에서 질병치료 후 자신의 의사와 관계없이 의료비용이 청구되는데 이때 자신의 기대가격과 실제가격의 격차가 수용 가능한 범위를 벗어나게 되면 불평행동이 발생한다.

4) 가격의 범위

소비자들이 주관적으로 인지하는 가격의 범위에는 수용 가능한 가격의 범위와 기대가격의 범위가 있다. 일반적으로 소비자들이 제품이나 서비스를 구매하고자 할 때 고정가격을 염두에 두지 않는다. 그들은 일정한 범위의 가격을 정해놓고 그 안에 들어가는 가격은 수용 가능한 것으로 받아들이게 되는데 이를 수용 가능한 가격의 범위라고 한다. 또한 소비자가 시장에서 발견할 수 있을 것이라고 기대하는 가격의 범위를 말한다. 일반적으로 수용 가능한 가격범위의 상 · 하한선을 벗어나는 가격대는 소비자의 구매행동에 영향을 미치지 못한다. 즉, 의료서비스의 가격이 소비자들의 기대가격의 범위를 초과해서 높은 것으로 인지된다면 그들은 구매를 최소화하려고 하며, 그 결과 건강상태가 악화되는 결과를 가져온다. 실제로 빈곤계층에서는 병원비를 아끼려고 아픈데도 불구하고 병원에 가지 않음으로써 건강상태가 악화되는 경우는 너무 많다.

마케팅 관리자는 가격의 결정과 관련하여 소비자가 자신의 '소득-가격-품질'을 어떻게 연상하는지를 이해하고 있어야 한다. 일반적으로 의료시장에서처럼 소비자들은 제품의 품질을 가늠할 수 있는 충분한 정보나 경험을 가지고 있지 못할 때 가격을 품질의 자료로 직접 사용하게 된다. 즉, 가격이 높으면 품질도 높고, 가격이 낮으면 품질도 떨어지는 것으로 지각한다. 이러한 '소득-가격-품질' 연상 심리는 대개는 경험에서 비롯된 것이다. 경험에 의해 가격이 높을수록 품질이 좋았던 것을 알고 있기 때문이다. 소비자들은 의원, 병원, 종합병원, 대학병원처럼 상표들 간에 가격과 품질 면에서 상당한 차이가 있는 것으로 지각하고 있으며, 의료서비스와 같이 제품에 대한 지식을 갖고 있지 못할 때는 '소득-가격-품질' 연상심리를 이용하는 경향이 있다는 점을 마케터들은 이해하고 있어야 한다.

현장들여다보기 7-1

현 수가의 원가 미달, 공단 일산병원 운영서 드러나

의료정책연구소, 일산병원 2010년 경영성과 분석 발표

"시설, 장비비 등 102억 원 건보료서 지원받아" 지적

"현 건강보험수가는 환자 진료를 위해 필수적인 의료기기 교체조차 하기 어려울 정도의 수준이다." 대한의사협회 의료정책연구소가 국민건강보험공단 일산병원(이하 일산병원)의 2010년 실질 경영성과 조사결과 분석을 통해 건강보험 수가가 원가에 미달한다고 주장하고 나섰다.

의료정책연구소는 7월 26일 보도자료를 통해 "일산병원의 2010년 실질 경영성과를 조사한 결과, 약 2억 원 가량의 적자를 기록한 것으로 나타났다"고 밝혔다. 또한 연구소는 일산병원의 2010년 결산 결과 입원 수입 770억 원, 외래 수입 590억 원, 검진 수입 64억 원과 장례식장 등 의료부대수입 48억 원 등을 더한 총 의료수입이 1,476억 원이었고, 여기에 예금이자와 편의시설 운영 수입 등 사업 외 수입 52억 원

을 더해 총 수입금액은 1,528억 원인 것으로 집계됐다고 밝혔다. 반면 지출은 약품비와 재료비 등을 포함한 의료사업비용 648억 원, 인건비 등 관리 운영비 878억 원 등 총 1,531억 원으로 집계돼 2억여 원의 적자가 발생했다고 전했다. 특히 장례식장 수입 등 의료 외 수입을 포함해도 적자가 발생했다는 점을 연구소는 주목했다.

2002년 1일 평균 1,000명대였던 일산병원의 외래환자 수는 2009년에는 그 숫자가 3배(1일 평균 3,000명대) 증가했고, 지난해 9월에는 3,800명을 초과할 정도로 가파르게 증가하는 추세다. 여기에 일산병원은 장례식장을 운영하며 2010년에 45억 원의 수입을 올렸다. 즉, 일산병원 또한 여타 병원들과 같이 경영 수지 개선을 위해 외래진료에 치중하고, 장례식장을 운영하고 있음에도 적자를 면치 못하고 있다는 것.

의료정책연구소는 "이러한 사실은 일산병원의 경영 상황은 현행 보험료 수입 즉, 수가로는 병원 운영에 드는 비용을 충당할 수 없다는 사실을 보여주고 있다"고 했다. 이어 "대부분의 사립의료기관이 시설, 의료기기 등을 위한 교체비용을 진료 등 의료기관의 경영 결과에 의한 이익의 적립을 통해 마련하는데도 불구하고 일산병원은 시설 등의 개보수 비용을 국민건강보험료에서 지불했다"고 꼬집었다.

일산병원은 다른 의려기관들과 달리, 손실이나 새로운 의료기기 도입 시 국민건강보험료에서 충당한다는 점을 지적한 것이다.

연구소는 "일산병원은 건보공단 일반회계에서 102억 4,000여만 원을 시설비 명목으로 지원받아 손익계산서 상에는 100억 4,000여만 원 흑자라고 기록했다. 2010년 말 현재 일산병원이 건강보험 일반회계에서 지원받은 전입금 잔액은 1,369억 원에 달한다. 이 같은 사실은 일산병원이 오래된 의료기기 등의 교체를 위한 자금이 마련돼 있지 않다는 사실을 입증하는 것으로 볼 수 있다"면서 "결국 현재의 건강보험수가가 환자진료를 위해 필수적인 의료기기 교체조차 하기 어려울 정도로 낮은 수준임을 극명히 드러내는 것"이라고 주장했다. 또한 연구소는 "국민의 보험료로 일산병원을 설립한 취지가 '건강보험모델병원'인만큼, 병원은 경영 상태를 면밀히 분석해 건강보험수가 조정 시 자료를 제출하고 공단은 수가 계약 시 이 자료를 활용해야 한다"고 덧붙였다.

자료원 : 청년의사, 2011. 8. 8, 10면

제2절 의료서비스 수요에 대한 영향 요인

1. 소비자 측면의 영향 요인

의료서비스에 대한 수요(demand)는 어떻게 발생하는 것일까? 일찍이 1835년 미국을 방문한 프랑스 정치가이며 역사가인 Alex de Tocqueville[18]은 미국 사람들이 육체적 건강과 안녕에 대하여 매우 큰 열정을 가지고 있는 것을 관찰했다. 이것은 미국 사람들이 건강을 유지하기 위한 의료서비스 구매에 일정한 양의 비용을 기꺼이 지불할 의사를 가지고 있다는 것을 의미한다. Tocqueville은 미국에서 매년 의료서비스의 가격이 높아지고 있는데도 불구하고 미국인들은 육체적 웰빙에 대한 욕구가 강하여 기꺼이 그 비용을 지불하려고 하는 것을 발견했다(Hamilton, 1984). 이처럼 현재 건강한 육체를 가지고 있는 동시에 앞으로도 계속 건강을 유지하고자 하는 인간 본연의 욕구는 보건의료에 대한 수요를 계속 창출하고, 인간의 이러한 건강에 대한 욕구는 지속적으로 비용을 지출하도록 만든다. 사람들이 생활을 영위하는 한 보건의료에 대한 수요는 계속 창출된다고 볼 수 있다. 시장에서 수요는 소비자들의 비용의 지출을 의미하기 때문에 마케팅 관리자에게는 수요의 창출이 매우 중요한 과업이 된다. 사실 마케팅은 엄밀한 의미에서 수요의 창출이기도 하다.

경제학적 관점에 있어서, 수요란 어떤 가능한 가격에 상품이나 서비스를 구매하려는 개인의 의지를 의미한다. 여기서 의지는 기본적으로 효용을 극대화시키고자 하는 쾌락주의 추구 정신을 포함한다. 일반적으로 시장에서 효용이 극대화되기 위해서는, 소비자가 합리적일 것과 제품의 이용 가능성과 가격에 관련된 완전한 정보를 정확하게 가지고 있다는 것이 전제되어 있다. 이에 반하여 의료서비스에 대한 수요는 인간의 건강에 대한 생리적 욕구와 반드시 상관관계에 있지는 않다고 보는 것이 일반적 관점

---

18) 1805년 프랑스 파리에서 출생한 정치가이자 역사가로 나폴레옹 3세의 쿠데타에 반대하여 공직에서 물러난 후 역사 연구에 전념했다. 미국을 방문하고 쓴 「미국의 민주주의」저서는 아직도 미국 민주주의 연구서로 널리 읽히고 있다.

이다. 어느 정도는 개인의 부나 수입의 크기에 지배를 받고 있다는 뜻이다. 특히, 미국과 같이 보건의료 서비스가 시장주의 원리에 의하여 기간재(基幹財)보다는 소비재로 인식되고 수요자가 모든 비용을 지불해야 하는 경우에 그것은 소득의 크기에 따라 영향을 받지 않을 수 없다.

이와 같은 맥락에서 볼 때, 보건의료 서비스에 대한 수요는 아무래도 상대적으로 높은 수입을 가지고 있는 경우와 건강관련 보험에 많이 가입해 있는 경우, 그리고 개인적으로 건강에 대하여 문제가 있다고 인식하는 경우에 수요가 증가한다고 볼 수 있다. 그러나 건강에 대한 문제가 많은 사람들도 보건의료 서비스를 구매하는데 있어서 비용의 제약을 받을 수밖에 없다. 개인적으로 비용의 지출에 있어서 한계를 지니고 있으며, 국가에서도 무한대로 의료서비스를 무상으로 제공하는 데도 한계가 있을 수밖에 없기 때문이다.

따라서 비용의 제약을 받을 수밖에 없는 저소득 계층이나 노인계층은 건강문제에 있어서 취약성을 드러내게 된다. 자본주의 사회에서 가난한 사람들일수록 건강에 있어서 쇠약하고 더 많은 질병에 노출되는 이유가 의료시장에서의 교환 역시 비용구조와 관련되어 있기 때문이다. 특히, 가난한 계층의 사람들은 인플레이션 하에서 보험료의 인상과 같은 충격을 잘 흡수하지 못하는 경향이 있다. 보건의료 서비스가 더 필요함에도 비용의 제약 때문에 보건의료 서비스를 구매하는데 제약을 받는 계층은 여전히 존재한다. 보건의료 서비스에 대한 수요는 사람들이 반드시 건강에 대하여 문제가 있어야만 창출되는 것이 아니다. 전염병이나 풍요 비만, 성인병 등 여러 가지 다양한 이유로 발생하기 때문에 소비자들의 의료서비스 구매행동이 발생하는 원인과 경로에 대한 많은 연구가 이루어지고 있다.

심리적, 경제적 관점에서 의료서비스의 수요의 발생에 영향을 미치는 소비자의 행동적 요소들을 살펴보면 다음과 같다.

첫째, 건강 지위에 대한 소비자의 지각이다. 소비자들은 자신의 건강을 사회적 지위와 관련시켜 인지하는 경향이 있으며, 건강 지위가 높다고 인식하거나 높이려는 의지가 클수록 의료서비스 비용의 지출도 크다.

둘째, 소비자의 의료서비스에 대한 필요와 욕구 수준에 대한 지각이다. 필요와 욕구 수준이 높을수록 의료서비스에 대한 비용의 지출을 늘린다. 즉, 자신이 건강하다고 지각하는 사람은 의료비용을 크게 지출하려고 하지 않을 것이며, 자신이 건강하지 못해 관리할 필요가 있다고 지각하는 사람은 상대적으로 의료비용을 더 많이 지출할 가능성이 크다. 하지만, 사람에 따라서 건강을 건강할 때 지켜야 한다고 지각해서 건강하지 않다고 지각하는 사람보다 더 많은 의료비용을 지출하려고 하는 경우도 있다. 이처럼 개인의 건강유지에 대한 욕구 수준은 매우 주관적이고 다양하다.

셋째, 의료서비스의 가격, 보험 가입의 범위, 수입 등과 같은 경제적 요소들이다. 당연히 의료서비스의 가격이 낮으면 비용의 지출이 증가하는 경향을 보이고, 보험가입의 범위가 넓을수록 의료비용의 지출도 크다. 또한 소득이 높은 계층일수록 건강 관련 비용도 많이 지출하게 된다.

넷째, 인구통계적 변수로서 나이, 성별, 교육수준, 배우자의 유무, 거주 집단 내 인구, 도시화의 수준 등이다. 나이가 많은 노인 계층일수록 또 교육수준이 높을수록 의료비용의 지출이 크다.

다섯째, 소비자 개인 간 차이이다. 이것은 다분히 심리적 접근에 의한 것으로 소비자의 동기, 지각, 가치관, 욕구 등에 의한 차이를 말한다. 동기에는 생리적 측면과 심리적 측면이 있는데 생리적 동기는 신체적 기능과 관련이 있으며 심리적 동기는 느낌이나 생각과 관련이 있다. 경제학적 측면에서 볼 때, 이들 많은 요소들 중에서 보건의료 서비스의 수요에 대하여 영향을 미치는 가장 중요한 요소는 소비자의 지불능력으로 알려져 있다.

하지만 의료서비스의 구매비용을 정부나 보험회사로부터 지원받는 경우에는 소비자가 어느 병원을 선택할 것인지, 어디에서 외래진료를 받을 것인지와 같은 구매 의사결정을 하면서 경제적 비용은 크게 고려하지 않는 경향이 있다. 영리병원제도를 갖고 있는 미국에서조차도 노인과 장애인 및 빈민들을 위하여 연방정부가 급여를 제공하는 메디케어(Medicare)와 메디케이드(Medicaid) 제도의 적용을 받는 소비자들의 경우 의료서비스 구매의사결정에 있어서 고관여 제품에 대해 통상적으로 이루어지는 포괄적 의사결정행동을 하지 않는 경향이 있다. 또한 개인보험이나 고용주를 통해 급여를 제공받는 의료소비자의 경우에도 병원의 선택 시 다양한 변수를 고려하는 정도가 일반 제품에 대한 구매의사결정을 할 때보다 둔화되는 것으로 조사되고 있다.

2. 공급자 측면의 영향 요인

의료시장에 있어서 개인의 이해는 의료서비스 수요를 발생시키는데 중요한 역할을 한다. 일반적으로 제한경쟁 하의 상품시장에 있어서는 생산물이나 서비스는 공급자들의 통제 하에 있기 때문에 공급자들이 그들의 경제적 이익을 극대화시키는 방향으로 상품과 서비스의 공급을 조절한다. 시장에서 독점적 지위를 가지고 있거나 고도의 전문성을 갖춘 공급자일수록 공급에 대한 통제력을 더 높일 수 있다. 그럼으로써 더 많은 재정적 이익을 얻게 된다. 실제로 의사들이 생산하는 의료서비스의 영향력은 매우 복잡하다는 특성을 갖고 있다. 자본주의 사회에 있어서 의사는 전문가로서 만족스런 진료를 즐기고, 사회적 관계 속에서 동료들로부터 인정을 받고 싶은 욕구에 따라 진료를 수행하기도 하지만, 사적 개인의 입장에서는 수입을 증가시키는 방향으로 의료행위를 고려하기도 한다. 의사가 개별 환자의 특성에 따라 고려하는 경제적 복지, 환자의 건강유지 내지는 개선, 환자의 지각된 가치나 욕구에 대한 이해 역시 수요에 중요한 영향을 미친다(Eisenberg, 1986). 반대로 시장이 매우 경쟁적이라면 통제력은 공급자보다는 소비자에게로 넘어가는 경우가 많다. 의복, 식료품, 가전제품, 주택 등의 상품은 Adam Smith의 주장처럼 대부분 소비자들이 공급을 통제하는 경우라고 볼 수 있다.

우리나라에 있어서 의료서비스는 일정부분 정부의 통제 하에 있기 때문에 미국과 같은 시장주의 원리가 적용되지는 않는다. 그러나 공급자들이 의료서비스를 통제하는 측면이 없는 것도 아니다. 인구가 적고 문화적 혜택이 적은 낙후지역에는 의료서비스가 원활하게 공급되지 않는다. 또한, 피부미용이나 성형과 같은 몇몇 특수한 의료서비스는 도시와 선호계층이 거주하는 지역들을 중심으로 공급되는 것을 볼 수 있다.

대부분의 상품시장에서는 수요가 공급을 자극한다. 그 결과 수요가 공급을 초과하면 두 가지의 현상이 발생하는데, 그 첫 번째는 상품의 공급이 제한적이 되는 것이고, 두 번째는 가격이 상승하는 것이다. 반면, 공급이 실질적인 구매 욕구를 초과할 때 가격이 하락하는 경우도 있지만 공급자들은 인위적 자극으로 수요를 유지하거나 새롭게 창출하려고 한다. 이때 마케팅의 촉진전략은 강화되고 사람들은 당장 필요치 않은 제품이나 서비스를 구매하게 된다. 예를 들어, 진단검사 의료기를 제조판매하거나 구매 설치한 의료기제조회사나 병원들은 다양한 방법으로 조기진단 검사의 필요성을 자극함으로써 초과수요를 창출하고 있는 측면이 크다. 이와 같은 초과수요 창출은 필연적으로 거래의 부작용을 불러오고 소비자 불평행동과 분쟁을 낳게 만들기도 한다.

현장들여다보기 7-2

성형수술 부작용 고발 운동 사례들

- 안티성형피해자협회

  성형 피해자모임 전문 카페입니다.

  cafe.daum.net/Formations/

- 안티성형

  성형정보, 성형외과 후기, 부작용 사례, 법률상담 정보 등 수록

  cafe.daum.net/bluebeauty/ 컴퓨터, 인터넷 〉 커뮤니티 〉 생활, 건강

- 성형-성형피해자 권리 찾기 운동

  의료 소비자인 성형 피해자의 자발적 참여로 이루어진 단체로서…

  cafe.daum.net/zkzlzk/

- 성형부작용

  저희는 의료피해자들을 위한 친목도모 까페입니다. 회원정보는…

  cafe.daum.net/36499/

자료원 : 포털사이트 네이버

갈수록 의료시장에 있어서도 공급이 수요를 자극하는 측면이 강해지고 있다. 대부분의 인터넷 사이트에서 목격할 수 있는 것처럼, 병원 마케터들의 교묘한 자극에 의해 의료소비자들의 구매행동이 공급자들의 통제 하에 놓이게 되는 경우가 많다. 그러나 공급자들도 분명하게 인식하고 있어야 할 것은, 의료서비스의 공급이 과도하게 증가하거나 감소할 경우 모두 소비자들에게 선택의 스트레스를 준다는 사실이다. 즉, 의

료서비스의 공급을 무한대로 늘리는 것은 소비자 측면에서 볼 때는 고통이다. 왜냐하면 소비자들이 구매행동을 하는데 있어서 일반 구매시장과 같이 제품에 대하여 충분한 정보를 가지고 있지 못하며 그래서 그것이 나에게 좋은 것인지 나쁜 것인지 정확한 판단을 하는데 제한을 받는다. 또한, 일반 제품처럼 여러 공급자들 사이에서 가장 좋다고 생각되는 공급자를 고를 수도 없고 제품에 대하여 실험을 해보거나 만져보고 구매 의사사결정을 할 수도 없기 때문에 혹시 잘못될 수 있다는 두려움에 빠질 수도 있다.

제3절 의료서비스 비용과 소비자행동

1. 의료서비스 비용의 증가

시장에서 소비자가 지출하는 비용에는 정보 수집 노력과 시간 투자 등이 포함되지만 비용은 직접적으로는 상품이나 서비스의 가격으로 상징된다. 일반 구매시장에서 이러한 소비자의 비용 지출은 수요와 공급의 법칙 하에서 이루어진다. 즉, 제품이나 서비스의 가격이 상승하면 소비자들은 비용의 지출을 줄이게 되고, 반대로 가격이 하락하면 지출을 늘리게 된다. 예를 들어, 2010년에 전국적으로 발생한 구제역(口蹄疫)[19] 파동으로 돼지들에 대한 대대적인 매몰처분 결과 돼지고기의 공급이 수요를 따라가지 못해 돼지고기 값이 50% 이상 인상되는 상황이 벌어졌다. 그러자 소비자들은 대체재로

19) 돼지와 소 등 가축에 대한 전염성이 높은 급성 바이러스성 전염병의 하나이다. 사슴이나 염소, 양과 같이 발굽이 두개로 갈라진 가축들에게 감염되며, 자연 상태에서도 감염되는지는 확실하지 않다. 사람도 균을 옷이나 몸에 묻히고 다님으로써 병을 퍼뜨릴 수 있다. 1952년 캐나다에서는 개들이 죽은 동물들의 뼈를 옮긴 후에 확산된 적이 있으며, 옛 소련에서는 늑대가 비슷한 역할을 했던 것으로 보고되고 있다. 사람에게 영향을 미치는 경우는 매우 드물며, 일반적으로 별다른 치료를 하지 않는다. 한국에서는 제1종가축전염병으로 지정되어 있다. 숙주가 되는 동물의 종류와 개체수가 많고 전염성이 높기 때문에 한동안 구제역이 발생하지 않던 곳에서도 발생하기도 한다.

값이 싼 수입 삼겹살을 구매하기 시작했고, 그에 따라 외국 삼겹살의 수입이 증가하는 결과를 가져왔다. 이처럼 한 제품의 가격이 상승하게 되면 소비자는 가격이 싼 대체재를 추구하거나 심지어는 값이 너무 비싼 재화일 경우에는 그것이 없이 생활하려고까지 한다. 쌀값이 상승하면 상대적으로 값이 싼 보리나 밀가루 등이 많이 판매되며, 가정용 난방유 가격이 상승하면 서민들은 연탄으로 대체하는 것을 볼 수 있다. 이처럼 소비자행동은 비용 또는 제품의 가격에 대하여 예민하게 반응하며 구매행동의 변화를 가져온다. 하지만, 의료서비스의 경우, 그것은 소비자 개인의 생명이나 건강과 직접 연결이 되어 있는 경우가 많고 대체재를 찾기가 어렵기 때문에 일반 제품처럼 무조건 소비를 줄이기는 어렵다. 그럼에도 불구하고, 빈곤계층에서는 생계문제 때문에 의료비용을 줄이고 건강이 악화되는 경우도 많이 있다.

우리나라의 경우 여러 가지 이유 때문에 의료서비스 비용의 지출이 점점 증가하고 있는 것으로 조사되고 있다. 그 이유는 의료서비스 가격 자체가 인상되고 있고, 우리나라 의료시스템의 3원 관계에서 중요한 위치를 차지하고 있는 지불보증기관인 국민건강보험관리공단 조직의 비대화에 따른 관리비용 증가 등으로 소비자들의 의료에 대한 비용은 갈수록 증가하고 있다. 의료비용이 상승하게 되면 노약자들과 저소득 계층의 인구집단은 심각한 인플레이션 압박을 느끼게 된다. 실제 정부기관에서 실시하는 한국사회지표 조사에 있어서도 의료서비스에 대한 불만족 이유로 비용과다, 진료대기시간, 치료미흡, 불친절 등의 순으로 나타나 국민들의 의료비용에 대한 불만이 큰 것을 알 수 있다(통계청, 1999). 소비자들이 의료비용에 대해 압박을 느끼는 주요 이유는 모든 질병치료 체계가 의료보험으로 해결될 수 있는 구조가 아니며, 한 · 양방 약값이나 의료보험 적용이 되지 않는 성형이나 치과치료 등은 막대한 현금지출을 요구하기 때문이다.

실제 국민건강보험관리공단의 통계에 따르면, 2009년도 요양급여비는 총 28조9천164억 원이며 이 중 약국에 지급된 비용을 보면 7조6천954억 원으로 전체의 26.6%를 차지하고 있는데 반해, 2010년도 요양급여비는 총 32조4천966억 원이며 이 중 약국에 지급된 비용은 8조3천201억 원으로 전체의 25.6%를 차지하고 있다. 국가 전체적으로 요양급여를 위한 총비용이 12.4% 증가했으며 약국에 지급된 비용만으로 볼 때는 8.1%가 증가했다(이철호, 2011). 약사 수의 증가에 따라 약국 수가 증가하고 약국이나 제약회사에서 마케팅 촉진활동을 강화할수록 약품 구입에 따른 비용은 증가하게 된다.

보건의료산업은 개인의 삶의 질과 직결되어 있기 때문에 개인들은 건강을 유지하기 위하여 최대한의 범위 안에서 의료비용을 지출하려고 한다. 실제로 우리나라에서 1인당 의료비 지출의 변화를 보면, 2000년 564,000 원에서 2006년에는 1,128,000 원으로 약 2배 정도가 상승했다(보건복지부, 2008). 이와 같은 개별 소비자들의 의료비용 증가는 사회적으로 인플레이션을 일으키는 중요한 요소가 되기도 한다. 미국의 예를 보면, 2002년도에 인플레이션 수치는 1.2를 나타냈는데, 이 중 0.9%가 보건의료분야의 지출 때문인 것으로 나타났다(현대경제연구원, 2005). 미국에서 증가하고 있는 보건의료분야의 인플레이션은 급격하게 늘어나는 노년층의 만성질환을 치료하기 위하여 고비용의 새로운 기술을 도입한 결과로 분석되고 있다. 우리나라 역시 노인인구의 지속적 증가로 노인진료비 지출이 꾸준히 증가하고 있다. 건강보험심사평가원에서 집계한 바에 의하면, 65세 이상 노인들에 대한 진료비는 2008년 10조4904억 원, 2009년 12조391억 원에서 2010년도에는 13조7847억 원으로 증가한 것으로 나타났으며 앞으로도 지속적으로 증가할 것으로 예상되고 있다. 현재 우리나라 노인 1인당 연간 진료비는 약 2,770,000 원으로 국민 1인당 평균 진료비 893,000 원보다 3배 정도 더 높다. 노인들의 의료비 지출의 증가는 노인계층에게 소득감소의 효과를 가져와 다른 분야에 대한 지출이 감소될 것이라는 것을 알 수 있다. 따라서 선진국처럼 노인질환을 사전에 예방할 수 있는 주치의제(主治醫制) 도입 등 선제적 조치가 필요한 것으로 지적되고 있다.

2. 의료서비스 비용 증가의 영향 요인

1) 제3의 지불기관 운영의 효과

복지국가를 표방하는 나라는 그것이 어느 나라이든지 국가 전체적으로 의료서비스 비용의 증가를 가져오는 것을 볼 수 있다. 의료서비스 비용의 증가에 가장 중요하게 영향을 미치는 요소는 제3의 지불기관의 운영의 효과이다. 미국과 같은 나라는 민간보험회사들이 제3의 지불기관 역할을 하는 의료서비스 시스템을 구축하고 있다. 이들 민간보험회사들은 지속적으로 손해율이나 물가인상률 이상으로 보험료를 인상하는 한편,

입원보험준비금 등을 늘려 잡으면서 보험료를 인상하고 있다. 미국에서 민영보험회사들의 다양한 수익창출 방법은 미국 국민들로부터는 10% 이상의 의료비 인상효과를 가져오고, 병원에는 최소한의 비용만 지불하려고 하기 때문에 환자와 병원 경영자들 모두로부터 스트레스의 대상이 되고 있다.

우리나라는 병원과 환자들이 직접 거래를 하는 대신 국민건강보험공단이 제3의 지불기관으로 개입하고 있다. 국민들로부터 보험료를 징수하고, 징수한 보험료를 관리하고 병원에 지불하는 단순한 업무를 수행하는 이 단체는 막대한 인원과 조직의 운영에 국민이 낸 보험료 중 많은 비용을 지출하고 있다. 실제 국회에서도 국민들의 건강보험 지출액이 지속적으로 증가하는 원인 중의 하나로 국민건강보험공단의 방만한 운영이 지적될 정도이다. 이 단체가 존속되는 한 여기에서 근무하는 직원들의 임금은 상승할 것이고, 그것은 국민들이 내는 보험료로 계속 충당될 수밖에 없다는 것을 알 수 있다.

또한 한국에 있어서도 제한적으로 발달하고 있는 민영보험회사들의 사업 확장은 의료비용의 증가를 가져오고 있다. 병원-환자-국민건강보험공단의 3원 관계에 있어서 소비자들이 지불해야 하는 부담금에 대한 보장을 핵심논리로 보험 상품을 개발하여 사업을 하고 있는 민간보험회사들은 그들이 벌이고 있는 암보험에 대한 대대적인 광고처럼 각종 자극적인 방법들을 동원하여 소비자들의 보험가입률을 높이고 있다.

2) 의료기술의 발달

의료기술의 발달이 의료비용의 증가를 가져온다는 사실을 부정할 수 있는 사람은 없다. 우선, 의료기기 제조회사들은 그들의 생존을 위해 더욱 정교하고 고통 없는 치료 장비나 검사 장비를 만들어내고 있지만 이들이 병원에 설치되는 순간부터 소비자들의 의료비용 지출은 증가한다. 이와 같은 장비들의 설치 초기에는 당연히 의료보험이 적용되지 않는다. 이 기간 동안 병원들은 구입원가 이상의 수익을 충분히 회수한다. 의료보험이 적용되더라도 소비자들이 납득할 수 있는 수준에 이르는 데는 많은 기간이 소요된다.

의료기술의 발달은 주로 진단테스트의 증가 및 정교화, 그것을 확인하기 위한 의료상담의 증가, 고가 신약의 개발, 고가 치료의 증가 등을 통하여 의료비용의 증가를 수반하고 있다. 의료기술의 연구는 그것이 의료비용의 증가를 가져온다는 사실을 잘 알고 있지만, 전 세계적으로 추진되고 있는 건강한 인생과 장수(長壽) 추구라는 이념 때문에 마땅히 제어할 수 있는 방법을 가지고 있지 못하다. 미국의 경우 의료기술의 발달은 환자 1인당 연간 최고 39,000 달러 이상의 의료비용 증가효과를 초래한다는 조사도 있다. 고가 신약개발이 의료비용 증가를 가져오는 사례를 들어 보면, 비아그라의 경우 남성들이 정력을 유지하기 위해 그동안 해오던 운동이나 절제 있는 생활 관리에 전념하기보다는 비아그라를 구입, 복용함으로써 전 세계적으로 발생한 추가비용은 수백조 원에 이르는 것으로 집계되고 있다.

또한 병원 간 경쟁이 치열해지는 상황이기 때문에 병원이나 의사들은 좀 더 수익을 높이기 위한 방법의 일환으로 의료장비나 기술의 첨단화를 추구하는 경향도 강해지고 있다. 실제 많은 병원들이 필요 이상으로 의료장비를 구축함으로써 전체 국가적으로 자원의 낭비가 심각하다는 지적은 오래 전부터 있어왔다. 그러나 첨단장비가 구비되지 않는 병원들에 대한 소비자들의 기피현상이 있기 때문에 병원들은 '울며 겨자 먹기' 식으로 최신장비를 구축하는 경우도 증가하고 있다. 병원들은 의료장비의 첨단화 및 의료기술의 발달에 따른 의료비용의 인상을 당연한 것으로 여기고 있다. 이에 부응하여 일부 과시적 소비성향을 가지고 있는 소비계층에서 그와 같은 상황을 수용함으로써 전체 의료시장에는 벤드웨건 효과를 가져오게 된다. 벤드웨건 효과는 병원들이 고가의 첨단장비에 대한 자본투자를 부추기는 효과를 가져온다.

3) 의료 전문가들의 인건비 인상

의사와 간호사 등 의료 전문가들의 임금을 비롯한 인건비가 지속적으로 인상되고 있다. 이들에 대한 임금이 인상하는 중요한 이유 중의 하나는 교육훈련비의 상승이다. 우리나라의 경우 의과대학 의학과의 1년 등록금이 1천만 원을 넘은지가 오래되었다. 간호학과를 비롯한 보건의료계열 대학의 등록금 또한 실험실습비 증가 등으로 지속적으로 인상되고 있다. 공급자들의 교육훈련비용 지출에 대한 지각은 그들이 만들어 내거나 제공하는 상품이나 서비스에 대한 높은 가격 형성에 영향을 미친다. 실제로 고등학교를 졸업하고 건축가가 된 사람과 6년제 건축학과를 졸업하고 건축가가 된 사람의 경우를 비교해보면, 고등학교를 졸업하고 집을 지어 판매하는 사람이 6년제 건축학과를 졸업한 건축가에 비해 상대적으로 건축비를 낮게 제시하는 것을 볼 수 있는데 그 이유는 자신의 교육 수준을 원가의 개념에 포함시키기 때문이다.

의료 전문가들의 인건비를 인상시키는 또 다른 중요한 이유는 이들의 협회활동이다. 미국에서도 의료전문가협회(AMA; America Medical Association)조직과 각종 세분화된 전문가 조직들은 강력한 힘을 이용하여 그들의 인건비 인상을 막는 각종 장애물들을 제거하는데 중요한 역할을 하고 있다. 이처럼 전문가협회는 그것에 가입하고 있는 회원들의 권익을 보호하기 위한 각종 활동을 전개한다. 우리나라 의사협회의 경우에도 매년 의료수가의 인상폭을 결정하는데 중요하게 영향력을 행사한다. 협회는 이와 같은 일을 수행하기 위해 의료수가결정위원회에 참여하는 것은 물론 막후 정치활동도 주저하지 않는다. 막대한 자금력을 동원하여 정치권과 정부에 대한 로비를 수행하기도 하고, 직접 협회 회원을 정치가로 만드는 일도 추진한다. 의사협회나 간호사협회 등은 정부나 정치권에 압력을 가하여 대학 입학 정원을 증가시키기도 하고 감소시키기도 하는 것을 볼 수 있다. 의사협회는 의학과 입학정원을 줄이는데 기여함으로써 의사들의 수익감소를 막아준다. 공급자인 의사 수의 증가는 가격경쟁을 불러 일으켜 소비자 가격을 가져올 수 있기 때문에 협회는 의학과의 입학정원을 통제함으로써 이와 같은 장래 수익감소를 방지하려고 한다.

반면, 간호사협회는 2000년대 초반 병원에 대한 간호등급제의 시행으로 간호사 수가 부족하게 되자 대학 간호학과 입학정원을 증가시키기 위한 대정부 압력을 성공시킴으로써 간호조무사들이 간호사로서의 지위를 획득하는 것을 막고, 외국에서 간호사를 수입하는 것과 같은 정부정책을 저지하는데도 기여했다. 간호서비스의 질을 높이기 위한 목적에서 도입된 간호등급제의 시행은 간호사들의 대도시 대형병원으로의 갑작스런 이동을 낳았으며, 중소병원들은 이직을 결심하고 있는 간호사들을 붙잡기 위해 임금을 대폭 인상하거나 기숙사의 건립을 추진하기도 했다. 결국 도시 몇몇 대형 병원들의 간호서비스 질을 높이기 위해 소도시나 의료 낙후지역에서는 간호서비스 공급 자체가 고갈되는 결과를 낳기도 했다.

또한, 보건의료 전문가들의 수적 증가 역시 의료비용의 증가를 가져온다. 병원들의 대형화는 종사자들의 수적 증가를 가져오고 이들의 인건비를 충당하기 위한 병원들의 과잉마케팅은 필연적이다. 하지 않아도 되는 검사가 추가되고, 광고는 물론 병원 내에서 추가소비를 부추기는 각종 자극들도 교묘하게 수행된다. 병원 안에 생기는 각종 고급 레스토랑에서부터 건강보조식품 판매장의 설치 등은 병원을 찾는 소비자들이 단순히 질병의 진료를 받고 그것에 대한 비용만을 지불하는 개념을 초월하고 있다.

4) 소비자 선택의 제한

정보의 비대칭성과 공급자들의 의료서비스 수행방법의 비밀 취급 등으로 의료소비자들은 선택의 제한을 받고 있으며, 이것은 높은 비용증가의 효과를 낳는다. 한마디로 정확한 구매의사결정을 통한 선택이 거의 불가능하다. 실제로, 어느 병원에서 암을 비롯한 심각한 질환을 오진(誤診)하여 다른 병원에서 재검사와 재진료를 받아야 하는 경우는 허다하게 발생하고 있다. 잘못 진단한 병원에서 비용을 환불하는 경우는 거의 없다. 이와 같은 일이 발생할 경우 소비자들은 재수가 없다고 치부하기도 하고, 오진에 들어간 비용이 너무 많거나 심각한 정신적 충격을 받은 경우에는 소송을 제기하기도 하지만 그 결과가 소비자에게 유리하게 결론이 내려지는 경우는 드물다.

또한 선택의 제한은 지불방법에 있어서도 소비자들에게 불리한 조건이 형성됨으로써 비용 지출의 증가를 가져온다. 즉, 신용카드 사용의 의무화가 제도화되어 있지만 일부 병원이나 약국들은 여전히 각종 이유를 달아 신용카드 사용을 회피하려고 한다. 치료비나 약제비의 지불 시 할부제도가 발달되어 있지 못하여 일시에 모든 비용을 지불해야 하는 점도 소비자의 소비활동의 선택을 제한하는 요소이기 때문에 비용 지불 방법도 일반 상품시장에서와 같이 개선될 필요가 있다.

보험심사평가원의 진료방법이나 약품조제에 대한 통제 역시 소비자 선택의 제한과 비용의 증가를 가져오는 측면이 있다. 보험심사평가원은 병원들의 과잉진료나 과잉조제를 방지함으로써 전체 의료보험재정의 절감에 기여한다고 주장하지만, 이 또한 소비자 기본적 선택권을 무시한 것으로 향후 제도의 발전적 개선이 요구된다. 보험심사평가원의 이와 같은 공급자들의 진료방법에 대한 통제는 병원들의 창조적 진료를 방해하며, 나아가 일부 부유계층이 국내병원 사용을 회피하고 값비싼 외국 병원을 찾게 만드는 구실이 되고 있다.

5) 병원의 영리화

우리나라에서 병원은 법률적으로 비영리조직이다. 하지만 오늘날 소비자들이 병원과 거래를 하면서 병원을 비영리조직으로 인식하는 경우는 거의 없다. 그 운영방식이 이미 기업처럼 변했기 때문이다. 병원의 본래 운영목적이 국민 건강의 보호 및 질병의 치료라는 공익적 특성을 가지고 있다는 것을 모르는 사람은 없다. 그러나 병원의 제2의 목표가 영리성에 있다는 것을 잘 아는 소비자는 별로 없다. 병원이라는 조직은 제1의 목표인 국민 건강 유지를 충실하게 수행하기 위해서는 수익이 있어야 한다고 믿고 있다. 이것은 그들의 중요한 신념이다. 때문에 병원들이 아무리 많은 돈을 벌기 위해 병원 내부를 최고급으로 꾸미는 등 각종 마케팅 자극을 수행해도 그것은 본래의 목적이 달성되는 수단일 뿐이라는 비교적 앞뒤가 맞지 않는 논리가 성립되었고 그것이 우리 사회에 통용되고 있다. 수익이 있어야 병원 직원들의 인건비를 충당하고 병원 조직을 관리하는데 들어가는 비용을 지불할 수 있으며, 장래의 투자비를 병원 안에 유보할 수 있다는 것이다. 실제 서울에 있는 전국적으로 대규모를 자랑하는 몇몇 병원들이 그 규모를 키워가는 것을 보면 일반 대기업체 못지않다. 이것이 가능하기 위해서는 일반인들이 상상하기 어려운 높은 수익을 내고 있나는 뜻이다. 사회 일각에서는 전국 몇몇 병원들이 지속적으로 몸집을 불리는 이유가 언젠가는 시행될 영리병원제도에 대비한 포석이라는 시각도 있다.

자본주의 사회에서 병원들이 이윤을 창출하는 것 자체가 문제라고 보기 어렵다. 의료시장에 있어서 이윤에 대한 동기는 병원이나 의료서비스 공급자들이 환자를 진료하고 치료하도록 만드는 강력한 힘이다. 그러나 병원들이 사회 정의의 측면에 있어서나 소비자들이 요구하는 것 이상으로 투자를 하고, 그것이 소비자들에게 비용으로 전가된다는 데 중요한 문제가 있다. 이것은 소비자 개인들이 소비자행동을 개선함으로써 바뀔 수 있는 범위를 벗어난 요소들을 갖고 있으며, 일부는 국가 정책 차원의 문제이기도 하다. 서울에 있는 한 대형병원을 방문하는 환자의 70%는 지방 환자라는 통계가 있다. 이들 지방 환자들은 지역에 있는 병원을 피하여 서울까지 가는데 많은 추가적 비용을 지불하지 않으면 안 된다. 이 병원의 경우 제도가 바뀌거나 정치적 상황의 변동으로 일시에 지방의 환자들이 찾지 않으면 운영 자체가 어려워질 것이라는 것을 예상할 수 있다. 때문에 그와 같은 불상사가 발생하지 않도록 하기 위해 더욱 이윤을 추구할 수 있는 방향으로 노력할 것이라는 것도 알 수 있다. 소비자단체들은 정부나 정치권이 의료소비자의 불편과 초과비용의 지출에 따른 가정경제의 어려움을 인식한다면 지방에 있는 환자들이 서울에 있는 병원들을 찾지 않아도 되도록 하는 방안을 법률의 제정이나 정책을 개발해야 한다고 주장한다.

병원의 이윤추구는 관성의 힘을 갖고 있다. 때문에 소비자들은 교환관계에서 매우 불리한 입장에 놓여 있다고 생각하고, 그것은 불평행동으로 발전한다. 병원들은 이윤추구 경영의 역사를 통해 이윤이 많이 나는 진료과목에 대한 투자를 많이 하게 되지만 상대적으로 이윤이 많이 나지 않는 진료과목에 대해서는 투자를 축소하려고 한다는 것이 소비자들의 입장이다. 실제로 이와 같은 현상은 병원 개설에 있어서 그대로 나타나고 있는데, 이윤을 많이 낼 수 있는 분야에는 전공의 지원이 몰리지만, 이윤이 지속적으로 축소될 것으로 예상되는 산부인과나 청소년소아과 같은 분야에는 전공의 지원이 감소하는 것을 볼 수 있다. 이미 일부 의료낙후지역에서는 소아청소년 진료 병원이나 산부인과 등이 모두 철수하여 관련 환자들이 도시로 나가서 진료를 받아야 하는 상황이 되었다. 이들 소비자들은 도시 진료를 위해 시간과 교통비, 체류비 등 막대한 비용의 손실을 보고 있다고 생각하기 때문에 의료시스템에 대한 불만은 높아질 수밖에 없다.

3. 의료비용과 의료소비자행동

1) 의료비용 증가에 대한 소비자 불만

이상에서 본 바와 같이 의료인들의 인건비 인상 등 각종 요인 때문에 의료비용의 지출도 지속적으로 증가하고 있지만, 의료서비스의 생산성은 크게 달라지지 않고 있다는 점이 소비자들에게는 큰 불만요인이다. 의료비용 지출은 매년 증가하고 있지만 그것에 비해 서비스의 질이 높아졌다는 점을 체감하기는 어렵다는 조사는 꾸준히 나오고 있다. 병원들은 개선이 되었다고 선전하고 있지만 1시간 대기, 3분 진료 행태는 과거에 비해 크게 나아지지 않았다는 것이 소비자들의 반응이다. 또한 증가한 의료비용에 비례하여 질병치료의 효과가 획기적으로 좋아졌거나 의료서비스 생산성이 향상되었는지에 대해서도 소비자들의 반응은 회의적이다.

의료서비스 비용의 증가는 의료서비스 공급자들의 이윤으로 이어진다. 공급자들은 이윤이 발생할수록 이윤을 증가시키기 위한 노력을 추구한다. 이윤의 증가는 더욱 수익을 높일 수 있는 조사, 개발, 마케팅을 등을 촉진하게 된다. 소비자들의 인식과는 관계없이 공급자들은 이와 같은 노력을 보건의료 서비스의 개선이라고 주장한다. 이에 반해 일반 시중에는 의료서비스 공급자들이 '아니면 말고' 식으로 검사나 진단을 밀어붙이는 경우가 너무 많다는 인식이 팽배해 있다. 공급자들이 자초해서 소비자들과 대결국면을 조성하고 있는 셈이다. 이와 같은 분위기는 의료분쟁과 갈등의 증가를 불러오고 있으며, 그 결과 병원들이 회수하지 못하는 진료비가 연간 2조 원이 넘는다는 보고도 나오고 있다. 결국 병원들의 소비자에 대한 배려 없는 이윤 추구는 의료시장에 대한 불신과 사회적 갈등을 양산하게 된다.

증가하는 의료서비스 비용문제에 대처하기 위한 방법은 무엇인가? 그것은 소비자행동의 개선이나 소비자운동과 같은 소비자들의 힘만으로 해결되는 것은 아니며, 정부, 제3의 지불기관, 병원 등 공급자 및 소비자들이 함께 고민하고 풀어나가야 할 문제이다. 소비자들은 이와 같은 문제를 개선하기 위한 중심에 서 있는 주체가 바로 자신들이라고 생각한다. 그동안 공급자 중심으로 운영되어 온 의료시스템을 소비자 중심으로 그 축을 새로 세워야 하고 소비자로서의 권리를 찾을 수 있도록 행동을 진화시켜 나가야 한다고 믿고 있다. 예를 들어, 어떤 진단이나 검사 서비스를 구매하고자 할 때 소비자들은 각종 관련 정보들을 검색하여 그것이 반드시 필요한 것인지를 과학적으로 따진다. 그리고 의사의 지도에 의해 그것을 수행해야 한다면 왜 그와 같은 진단과 검사를 받아야 하는지에 대하여 의사에게 질문을 해야 하며, 의사들은 그것이 가져올 결과에 비추어 분명하게 진단이나 검사의 특징과 과정을 자세하게 설명해야 한다고 교육받고 있다. 마치 일반 상품시장에서 어떤 소비자가 스마트폰을 구매하고자 할 때 그것의 성능이나 편의성과 다른 회사의 것에 비하여 비용 측면에서 자신에게 어떤 이익이 있는지를 자세하게 꼬치꼬치 캐묻고 거기에 대하여 판매자가 최대한 자세하게 설명을 함으로써 구매를 유인하는 상호작용이 의료서비스 시장에서도 실현되어야 한다는 것이다. 그러나 의사들은 의료서비스는 말로 설명하기 어려운 비법이 너무 많아 모든 과정에 대한 설명이 어려우므로 전문가인 자신들에게 모든 것을 맡겨달라는 식으로 소비자들을 통제하고 있다.

이와 같은 불균형 상태를 개선하기 위해 의료소비자들 역시 다양한 방법으로 공급자들에게 대항해 왔다. 최근 들어, 의료소비자들의 궁극적인 목표인 낮은 의료비용과 질 높은 의료시스템을 구현시키기 위해 강력하게 요구하고 있는 것은 진료과정에 대한 소비자 참여이다. 소비자단체들은 자본주의 하에서 영리주의 보건의료시스템은 소비자들의 요구는 외면한 채 공급자들을 위해서만 굴러가면서 이윤을 창출하는 마차와도 같다는 주장을 굽히고 않고 있다. 특히 의약분업 이후 의료보험재정에서 25% 이상의 비용을 점유하고 있는 약국들에 대한 소비자 선택권도 강화되어야 한다는 주장이 제기됨으로써 2011년 7월 우리나라 역사상 일반 슈퍼마켓에서도 일반약품의 판매를 허용하기로 하는 등 역사적 전기를 맞기도 했다. 그러나 일반 의약품의 슈퍼마켓 판매 역시 소비자들의 기대와 욕구를 충족시키기에는 아직 멀었다는 목소리가 크다. 미국이나 일본과 같이 소비자들이 요구하는 모든 약품을 일반 슈퍼마켓에서 판매할 수 있는 수준에 이르기까지 소비자운동이 계속될 것이라는 것을 예상할 수 있다.

현장들여다보기 7-3

포괄수가제 확대? 수가 현실화부터 선행돼야

병협, 미래위 발표에 반대입장…"의료 질 저하·경영손실 부작용 초래"

대한병원협회가 보건의료미래위(이하 미래위)에서 결정한 정부의 신포괄수가제 도입 및 포괄수가제 당연적용 방침에 대해 부작용을 우려하면 반대 입장을 표명하고 나섰다. 병협은 지난 3일 미래위에서 논의된 진료비 지불제도 개편과 관련, 신포괄수가제 도입과 현행 충수 수술, 제왕절개 등 7개 질병군에 대한 포괄수가제 강제 확대 적용에 대해 반대 입장을 분명히 했다.

병협은 우선 7개 질병군 포괄수가제 확대의 경우 포괄수가 분류체계의 미비, 중증 · 복합 질환에 대한 보상체계 미흡 등을 문제점으로 지적하면서 강제로 확대 적용할 경우 의료 질 저하, 환자불만 증가, 경영손실, 신 의료기술 발전 저해 등 심각한 부작용을 초래할 것이라고 강조했다.

병협은 지난 2002년 시범사업 결과 상급종합병원의 경우 포괄수가가 행위별수가에 비해 4.3% 낮은 수준으로 평가된 점을 근거로 제시했다. 이에 따라 병협은 현행 7개 질병군 포괄수가제 강제적용에 앞서 ▲질병군 분류체계에 대한 재정비 ▲비급여의 급여화 ▲중증 · 복합질환에 대한 수가 현실화 ▲의사진료비 행위별 보상

체계를 마련할 것을 촉구했다.

또 적정보상이 가능한 새로운 DRG 수가계약 및 심사체계를 구축하고 공급자가 적극 참여하는 포괄수가 평가연구팀 구성을 제안했다. 병협은 신포괄수가제와 관련 "공단일산병원 시범사업 결과 저수가에 따른 경영손실(13.7%)과 동일질병군 내 진료비 차이 같은 분류체계 비현실성, 본인부담 절감 효과 미미 등의 문제점이 드러났다"고 지적했다.

이와 관련 병협은 7개 질병군 포괄수가제와 마찬가지로 신 포괄수가 평가연구팀을 구성 운영해 수가구조 등 체계를 마련하고, 시범사업에 대한 평가결과를 본 사업에 충분히 반영할 것을 제안했다.

한편, 미래위는 7개 질병군 포괄수가제의 경우 1단계로 의원 및 병원급 기관에 당연 적용한 뒤, 2단계로 종합 및 상급종합병원까지 당연 적용을 확대하고, 신 포괄수가제의 경우 1단계로 지역거점 공공병원 40개 전체에 적용, 2단계로 참여를 원하는 국공립병원 및 민간의료기관에도 적용을 확대하겠다고 발표한 바 있다.

자료원 : 청년의사, 2011. 8. 8일자 3면

2) 의료비용 억제를 위한 소비자행동 분석

의료서비스의 질은 높이되 의료비용을 낮추기 위한 소비자행동의 방향을 분석해보면, 첫째로 소비자들은 의료에 대한 충분한 지식을 갖추려고 노력한다. 기본적으로 의료에 관한 충분한 지식을 가지고 있어야 비용-효과적인 선택이 가능하기 때문이다. 소비자들이 자동차를 구매하여 운행해가면서 자신의 자동차의 장단점, 성능, 기능 등에 대해 상세하게 알고 예상되는 문제에 대처할 수 있는 것처럼 의료시스템에 있어서 공급자가 제시하는 치료에 대한 취사선택, 치료의 비용, 그리고 유효한 서비스와 관련하여 수준 높은 정보를 취득하려고 한다. 그리고 의료 관련 지식을 많이 가지고 있다고 해도 개별적으로 병원이나 공급자들에게 대응하는 데에는 한계가 있기 때문에 의료에 대해 많은 연구를 하는 소비자들과 함께 집합적으로 대응하는 것이 효과적이라는 사실도 인식하고 있다.

둘째, 소비자들 스스로가 증가하는 의료비용을 통제하기 위해 경제적으로 민감하게 행동하는 경향이 있다. 세금혜택이 큰 건강보험 상품을 구매한다든지, 연말 정산 시에 세금을 환급받기 위해 일부 비보험치료에 대해서도 신용카드 결제나 현금영수증을 요구하는 행동 등이 강화되는 것을 볼 수 있다. 이러한 거래환경의 변화 속에서 성형이나 치과분야 등 일부 병원들은 영수증을 발급하지 않으려는 태도를 보임으로써 소비자들로부터 의료계 전체가 불신을 받는 일이 없도록 해야 할 것이다.

셋째, 소비자들이 시장의 교환관계에 있어서 의사들의 역할에 대해서는 온정주의적 태도를 보이는 경향이 있었다는 점을 반성하면서 앞으로는 의사도 의료서비스의 판매자로서 소비자의 충고를 받아들여야 한다고 믿기 시작했다. 예를 들어, 아직까지 일부 의사들은 노인 환자들이 진료실을 방문해도 그 자리에 뻣뻣하게 앉아서 맞이하는 경우가 많은데, 이와 같은 불손한 행동은 한국의 정서로부터 크게 벗어나 있으며 미풍양속을 해친다는 지적이 있어야 한다는 것이다.

넷째, 소비자들은 의료서비스 구매과정에서 그들이 지불할 비용을 통제하지 못하고 있다는 점에 대하여 매우 불만족스럽게 생각하고 있다. 소비자들이 진료비용을 통제하려 들었다가는 공급자들로부터 자신의 생명이 위험에 빠질 수 있다는 핀잔을 들어야 하기 때문이다. 병원에서 요구하는 여러 가지 다양한 검사와 치료로부터 자신에게 꼭 필요한 것만을 선택함으로서 비용을 통제하려는 자유를 박탈당하고 있다고 생각하는 소비자들은 공급자에 비해 열세의 위치에 있다고 인지함으로써 불쾌함에 빠지게 되고 상대를 적대적으로 생각한다.

이처럼 소비자들은 자신들이 의료비용을 자유롭게 통제하지 못하는 한 공급자 중심의 의료시스템 본질이 변하지 않는 것이라고 비판한다. 이러한 문제가 해소되기 위해서는 의사들의 협조와 정부의 개입이 필수적이다. 의료소비자들이 그들의 의료비용을 절약할 수 있는 방법을 찾도록 도와주는 것은 정부가 해야 할 역할이다. 예를 들어, 정부는 소비자들이 의료비용에 대하여 궁금해 하는 것들을 해소시켜줄 수 있는 제도적 장치를 만들어낼 수 있을 것이다. 소비자보호단체는 어떤 질병의 치료에 대하여 고비용이 예상되는 경우에는 소비자 편에 서 있는 다른 의사들이 소비자와 충분한 대화를 통해 그것을 치료하는데 취해질 수 있는 가능한 종류의 진료방법들과 그에 따른 비용을 사전에 안내함으로써 소비자들이 현명한 선택을 할 수 있도록 해야 한다는 주장을 펴고 있다. 특히 행위별 수가체제 하에서는 소비자가 진료과정에 참여함으로써 의료비용을 통제할 수 있음에도 불구하고 정부는 무관심하고 공급자들은 협조를 하지 않고 있다고 생각한다. 실제, 2011년 8월 정부는 앞으로 약값을 20%까지 인하하겠다고 발표함으로써 그동안 의약계가 소비자들에게 의료비용을 터무니없이 전가해 왔다는 점을 간접적으로 시인한 셈이 되어버렸다. 보건의료산업 안에서 병원을 비롯한 각종 의료기관을 비롯하여 제약업체나 의료기기업체들이 소비자들을 속이고 부당하게 이득을 취하는 행태는 국가 전체 경제적으로는 인플레이션 효과를 초래하지만, 직접적인 거래관계에 있는 소비자들로부터는 불신을 사게 되어 지속적인 저항을 불러올 수 있다는 점에 유의해야 한다.

현장들여다보기 7-4

내년 약값 평균 17% 싸진다

의약품 상한가 대폭 인하…국민부담 2조원 절감

보건복지부가 지난 2011년 8월 12일 발표한 약가제도 개편 방안의 핵심은 '계단식 약가' 산정방식 폐지와 동일 성분 의약품에 대한 동일 보험 상한가 부여, 그리고 상한가격 대폭 인하다. 계단식 약가 산정방식이란 우수한 제네릭(복제약)의 조기 발굴을 위한 제도로 건강보험 등재 순서에 따라 약품 가격에 차등을 두는 것이다. 복지부는 이런 계단식 약가 제도를 폐지하고 동일 성분의 의약품에 대해 동일한 보험 상한가를 부여하고, 그 이하의 가격대에서 업체 간에 자유로운 경쟁이 이뤄지도록 유도할 계획이다.

현재 건강보험에 등재된 의약품의 상한가격은 특허만료 이전 신약 가격의 68~80%선이다. 그러나 복지부는 앞으로 상한가격을 53.55%로 대폭 낮출 방침이다. 다만 첫 복제약 등재 후 1년간은 약품의 안정적 공급과 빠른 제네릭 등재를 유도하기 위해 상한선을 특허만료 이전 신약 가격의 59.5~70% 수준으로 유지하기로 했다. 따라서 만약 올해 특허가 만료되고 첫 복제약이 등재되면 신약의 상한가격은 특허만료 이전의 70%선으로 내려간다. 이때 등재된 제네릭의 상한가격은 특허만료 이전 신약 가격의 59.5%선으로 정해진다. 또 이 상태로 1년이 경과한 후에는 신약과 복제약의 상한가격이 동일하게 특허만료 이전 약값의 53.55%선으로 낮아진다. 기존에 보험에 등재된 약도 내년 3월부터 상한가격이 특허만료 이전 가격의 53.55% 수준으로 일괄 인하된다.

계획대로 약가 인하가 진행되면 1천4천여개의 건강보험 등재 약 가운데 8천776개 품목의 가격이 지금보다 평균 17% 인하된다는 것이 복지부의 설명이다. 다만 특허 신약 2천142개, 퇴장방지 · 희귀 · 저가 의약품 1천237개 등 총 3천659개 품목과 이미 상한가격이 신약의 53.55% 이하인 1천975품목은 인하 제외 대상이다. 또 병원과 약국이 의약품을 싸게 구매한 만큼의 혜택을 병원, 약국, 환자에게 인센티브로 돌려주는 시장형 실거래가 제도는 1년간 적용을 유예하기로 했다. 고혈압과 고지혈증으로 3가지 약을 20년째 복용 중인 사람의 경우 연간 약값이 40만원에 이른다. 그러나 새로운 약가 인하 덕분에 해당 환자의 본인부담금은 26만원으로 줄어든다. 또 당뇨병으로 3가지 약을 복용하기 시작한 경우라면 지금은 연간 약 24만원의 약값을 지출하지만, 새로운 약가가 적용되면 환자 본인부담금이 16만 원선으로 떨어진다. 이처럼 상한가격이 낮아지고 상한가격 밑에서 경쟁하는 구도가 되면, 그동안 건강보험 우선 등재를 위해 경쟁해온 업계의 관행이 무너지고 업체들이 품질 경쟁에 더 힘을 쏟을 것으로 복지부는 기대하고 있다.

또 이를 통해 연간 약값 본인부담에서 6천억 원, 건강보험지출에서 1조5천억 원 등 연간 2조1천억 원에 달하는 약값 절감이 가능해질 것이라는 게 복지부의 관측이다.

자료원 : 경북일보, 2011년 8월 15일 인터넷판

토론사례 7

치과의사들께, 국민은 싸고 질 좋은 진료 원한다

네트워크 치과 등장에 개별 개원치과 반발…
밥그릇 싸움 대신 개방-경쟁형으로 가야

치과 의료계가 개별 개원의들과 네트워크 치과병원으로 나뉘어 이전투구를 벌이고 있다. 치과계에 종사하는 사람들이라면 벌써 몇 년째 벌어지고 있는 이 싸움에 대해 모두다 한마디씩 할 정도로 해묵은 논쟁이다. 최근 SBS와 동아일보가 이 싸움을 자세히 보도하면서 논란이 다시 점화됐다. 논쟁을 주도하고 있는 대한치과개원의협회(회장 ○○○, 이하 개원의협)에 따르면, 네트워크 병원들이 저가로 임플란트 치료를 하며 과잉진료와 불법 무자격 시술을 일삼는다는 것이다.

개원의협이 네트워크병원에 근무했던 의사의 양심선언이 있었다고 폭로하며 여러 자료를 제시하자 네트워크병원 측은 "개별 개원의들도 과잉진료와 위임 치료를 많이 한다."며 개별 개원의들이 벌인 1,700여건의 불법사항을 언론사와 언론중재위원회 등에 증거로 보냈다. 네트워크병원은 의사를 고용해 그룹명의 동일한 병원명을 쓰고 경영을 대신해주며 매출의 20% 정도를 받아가는 프렌차이즈형 치과다. 30여개에서 100여개의 병원으로 네트워크를 구축해 재료 공동구매 등을 통해 개별 병원보다 30% 정도 싼 가격에 임플란트 등을 시술하고 있어 급속도로 병원수가 늘어가고 있다.

올해(2011년) 초 이들은 이미 치열한 법적 공방을 벌였다. 대한치과의사협회(회장 ○○○, 이하 치협)는 올해 가장 큰 모 네트워크 치과를 검찰에 고발했다. 의사 1명이 병원 1개만 개설할 수 있다는 의료법 조항을 위반했다는 것이다. 그러나 검찰은 이에 대해 '불기소 결정'을 내렸다. A의사가 B의사를 고용해 B의사의 이름으로 병원을 운영하며 경영을 대신해주는 조건으로 수수료를 받는 것은 의료법 위반에 해당하지 않는다고 본 것이다. 게다가 검찰은 지난해에도 같은 건으로 불기소를 한 바가 있는 사안이라 다시 기소할 뜻이 없음을 명백히 했다. 검찰은 불기소 결정의 근거로 2003년 10월 23일자 대법원 판례(2003도256 판결)를 제시했다. 이 판례는 한 사람의 의사(갑)가 다른 의사(을)와 동업 형태로 병원을 개설하여 경영에만 참여할 경우 의료기관 중복개설 금지 조항에 걸리지 않으며 명의자 본인 진료이므로 면허 대여에 해당되지도 않다고 판시한 것이다. 이것으로 의료법 위반 논란이 일단락되는 듯 했다. 그러나 이번에는 과잉진료와 무자격자 진료문제가 불거졌다.

검찰이 의료법 위반이 없다고 하자 치협과 개원의협회는 과잉진료와 무자격자 진료를 문제 삼아 네트워크병원 측을 비판했다. 이에 네트워크병원 측도 개별 개원의들도 '발치할 필요가 없는 치아를 뽑아냈다.', '치위생사가 충치 레진 치료를 했다.', '간호사가 스케일링 시술을 하고 있다', '인센티브를 받기 위해 과잉진료를 한다.'는 등의 폭로전으로 맞섰다. 치협 측은 "네트워크 치과의 과잉진료와 위임진료가 도를 넘어섰다"며 홈페이지에 '불법 치과진료 상담센터'를 개설, 일부 네트워크병원 측의 불법진료 행위 신고를 받고 있다.

이에 대해 가장 규모가 큰 유디치과그룹은 "전국의 치과 개원의를 돌며 환자로 가장해 불법 치료과정을 녹화했다."고 주장했다. 이들은 "사정이 이런데도 이런 불법행위가 마치 네트워크 치과병원만의 책임인 것처럼 오도하는 것은 문제"라고 발끈했다. 유디치과그룹 ○○○ 대표원장은 "구인 홈페이지, 치과 커뮤니티 사이트 등에서 네트워크 치과 의사들에 대한 인신공격이 상상을 초월한다. 치협은 네트워크 치과의 구인공고도 원천봉쇄하고 광고 심사권한을 악용해 마케팅도 막았다. 치과의 가격 거품을 빼고 투명한 회계로 질 좋은 서비스를 하겠다는데 이를 막는 저의가 무엇이냐?"고 항변했다. 유디치과그룹은 지난 22일 치협, 개원의협, 건강한 사회를 위한 치과의사회, 서울치과의사회, 치과대학 교수들, 치과계 원로들에게 공개 연석회의를 하자고 제안하기도 했다. 일부 언론들도 이런 논전에 관심을 표명했다. 그러나 지난 21일 CBS라디오 '김현정의 뉴스쇼'가 제안한 유디치과그룹과 개원의협의 공개토론은 개원의협의 거부로 이뤄지지 않았다.

이런 논란은 의료계 시각에서 보면 '제 얼굴에 침 뱉기'이고 국민의 눈으로 보면 '밥그릇 싸움'으로만 비치기 십상이다. 그러나 자세히 들여다보면 이번 논쟁을 계기로 치과의료 계가 개혁해야 할 몇 가지 점들이 전면에 드러났다. 차제에 이 논쟁이 생산적인 방향으로 진전되어 높은 치과의 문턱을 낮추어야 하는 것 아니냐는 의견도 나오고 있다. 의료서비스 수요자 입장에서 보면, 우선 현재까지 환자들이 부담하는 진료수가가 과연 정당한가 하는 문제에 관심이 가지 않을 수 없다. 여러 치과를 비교해보고 보다 저렴하고 질 좋은 서비스를 찾아 갈수 있는 '개방-경쟁형' 의료서비스 시장을 소비자들은 원하고 있다. 이번 논란이 이런 '개방-경쟁형' 의료서비스로 가는 디딤돌이 되길 소비자들은 원하는 것이다.

다른 쪽 관심사항은 과연 치과병원들은 세금을 제대로 내고 있는가 하는 의문이다. 현금으로 받아 탈세하는 관행을 어떻게 막을 것인가는 세무당국의 오랜 고민사안이다. 이번 논쟁에서 드러난 개인병원과 네트워크병원의 납세 차이를 치밀하게 분석해 보다 투명한 납세 풍토가 이뤄지도록 유도할 필요가 있다는 지적이 나오고 있는 것이다.

세 번째는 만연하고 있는 과잉 위임진료의 관행이 없어지도록 제도적 장치를 마련해서 치과병원들에게 엄중히 책임을 물도록 해야 한다는 것이다. 한국 사회에서 고소득계층으로 꼽히는 치과의사들은 이제 서비스경쟁과 준법진료로 고소득의 가치를 평가받아야 한다. 외국인 환자들을 국내로 유치하고 외국으로 병원과 의료인, 그리고 의료기술을 수출해야 하는 글로벌 시대를 맞아 한국 치과 의료계가 한 단계 성장하기 위해서는 이런 문제에 대한 치열한 토론은 계속되어야 한다.

자료원 : New Daily, 2011. 7. 29.

토론과제

1. 수익을 높이기 위한 치과 의료서비스 공급자 간의 갈등이 소비자에게 의미하는 바가 무엇인지를 비용의 관점에서 논의해 보시오.
2. 소비자의 관점에서 현재 우리나라 치과 치료비용이 과연 적절한지에 대하여 가격이론의 측면에서 논의해 보시오.
3. 치과의사들이 치료비용을 현금으로 받아 세금을 제대로 납부하지 않는다면 소비자들은 어떻게 대응해야 하는지에 대하여 논의해 보시오.

제 8 장

정보의 비대칭성과 의료소비자행동

- 정보와 비대칭성의 의의
- 정보의 비대칭과 의료시장의 구조
- 거래관계에 있어서 정보 비대칭성의 유형
- 정보 비대칭성의 영향과 극복방안

학습목표

1. 정보의 비대칭성의 개념에 대하여 이해한다.
2. 정보의 비대칭으로 인해 발생하는 문제들을 이해한다.
3. 정보 비대칭성의 유형과 그 영향을 이해하고 마케팅차원에서 대응할 줄 안다.
4. 병원과 의료소비자 간 정보비대칭성을 극복할 수 있는 방안을 찾아낸다.

제1절 정보와 비대칭성의 의의

1. 소비의사결정과 정보

소비자들이 해결해야 할 필요성이 있는 소비 관련 문제를 인식하게 될 때는 의사결정과정을 거쳐야 한다. 예를 들어, 감기 기운이 있으니 약을 사먹어야 하겠다든지, 아니면 가까운 이비인후과나 호흡기내과를 방문해서 치료를 받아봐야겠다는 생각을 하게 되고 기꺼이 행동에 옮기기도 한다. 이때 환자들은 마음속으로 감기 기운이 최대한 빨리 치유될 수 있는 방법을 강구해야겠다고 생각하게 되는데, 이와 같은 상태를 문제의 인식(problem recognition)이라고 한다. 문제의 인식은 매우 이상적인 상태(평소 정상적인 건강한 몸 상태)와 현실의 상태(감기 기운으로 으슬으슬한 추위를 느끼는 몸 상태)에 대한 차이점을 지각하고 있는 것이다. 이 상태에서 소비자들은 빨리 이상적인 상태(정상적인 몸 상태)로 돌아가기를 원하기 때문에 해결을 위한 행동으로 옮기고자 하는 동기부여가 이루어지게 된다.

유능한 마케터라면 기본적으로 소비자들이 가지고 있는 현실적 상태와 이상적인 상태를 체계적으로 대조할 수 있어야 할 것이다. 예를 들어, 의류매장을 찾아온 손님이 입고 있는 의상이 시대에 뒤떨어졌다면, 효과적인 커뮤니케이션을 통하여 고객이 기분상하지 않게 그러한 사실을 인식시킴으로써 의류 구매행동을 유도해낼 수 있을 것이다. 하지만, 많은 경우에 마케터가 구매유도를 한다고 하더라도(자극), 시대에 뒤떨어진 옷차림을 하고 있는 고객이 즉각 옷을 구매하는 행동(반응)을 보이지는 않을 것이다. 그 고객은 여러 가지 상황을 고려하여 구매의사결정을 하려고 할 것이다. 소비자는 최고의 효용을 추구하는 동시에 가장 만족적인 구매의사결정을 하려고 할 것이며, 따라서 판단을 위한 정보가 필요하게 된다.

일반적으로 의료소비자들이 문제의 해결(감기 기운을 최대한 빨리 극복하는 것)을 위해 가장 먼저 접근하는 방법은 경제적 관점으로 '비용-편익'의 분석이다. 즉, 소비자들은 가격에 관한 정보를 얻기를 원한다. 다음으로는 제품의 질에 관한 정보를 얻고 싶어 한다. 가장 빨리 치료될 수 있는 방법을 모색한다. 기본적으로 이 2가지에 관한 정보가 없다면 소비자 입장에서 만족스런 구매행동은 일어날 수 없다. 가격이 낮으면서도 제품의 질이 높은 것을 획득하려는 것이 소비의사결정의 기본이다. 따라서 마케터가 소비자의 구매를 유도하기 위해서 기본적으로 제공해야 할 것이 가격과 제품의 질에 관한 정보라고 할 수 있다. 소비자의 입장에서는 가격과 제품의 질에 관한 정보가 충분하다고 인식해야 손해를 보지 않고 의사결정을 한다고 생각한다. 정보가 불충분하여 손해를 보는 거래를 할 가능성이 높다고 판단되면 다른 공급자를 찾아서 떠날 것이다. 그러나 각각의 소비자의 인식 속에 존재하는 가격과 제품의 질과 관련된 정보의 메트릭스는 너무 다양하여 단순하게 유형화되기 어렵다. 즉, 교환에 있어서 모든 소비자들에게 반드시 낮은 가격과 높은 질 기반의 구매원리가 통용되는 것은 아니다. 그 이유는, 소비자들은 스스로가 다른 사람과 차별화된다는 다양성을 갖추고 있고, 사회적 계급이 다르다고 지각하고 있기 때문이다. 또한 가치관, 성격과 그에 따른 라이프스타일이 다르다고 믿고 있으며 그들이 받는 사회적 영향의 수준과 정도도 다르다고 인식하기 때문이다.

이와 같은 관점에서 볼 때, 의료시장에 있어서 소비자들이 만족스런 소비의사결정을 하도록 하기 위해서는 의료서비스의 가격과 질에 관한 정보가 다양하고 충분하게 제공될 필요가 있다. 의료시장에서 공급자와 소비자 간의 불합리한 정보 불균형을 해소하기 위한 것으로 대리인 역할이론이 있다. 의료시장에서 소비자는 필연적으로 공급자에 비해 매우 적은 양의 정보만을 갖게 되는 비대칭성 때문에 의사는 의료서비스 이용자의 대리인 역할을 담당하고 있다는 관점이다. 이것은 환자들이 자발적으로 의사에게 의사결정권을 위임한다고 보는 것이다. 환자가 가장 바람직한 의사결정을 할 수 있는 정보를 갖고 있지 못다는 점을 스스로 인정하고, 불충분한 정보는 의료진들이 해결해줄 수 있다고 믿기 때문에 의사결정권을 위임하게 된다(김석일, 1996)는 것이다.

그렇지만 권한을 위임받은 의료인들이 언제나 정직하게 이용자의 이익을 대변하기보다는 자신의 경제적 이익을 위해 적정량 이상의 의료서비스를 제공하는 경우가 있다. 또한 의료인들이 소비자들에게 모든 정보를 제공하지 않는 이유로는 소비자들이 모든 정보를 원하지 않는다는 왜곡된 신념, 응급을 요할 때 시간상의 제약, 환자들이 스트레스를 받는 것을 방지하고 혹시 있을지 모를 치료거부를 예방하기 위해서라는 것이다(Ryan, 1994). 이러한 이용자의 무지는 의사가 존재하는 그 자체가 의료수요를 유발시키는 직접적인 원인이 되기도 한다는 비판을 받고 있다. 때문에 의료소비자들은 공급자들에게 기만당하지 않기 위해서 정보의 균형을 이루기 위한 노력을 최대한 전개하게 된다는 것이다. 소비자들이 효과적인 소비의사결정을 위하여 정보를 탐색하는 과정에서 고려하는 사항들을 보면 다음 그림과 같다(Hoyer & Maclnnis, 2008).

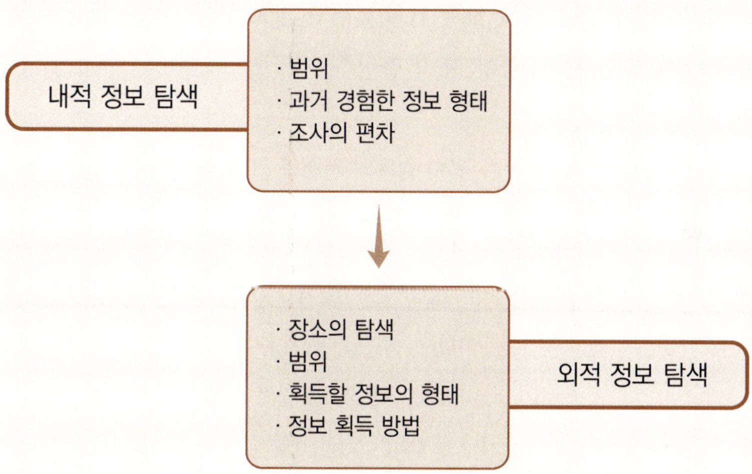

[그림 8-1] 정보탐색의 고려사항

병원 간 경쟁이 치열해지고 있는 상황 속에서 한명이라도 더 많은 고객들을 유인하고자 한다면 소비자들이 공급자와 비교하여 정보의 불균형성을 인식하지 않도록 주의를 기울여야 한다. 병원의 마케팅 관리자들은 소비자들이 어떻게 정보를 탐색하려고 하는지, 무슨 정보를 원하는지를 잘 알고 대처해야 정보의 불균형으로부터 비롯되는 의료소비자의 불만을 최소화시킬 수 있을 것이다.

1) 내적 정보 탐색

이와 같은 정보탐색은 소비자들이 빨리 문제를 해결하고 이상적 상태를 찾아서 유지하려는 노력의 일환으로 일어난다. 그림에서 보는 바와 같이 소비자들이 마음속으로 정보를 탐색하려고 하지만 모든 정보를 다 탐색하려고 하는 것은 아니다. 또 누구든지 모든 정보를 다 탐색할 수도 없다. 과거에 경험한 정보들을 떠올리고 그 정보들과 현재 자신이 탐색하려고 하는 정보들 사이에 얼마나 편차가 나는지를 검토하게 된다. 현재의 소비자들은 각종 매체나 구전 등 새로운 정보원에 지속적으로 접근함으로써 과거에 가지고 있는 경험에 비해서는 더 많은 정보의 양을 갖고 있기 때문이다. 과거에 자신이 단골처럼 다니던 병원보다 훨씬 더 잘 치료할 것이라는 병원이 있다는 사실을 접하게 되었다면, 그는 우선 병원들 간에 얼마나 많은 편차가 나는지를 검토하게 될 것이다. 소비자들이 과거의 경험과 현재 탐색한 정보 사이의 편차를 검토하게 되는 기준은 브랜드, 공헌도, 평가, 경험, 가격 등이다.

〈표 8-1〉 편차 검토의 기준과 그 내용

편차 검토 기준	내 용
브랜드	최고인가? 표본이 되는가? 친숙한가? 사용목적에 부합하는가? 다른 사람도 선호하는가? 명예를 회복시켜주는가?
공헌도	접근성, 효능, 차별성, 대중성, 구체성, 목적성
평 가	제품, 서비스, 사람, 유통방식이 긍정적인가, 부정적인가?
경 험	특수한 이미지나 영향력의 형태, 긍정적, 부정적, 또는 생생한 경험인가?
가 격	상대적 가격 차이? 품질 대비 가격?

소비자들의 내적 탐색의 기준을 통해 볼 때, 병원 마케터들은 의료소비자들이 병원에서 의료서비스와 사람, 그리고 시설 등과 접하여 긍정적 경험을 했다는 회상을 할 수 있도록 정보를 구성하고 제시해야 한다는 것을 알 수 있다. 많은 회사들이 매체를 통해 보여주는 광고는 그것이 그들의 브랜드에 대하여 가장 긍정적 기억으로 묶일 수 있다는 기대감 때문이다.

2) 외적 정보 탐색

내적 탐색이 끝나면 소비자는 행동을 실행으로 옮기기 위해 외적인 탐색을 하게 된다. 가장 먼저 정보탐색의 장소 즉 정보원을 정하게 된다. 다음으로 탐색의 범위를 정하고, 획득할 정보의 형태와 방법을 결정하게 된다. 여기에서 마케터들이 관심을 기울여야 할 부분은 정보원이다. 즉, 소비자들이 정보를 어디에서 구하려고 하는가의 문제인데, 마케터들이 정보원을 정확하게 알고 있다면 정보를 배분하는데 있어서 효율성을 높일 수 있을 것이다.

〈표 8-2〉 외적 정보탐색의 원천

정보원	내 용
사업장	진료를 받고자 하는 병원의 고객센터 직접 방문
미디어 매체	매체 광고, 인터넷 광고 등
구 전	친구, 이웃, 동료, 가족, 또 다른 소비자들의 조언 등
독립적 탐색	책, 정부 정책의 검토 등
경 험	샘플 약품의 사용, 실험에의 참여 등

2. 정보의 개념

사회 모든 분야에 있어서 정보(情報, information)는 경제재로서 중요하게 취급된다. 정보통신산업과 같은 정보 관련 연구와 개발활동을 주로 하고 있는 분야뿐만 아니라 교육이나 매스컴, 출판 산업들은 정보를 생산하는 중요한 분야이다. 오늘날 발달하고 있는 유통업이나 증권, 보험업과 같은 분야에서는 각종 재화의 가치나 특성에 대한 정보는 물론이고 고객에 대한 정확한 정보를 획득하는데 큰 비중을 두고 있다. 갈수록 시장을 확대하고 있는 민영보험회사들은 정확한 건강보험상품 가격을 산정한다는 목적 하에 고객에 대하여 정확한 정보를 요구하고 있다. 또한 각종 조직의 관리자들 역시 직원의 능력을 정확하게 평가하는데 필요한 제반 정보들을 수집하기도 한다.

이와 같은 정보는 경제재이긴 하지만 다른 재화와 차별화되는 이유 중의 하나는 비용을 들이지 않거나 매우 낮은 비용으로 복사가 가능하다는 점이다. 정보는 일단 생산되어 판매되고 사용된 후에도 소멸되지 않는 특성을 갖고 있다. 소멸되기보다는 오히려 대가없이 전파되어 유용하게 사용됨으로써 일종의 공공재의 성격을 갖는다. 정보이용에 관한 사회적 한계비용이 0인 이상 한번 생산된 정보는 무료로 일반 대중에게 공개되는 것이 사회적으로 바람직한 것으로 받아들여지고 있다.

정보는 또한 강한 외부화의 특성을 갖는다. 즉, 모든 정보는 일단 생산되면 독점이 불가능하다. 아무리 우수한 기술도 한번 생산이 되고 나면 더 이상 감추기 어렵다. 그와 똑같은 기술정보는 아니라고 할지라도 유사한 정보는 얼마든지 복사가 가능하다. 경우에 따라서는 오히려 원래의 것보다 더 훌륭한 정보가 재창조되기도 한다.

정보의 또 다른 특징으로는 정보의 생산과 소비에 있어서 불확실성이 존재한다는 점이다. 어떤 정보의 개발자도 그 정보의 결과를 알기는 어렵다. 정보의 결과를 알게 된다면 정보의 개발 자체가 의미 없을 수도 있고, 또 소비자는 이미 그 결과를 알고 있기 때문에 비용을 지불하려고 하지 않을 것이기 때문이다. 정보는 또한 지식의 기반이며 원천이다. 정보가 동종끼리 집적되어 일반화된 형태로 정리된 것을 지식이라고 하는데, 지식이란 추상화와 일반화 과정을 거쳐 어떤 특정의 목적을 달성하는데 유용한 정보라고 할 수 있다.

3. 정보 비대칭성의 의의

일상생활에 있어서 정보의 비대칭성(information asymmetry)이란 개인마다 알고 있는 정보의 수준이 동일하지 않은 현상을 말하는데, 경제적 관점에서 볼 때 이것은 교환관계에 있어서 어느 한쪽이 상대방에 비하여 훨씬 더 많은 정보를 가지고 있거나 혹은 그 반대의 현상을 말한다. 거래관계에 있어서 정보의 비대칭성이 중요시되는 이유는 정보를 적게 가진 쪽이 많이 가진 쪽에 대하여 끊임없이 의심을 하도록 만들거나, 반대로 정보를 많이 가진 쪽이 가격을 조작함으로써 시장이 제대로 작동하는 것을 어렵게 만들기 때문이다. 정직한 중개인을 거치지 않고서는 제대로 된 중고차를 사기가 힘든 경우와 같은 예를 말한다.

중고차를 구매하고자 하는 소비자는 중고차에 대한 정보를 정확하게 알 수가 없으므로 판매자나 제품에 대하여 끊임없이 의심하게 된다. 이와 같은 의심으로 인해 발생할 수도 있는 부작용을 방지하기 위해서는 중고차 중개인이나 중개회사가 정직한 중개자로서의 역할을 해야 한다는 당위성이 성립된다. 중고차 판매 중개인의 입장에서는 계속해서 중고차 판매 사업을 하기 위해서 운행에 문제가 없는 자동차만을 팔려고 한다. 그런데, 중고차 구매자가 중개인에 대한 의심 없이 중고차를 구매하려고 할 경우에는 제품의 질이나 가격을 보증할만한 안정장치가 없다. 많은 중고차 판매자들이 정직하지 않다면 심각하게 사고가 난 경력이 있는 자동차도 아무렇지도 않는 차인 것처럼 판매하려고 할 것이다. 이와 같은 사태는 결국 모든 중고차 중개인이 의심을 받는 심각한 문제를 불러온다. 중고차 거래에서 발생할 수 있는 이러한 불신을 예방할 장치가 없다면 시장에서는 신뢰가 사라지고 의심만이 난무하게 될 것이다.

어떤 사회든지 경제행위와 거래에는 정보가 필요하고 정보는 경제주체 간의 거래행동에 다양하게 영향을 미친다. 구매의사결정을 해야 하는 소비자행동은 구매대상에 대한 정보를 기반으로 이루어진다. 그러나 경제주체 사이에 정보의 양과 질은 균등하게 분포하지 않는다. 이처럼 공급자와 소비자 사이에 정보의 양이나 질이 불균등하게 분포함으로써 나타나게 되는 문제를 정보의 비대칭성 문제라고 한다. 정보의 비대칭성이 존재하게 되면 정보가 대칭적인 상황에 비해 일반적으로 사회적 후생(厚生) 수준이 낮아져 장기적으로는 공급자에게도 불리한 영향을 미치게 된다. 예를 들어, 요즘 인터넷상에 배포되고 있는 질병과 그 치료에 관한 수많은 정보들은 환자들의 병원 방문을 억제할 것으로 예상되었으나 오히려 미리미리 건강을 챙기려는 욕구를 증대시켜 사람들을 더 자주 병원에 방문하도록 하고 있다. 병원들은 과거처럼 무엇이든지 감추거나 비밀로 유지하려고만 해서는 안되며 질병 정보와 치료방법에 대해 더욱 공개적이 됨으로써 병원과 소비자 사이가 더 밀접해질 수 있다는 것을 알 수 있다.

민영의료보험 시장이 번창하고 있는 이유 역시 많은 사람들이 경험에 의한 정보의 축적으로 언젠가는 많은 치료비가 들어가는 질병에 걸릴 수 있다는 것을 알고 있기 때문이다. 알 수 없는 미래에 심각한 질병 때문에 한꺼번에 많은 비용이 들어갈 수도 있다는 예측은 사람들에게 조건부로 민영보험에 가입하도록 만든다. 그러나 이때 보험회사보다는 보험에 가입하려고 하는 가입자들이 자신의 건강 상태에 대해서는 더 자세하게 안다. 그러나 많은 사람들이 보험을 들기 전에 자신의 자질구레한 질병상태에 대하여 보험회사에 알리고 싶어 하지 않는다. 여기서는 보험을 구매하고자하는 고객이 거래에 있어서 더 많은 정보를 가지고 있는 셈이다. 때문에 보험회사는 고객이 보험에 가입하기 전에 건강검진을 받도록 함으로써 정보의 비대칭성을 극복하려고 한다. 이처럼 대부분의 경제적 교환관계에 있어서는 거래 당사자 간에 정보의 균형이 이루어져 있다고 믿는 상태라야 상호간에 신뢰할만한 거래가 이루어질 수 있다.

정보비대칭성의 문제는 의료서비스 분야에서는 심각한 것으로 받아들여지고 있다. 실제로 미국의 이론 경제학자 Kenneth Arrow는 미국 경제학회지「미국 경제 리뷰」에 발표한 "의료의 불확실성과 복지경제학(Uncertainty and the Welfare Economics of Medical Care)"이라는 논문에서 의사와 환자와의 사이에 있는 정보의 비대칭성이 의료보험의 효율적 운용을 저해하는 현상을 지적했다. 과거와 달리 오늘날의 환자나 그 보호자들은 의사의 지시에 따라 수동적으로 대응하는 것이 아니라 질병의 증세나 치료방법에 대하여 적극적으로 알고 싶어 한다. 의료서비스 공급자들이 모든 것을 의사나 병원에만 맡기고 의존하던 과거를 떠올리면서 환자의 궁금증에 대하여 불편하게 생각하는 태도는 소비자들의 불만족을 불러일으키게 된다. 의료서비스의 소비자들은 공급자들에게 끊임없이 설명해 줄 것을 요구한다. 자신이나 가족의 건강과 관련하여 궁금증이나 의심나는 사항에 대해서는 즉시 해소되기를 기대한다. 때문에 의료서비스의 공급자들이 환자나 보호자들이 원하는 정보를 적시에 재대로 제공해주지 않으면 소비자들은 공급자들에 대하여 불신의 태도를 갖게 된다. 그럼에도 불구하고, 소비자들의 이와 같은 요구는 여러 가지 이유로 공급자에 의해 거절되는 경우가 많기 때문에 소비자단체를 통하거나 인터넷 등 자유여론 수단을 통하여 끊임없이 저항을 하기도 한다. 경우에 따라서는 정부의 간여를 불러들이기도 한다. 일반 제품시장과는 달리 의료시장에서 소비자들이 정부의 개입을 환영하는 이유는 바로 정부가 정보의 비대칭성을 해소할 수 있는 힘을 갖고 있기 때문이다. 사람의 건강을 상품으로 거래하는 관계에 있는 의료서비스의 공급자와 소비자 사이에서 정보의 비대칭 현상이 해소되지 않는 한 정부의 개입은 계속되겠지만 사실 이것은 공급자와 소비자 사이의 정상적인 교환관계의 발전을 저해하게 된다.

'정보의 비대칭성'이라는 용어는, 미국의 이론 경제학자 George A. Akerlof가 1970년에 발표한 논문 "레몬시장: 질의 불확실성과 시장 메커니즘(The Market for Lemons: Quality Uncertainty and the Market Mechanism)"에서 처음으로 사용했다. 이 논문은 중고차 시장을 예로 들어 정보의 비대칭성이 시장에 가져오는 영향에 대해 논의했다. 즉, 구매자가 결함이 있는 상품과 그렇지 않은 것을 구별하기 어려운 중고차 시장에서는, 품질이 좋은 상품이라도 다른 상품과 같이 가치를 평균적으로 계산하는 경향이 있다는 사실을 지적하면서 이것은 판매자와 구매자 사이에 정보의 비대칭성이 존재하기 때문이라고 주장했다. 의료시장에서 자신의 건강을 맡겨야 할 소비자들이 의료진이나 병원에 관한 정보를 아무리 정확하게 파악하려고 해도 지나친 일이 아니라는 것을 알 수 있다.

제2절 정보의 비대칭성과 의료시장의 구조

정보의 비대칭성이란 시장에서 공급자와 소비자 간의 거래관계에서 발생하는 불균형의 문제로 상호간에 신뢰의 저하를 가져온다. 즉, 정보의 비대칭성 때문에 발생하는 불완전시장은 도덕적 해이와 역선택(逆選擇)의 문제를 불러오고 이것은 거래관계자 상호간에 불신을 초래해 시장실패[20)]를 낳게 되고 그 결과 정부의 개입을 가져오게 만든다. 따라서 의료시장에서 정보의 비대칭성이 존재하는 이유를 규명하는 것은 불완전한 의료시장의 특성을 이해하기 위해 중요하며, 그것을 위해서는 우선 의료시장의 구조를 파악해야 한다.

1. 불완전성

의료시장은 일반 구매시장과는 다르게 불완전시장의 성격이 강하다. 의료서비스의 생산과 수요가 갖는 특수성으로 인하여 의료시장에 일반 구매시장에 적용되는 4대 기

20) 공급자와 수요자 간 정보의 비대칭성은 완전경쟁의 형성을 저해한다. 이처럼 불완전한 경쟁 등으로 인해 시장에 의한 자원배분의 효율성이 확보되지 못하는 상태를 시장실패라고 한다. 이러한 시장실패를 보완하기 위하여 정부의 개입이 이루어지면 자본주의 정신은 훼손된다. 일반적으로 시장실패의 요인으로는 불완전한 경쟁, 정보의 불균형성, 공공재, 외부효과, 자연적 독점 등이 있다. 이와 같은 시장실패(market failure)라는 용어를 처음 사용한 경제학자는 미국 MIT 대학의 Francis Bator 교수이다.

본원리 즉, 생산성향상의 원리, 자원의 최적분배 원리, 선별의 원리, 조정의 원리 등을 그대로 적용하는 데는 한계를 가질 수밖에 없다.

이와 같은 원리의 측면에서 볼 때 의료시장에서 불완전성을 구성하는 요소는 무엇보다도 수요를 예측하기 어렵다는 점이다. 언제 어떤 수요가 발생할지를 전혀 예측하기 어렵기 때문에 거기에 미리 대비한다는 것 자체가 불가능하다. 또한, 의료서비스는 일반 제품처럼 저장하는 것이 불가능하고 서비스 제공과정이 인간의 생명과 밀접하게 관련이 있기 때문에 생산성 향상을 위한 실험을 한다는 것이 쉽지 않다. 또한 질병의 발생이 시기와 지역에 따라 다를 수 있기 때문에 자원의 최적분배가 불가능하고, 소비자들의 특성에 따라 선별적으로 대응한다는 것도 쉬운 일이 아니다. 의료서비스는 일반 구매시장에서와 같이 사회、경제적 지위에 따라 소비자들을 선별적으로 대우할 수 없다. 또한 가격이 수요와 공급의 조정에 의해 이루어지는 조정의 원리에서 벗어나 있다. 미국을 제외한 대부분의 선진국에서 의료서비스는 일반 재화로 취급되지 않고 공공재의 성격을 띠고 있기 때문에 공급자와 수요자 사이에서 흥정을 통하여 가격이 자동으로 조정되지 않는다. 대신 정부의 개입을 통하여 정책적으로 가격이 규제되고 있다. 우리나라의 의료시장구조는 미국과 유럽의 중간지대에 있다고 볼 수 있다.

2. 낮은 경제성

우리나라의 의료시장은 자유경쟁이나 영리추구의 원리가 도입되지 못한 관계로 아직까지 다른 산업에서와 같이 이윤추구 측면에서 경제성 분석이 활발하게 이루어지지 못하고 있다. 말하자면, 투자에 따른 자체 산업규모의 증가와 그에 따른 다른 산업에 대한 파급효과 등을 정상적으로 예측하는데 한계가 있다. 하지만 의료시장에도 규모의 경제성은 존재하는 것으로 받아들여지고 있는데, 일찍이 시장 지배력을 갖춘 대형병원들은 마치 기업처럼 최소의 비용으로 최대의 효과를 누리고 있는 것이 사실이다.

이에 비해 시장 지배력이 약한 다수의 중소병원들은 경쟁시장의 이점을 상실하고 있다. 따라서 정부는 의료산업의 규모나 업무영역 등을 규제함으로써 다수의 중소 경쟁자들이 공정하게 경쟁할 수 있는 여건을 마련해줄 필요가 있다. 그러나 시장실패를 조정하기 위한 정부의 개입으로 인해 오히려 경제적 효율성이 억제될 가능성도 있다. 정부가 의료시장에 개입할 때는 그로 인해 초래되는 사회적 편익이 사회적 비용을 초과하고 정부의 실패가 최소화되도록 하는 것이 무엇보다 중요하다.

3. 공공성

의료산업은 어떤 다른 산업보다 공공재적 특성이 강하다고 할 수 있다. 공공재의 특성을 살펴보면, 우선 소비의 비경합성(非競合性)으로 한 개인의 소비는 타인의 소비를 저해하지 않는다. 또한, 비배타성(非排他性)으로 일단 어떤 공공재가 한 개인이나 집단에게 공급되었을 경우 그 혜택이 다른 사람이나 집단에도 영향을 미치기 때문에 넓은 의미에 있어서 외부성(外部性)이 존재한다. 비배타성의 원칙을 적용함으로써 효율적인 자원의 배분을 달성하여 시장실패를 어느 정도는 줄일 수 있다. 그러나 어떤 사회든지 공공재의 배제에 따른 비용은 매우 크거나 배제가 불가능한 경우가 많다. 소비자는 민간재의 경우처럼 소비의 대가를 기꺼이 지불하려고 하지 않는 경우도 있어 무임승차의 효과를 낳기도 한다. 예를 들어, 어느 지역에 법정 전염병이 발생하면 정부는 신속하게 무료로 예방접종을 실시하게 된다. 이때 예방접종 비용을 충분히 지불할 수 있는 부유계층도 무료로 예방접종을 받을 수 있게 된다. 왜냐하면, 부유계층이라고 해서 예방접종에서 배제시킬 수는 없기 때문이다.

이처럼 의료서비스는 일종의 공공재로써 비경합성, 비배타성, 외부성을 갖고 있기 때문에 경쟁적 가격기구가 개입하여 효율적 자원의 배분을 이루기는 어렵다. 그 이유는 자본주의 사회에 있어서 각 경제 주체들이 공공재에 대한 성실한 선호를 구현하도록 하는 각종 유인제도가 아직까지는 발달되기 못하고 있기 때문이다.

4. 외부화

의료시장이 가지고 있는 외부화(外部化)의 특징은 경쟁적 시장기구가 효율적으로 자원의 배분을 이룰 수 없도록 만드는 시장실패의 중요한 요인이다. 외부화 또는 외부성이란 시장경제 하에서 생산자의 생산활동이 시장기구에 참여하지 않는 소비자나 생산자의 선택범위에 영향을 미쳐서 무상으로 효용이나 생산의 증감을 유발시키는 것을 말한다(Coase, 1960).

의료시장에 있어서 전형적인 외부효과로는 갈수록 병원 간 경쟁이 치열해짐에 따라 고가의 첨단장비를 과다하게 도입하는 것과 같은 출혈경쟁이 발생하게 된다. 그 결과 충분한 자본력을 갖추지 못한 영세한 병원들의 재무적 안전성과 건전성을 해치게 된다. 또한 병원들이 주로 도시에 집중함에 따라 낙후지역은 의료서비스의 사각지대가 될 가능성이 크다. 이와 같은 의료서비스의 외부화는 사회 전반에 부정적 영향을 미치게 된다.

5. 조건부 시장성

현재 우리나라의 의료체계는 그림에서 보는 것처럼 3원체계로 되어있다. 즉, 환자, 국민건강보험공단, 의료기관 등 3주체가 질병의 치료와 비용지불에 있어서 상호작용을 하는 관계로 이루어져 있다. 여기에 민영의료보험회사들의 역할이 조금씩 증가하는 양상을 보이고 있다.

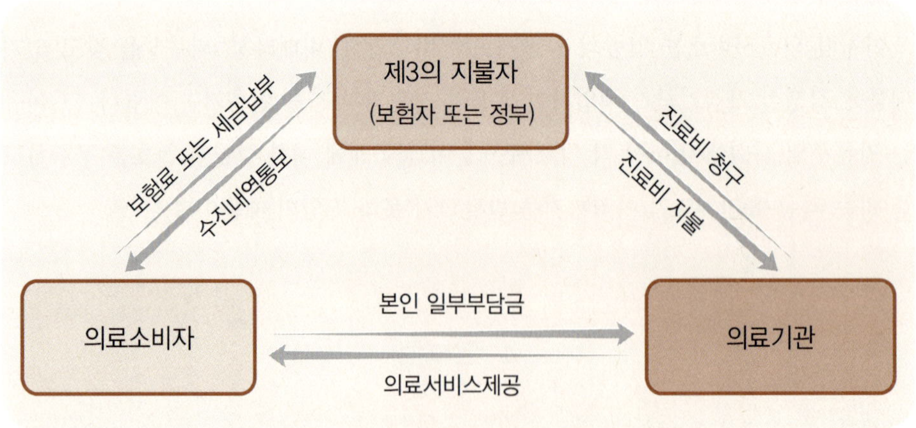

[그림 8-2] 의료서비스 거래의 3원 체계

환자가 병원을 방문하여 진료나 치료를 받는 사건이 발생해야 병원은 국민건강보험공단에 소정의 보험료를 청구하여 급여가 입금되면 수입으로 처리하게 된다. 이와 같은 거래관계상 소비자들은 미래에 질병치료를 대비한다는 조건으로 의료보험료를 납부한다. 이때의 보험료는 조건부계약의 가격에 해당하며 의료시장은 보험이라는 조건부계약의 거래를 위한 일종의 조건부시장의 특성을 갖는다. 그러나 소비자는 언제 질병이 발생할지 예측하기 어렵고 병원은 또한 언제 환자가 찾아올지 예측하기 어렵다. 즉, 병원은 수요를 예측할 수 있는 완전한 정보를 갖는다는 것이 거의 불가능하다. 이처럼 미래의 특정 시점에서 발생할 질병을 전제로 하여 그에 대비한 조건부 보험료를 납부하게 되는데 이와 같은 경우 질병이 발생하지 않는 소비자에게는 보험료가 일종의 낭비로 인식될 수 있다.

제3절 거래관계에 있어서 정보 비대칭성의 유형

거래자 간 상호신뢰는 경제학에서 오래 전부터 시장거래의 효율성을 좌우하는 중요한 요소로 인정받고 있다. 그러나 거래자 간 정보의 비대칭성은 효율적인 거래를 방해하기 때문에 판매자와 구매자 사이에는 항상 정보의 균형이 이루어질 것이 요구된다. 정보의 균형이 이루어지지 못하면 역선택이나 도덕적 해이와 같은 사회적 문제를 불러일으키고 시장 질서를 교란시키게 된다.

1. 역선택

거래관계에 있는 경제 주체 사이에 정보전달이 불충분하게 되면 불확실성이 발생하게 된다. 이와 같은 불확실성을 통신적 불확실성이라고 하는데 이는 구매 시 소비자들이 추구하는 최적의 선택보다는 역선택(逆選擇)의 문제를 야기한다. 거래관계에 있어서 문제가 되는 정보를 정보보유자가 임의로 변경할 수 없는 경우, 즉 해당 정보가 정보보유자의 선호 및 기술조건(정말 수술을 잘 하는 의사인가?) 등과 같은 특성과 관련된 경우에는 역선택의 문제가 발생한다. 의사들은 자신이 어느 정도의 치료 실력을 가지고 있는지 알고 있지만 환자들은 그것에 대하여 자세하게 알 수 있는 방법이 없기 때문에 정보의 비대칭성이 존재하고, 이것은 의료서비스 구매 시 실력이 뛰어난 의료진보다는 그렇지 못한 의료진을 선택할 가능성이 존재한다. 동일한 가격조건에서 역선택은 소비자불안 또는 불만을 야기한다.

정보의 비대칭성으로 인한 역선택의 문제는 중고차 판매와 관련하여 대표적으로 설명된다. 소비자들은 양질의 중고차를 구매하기를 원하지만, 판매자들은 사고경력을 비롯한 부정적 내력을 최대한 감출 가능성을 배제할 수 없다. 혹시 소비자가 판매자에게 이상이 없는지를 물어보더라도 대답은 '전혀 문제없는 자동차'라는 말뿐일 가능성이 높다. 또 알고 있더라도 중고차 판매상이 흠결이 있는 자동차를 원상회복시킬 수 있는 능력을 갖고 있지 못하다. 이처럼 중고차 시장에서 소비자는 판매자가 제공하는 정보에 의존할 수밖에 없는데, 판매자는 소비자에 비하여 항상 비밀스런 정보들을 많이 가지게 됨으로써 양자 간에는 정보의 비대칭성이 존재하게 된다. 이때 판매자를 정보의 우위자, 구매자를 정보의 열위자라고 부른다.

그러나 시장에서 정보의 비대칭성이 계속 존속하기는 어렵다. 만약, 판매자의 괜찮다는 말만 믿고 자동차를 샀다가 사고라도 나면 그 판매자에 대한 신뢰는 즉시 추락하게 된다. 이것은 전체 시장에서 신뢰를 잃는 것은 물론 가격 교란을 불러온다. 소비자들은 판매자에게 속아서 산 중고차가 결함 때문에 사고가 났다는 언론기사를 들먹이며 어떻게든 중고차 가격을 믿을 수 없다면서 값을 깎으려고 할 것이다. 지불한 액수가 적을수록 사고가 발생하더라도 쉽게 체념할 수 있기 때문이다. 반면, 중고차 판매상들은 가격이 깎일 것을 고려해서 중고차 가격을 올리게 되고 소비자들이 이것을 인지하는 순간 중고차 시장에서의 거래를 회피하게 된다.

경제학에서는 자율적인 시장의 조건으로 완전경쟁을 내세우고 있지만 거래자 사이에 존재하는 이와 같은 정보의 비대칭성은 완전한 시장이 존재하기 어렵다는 것을 보여준다. 정보의 비대칭성은 판매자와 소비자 사이에 끊임없는 긴장관계를 만들어내고 또 갈등을 유발시키는 원인이 된다. 이러한 긴장관계 속에서 소비자들은 이른바 자기

방위책을 사용하게 된다. 즉, 판매자의 말을 잘 믿지 않게 되고 특히 판매자들이 제시하는 가격을 불신하게 된다. 중고차 판매자들 역시 자기 방어책으로 가격을 높이게 되지만, 이것은 상호불신을 증폭시키게 된다. 소비자들은 소비자들의 무지를 이용하여 중고차 판매상들이 폭리를 취하고 있다는 의심을 하게 되고, 이것은 결국 소비자들에게 중고차 자체에 대한 신뢰와 인기를 떨어뜨리게 된다. 중고차 판매상들은 소비자들이 그토록 알고 싶어 하는 정보를 공개하지 않거나 왜곡함으로써 결국 악덕 상인으로 전락하게 될 가능성도 배제하기 어렵다.

요즘 각 병원마다 설명 잘하기 운동이 한창이다. 환자가 충분히 이해를 할 수 있도록 설명을 잘 해야만 정보의 비대칭성으로부터 비롯되는 소비자 불만을 누그러뜨리고, 시장의 신뢰를 받을 수가 있다.

2. 도덕적 해이

도덕적 해이(道德的 解弛)란 보통 부정이나 부도덕, 사기행위로 특징지어지는데 그 유형으로는 거래관계에 있어서 상대방을 이용한 도덕적 해이와 자신을 이용한 도덕적 해이로 구분된다.

병원에 있어서 상대방을 이용한 도덕적 해이로는 정보 열위자의 위치에 있는 환자들을 고의적 또는 악의적으로 이용할 목적으로 행동하는 것이다. 의료진은 환자들이 진료과정이나 비밀에 대하여 모른다는 가정 하에 무의식적으로 태만하거나 부주의하여 의료사고를 일으키는 경우가 종종 있다. 의료소비자는 의사가 어떤 검사를 해야 한다고 권유해도 그것에 대해 방어할 수 있는 의료지식과 정보를 갖고 있지 못하다. 병원에서 의료인 자신을 이용한 도덕적 해이로는 공급자로서의 자격에 관한 것인데, 이것은 의료인들이 권위를 내세워 제품이나 서비스의 가격, 질, 서비스 그 자체 대한 정보의 비대칭성을 유발시켜 소비자에게 직접적인 경제적 불이익을 주는 것을 말한다.

제4절 정보 비대칭성의 영향과 극복방안

의료시장에서 일상적으로 자주 접하게 되는 정보의 비대칭성 상황은 환자들이 방문하는 병원 의료진의 기술력을 정확하게 모르고 있는 것으로 거래에 있어서 항상 의심을 갖게 만든다. 소비자들은 이로 인해 발생하게 되는 역선택의 문제를 극복하기 위해 주위에 지속적으로 확인을 하는 등 의심나는 사항들에 대한 해소를 통하여 거래관계를 균등하게 만들려는 욕구를 가지고 있다. 소비자들의 의사결정에 필요한 정보들을 공개하지 않으려는 공급자들의 폐쇄적 행동으로 인해 의료서비스의 교환관계에서 도덕적 해이의 문제가 발생하기도 한다. 의료서비스의 공급자들은 환자들이 진료정보를 자세히 알지 못한다는 점을 이용하여 환자의 후생에 대한 대처를 게을리 할 수 있다. 그러나 자신의 건강이나 질병 문제에 집중하고 있는 환자들은 결국 이런 사실을 인지하게 되기 때문에 양자 사이에는 긴장관계가 조성되기도 한다.

1. 정보 비대칭성의 영향

의료서비스 수요자가 완벽한 정보를 갖지 못함으로써 나타나는 영향은 첫째, 서비스가격에 대한 정보부족은 불평의 증대 또는 효용의 감소를 가져온다. 한 소비자가 동일한 수준의 의료서비스를 다른 시장이나 다른 병원에서 더 낮은 가격으로 구매할 수 있었다는 사실을 나중에라도 인지하게 되면 의료서비스 가격에 대한 지식부족으로부터 오는 효용의 감소를 경험하게 된다. 즉, 어떤 사람이 A 치과병원에서 250만 원에 임플란트 시술을 잘 받았다고 좋아하고 있는데, 다른 어떤 사람이 B 치과병원에서 200만 원에 매우 뛰어난 임플란트 시술을 받았다는 사실을 인지하게 되면 A 치과병원에서 임플란트 시술을 받은 소비자는 처음에 시술을 잘 받았다는 주관적 점수가 낮아지는 것을 경험하게 된다.

둘째, 서비스 질에 대한 정보부족이다. 소비자는 구매 후, 즉 서비스를 사용한 후 다른 사람들과의 대화에서 자신이 구매해서 사용한 서비스가 상대적으로 질이 낮은 것이었다는 것을 지각함으로써 후회하게 된다.

셋째, 서비스 존재에 대한 정보의 부족을 들 수 있다. 특별한 질병을 앓고 있는 환자들은 그와 같은 질병을 정확하게 치료할 수 있는 병원이 존재하는지를 알지 못하는 경우가 있다. 그 언저리를 맴돌면서 치료를 계속해도 효과를 보지 못하게 될 경우 의료시장 전반에 대한 불신의 정도는 커진다.

넷째, 과대광고에 의한 정보의 왜곡이 있을 수 있다. 일반 제품 시장과 마찬가지로 의료시장에 있어서도 과대광고는 서비스에 대한 소비자의 과대한 기대를 불러 일으켜 소비활동의 왜곡을 가져온다. 예를 들어, 비만 환자들은 다이어트 관련 과대광고에 현혹되어 높은 수준의 효용을 기대하고 잘못된 구매행동을 하게 된다. 이와 같은 현혹 행위는 질병치료에 대한 정확한 지식의 보유, 적정소비의 생활화 등에 의해 예방할 수 있다.

한편, 의료서비스 시장에서도 공급자 측에서 소비자에 대한 정보부족을 호소하는 정보의 비대칭성이 존재할 수 있다. 이른바 불량환자를 말하는 것이다. 그러나 이와 같은 경우는 환자 자신의 생명과 관계되기 때문에 그 발생 확률이 미미하여 무시될 수 있을 것이다.

2. 정보 비대칭성의 극복방안

1) 자발적 권한 위임

의료서비스는 일반 재화에 비하여 상대적으로 전문성이 강하지만 그 안에 내재해 있는 위험성 또한 높다. 의료소비자들은 이러한 의료서비스의 구성내용과 실행에 관하여 충분한 정보를 가지고 있지 못하다. 그렇다고 하더라도 소비자의 입장에서는 한정된 자원의 제약 하에서 가장 큰 편익을 가져올 수 있는 서비스를 소비하는 방향으로 의사결정을 할 수밖에 없을 것이다. 이때 소비자들에 따라서는 개인적 특성이나 정보탐색에 필요한 시간의 제약 등 다양한 이유로 자신들보다 훨씬 더 많은 전문 지식과 경험을 보유하고 있는 의료인들에게 의존하는 것이 효과적이라고 생각하는 경우도 발생한다. 사실 소비자 개인의 입장에서는 자신이 언제 의료서비스를 필요로 하는지, 또 어떤 종류의 의료서비스를 구매하는 것이 적절한지를 모르기 쉽다. 때문에 객관적으로 의료에 관한 전문적인 지식수준이 매우 높고 또 경험이 많은 의료진에게 의존하는 것이 효과적이라고 판단하게 되고, 그 결과 자신들의 의료소비에 대한 의사결정 권한을 공급자에게 위임하게 된다. 그러나 이때 의료인들이 왜곡된 정보를 제공해도 소비자들에게는 최상의 서비스를 제공하고 있다는 것을 믿도록 할 수 있는 능력을 지니고 있고, 의료인들에게 의사결정을 위임한 소비자들은 어떤 경우에도 그들의 말을 믿고 따를 가능성이 높기 때문에 의료윤리의 문제가 제기된다(최용환, 2006).

2) 단골화

정보의 비대칭성으로 인한 역선택의 문제는 소비자가 단골 고객일 경우에 극복될 수 있다. 만약, 어느 한 중고차 판매상과 오랫동안 거래를 하게 된다면 그 판매상은 고객에게 결함을 숨기거나 적정가격보다 높게 판매할 가능성이 낮다. 중고차 판매상이 당장 눈앞의 이익만을 생각하여 결함이 있는 차를 멀쩡한 차인 것처럼 속여서 판매를 한다면 거래관계가 무너지게 될 것이기 때문이다. 따라서 중고차 판매상은 단골 고객에게는 가장 질이 좋은 중고차를 판매하거나 가장 솔직하게 판매를 함으로써 상호간에 신뢰관계를 유지하려고 할 것이다. 이와 마찬가지로 환자가 일정하게 한 개의 병원만을 이용하거나 지속적으로 한 의사만을 상대할 경우 역선택의 문제로부터 벗어날 수 있을 것이다. 환자는 그 의사와 장시간 교류를 통해 그/그녀의 강점과 약점을 잘 파악할 수 있게 되기 때문이다.

도덕적 해이의 문제 역시 마찬가지이다. 불성실이나 고의성 또는 악의 등을 통틀어 도덕적 해이로 볼 수 있는데, 환자의 입장에서는 병원이나 의료진이 이와 같은 태도로 자신을 기만하고 있을지 모른다는 의심에서 벗어나고 싶어한다. 때문에 의료진은 소비자가 자신을 최대한 잘 치료할 수 있다고 믿을 수 있도록 동기부여를 이끌어낼 필요가 있다. 의료시장에서 도덕적 해이는 의료진이 노골적으로 자신의 약점을 숨긴다든지 환자를 돈벌이 수단으로 이용하려드는 상황 등으로 나타난다. 물론, 현실적으로 병원이나 의료진이 노골적으로 환자를 기만할 가능성은 매우 적다. 하지만 최근 의료시장에서 병원 간 경쟁이 치열해지고 의료광고의 허용범위가 넓어졌기 때문에 일부 진료 분야에서 과대광고나 선전으로 소비자를 기만하는 일이 발생하고 있는 것이 현실이다. 성형이나 피부미용 등에서는 도덕적 해이가 노골화되고 있으며, 심지어는 대학병원에서조차 필요 이상의 검사가 수행되거나 항생제가 과잉 처방되는 것으로 조사되고 있다. 병원 간 경쟁의 격화가 필연적으로 과잉진료, 과잉검사 등의 문제를 불러온다는 우려가 있다.

병원들의 도덕적 해이 행동이 감추어지면 소비자들의 위험부담이 커지기 때문에 정부 차원에서 이와 같은 도덕적 해이 사건들을 공개하는 방향으로 나가고 있다. 즉, 항생제를 남용하는 병원의 공개라든지 노인요양병원들의 허위청구 사례를 공개한다든지 하는 정책은 정보의 비대칭성으로 인해서 발생되는 도덕적 해이 문제를 최소화시키려는 노력이라고 할 수 있다.

현장들여다보기 8-1

'단골 동네병원' 진찰료 33% 할인

고혈압·당뇨환자 636만 명…내년부터 선택의원제

고혈압 · 당뇨 환자가 동네의원 한곳을 단골로 정해놓고 지속적으로 이용하면 진찰료를 33% 할인받는 '선택의원제'가 내년(2012년) 1월부터 시행된다. 이동욱 복지부 보건의료정책관은 8일 "고혈압과 당뇨병 등 만성질환을 적절히 관리하지 않으면 병이 커져 결국 국민 의료 부담을 높인다" 면서 "이 악순환을 끊을 수 있을 것으로 기대한다" 고 밝혔다.

복지부는 10월 중순부터 연말까지 환자들의 참여신청을 받고 내년 1월 시행하며 대상 질환도 점차 확대해 나갈 계획이다. 선택의원제에 참여하는 고혈압 당뇨 환자는 진찰료의 본인부담률이 현행 30%에서 20%로 줄어든다. 진찰료의 30%는 환자가 내고(본인부담률) 나머지 70%는 건강보험공단에서 부담했지만 단골 의원을 정해 놓고 다니면 본인부담률이 20%로 낮아지는 것이다.

예를 들어 초진의 경우 진찰료(1만2,500원)의 30%인 3,750원을 환자가 부담했지만 선택의원제에서는 1,250원(33%) 인하된 2,500원만 부담한다. 재진은 본인부담액이 2,700원에서 1,800원으로 900원(33%) 낮아진다. 다른 병원을 이용하면 진찰료 할인 혜택을 받을 수 없다.

복지부는 내년 동네의원을 이용할 고혈압 당뇨 환자 수를 636만 명으로 잡고 있으며, 이들 중 90%가 선택의원제에 참여할 경우 431억 원가량 진료비 경감 혜택을 받을 것으로 추산했다. 새 제도에 참여하는 동네의원도 보상을 준다. 환자의 Δ혈압 Δ혈당수치 Δ흡연 · 음주 등 생활습관 상담을 담은 환자관리표를 작성하면 건당 1,000원(환자당 연간 10회만 인정)의 보상금을 받으며, 환자를 잘 관리하는 의원은 성과 인세티브도 받게 된다.

그러나 대한의사협회는 이날 성명서를 내고 "주치의제나 총액계약제 추진을 위한 불순한 정책적 의도가 있다" 며 반대 의견을 표명했다.

자료원 : 매일경제, 2011. 9. 9. A2면

3) 시장신호이론

시장신호이론(market signaling)은 1973년 미국 스텐포드대학의 경제학교수인 A. Michael Spence에 의해 시장에서 정보격차 해소의 방안으로 경제학에 도입되어 활용되고 있다. 시장신호이론은 개별 경제주체들이 상호간 정보 보유량의 격차가 있는 시장에 참여하면서 그 문제를 조정해 가는 과정을 말한다. 즉, 정보의 양이 풍부한 쪽에서 부족한 쪽에 자신의 능력 또는 자신의 상품가치나 품질을 확신시킬 수 있는 수단을 활용함으로써 정보의 격차로 야기되는 시장 왜곡 현상, 즉 역선택의 문제를 극복할 수 있게 된다는 것이다. Spence는 그의 논문에서 노동시장에서 고용주와 구직자 간에 정보 보유량의 격차가 존재하는 것으로 인식했다. 고용주는 구직을 하려는 당사자에 비해 구직자에 관한 정보가 절대적으로 부족하다. 이때 반드시 일자리를 얻어야 하는 구직자의 입장에서는 어떤 수단을 써서라도 자신의 능력, 곧 생산성의 상대적 우위를 입증하는 '신호'를 고용주에 전달해야 채용 가능성이 높아진다. 이 같은 정보의 격차를 해소하기 위한 신호로 작동할 수 있는 것이 학력이나 경력, 자격증 등이라는 것이다. 구직자 상호간 학력, 경력, 자격증 등의 차이를 기준으로 고용주는 구직자 상호간 생산성의 차이를 가늠할 수 있게 된다.

마찬가지로 의료시장에서는 다양한 공급자들에 의해 동일한 유형의 의료서비스가 제공되고 있는데, 이때 의료서비스의 품질에 대한 소비자들의 인지된 불확실성이 존재한다. 어떤 병원 또는 의사가 환자의 병을 잘 치료해줄지 알 수 있는 방법이 많지 않다. 의료서비스의 거래에 있어서는 일반 제품시장에서 작동하는 시장 기구(자동 가격조절작용)에 의한 효율적 자원의 배분을 기대하기 어렵다. 의료시장에서 일어나는 정보의 비대칭성 상황에서도 우리나라 공급자들은 상대방에게 자신의 특성에 대하여 노출시키려고 하지 않는다는 것이 일반적인 시각이다. 그들은 의사가 되기 위한 오랫동안의 교육과정이 정보의 비대칭성을 해소하는데 충분한 조건이 된다고 인식한다. 그러나 소비자의 입장은 다르다. 그것은 경쟁자들이 많아졌고 실제 의료서비스의 품질에서도 격차가 나는 것을 목격할 수 있기 때문이다. 어떤 병원은 비싼 가격으로 시술을 하지만 소비자 불만이 높고, 다른 병원은 상대적으로 낮은 가격으로 시술을 하면서도 소비자 만족이 높은 것과 같은 격차가 존재한다. 소비자들은 이제 의료서비스의 구매 의사결정을 하기 전에 공급자들에 대한 정확한 정보가 공개되어야 한다고 믿게 되었다.

시대변화에 따라 의료서비스 공급자들의 폐쇄적 관점은 바뀌고 있다. 그것은 사회적 압력과 함께 공급자들이 자신의 특성에 대하여 적극적으로 알리고 싶어 하는 욕구 또한 증가하고 있기 때문이다. 이와 같은 변화는 정보 열위자들인 의료소비자들이 공급자들의 특성을 적극적으로 알아내기 위하여 노력한 것에 대한 대가로 보는 견해도 있다.

결과적으로 소비자 무지에 의한 정보나 지식 전달의 실패는 보건의료 부문에 시장(경쟁)의 실패를 야기(惹起)하는 중요한 요소이다. 따라서 소비자에게 필요한 정보를 제공함으로써 소비자가 의료공급자를 선택하는 합리적인 의사결정을 하기 위한 지원은 지속되어야 한다. 이는 의료서비스산업에서 소비자 선택에 의한 시장 기능을 활성화시킴으로써 소비자의 효용과 공급자의 효율성을 높이는 효과적인 방법이 될 수 있다. 이를 위해서는 의료부문에서 광고에 대한 규제도 지속적으로 완화시킬 필요가 있다. 왜곡된 정보를 전달하는 과장광고에 의해 소비자의 무지가 악용될 수도 있지만 과대광고와 허위광고를 지속적으로 통제한다면 광고가 지니는 정보제공의 순기능의 효과를 높일 수 있을 것이다(정기택 · 하봉찬, 2007).

토론사례 8

비대칭정보의 시장 이론

'비대칭 정보의 시장 이론'은 어느 한쪽 시장에 있는 사람은 다른 한쪽 시장에 있는 사람보다 더 좋은 정보를 훨씬 많이 지니고 있다는 것이다. 예컨대 보험회사는 가입자의 병력을 밝히라고 하지만 그 정보는 완전히 '비대칭'적이다. 가입자는 자신에 대해 잘 알고 있지만 보험회사는 그렇지 못하기 때문이다. 결국 이러한 정보의 비대칭성 때문에 보험회사 입장에선 '피하고 싶은 고객'을 선택하게 된다. 이것이 '역선택'이다.

중고차 시장에서도 판매자가 구매자보다 품질에 대해 더 많은 정보를 갖고 있을 경우 결국엔 구매자가 품질이 낮은 제품을 선택하는 일이 발생하게 된다. 즉, 판매자는 좋은 차와 형편없는 차를 구분할 수 있는 정보가 있지만 구매자는 이에 대한 정보가 없어 평균적인 가격을 지불하고 차를 사게 된다는 것이다. 그러나 결국 판매자는 이윤을 높이려고 성능이 형편없는 차를 팔게 돼 시장의 자원배분 기능이 실패한다는 것이다. 제3세계 시장에서 대출금리가 지나치게 높은 이유 역시 돈을 빌리려는 사람과 빌려주는 사람간의 정보의 불균형에서 비롯된다. 조지 애컬로프는 1970년 발표한 레몬시장(Market for Lemons)에 관한 논문으로 현대적인 정보경제학의 토대를 다져놓았다.

마이클 스펜스와 조지프 스티글리츠는 애컬로프의 레몬이론을 한 단계 더 발전시켰다. 스펜스는 하버드대 박사학위 논문인 '시장신호(Market Signaling)'에서 더 좋은 정보를 많이 소유한 사람에게 정보를 제공함으로써 정보의 불균형을 해소하려는 노력을 정의했다.

예를 들어, 입사 지원자는 자신의 능력에 대해 잘 알고 있지만 기업은 구직자에 대한 정보가 부족해(정보 비대칭) 학력 등의 신호를 통해 입사 지원자를 평가한다는 것이다. 그의 이론은 또 기업들이 배당금 액수를 통해 증시 참여자들에게 기업의 경영 상태를 가늠할 수 있도록 해준다는 등 여러 분야에 응용되고 있다.

스티글리츠는 스펜스와는 정반대 방식으로 시장에서 정보의 불균형을 해소하는 방안을 명확히 했다. 즉, 정보가 적은 사람이 정보를 많이 소유한 사람으로부터 필요한 정보를 얻어내는데, 이러한 과정에서 '스크리닝(심사)'이 중요하다고 역설했다. 예컨대 '정보의 비대칭성'을 해결하기 위해 보험회사는 보험료가 많이 나가는 가입자를 '위험부류'로 분류해 상대적으로 낮은 혜택을 준다는 것이다. 조지 애컬로프와 마이클 스펜스, 조지프 스티글리츠는 이 이론으로 2001년 노벨 경제학상을 공동 수상했다.

자료 : 김명철 역, 팀 하포드 저, 경제학 콘서트, p. 197.

토론과제

1. 병원과 소비자의 관계에서 존재하는 정보의 비대칭 예를 찾아보시오.
2. 병원과 소비자 사이에서 정보의 비대칭으로 유발되는 문제들을 논의해 보시오.
3. 병원마케팅 관리가 병원과 소비자 사이의 정보의 비대칭을 극복하기 위해 노력해야 하는 이유가 무엇인지 논의해 보시오.

제 9 장

노인 의료소비자행동

- 노인 의료소비자의 개념
- 노인 계층의 특징과 소비자행동
- 노인들의 정보처리와 소비자행동
- 노인 소비자들의 소비태도
- 노인 의료소비자들에 대한 마케팅전략

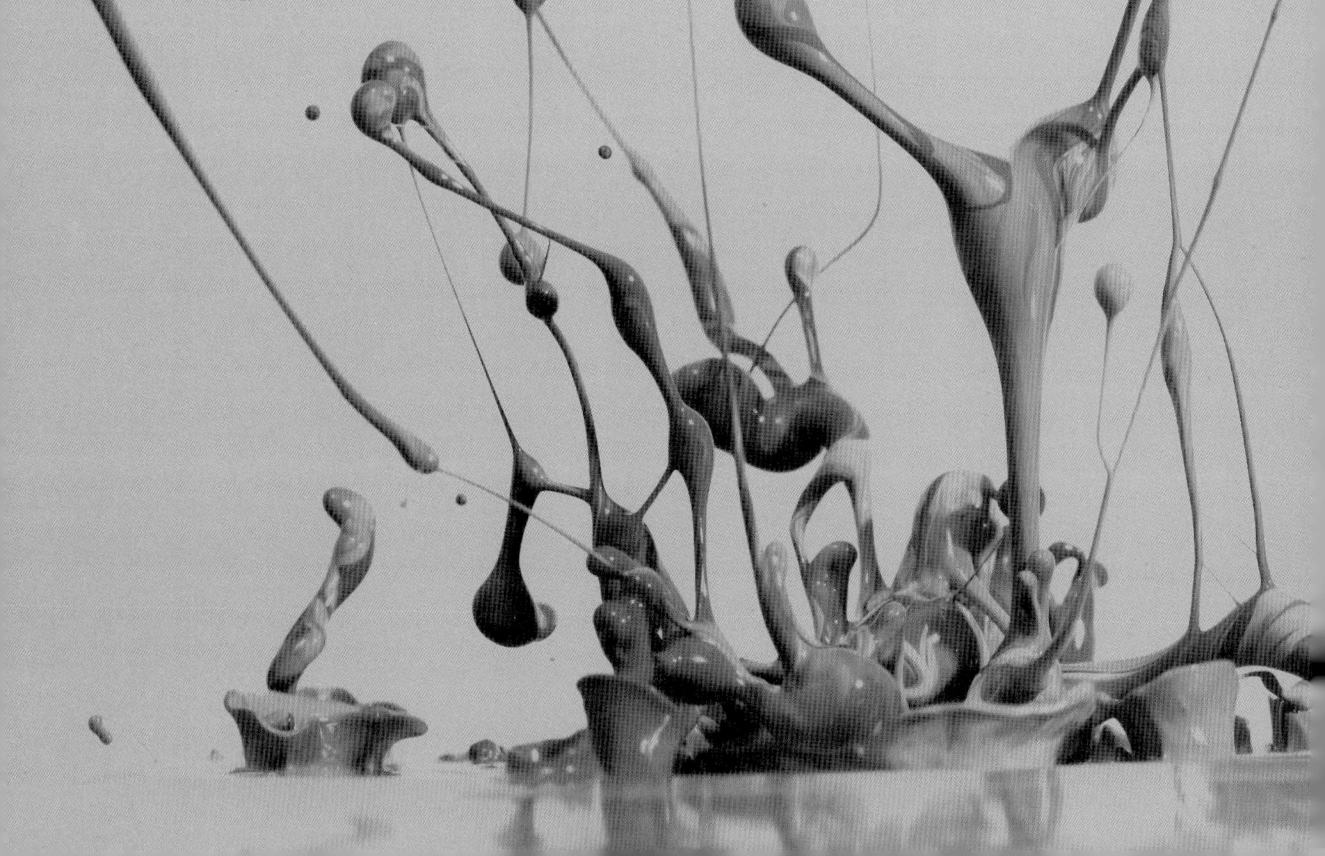

학습목표

1. 노인 의료소비자의 개념에 대해 이해한다.
2. 노인 의료소비자계층의 특징에 대해 이해하고 대응할 줄 안다.
3. 노인 의료소비자들의 라이프스타일과 소비성향을 이해한다.
4. 노인 의료소비자들의 소비패턴을 이해하고 대응 마케팅전략을 수립할 줄 안다.

제1절 노인 의료소비자의 개념

의료시장에서 과거에는 크게 관심을 끌지 못하던 노인 집단이 2000년 이후 들어 마케팅관리의 대상으로 관심을 끌 만큼 충분히 그 인구수가 증가했으며, 충분하지는 않지만 과거와는 다르게 어느 정도는 경제력도 갖추고 있다. 유엔에서도 현재 선진국은 총인구 중 20%가 노인인구이며, 50년 뒤엔 그 비율이 33%에 이를 것으로 예측하고 있다. 후진국과 중진국의 노인인구는 현재 8% 수준이지만, 50년 후에는 20%까지 상승할 것으로 예상되고 있다. 이에 따라 대부분의 선진국에서 노인계층의 자아개발, 가족과 국가의 부양역할의 분담, 노인 인력의 활용 등이 새로운 정책과제들로 부각되고 있다.

마케팅 관리자들의 노인 소비자 계층의 발견은 새로운 시장에 대한 자각이며, 이것은 각종 조직의 마케팅 관리에 있어서 더 많은 정보가 필요하게 되었다는 것을 말한다. 의료시장에 있어서 기본적으로 노인 의료소비자행동 연구는 노년층 소비자에 대한 관심의 시작으로서 노인들이 가지고 있는 질병을 치료하는 노인병학에 주로 초점을 맞추고 있다. 즉, 노인들이 노화와 함께 발생하는 각종 질병과 건강의 변화에 대하여 어떻게 인식하고 있으며, 치료의지와 행동 및 치료 후 반응 등이 서로 어떻게 관련을 맺고 있는지에 대한 체계적인 지식의 확립이 중요하게 되었다.

인구집단에 있어서 노인과 비노인계층을 구분해주는 중요한 기준의 하나는 나이인데, 노인계층의 나이를 65세로 구분하는 대표적인 특징은 노화현상이다. 노화 현상과 나이 변화에 따라 나타나는 각종 육체적, 심리적 변화에 대해서는 보건의료 분야뿐만 아니라 발달심리학을 비롯한 여러 학문 분야에서 연구되고 있다. 그러나 의학계에서는 인간의 나이 65세를 일반적으로 인간이 질병에 점차로 취약해지는 시기로 보고 있지만, 인간의 나이가 수행능력과 건강상태에 미치는 영향은 개인에 따라 차이가 크다. 이른바 나이에 비하여 더 젊어 보이는 사람들은 얼마든지 있을 수 있으며, 성별이나 인종에 따라 노화의 정도 역시 차이가 많다. 이것은 인간의 노화에 유전자와 환경이 모두 영향을 미치기 때문이다. 특히, 노인들은 나이가 들수록 자신이 늙었다는 것을 인정하지 않으려는 경향이 있는데, 한 연구에서는 60세 이상의 인구집단에게 노인계층에 해당되는 나이를 물어보았을 때 '70세부터'라고 응답한 경우가 가장 많은 것으로 나타났다.

이처럼 인류를 노인과 비노인으로 구분하는 노화현상의 원인은 주로 두 가지 원인 때문에 나타난다. 1차적 노화(primary aging)는 인체의 내재적인 생물발생학적 과정으로 일어나는 노화이다. 다음으로 2차적 노화(secondary aging)는 신체의 사용 정도, 질병, 장애와 같은 통제 가능한 외적 요인으로 인해 나타나는 노화이다(Cohen, 1988). 이때 2차적 노화현상은 운동, 영양섭취, 사고 등에 의한 것으로 비교적 그 원인을 규명하기가 쉽다. 그러나 1차적 노화에 대해서는 여러 가지 관점이 제기되고 있다. 병원마케팅 관리자의 입장에서 노인 의료소비자로 보아야 할 대상은 나이를 기준으로 할 수 있지만 주로 2차적 노화현상을 겪으면서 예상되는 질병의 예방과 이미 발병된 질병에 대한 치료와 관리를 필요로 하는 노인집단으로 보아야 할 것이다.

1. 1차적 노화에 대한 관점

1차적 노화에 대한 다양한 관점 중에서 첫 번째는 정신과 육체의 사용으로 인한 마모이론(wear and tear theory)이다. 이것은 노화를 장기간 신체를 사용함으로써 가능이 약화되고 구조가 와해되기 때문에 나타나는 현상으로 보는 것이다.

둘째는 유전적 계획이론(genetic programming theory)인데, 노화는 세포의 생존과 죽음에 의해 일어난다는 관점이다. 즉, 사람의 신체를 구성하고 있는 세포의 생명은 유전적으로 정해진 한계가 있다는 것이다.

셋째는 면역이론(immunological theory)인데, 노년기에 접어들면 면역체계가 약화됨으로써 감염 등 외부에서 오는 바람직하지 않은 요인들에 의해 신체가 쉽게 손상당하게 된다는 관점이다.

넷째는 노화시계이론(clocks of aging theory)인데, 사람은 일정한 나이가 되면 죽음 호르몬이 분비됨으로써 이것이 체내에 축적되어 신진대사를 원활하게 만드는 갑상선 호르몬 활동을 막는다는 관점이다.

다섯째는 유전적 변이이론(genetic mutation theory)인데, 인체의 세포가 여러 가지 바람직하지 못한 환경의 영향에 의해 누적됨으로써 더 이상 손상된 세포의 수선을 감당할 수 없게 된다는 관점이다.

의료시장에서 마케팅 관리자들이 노인 소비자의 정신적, 육체적 건강을 유지하기 위한 다양한 요구에 효과적으로 대응하기 위해서는 인간에게서 나타나는 이러한 변화의 원인을 이해할 필요가 있다. 노화과정의 차이를 유발하는 원인을 구명해내고 이해함으로써 노인 의료시장에 보다 효과적으로 대응할 수 있는 전략을 설계할 수 있을 것이다.

2. 노인성 질환

노화현상 다음으로 노인들을 특징짓는 것은 노인성 질환이다. 노인들은 육체적, 심리적 기능의 퇴화와 함께 다양한 질병을 경험하게 된다. 이러한 현상에 대하여 노인들은 어떤 행동을 보이는지 이해하는 것은 병원에서 마케터들이 마케팅을 효과적으로 수행하는데 도움이 될 것이다. 일반적으로 노인들에게서 나타나는 질병의 특징을 살펴보면 다음과 같다.

첫째, 질병을 발견하기가 쉽지 않다. 이것은 노화와 질병 간의 구분이 어렵다는 분석인데, 젊은 육체에 비하여 기능상의 후퇴인지 특정 질병인지를 구분하는 것이 어렵다는 지적이다.

둘째, 질병이 그것 단독으로 오는 경우가 극히 드물고 노인들에게는 주로 네 가지 이상의 질병이 동시에 발병하는 것을 볼 수 있다. 동시다발적인 노인질환의 발병은 노인 의료소비자들로 하여금 자신의 질병을 적극적으로 치유하는 것을 방해한다. 말하자면 적극적 치료보다는 '늙으면 다 그렇지' 라는 체념과 그로 인한 적극적 치료의 회피를 불러일으킬 수 있다는 점이다.

셋째, 정신적 · 심리적 상태와 관계가 깊다. 노인들의 정신적 · 심리적 상태는 비노인 계층과는 매우 다르다.

넷째, 약물 사용이 쉽지 않다. 노인들의 육체는 젊은 사람들의 육체와는 달리 매우

약하고 기능이 퇴화되어 있기 때문에 약물이 부작용을 일으키거나 본래의 효능을 제대로 발휘하지 못할 수도 있다.

다섯째, 노인들은 부실한 치아 때문에 영양실조에 걸리기 쉽다. 노인들에게 대표적으로 나타나는 현상 중의 하나가 치아의 기능 약화인데, 이것도 개인차에 따라서 다르게 보아야한다.

여섯째, 노인병은 오랜 기간을 두고 서서히 발병하고 치유 역시 쉽고 빠르게 이루어지지 않는다. 젊은 인구와 같이 발병이 빨리 이루어지고 빨리 치유가 되지 않는다.

현장들여다보기 9-1

노인관련 의료기기가 뜬다

보청기 치과용 임플란트 등 고공 성장…식약청 발표

최근 우리나라가 고령화 사회에 돌입하면서 보청기, 치과용임플란트 등 노인 관련 의료 기기들이 급성장하고 있는 것으로 나타났다. 식품의약품안전청(청장 노연홍)은 노인 대상 의료기기의 국내 제조 · 수입 및 품목허가 건수 분석결과를 지난 2011년 7월 7일 공개했다. 분석 결과를 살펴보면 2007년부터 2009년까지의 국내 제조 · 수입량 연평균 증가율은 치과용 임플란트가 32.7%로 가장 높았으며, 스텐트(19.2%), 보청기(15.1%) 등이 뒤를 이었다. 세 제품군의 연평균 성장률은 국내 의료기기 전체 성장률 9.6%를 크게 웃돌았다. 특히 2008년 이후 최근 4년 간 품목 허가 건수가 크게 증가했다. 이 기간 동안 보청기는 전체 품목허가 건수 중 57.9%(635건)가 치과용임플란트는 52.4%(720건), 스텐트는 48.4%(178건)가 허가됐다.

최근에는 신기술이 적용된 제품들의 허가가 늘고 있는 것으로 나타났다. 보청기 분야에는 블루투스 기능이 탑재된 제품이 출시됐으며 치과용임플란트는 뼈 재생을 촉진기능을 하는 단백질 코팅 제품이 개발됐다. 스텐트 분야에는 혈관 재협착 증상을 개선하기 위해 항암제인 파클리탁셀이 코팅된 '약물방출 스텐트'가 등장했다. 현재 블루투스가 탑재된 보청기는 16개 제품, 약물방출 스텐트는 총 17개 제품이 개발돼 공급되고 있다.

노인 관련 의료기기들의 성장과 첨단기술 장착 품목의 출현은 더욱 가속화할 전망이다. 한국의료기기산업협회 나홍복 실장은 "인구 고령화가 진행될수록 노인 관련 의료기기에 대한 수요는 늘어나게 될 것"이라며 "첨단 기술이 적용된 다양한 제품들의 개발 출시가 이어질 것"이라고 전망했다. 식약청 의료기기심사부 치료기과 최돈웅 과장은 "(스텐트, 보청기 등) 이외에 스쿠터, 전동휠체어 등과 같은 이동수단에 대한 관심도 높아지고 있다"며 "현재는 관련 분야 대부분의 제품을 수입업체가 선점하고 있지만, 국내에서도 기술개발이 진행되고 있어 머지않아 국내 기술로 개발된 제품들도 등장할 것"이라고 내다봤다.

자료원 : 청년의사, 2011. 7. 11. 37면

의학이나 사회심리학 분야와는 다르게 마케팅 분야에서는 노인들에 대한 관심과 접근이 좀 늦은 감은 있지만, '노인고객'의 개념에 대해서는 1980년대부터 접근이 이루어져 왔다. 당시 Rena Bartos 같은 노인학자는 늙고 성숙한 의미의 고객을 50세까지 낮춰 잡은 것을 인정받았으나, 최근에 들어와 노인에 대한 마케팅의 정의는 70세를 기준으로 보는 것이 우세하다. 이것은 가정 밖에서의 시간 소비와 관련된 라이프스타일과 행동변화에 근거를 둔 것이다. 사회심리학적 차원에서는 사람들이 사회적으로 위축되었을 때 노인으로 간주한다는 것을 알 수 있다. 그러나 가정 밖에서의 시간 소비에 대한 기준점을 70세로 본다고 할지라도 70세가 넘은 어떤 노인 집단은 계속해서 왕성하게 가정 밖에서 활동하는 것을 볼 수 있기 때문에 마케팅 관리자들이 획일적으로 접근하는 것 또한 위험하다(이의훈, 김숙응, 2003).

결과적으로, 마케팅 관리자의 입장에서 노인 소비자에 대한 정의를 내릴 때 노화현상이 나타나는 정신적, 생물학적 차이가 개인적으로 다르기 때문에 연대기적 나이에 의한 접근에는 주의를 기울여야 한다. 특히 노인들은 나이가 들수록 자신이 늙었다는 것을 심리적으로 인정하기를 꺼려하기 때문에 나이에 의하여 노인 의료소비자에 접근하는 것은 마케팅 관리자들을 어렵게 만드는 부분이기도 하다. 그럼에도 불구하고, 인구집단을 연대기별로 구분할 때 나이보다 더 효과적인 기준이 개발되지 못하고 있는 것이 사실이다. 다만, 그 정의에 대한 접근은 사회적, 생물학적, 심리적, 기능적 차원을 다양하게 반영하는 것이 타당할 것이다. 실제, 우리가 흔히 쓰는 '늙은'이라는 형용사는 사람의 생애에 있어서 중앙나이인 33세보다 더 많은 나이라면 얼마든지 적용될 수 있기 때문이다. 이와 같은 관점에서 볼 때, 마케팅 목적을 위하여 노인의료소비자 집단의 나이를 55세 이상으로 보는 것이 다른 분야에서 이루어지고 있는 다양한 정의와 마케팅의 목적상 합리적인 절충안으로 보인다. 이것은 생물학적 또는 심리학적 접근에 의한 것이라기보다는 55세 이후에는 퇴직을 준비하게 되고 그로 인해 라이프스타일이 변화되는 관점이기 때문에 경제학적 관점에서 노년 생활의 준비가 이루어져야 하는 시기라는 뜻이다.

제2절 노인 계층의 특징과 소비자행동

의료시장에 있어서 노인 의료소비자행동 연구는 노인 의료소비자에 대한 관심의 시작으로서 노인들의 경제력과 이들이 가지고 있는 질병을 치료하는 노인병학에 주로 초점을 맞추고 있다. 질병을 가지고 있다고 할지라도 노인계층과 그 밖의 계층 대응방식은 유사하지 않다. 왜냐하면, 비노인계층은 주로 급성질환에 노출이 되기 쉽지만 노인계층은 만성질환, 즉 관절염, 난청, 치매, 신경계질환 등 장기치료를 필요로 하는 질환에 주로 노출되기 때문이다.

일반적으로 노인들은 돈이 없는 계층으로 이해되고 있다. 한국의 경우에는 자녀들의 양육이 가장 중요한 이유이며, 서구 선진국의 경우 노인문제를 국가의 책임 하에 두기 때문에 노인들 개인적으로는 경제적으로 열악하다는 관점이 우세하다. 그러나 이와 같은 일반적인 인식과는 달리 최근에는 노인들이 경제적으로 크게 빈곤하지 않다는 조사결과가 나오고 있다. 실제로 다른 연령계층에서 노인들에 대한 경제력을 걱정하는 것과는 달리 65세 이상의 노인들을 대상으로 한 설문조사에서는 경제적으로 걱정하기보다는 자신감을 보이고 있는 것으로 나타나기도 한다. 우리나라 노인들의 경우에도 늙어서 자식들의 신세를 지지 않으려는 의식이 강하다. 미국인의 경우, 다른 연령계층에서는 노후에 경제적인 문제가 걱정이라고 응답한 비율은 61%나 되지만, 65세 이상에서는 단지 27%만이 심각한 문제라고 인식하고 있는 것으로 나타났다(이의훈, 김숙응, 2003). 그러나 일부 노인들이 경제력이 매우 취약한 것은 사실이며, 이것은 사회적으로도 중요한 문제점으로 제기되고 있다. 많은 노인들은 드러난 질병을 즉시 치료하기보다는 돈을 지키고 싶어 한다. 돈이 미래에 자신을 더 지켜줄 수 있는 수단으로 인식하기 때문이다. 우리나라의 경우 50세 이상의 인구 10명 중 7명이 노후준비를 하지 못하고 있다고 인식하고 있는 것으로 나타났다. 따라서 의료시장에 있어서 노인계층의 소비자행동은 비노인 계층과는 다른 차원에서 분석되고 해석되어야 한다. 노인계층은 젊은 시절과는 다르게 쾌락을 추구할 목적으로 무절제하게 제품이나 서비스를 구매하지 않으며 또한 그들에 대하여 많은 욕구를 느끼지도 않는다. 젊을 때보다는 소유욕이 떨어지기 때문에 소비를 많이 하지 않는다고 보아야 한다.

사람들은 누구나 모두 노화나 노인 시대를 경험하지만, 그들에 대한 대다수 사람들의 일반적인 태도는 긍정적이지 않다는 점도 사회적 문제이다. 이점은 노인 시대에 접어들어 있는 노인 그 자신들도 마찬가지 행동을 보여준다. 많은 연구에서 노인들은 광고에서 노인모델을 보기를 원하지 않는 것으로 조사되고 있다. 노인들은 자신이 노인임에도 불구하고 스스로 다른 노인들과 관련지어지는 것도 원하지 않는다. 노인계층의 특징과 소비자행동을 관련지어 분석해보면 다음과 같다.

1. 생물학적 관점

노년기에는 여러 가지의 신체적 기능들이 쇠퇴하는 생물학적 현상이 지배적인데 마케팅 관점에서 생물학적 노화연구가 중요한 이유는 노화가 각종 질환과 관련되어 소비자행동에 영향을 미치기 때문이다. 노화와 관련된 주요한 특징을 살펴보면, 우선 나이가 들수록 사망률이 증가하는데 이것은 나이가 들면서 신체의 화학적 구성에 변화가 생기기 때문이다. 또한, 여러 가지 진행성 악성변화가 아주 다양하게 나타나며, 환경변화에 적응하기 위해 반응할 수 있는 능력이 저하된다. 이처럼 노인들이 질병에 취약하다는 것은 보편적으로 잘 알려져 있지만, 체계적으로 제대로 이해되고 있지는 않다.

마케팅 관리자들은 노화가 생물학적 요인과 환경적 요인들 간의 복잡한 상호작용 과정이라는 것을 이해하는 것이 중요하며, 환경적 요인은 각 개인에 따라 노화정도의 개인차를 보여주는 원인이 되기 때문에 중요한 연구의 대상이다. 예를 들어, 도시 거주 노인과 농촌 거주 노인 사이에 어떤 생물학적 차이가 나는지에 대한 연구결과는 노인의 건강유지와 질병 치료 관련 시설을 어디에 위치시킬 것인지에 중요하게 영향을 미칠 수 있다. 또한, 생물학적 접근은 노인들의 신체적 변화와 이것이 심리상태에 어떤 영향을 미치는지를 알려주는 단서가 되기 때문에 심도 있는 탐구가 필요하다.

2. 인지론적 관점

심리학적 관점 중에서도 인지론적 관점에서 노인행동을 이해하기 위한 많은 연구가 이루어져 왔다. 인지는 행동을 유인하는 중요한 전(前) 단계이기 때문에 소비자행동에서도 중요하게 다루어지는 부분이다. 노년기의 인지발달에 대한 연구는 1950년대부터 발달심리학자들 사이에서 활발하게 이루어져 왔다. 이때는 노년기의 인지적 능력이 어떻게 감퇴하는지를 확인하기 위한 연구가 주종을 이루었다. 노인의 인지발달에 관한 연구를 통해 다수의 학자들 사이에서 일치를 보고 있는 발견은, 인간의 발달사에서 아동기에는 인지능력이 발달한다는 것이고, 노년기에는 인지능력이 감퇴한다는 것이었다.

그러나 1970년대에는 노년기의 인지에 획일적 접근에 대한 의문이 제기되었다. 노년기라고 해서 인지능력이 무조건 자연 감퇴하는 것이 아니라, 지적능력을 표현해내는 것을 방해하는 각종 요인들이 존재하기 때문에 인지력이 감퇴한다는 것이다. 이에 따라 노년기에 인지적 능력을 감소시키는 요인들을 찾아내는데 많은 관심이 기울여졌다. 인지능력을 감퇴시키는 가장 큰 요인은 건강의 악화인데, 노인들은 건강이 나빠짐으로써 주의력 결핍, 높은 점수를 받고자 하는 동기의 결핍, 오랜 기간 동안의 교육경험의 부재, 지나친 조심성으로 인한 수행의 기피, 비 친숙성, 반응 속도의 둔화 현상이 일어난다고 지적되었다(Reese & Rodeheaver, 1985).

1980년대 이후부터는 노년기의 특징을 인지적 감퇴에 두지 않고 긍정적 인지적 능력을 식별해내고자 하는데 주안점을 두고 있다. 그 결과 노년기의 인지적 능력의 풍요함을 설명하는 연구들이 많이 이루어졌다. 많은 연구자들은 노년기의 인지적 상태를 분석하는데 있어서 아동기와 성인기의 연구모형을 가지고 해석하려고 해서는 안 된다고 지적하고 있다. 노년기의 인지는 주로 주관적이고 직관적인데 이것을 성인기를 측정하기 위한 객관적이고 합리적인 모형 속에서만 이해하려고 하는 것은 억측이 될 수 있다는 것이다. 따라서 노인들의 인지를 정확하게 측정하기 위해서는 노인들이 몸담고 있는 일상생활의 사회문화적 맥락 속에서 고려되어야 한다.

이러한 관점에서 볼 때 노년기는 인지적으로 매우 풍요롭고 보다 발전된 문제해결의 사고를 가지고 있다고 보아야 한다(송명자, 2000). 말하자면, 노인들이라고 해서 모두 인지능력이 감퇴하는 것이 아니라 반응속도만 느려질 뿐이라는 주장이 설득력을 얻고 있다. 실제로 노인들에게 시간의 제한 없이 과제를 부여할 때 수행 수준이 성인기와 유사하다는 실증연구결과가 보고되고 있다. 예를 들어, 66~83세의 노인 피험자에게 충분한 시간을 주고 머릿속으로 도형회전을 시켜 정답을 찾아내는 공간능력시험검사를 시행한 결과 성인전기(25 35세)와 같은 수준의 수행점수를 얻었다(Sharps & Gollin, 1988). 이처럼 노인들의 반응 속도가 느린 것에 대하여 마케팅 관리자들은 노인 소비자들을 대상으로 한 촉진활동 시 자극의 효과를 높이기 위해서는 노출의 속도를 조절할 필요가 있다.

제3절 노인들의 정보처리와 소비자행동

1. 노인들의 정보처리

노인들은 생물학적 노화현상에 따라 일반적으로 장기기억보다는 단기기억이 감퇴하는 것을 경험하게 된다. 부모들은 과거 아이들을 키우면서 겪은 위기나 즐거웠던 일들은 자세하게 기억하고 있다. 노인이라고해도 장기기억은 크게 감퇴하지 않는 것을 볼 수 있다. 그러나 단기기억에서는 인지능력이 현격하게 감퇴하는 것을 경험한다. 단기기억이란 현재 생각하고 있는 정보를 포함하고 있는데, 예를 들어, 현금 인출 기계로부터 돈을 인출하기 위해 신용카드를 사용하면서 카드의 비밀번호를 기억하는 것과 같이 현재 당면한 과제와 관련된 기억을 말한다. 노인들은 또한 시각적 자극의 단위를 인지적으로 조직화하고 형태화하는 능력이 감퇴한다. 즉, 반응속도가 현저하게 느려지기 때문에 지나간 일들을 기억의 창고 안에 잘 저장하지 못하게 되고 또 저장되어 있는 기억을 꺼내는 데도 시간이 걸린다는 것이다.

개인에 따라서 다르겠지만 사람들은 단기적으로 4개에서 5개의 숫자는 잘 기억하지만 7개가 넘으면 잘 기억하지 못한다. 많은 양의 정보는 지속적으로 반복되지 않는 한 기억에서 쉽게 지워진다. 그러나 노인들의 경우 장기기억은 노화과정에서도 거의 변하지 않는 것으로 알려져 있다. 어릴 때 열심히 피아노 치는 연습을 해서 숙달이 되어 있는 사람은 늙어서도 피아노를 잘 연주할 수 있다. 어릴 때 '초콜릿' 과자를 매우 좋아한 사람이 늙었다고 해서 그것을 잊어버리지 않는다. 사람에게 장기기억 장소는 영구적인 저장소(貯藏所)와 같아서 무제한의 용량을 가지고 있기 때문이다. 이와 같은 관점에서 본다면, 마케팅 관리자가 노인들에게 기억을 시켜야 할 과제가 있다면 단기기억을 장기기억으로 변화시키는 것이 효과적일 것이다. 현재 필요한 용품을 노인들의 과거 어린 시절 추억과 연계시켜 노출시키는 방법과 같은 것을 말한다.

사람들이 정보처리를 하는데 있어서 지각시스템은 중요한 역할을 하는데, 나이와 운동시스템은 사람의 지각능력에 중요하게 영향을 미친다. 나이의 증가는 노화를 의미하는데 노화는 운동신경의 둔화, 시력의 감퇴와 같은 반응능력의 약화를 동반함으로써 환경을 지각하는데 부담을 주게 된다. 이처럼 노년기에 접어들어서는 주의력이 감퇴하여 자극에 대하여 자동적으로 반응하는데 많은 제약을 받는다. 그래서 부분적이긴 하지만 단기기억의 감퇴를 주의력 결핍 탓으로 보는 관점도 있다. 따라서 노인들에 대한 판매 전략은 인터넷이나 매체광고 등 첨단화된 촉진방법보다는 직접 판매와 같은 방법이 효과적이라는 것을 알 수 있다.

또한 노인들은 자극정보가 조직화될 수 있을 때라도 특별한 동기가 없다면 조직화 전략을 사용하지 않는다. 조직화 전략을 사용하지 않는 것과 함께 시도된 전략의 사용을 회피하거나 과중한 기억에 대한 부담을 느끼기 때문에 기억력이 약화된다고 보는 견해도 있다(Rodder-John and Cole, 1986). 노인들은 단어의 암기에는 취약하지만 색상과 그림이 함께 사용된 것에 대해서는 일정한 기억을 하는 것으로 나타났다(이의훈, 김숙응, 2003). 이것은 노인들의 경우 우측 뇌보다는 좌측 뇌의 활동이 더 활발하기 때문인 것으로 풀이되고 있다. 의미해석의 활동은 좌측 뇌에서 이루어지는데 노인들은 이와 같은 정신적으로 복잡환 활동에 대해서는 피곤함을 보인다. 우측 뇌를 통한 기억활동에 도움을 주는 그림효과는 노인들에게 유효하다. 노인들의 기억 감퇴는 낮은 어휘 구사능력과도 관계가 있다고 한다. 일반적으로 어휘력이 높은 사람은 기억력이 강하고 어휘력이 떨어지는 사람은 기억력이 약한 것을 볼 수 있다. 낮은 어휘력을 가진 노인들은 복잡한 정보가 주어질 때 그것을 언어라는 단어로 조합하여 이미지를 구축하는데 애로를 느낀다. 말하자면 노인들은 한꺼번에 많은 정보를 수용하기가 어렵고, 따라서 노인들에 대한 마케팅 접근은 그림을 사용한 비교적 단순한 정보를 이용하는 방법과 쉬운 어휘와 그림을 반복적으로 적용한다면 효과가 있을 것이다.

노인들은 옹고집이라고 알려져 있는 것과는 다르게 오히려 설득을 잘 받아들이는 측면도 있다. 노인들은 나이가 들수록 광고가 전하는 내용을 쉽게 잘 받아들이는 것을 볼 수 있는데, 그것은 노인들이 정보처리에 대하여 심사숙고하는 정도가 약하고 또 정보처리 속도가 느려지기 때문이다. 즉, 노인들은 의사결정을 하는데 필요한 모든 정보를 동원하려고 하지 않으며 몇 가지 정보에만 집중하는 것을 볼 수 있다. 예를 들어, 시력이 약해진 노인들은 전화기를 구매할 때 번호판이 큰 전화기를 선택한다든지, 청력이 약해진 노인들은 벨소리가 큰 전화기에만 집중하는 것을 볼 수 있다. 색상이나 디자인 또는 다기능에는 크게 신경을 쓰지 않는 것을 볼 수 있다. 또한 노인들은 유랑극단 약장사들의 감언이설에 넘어가 불필요한 물건들을 많이 사는 것을 볼 수 있는데 이것은 노인들이 많은 정보를 동원하여 포괄적 의사결정을 하지 않는다는 뜻이다.

2. 노인들의 정보처리와 구매행동

노인들에게 있어서도 정보가 제공되는 상황은 정보처리에 중요하게 영향을 미친다. 노인들은 그들과 무관하거나 친숙하지 않는 장면에 대하여 거부감을 갖는다. 또한 빠른 속도의 정보제공 역시 노인들의 정보처리를 곤란하게 만든다. 노인들은 주어지는 정보를 해석하기 위하여 과거의 경험을 회상하게 되는데 익숙하지 못한 것에 대해서는 혼란스러워한다. 노인들이 낯선 것에 대한 혼란한 느낌을 갖는 것은 시각과 청각의 퇴화 및 중추신경계 기능의 저하 때문이다. 따라서 노인들은 새로운 것을 사기보다는 기존에 사용하던 제품을 구매하려고 한다. 새로운 제품에 대해서는 일관성이 깨져 인식체계에 혼란을 가져오기 때문이다. 노인들은 매번 다니던 병원, 의사, 간호사와 접촉하기를 원한다는 것을 알 수 있다. 비노인계층에서는 질병 치료를 위해 병원을 가리지 않고 최선의 선택을 하거나 더 나은 새로운 병원을 찾기 위해 포괄적 의사결정을 하는 경향이 강하지만, 노인들은 단골병원이나 단골의사를 선호하게 된다.

그러나 최근에는 노인 환자들도 과거와는 달리 자기주장을 강하게 내세우거나 의료서비스 구매에 있어서 주도권을 가지려는 것을 볼 수 있다. 소비자보호원에서 60세 이상의 노인 환자들과 관련된 의료분쟁 실태를 조사한 것을 보면, 2004년에 98건이던 의료분쟁이 2005년에는 177건, 2006년에는 181건으로 크게 증가한 것으로 나타났다. 의료행위과정에서 의료인의 과실 책임 유무를 조사한 결과에 있어서는 의료인 부주의가 284건(62.3%)로 가장 많았고, 설명 소홀이 43건(9.4%)으로 조사되었다. 이와 같은 현상에 대해 소비자보호원은 노인의료소비자에 대한 표준임상치료지침과 같은 메뉴얼이 만들어질 필요가 있다고 지적하고 있다.

실제 현장연구에서도 노인들이나 보호자들이 노인병원을 선택하는 데 가장 크게 영향을 미치는 요인은 의사와 직원들의 친절성으로 나타났으며, 그 다음으로 배려 깊은 간호, 의료의 신뢰성, 병원의 명성과 전통 등의 순으로 나타났다(김영훈 외, 2004). 말하자면 노인을 다루는 의료인들은 좀 더 노인들의 행동특성을 깊이 이해하고 사려 깊게 접근할 것이 요구된다고 하겠다.

제4절 노인 소비자들의 소비태도

최근 프랑스에서는 60세 이상 된 노인들을 가리키는 '파피붐(Papyboom) 세대'가 주목을 받고 있다. 파피(Papy)란 노인들에 대한 유아적 언어이다. 프랑스 인구 6천만 명 중 파피계층은 약 1200만 명인데 이들은 나이가 60세가 넘지만 30년 전의 60세들과는 정신과 육체적인 면에서 전혀 다르다. 이들은 몸과 마음이 매우 건강하고 사회적으로 왕성한 활동을 하고 있으며 소득도 상대적으로 높기 때문에 이들을 대상으로 한 마케팅이 끊이질 않고 있다. 프랑스에서 60대는 금융투자와 주식투자에서 70% 이상을 차지할 정도로 시장 지배력이 큰 집단이다. 프랑스의 60대는 이제 인생을 정리하면서 어떻게 자녀들에게 재산을 상속할지를 전혀 생각하지 않는다. 이들은 젊은이들과 마찬가지로 어떻게 자산을 불릴 것인가에 관심을 집중하고 있다.

노인들의 소비성향을 분석하기 위해서는 그들의 소득이 어떻게 이루어지고 소득의 원천이 무엇인지를 먼저 알아야 한다. 노인계층의 소득수준과 소비패턴은 인구통계적 특성에 따라 차이가 있으며, 이 차이에 따라 소비패턴 또한 다를 수밖에 없다. 2000년도 통계청 조사에 따르면, 우리나라 55세 이상 가구주의 소득원은 근로소득이 76.4%를 차지하고 있으며, 사업 및 부업이 5.1%, 재산소득 4.7%, 기타 소득 8.9%이다. 따라서 우리나라 노인들은 직장을 그만두면 주 수입원이 고갈되기 때문에 경제적 어려움을 겪을 것으로 예상된다. 다수의 직장인들은 퇴직을 하고나면 연금에 의존하여 살아가야하기 때문에 집안에 큰 문제가 발생하거나 의료보험이 적용되지 않는 질병에 걸릴 경우 경제적으로 어려움에 당면하게 된다.

이처럼 가구 소득은 50대 중반까지는 증가하지만 은퇴 후 10여년이 지나면 소득이 감소하는 현상을 보인다. 경제가 발전하고 있는 선진국에서는 노인들의 소득이 매우 높다. 미국의 경우 55세 이상의 인구가 전체 자산의 80% 이상을 점유하고 있는 것으로 조사되고 있다. 사람들의 주된 소득원은 생활주기에 따라서 변화한다. 미국이나 프랑스와 같은 선진국에서는 50대 중반 이후에는 부동산과 같은 자산이 증가하여 임대수입을 비롯한 연금, 배당금의 수입이 발생한다.

연금과 같은 일정한 소득이 있는 노인들과 달리 빈곤에 시달리는 노인들도 많다. 선진국에서 도시 근로자들은 은퇴 후에 연금프로그램이나 부동산 자산의 임대수입 등에 의존하여 일정한 생활을 유지하는 것이 가능하지만, 도시 빈민이나 이혼자, 농어촌의 노인들은 생계를 위하여 70세 이상까지 노동을 해야 하는 경우도 있다. 이처럼 노인계층에 있어서도 경제적 양극화가 뚜렷하게 나타나고 있다.

노인들도 소비를 원활하게 하면서 안락한 삶을 유지하기 위해서는 필요 이상의 재량소득이 발생해야 한다. 미국의 경우에는 65세 이상 노인 가구 중 3분의1 정도만이 이 재량소득을 가지고 있는 것으로 조사되었으며, 55세 이상의 가구에서 재량소득이 가장 높은 것으로 나타났다. 물론 재량소득이 높다고 해도 높은 연령계층에서는 그것이 바로 소비로 연결되지는 않는다. 그 이유는 나이가 많아질수록 물질적 욕구가 감소하기 때문이다. 많은 노인계층에서 외식비, 의복비 등이 감소하는 것을 볼 수 있으며, 간단한 전기장치를 고치는 것과 같은 각종 가정일도 과거와는 달리 스스로 해결하려는 의지를 보인다.

한 연구에서는 은퇴 후에 은퇴 전의 생활수준을 유지하기 위해서는 과거의 수익에 비해 약 64% 정도의 수익이 유지되어야 하는 것으로 보고 있다. 과거 세대의 노인들은 이와 같은 상태가 유지되지 않을 경우 최대한 절약을 하려고 하는 태도를 보였으나 소비시대를 살아온 베이비붐 세대 노인들은 상대적으로 높은 소비욕구를 가지고 있다. 과거의 소비패턴을 그대로 유지하려고 하는 의지가 강하다고 해야 할 것이다. 또한 과거 노인들은 최대한 절약을 해서 자녀들에게 상속하고자 하는 의지가 강했으나, 최근의 노인세대는 자녀들을 생각하기보다는 자신들을 위하여 더 많은 돈을 소비하려는 의도를 가지고 있다.

〈표 9-1〉에서 보면 연령대별 소비구조에 대한 전망에 있어서도 나이가 들어갈수록 보건의료에 대한 지출이 증가하는 것을 볼 수 있다. 미국의 경우에도 노인질환에 대한 연구는 사람들이 젊음을 유지한 채 오래 살도록 하는 것을 목표로 하고 있지만, 그 보건시스템은 사회적 지출에 대한 인구통계학상의 비용을 더욱 악화시키는 구조적 결함을 지니고 있다(이성훈 역, 2000)고 비판받고 있다. 우리나라 역시 인구구조의 변화에 따라 노인층이 두터워지면서 보건의료비용의 지출이 증가하고 있는데, 이것은 소득의 증가분이 보건의료 분야로 전가된다는 것을 의미한다. 소득의 증가와 인구구조의 변화

〈표 9-1〉 품목별 가계소비지출 구성비 전망 결과

(단위 : %)

가구주 연령층	연도	품목별									
		식료품	광열 수도	가구 집기	피복 신발	보건 의료	교육	교양 오락	교통	통신	기타
전 가구	2005	26.0	4.3	4.5	6.5	5.6	11.8	5.7	11.2	4.1	20.5
	2010	24.9	3.9	4.3	6.9	6.0	12.2	5.9	11.0	3.6	21.4
	2015	23.3	3.7	4.2	6.7	6.2	12.9	6.1	11.5	3.4	21.9
	2020	21.1	3.7	3.9	6.1	6.3	13.9	6.4	12.8	3.7	22.0
10대	2005	26.6	5.2	2.8	8.1	3.3	20.8	8.1	9.0	5.7	10.5
	2010	25.7	4.5	2.7	8.6	3.2	21.4	8.8	9.8	5.3	9.9
	2015	24.0	4.2	2.7	8.6	32	22.1	9.7	11.4	5.3	8.8
	2020	21.6	4.1	2.7	8.1	3.1	23.2	10.6	13.9	5.5	7.2
20대	2005	25.9	4.3	5.2	7.8	5.9	4.8	6.9	14.1	4.6	20.6
	2010	24.6	3.9	5.2	8.0	6.4	5.3	7.1	14.5	4.0	21.1
	2015	22.6	3.8	5.2	7.8	6.9	5.9	7.4	15.6	3.7	21.0
	2020	19.9	4.0	5.3	7.0	7.2	6.9	7.8	17.7	3.9	20.4
30대	2005	26.1	4.1	5.5	6.7	5.2	11.2	6.4	11.9	3.7	17.7
	2010	25.0	3.7	5.6	7.0	5.5	11.6	6.8	11.6	3.2	18.3
	2015	23.3	3.6	5.7	6.9	5.8	12.1	7.3	12.2	3.0	18.6
	2020	20.9	3.7	5.7	6.2	5.9	13.1	7.8	13.6	3.3	18.4
40대	2005	24.9	4.0	3.9	6.5	4.6	18.0	5.4	10.8	4.3	23.8
	2010	23.8	3.5	4.0	6.8	4.9	18.5	5.6	10.7	3.8	24.3
	2015	22.1	3.3	4.1	6.7	5.2	19.0	5.8	11.4	3.6	24.5
	2020	19.7	3.4	4.2	6.1	5.3	20.1	6.1	13.0	3.8	24.3
50대	2005	25.7	4.0	4.0	6.7	5.3	9.2	5.4	11.5	4.4	23.8
	2010	24.5	3.5	3.8	7.0	5.7	10.3	5.7	11.4	3.8	24.3
	2015	22.7	3.2	3.6	7.0	5.8	11.6	5.9	12.0	3.6	24.5
	2020	20.3	3.1	3.4	6.4	5.8	13.4	6.2	13.3	3.8	24.3
60대	2005	27.9	5.2	4.3	6.1	7.5	4.4	5.2	9.8	3.6	26.1
	2010	26.9	4.7	3.9	6.2	7.8	5.4	5.2	9.6	3.3	27.0
	2015	25.2	4.3	3.4	5.9	8.0	6.8	5.3	10.1	3.3	27.7
	2020	23.1	4.2	2.8	5.2	8.0	8.5	5.4	11.2	3.7	27.9
70대	2005	30.5	6.9	4.0	5.1	12.1	5.3	4.8	6.6	3.5	21.2
	2010	29.9	6.6	3.2	5.6	11.4	6.0	5.0	6.7	3.3	22.2
	2015	28.9	6.5	2.3	5.7	10.6	7.1	5.2	7.2	3.5	23.0
	2020	27.4	6.4	1.3	5.5	9.6	8.6	5.4	8.3	4.0	23.5

자료원 : 김동석(2011). "저출산 고령화와 소비구조의 변화," 월간유통저널 2011. 8월호, p. 25

에 따라 소비구조가 변하는 것은 산업구조의 변화를 가져온다. 즉, 수요구조의 변화는 상품이나 서비스 시장에 반드시 반영되기 때문에 의료산업에 속해 있는 각종 의료기관들은 노인소비자 계층의 건강욕구변화에 부응할 수 있는 장기투자계획을 가지고 있어야 할 것이다.

현장들여다보기 9-2

작년 총진료비 44조 육박... 노인진료비 14조

심평원 '진료비 통계지료' 발간... 암치료 급여비 2조 4천억 달해

건강보험 총 진료비에서 노인의료비가 차지하는 비중이 꾸준히 증가하고 있는 것으로 나타났다.

지난 22일 건강보험심사평가원의 '2010년 진료비통계지표' 자료에 따르면, 지난해 건강 보험 총 진료비는 전년 대비 10.7% 증가한 43조 6,570억원으로, 급여비는 32조 6,570억으로 전년대비 12.3% 증가했다.

입원진료비는 14조 4,926억으로 전년 대비 16.9%, 외래진료비는 17조 6,696억원으로 전년 대비 8.3%, 약국비용은 11조 4,948억원으로 전년 대비 7.4% 증가세를 기록했다.

국민 1인당 의료기관 이용일수는 18.50일로 전년 대비 0.54일 늘었으며, 입원 방문일수는 2.12일, 외래 방문일수는 16.37일, 약국 이용횟수는 9.51일 등으로 집계됐다.

요양기관종별로 진료비 현황을 보면 병원급의 총 진료비가 5조 7,428억원으로 전년 대비 19.2% 증가세를 기록했고, 특히 요양병원의 총진료비(1조 7,345억원)는 전년 대비 30.8% 증가했다. 병원급에 이어 종합병원 15.2%, 상급종합병원 13.5% 등의 증가세를 보였다. 의원급 의료기관의 총 진료비는 9조 5,547억원으로 전년 대비 6.3% 증가했으며, 표시과목별로는 안과(12.2%), 산부인과, 피부과(각각 8.7%)의 증가율이 높았다.

심평원은 "요양병원을 포함한 병원급의 경우 입원진료비가 전년 동기 대비 20.9% 증가하고 65세 이상의 이용률이 56.1%로 노인계층의 이용이 많아 진료비 상승이

두드러졌다"고 설명했다.

노인진료비의 꾸준한 증가세도 눈에 띈다.

지난해 노인진료비는 13조 7,847억원으로 전년 대비 14.5%(1조 7,456억원) 증가, 전체 진료비의 31.6%를 차지했다. 연도별로 노인진료비가 차지하는 비중은 지난 2005년 24.4%, 2006년 25.9%, 2007년 28.2%, 2008년 29.9%, 2009년 30.5%로 꾸준히 증가하고 있다.

지난해 국민 1인당 진료비는 89만 3,000원으로 전년 동기 대비 10.1% 증가했으며, 65세 이상 1인당 진료비는 276만 9,000원으로 전체 국민 1인당 진료비의 3.1배에 달했다.

65세 이상 질병별 진료실적 분석 결과를 살펴보면 입원은 노년 백내장, 외래는 본태성(일차성) 고혈압이 가장 많았다.

또한 노인 입원 진료비 증가율이 가장 높은 상병은 '알츠하이머병에서의 치매'로 총진료비가 2,903억원으로 전년 대비 32.2% 증가한 것으로 파악됐다. 임 관련 지난해 입원 진료인원은 32만 3,053명으로 전년 동기 대비 7.0% 증가했으며, 암치료에 따른 급여비용은 2조 3,851억원으로 전년 대비 18% 증가했다.

급여비용이 가장 많이 증가한 암은 유방암(24.4%)과 췌장암(23.1%) 등이었으며, 입원 다빈도 순위는 위암, 갑상선암, 간암, 폐암 등의 순이었다.

자료원 : 청년의사, 2011. 3. 28, 13면

제5절 노인 의료소비자들에 대한 마케팅전략

노인들의 활동은 사회심리학적, 생물물리학적 변화와 많은 관계가 있다. 우선 젊은 시절과 달리 노년기에 접어들면 임의적 행동(discretionary activities; 인터넷 이용, TV

시청, 긴장완화 등)보다 의무적인 행동(자신의 건강관리, 식사, 가정일 등)의 비율이 현저하게 줄어든다. 많은 연구에서 노인들의 의무적인 행동은 하루 활동시간 중 약 30% 내외인 것으로 조사되고 있다. 이것은 노인계층의 활동에는 임의적인 부분이 많다는 것을 말한다. 1980년대 자료이긴 하지만, 미국 노인들의 하루 활동시간을 세분화시켜 추정한 조사에서는 수면 8시간 19분, TV 시청 3시간 49분, 휴식 및 간단한 운동 3시간, 독서 및 글쓰기 1시간 9분, 주변 둘러보기 1시간 3분, 대화 50분, 취미생활이나 업무처리 41분, 전화통화 36분 등으로 나타났다. 또한 음식준비를 하는데 걸리는 시간은 54분이며, 식사 55분, 가사활동 53분, 화장실 사용 43분, 옷 갈아입기 32분, 목욕 25분, 몸치장에 25분을 사용하는 것으로 나타났다(Nasar, Farokhpay, 1985).

1. 노인의 신체적 기능분석

노인들의 건강상태는 의료마케팅 관리자들의 주된 관심사이다. 사람들은 55세가 넘으면 대개는 하나 이상의 만성적 질환을 가지고 있는 것을 볼 수 있다. 완벽하게 건강한 노인들을 찾아보기란 쉽지 않다. 65세 이상이 되면 대부분의 사람들에게 고혈압이나 관절염과 같은 기능장애들이 복합적으로 발생한다. 많은 노인들에게서 시력과 청력의 저하가 나타나기도 한다. 시대가 변하면서 노인들도 이제는 건강유지에 대하여 적극적인 관심을 갖고 있고, 그에 따라 의료서비스에 대한 비용 지출도 증가하고 있다. 건강보험심사평가원에서 펴낸 2010년 진료비통계지표에 따르면, 그해 총 진료비 44조 원 중 노인진료비가 14조 원에 이르는 것으로 나타났다. 이와 같은 비용은 2009년에 비해서는 약 14.5%가 증가한 것이며 전체 진료비의 31.6%를 차지하는 금액이다. 65세 이상 노인의 질병별 진료실적 분석결과를 보면, 입원은 백내장, 외래는 1차성 고혈압이 가장 많은 것으로 나타났다. 또한 노인 입원진료비 증가율이 가장 높은 질병은 알츠하이머병 치매로 2010년 한 해 동안 총 2,900억 원의 진료비가 지출되었다.

그러나 이와 같은 질환의 증상이 나이의 구간별로 획일적으로 나타나는 것은 아니고 어디까지나 개인별 편차가 크다. 연령별 집단 간 기능적 한계점들을 살펴보는 것은 노인 의료소비자들을 이해하고 이들을 대상으로 마케팅을 수행하는데 좀 더 많은 시사점을 줄 수 있을 것이다.

〈표 9-2〉 연령별 집단 간 기능별 한계점

장애	세분화된 장애 내용	15-64세(%)	65세 이상(%)
안경을 착용하고 신문 읽기가 어렵다	한 가지 정도의 한계점 여러 가지의 한계점	4.46 2.32	20.13 4.19
정상적인 대화를 듣기 어렵다	한 가지 정도의 한계점 여러 가지의 한계점	2.32 0.19	14.08 0.64
연설을 이해하기 어렵다	한 가지 정도의 한계점	1.00	3.24
물건이 든 가방을 옮기기 어렵다	한 가지 정도의 한계점 여러 가지의 한계점	5.87 2.14	31.27 15.63
0.5km를 걷기가 어렵다	한 가지 정도의 한계점 여러 가지의 한계점	5.86 2.14	34.82 17.13
휴식 없이 한 번에 계단을 오르기 어렵다	한 가지 정도의 한계점 여러 가지의 한계점	5.58 1.94	32.35 11.83
집밖을 돌아다니기 어렵다	한 가지 정도의 한계점 여러 가지의 한계점	1.29 0.69	13.88 8.80
집안을 돌아다니기 어렵다	한 가지 정도의 한계점 여러 가지의 한계점	0.55 0.26	5.82 2.86
침대를 오르내리기가 어렵다	한 가지 정도의 한계점 여러 가지의 한계점	0.46 0.32	4.63 0.24

자료원 : Bureau of Census(1986), "Disability, Funtional Limitation, and Health Insurance Coverage: 1984-1985," Household Economic Studies, Curent Population Reports, No. 8, p.70.

이와 같은 신체적 기능과는 별도로 노인들은 정신적 기능장애도 겪는다. 그러나 노인들에게 많이 있을 것이라고 여겨지는 조울증이나 정신분열증, 불안감 등은 오히려 젊은 계층에서보다 더 적게 나타난다. 우울증은 노인들에게서 많이 나타나는 보편적인 정신적 질환이다. 미국의 경우 노인들의 40% 정도는 불면증을 호소하고 있는 것으로 조사되고 있다. 노인들에게 가장 중대한 질환 중의 하나인 노인성 치매와 다중경색성 치매는 65세 이상의 노인들에게서 10% 이상 발병하고 있으며, 노인요양병원이나 요양원 등에 수용되어 있는 노인들의 60% 이상이 치매 증세를 보이고 있다.

노인들은 그들의 질병을 인지하고 반응하는데 있어서 보통 사람들과 마찬가지로 다양한 태도를 보인다. 처음에 노인들은 질병을 잘 받아들이지 못하거나 부정하려고 한다. 노인들은 자신들에게 있어서 건강이 매우 중요한 삶의 요소라고 인정하면서도 자신은 누구보다 건강하다고 지각하는 이중적 태도를 보인다. 이와 같은 태도는 노인들이 건강악화를 객관적으로 인식하는데 장애가 된다. 질병에 노출된 노인들은 그것이 심각하게 발전하기 전까지는 별 문제가 아닌 것으로 인식하기 때문에 정부 차원에서 평소 노인들에 대한 건강교육이 필요하다. 이러한 관점에서 노인들의 단기기억 손실을 보강하고 인지력을 증강시키기 위한 교육프로그램들이 개발되어 운영되고 있다. 이러한 교육 프로그램이 성공을 거두기 위한 조건으로 제시되고 있는 내용들을 살펴보면 칭찬, 경청, 토론의 촉진, 눈맞춤, 말하기보다 보여주기, 현실적으로 기대하기 등이 있다(엄기매 · 양영애, 2004).

이상과 같은 내용을 통해서 볼 때, 의료마케팅 관리자들은 노인계층을 위한 건강관리 프로그램을 개발할 때 다른 계층과 마찬가지로 노년층만의 역동성을 충분히 고려해야 한다. 예를 들어, 도시는 혼잡하기 때문에 은퇴한 노인들에게 적당한 주거지역으로서의 매력을 잃게 된다. 노인들은 육체적으로나 심리적으로 무질서하고 혼란스러운 환경에 대한 적응력이 떨어지기 때문이다. 우리나라에 있어서도 은퇴한 노인들이 점차로 도시 근교의 조용한 농촌지역으로 주거지역을 옮기는 것을 볼 수 있다. 우리나라의 경우에도 실버타운들이 경관이 좋은 도시 근교에 설치되는 것을 볼 수 있고 노인요양시설은 도심 한가운데보다는 도시의 외곽이나 도시 근교에 자리 잡고 있다.

이와 관련하여 마케팅 관리자들이 고려해야 할 요소는 노인계층의 변화하는 라이프스타일과 사회심리학적 요소이다. 이것은 노인들을 대상으로 한 의료시장이 획일적이기보다는 매우 다양할 수 있다는 것을 말해준다.

2. 노인들의 관심사

결국 어느 사회든지 노인이 되면 사회나 가족이 부과하는 의무에서 벗어나 주로 소일로 시간을 보내야 한다는 것을 의미한다. 사물이나 대상에 대한 관심사 분석은 포지셔닝 마케팅전략 기준의 하나로서 중요하다. 문명사회에서 노인들이 주로 갖는 관심과 그에 따른 활동 내용을 살펴보면 다음과 같다.

1) 노화방지와 건강에 대한 관심

대부분의 노인들은 노화방지에 관심이 있고 그것은 신체적, 정신적 건강을 통해서 이루어진다는 것을 알고 있다. 따라서 건강을 유지하는 동시에 노화방지를 위한 각종 요법들에 대하여 관심이 높고 소비하려고 한다. 의학적으로 노화방지를 위해서는 생활양식의 변화를 이뤄내야 한다. 식이요법(食餌療法)과 운동이 첫째이며 필요한 경우 호르몬 대체요법(HRT)도 가능하다. 요즘 도시의 일부 여성 노인계층을 중심으로 호르몬 대체요법에 대한 관심도가 높아지고 있는 것을 볼 수 있다. 또한 노화방지를 위해 골밀도를 유지하고 적절한 황산화제 및 비타민 등을 사용할 수 있다. 이와 같은 요법들은 검사 프로토콜(testing protocol)에 의해 수행되며 호르몬 수치와 생화학검사 뿐만 아니라 세포수준에서까지도 신체에 대한 모든 대사요인들을 철저하게 측정해야 하고 이를 토대로 노화방지 요법이 시행되어야 한다. 특히 노인들은 치매나 골다공증 같은 질환 등은 생활양식과 적절한 요법으로 예방될 수 있고 치료될 수 있기 때문에 올바른 보건교육에 의해 이를 잘 실천하는 것이 중요하다(구병삼 외, 2003).

2) 인터넷에 대한 관심

노인들도 인터넷에 많이 접근하고 있는 것이 오늘날의 추세이다. 인터넷을 통하여 멀리 있는 친구들이나 손자나 손녀들과 의사소통을 하기도 하고, 뉴스를 보기도 한다. 컴퓨터에 친숙한 노인들은 홈페이지나 블로그를 만들어 운영하기도 한다. 도시에 있는 PC방에서는 장시간 동안 인터넷에 몰두해 있는 노인들을 흔히 목격할 수 있으며, 노인들만 거주하는 집에는 인터넷의 보급도 활성화되고 있다.

3) 미디어에 대한 관심

어느 나라든지 TV 시청은 노인들의 중요한 소일거리이다. TV 방영이 24시간 이루어지고 있는 관계로 노인들은 외부인과 접촉하기보다는 집에서 종일 TV를 보는 경향도 증가하고 있다. 65세 이상 인구집단의 TV 시청률은 전 세대에 걸쳐 가장 높지만, 라디오 청취율은 그다지 높지 않다. 신문은 55세 이상의 계층에서 많이 읽히지만, 65

세 이후에는 신문구독률도 감소하며 잡지에도 거의 무관심한 것으로 나타나고 있다.

4) 운동에 대한 관심

노인들에게 있어서 운동은 필수이며 대부분의 노인들 또한 운동에 대한 관심이 높다. 운동은 연령증가와 더불어 광범위하게 몸을 돌봐주는 보이지 않는 호르몬의 공급과 같이 필수적이다. 운동이 육체적 건강유지에 도움이 되는 것은 50여 가지에 이른다. 그러나 운동의 '양'과 '질'은 자신의 나이와 체력에 알맞은 정도로 조정하는 것이 중요하다(구병삼 외, 2003). 확실히 노인들은 격렬하거나 힘든 운동보다는 체력유지에 필요한 만큼의 운동을 선호한다. 젊은 계층에서 주로 이루어지는 등산이나 기구를 사용한 운동보다는 산책을 즐기는 편이다. 미국에서는 노인 3명 중 1명은 매일 산책을 하고, 노인의 약 64%는 일주일에 1회 이상 산책을 하는 것으로 조사되고 있다. 남자 노인들이 여자 노인들에 비하여 운동을 하는 시간이 많지만 여자 노인들의 운동 시간도 꾸준히 증가하고 있다. 우리나라도 최근 노인들만 주로 남게 된 시골 지역에는 노인들을 위한 운동 시설과 산책로 개설 등이 활발하게 이루어지는 등 노인들을 위한 운동시설이 증가함에 따라 노인들의 걷기운동도 증가하고 있다.

5) 개별적 취미활동

소일거리를 찾아나서는 노인들에게 있어서 취미활동은 중요한 시간보내기 방법 중의 하나이다. 노인들은 젊은 계층보다 더 많은 시간을 취미활동에 보낸다. 미국에서 65세 이상의 여성들에게 가장 인기 있는 취미활동은 뜨개질이다. 최근에는 정원가꾸기와 조경이 노인들에게 꾸준히 인기를 얻고 있다고 한다. 특히, 경제력이 뒷받침되는 노인들에게 있어서 정원가꾸기와 조경은 매우 인기가 높은 것으로 조사되고 있다. 영국의 경우에는 도시에 있는 거의 모든 가정 뒤뜰에 정원을 조성하여 가꾸는 전통을 가지고 있다. 인터넷게임 등의 취미활동은 일부 노인들에게서 나타나고 있다. 그러나 노인들은 체력소모와 시력의 감퇴 등으로 취미활동도 제약을 받고 있다. 한국의 노인들은 거주지역이나 경제력에 따라서 취미활동도 상이한 것으로 조사되고 있다. 도시의 여성 노인들은 배드민턴이나 등산, 요가 등 운동에 관심을 보이고 있고, 남성 노인들은 일정한 지역(예를 들면, 서울 탑골공원)에 모여 장기나 바둑을 두기도 하고 혼자 등산을 즐기는 부류도 있다. 농촌의 노인들은 주로 농업이나 어업에 계속 종사하거나 농사일이 없을 경우에는 노인정에서 쉬거나 서로 대화를 나누는 일상을 보내곤 한다. 최근에는 농촌지역에서도 복지예산의 지원을 받아 서예 등 문화 활동을 취미로 하는 노인들도 증가하고 있다.

6) 종교에 대한 관심

사람들은 젊을 때보다도 늙어가면서 종교에 귀의하는 경향이 높은 것으로 알려져 있다. 노인들이 젊은 사람들보다 종교적인 의지가 더 강한지는 의문이지만 종교 활동을 더 많이 하는 것에는 이의가 없어 보인다. 종교 활동도 시간 채우기의 일환으로 이루어질 가능성이 높다는 뜻이다.

7) 지역사회활동에 대한 관심

젊은 시절에 지역사회 활동에 무관심하던 사람들도 노인이 되면 지역사회 일들에 참여하고자 하는 강한 의욕을 보인다. 지역사회에서 벌이지는 각종 사건들에 대하여 노인들은 높은 참여욕구를 갖는다. 이것은 심리적 소외, 시간 채우기 등과 관련이 되어 있다. 노인들은 아침 일찍 동네 초등학교 건널목에서 교통정리 일을 한다든지, 야간 순찰을 도는 일에 기꺼이 나서는 등 자원봉사에 적극적이 된다. 미국의 경우 직업이 있는 노인들도 1주일에 한번은 자원봉사를 하려고 하며, 우리나라의 경우에도 노년기 자원봉사 여부를 묻는 질문에 대하여 할 의사가 있다는 응답자들의 비율이 73.6%에 달하는 것으로 조사되었다(이의훈, 김숙응, 2003).

8) 쇼핑에 대한 관심

쇼핑은 인류의 어느 계층에게나 즐거운 소일거리임에 틀림이 없다. 특히, 인간의 기본적 욕구를 충족시켜준다는 점에 있어서 쇼핑은 노인들에게 있어서도 훌륭한 시간 채우기 활동이 될 수 있다. 노인들은 쇼핑을 하면서 전혀 다른 세계에 있는 사람들과 대화를 할 수 있거나 새로운 느낌을 받을 수 있다. 이것은 노인들에게 즐거움을 안겨주는 일임에 틀림이 없다. 흥미로운 발견 중의 하나는 나이가 들수록 시장에 장을 보러 가는 남성들이 증가한다는 점이다(Markle Foundation, 1988).

9) 여행에 대한 관심

우리나라도 과거와 달리 노인들이 여행을 즐기는 추세이다. 산이나 유원지 또는 바닷가에 가보면 노부부가 차를 운전해서 여행을 하는 장면은 얼마든지 볼 수 있는 풍경이 되었다. 사회적으로 높은 수준에서 일한 경험이 있거나 부유한 노인들은 해외 골프여행을 즐기기도 한다. 미국에서도 55세 이상의 인구에서 여행의 비율이 높은 것으로 조사되고 있다. 노인들은 젊은 사람들보다 더 자주 여행을 하지는 않지만 한번 여행을 하면 더 오래하고 돈도 더 많이 사용하는 것을 볼 수 있다.

10) 사교에 대한 관심

시대가 변했다는 것을 확실히 보여주는 증상 중에 하나가 노인들의 사교가 활발하게 이루어지고 있다는 점이다. 과거에는 엄두도 내지 못한 일이다. 대부분의 노인들은 사교에 매우 적극적이다. 시골에서도 노인들을 위한 사교춤 교실이 열리고 찜질방이나 사우나 같은 시설이 들어섬으로써 노인들의 사교활동을 촉진시키고 있다. 이것은 노인들이 기회가 주어진다면 혼자 있는 것보다는 사람들과 어울려 지내려고 하는 욕구가 강하기 때문이다. 미국의 경우에 있어서 45~59세까지의 인구 중 마을에 있는 사교센터에 참여하는 비율이 9%에 불과하지만, 80세가 넘으면 19%로 높아지는 것으로 나타났다(Markle Foundation, 1988).

이처럼 노인들은 중년기에 보여주었던 시간절약(time saver)의 행동보다는 시간 채우기(time filler) 활동을 더 많이 하게 된다. 즉, 노인들은 그동안 다니던 직장이나 하던 일에서 물러나 과도한 육체적, 정신적 노동을 하는 일이 없기 때문에 스스로를 바쁘게 만들기 위하여 시간을 채울 수 있는 일들을 찾아 나서게 된다. 흔히 우리는 노인들은 주로 집안에 있거나 노인정과 같은 그들만의 장소에 머무를 것으로 알고 있지만, 노인들도 최대한 즐거운 소일거리를 찾고 있으며 그것에 대하여 일정한 비용을 지불하려고 하는 의지를 가지고 있다.

앞으로는 병원을 찾는 노인들이 개인적 특성에 따라 소일거리를 할 수 있는 유료공간을 제공하는 것도 마케팅 측면에서 충분히 고려될 수 있다. 병원 내에 노인들을 위한 PC방이나 인터넷 까페를 설치하거나 노인 전용 체력단련실을 설치함으로써 노인들의 호감을 살 수 있을 것이다. 앞으로는 은퇴하는 노인들의 경제력도 점점 높아질 것이기 때문에 노인병원들은 병원 내에 대형쇼핑센터를 갖춤으로써 노인들에게 쇼핑의 여유를 즐기도록 함과 동시에 부가수익을 창출할 수 있는 기회를 갖게 될 것이다.

3. 시장접근의 패턴

한 연구[21)]에서는 노인들이 건강상태와 사회심리학적 요소 및 개인의 특성에 의하여 다양한 방식으로 주택시장에 접근하는 행태를 분석했다. 이 내용을 살펴보는 것은 병원마케팅 관리자들에게 중요한 시사점을 줄 수 있을 것이다.

1) 성취자 스타일

노인계층 중 가장 젊은 나이를 가지고 있는 집단이다. 자주적이고 건강하고 부유하며 자기만족적인 노인들이다. 이들은 자신들의 집을 가지고 있고 배우자 및 가족들과 함께 살고 있는 노인들에 속한다. 여가시설을 갖추고 있고 문화적인 이벤트나 영화관, 공원 등에 인접해 있는 주거시설을 선호하지만 이들 집단은 전체 노인인구 중 9%에 불과하다.

2) 탐험자 스타일

성격이 내향적이고 자기 의존적인 특성을 가지고 있으며 전체 노인의 약 22% 정도를 차지한다. 어느 정도 경제력이 있고 건강하며, 높은 교육 수준을 가지고 있는 노인들로서 이들은 주택을 현금으로 사고팔려는 경향이 있다. 평소 생활을 하는데 있어서 문화적이고 편의적인 서비스 및 건강관련 서비스에는 크게 관심을 기울이지는 않는다.

21) SRI가 National Association for Senior Living Industries를 위하여 개발한 LAVOA(Life-styles and Value of Older Adults)의 내용을 요약한 것으로 이의훈, 김숙응(2003)에서 재인용.

3) 실용주의 스타일

외향적이고 나이가 많은 편에 속하고 탐험자 스타일의 노인들에 비하여 교육수준이 상대적으로 낮으며 건강이 좋지 않는 편에 속하는 노인집단이다. 이들은 보수성을 나타내고 순응적이며 혼자 사는 경우가 많다. 편의시설을 잘 갖춘 주거지역을 선호하며, 자신들을 돌봐주고 도움을 주는 시설을 잘 갖추고 있는 경우를 선호하며 전체 노인들 중 약 21% 정도를 차지하고 있다.

4) 전통 고수 스타일

경제적으로나 신체적으로 고통을 받는 집단에 속하는 노인들은 주로 내향적이고 변화를 거부하는 성향을 보인다. 이들은 매우 가난하고 교육수준이 가장 낮은 계층의 노인들로 어느 나라에서든지 가장 많은 인구비율을 가지고 있다. 연구에서도 28%의 비율을 차지하는 것으로 나타났다. 이들은 자식들과 함께 살기를 바라지만 뜻대로 되지 않는 경우가 많기 때문에 건강관리를 잘 할 수 있고 쇼핑을 원활하게 할 수 있는 주거지를 선택한다.

5) 적응자 스타일

가장 외향적이고 변화에 대하여 열린 마음을 가지고 있는 적응자 패턴의 활동을 보이는 노인집단으로 사교적인 인간관계와 물질적 소유에 많은 가치를 둔다. 비교적 교육수준과 건강상태가 양호한 이들 계층의 노인들은 전체의 11%를 차지하고 있는데, 휴양시설이 잘 갖추어지고 비교적 오락시설이 잘 갖추어진 주거지를 선택하는 경향을 보인다.

노인 소비자들도 다른 계층의 인구와 마찬가지로 서로 다른 배경과 양식 속에서 생활한다. 따라서 마케터들은 노인들의 태도와 행동을 규정하는 다양한 요인들을 가정해야 한다. 노인들을 다른 세대와 다른 하나의 특이한 집단으로 규정하여 단일한 기준이나 근거를 사용하는 것은 문제가 있다. 그럼에도 불구하고, 일부 연구에서는 노인들의 개성이 평생 변하지 않는다는 것을 보여주고 있기 때문에 노인층과 젊은 계층 사이의 라이프스타일에 큰 차이가 있을 수 없다는 주장도 설득력을 얻고 있다.

4. 마케팅 관점에서 노인소비자행동 분석

노인의료시장은 갈수록 그 규모가 넓어질 것이다. 노인 인구는 점점 증가하고 있고 그에 따른 의료비 지출은 갈수록 증가하여 국민건강보험 재정과 가정 경제를 위협하고 있다. 각종 병원들이 노인소비자에 대한 마케팅을 성공시키기 위해서는 노인들의 소비행동을 잘 분석하고 이해하는 것이 선행되어야 한다.[22] 이에 따라 병원의 마케팅 활동에 영향을 미치는 노인소비자행동을 살펴보면, 첫째 노인들은 그들 고유의 삶의 방식과 가치관을 존중받고 싶어 한다. 현재 우리나라 노인들은 격동기와 빈곤의 시대를 겪으면서 사회의 발전을 견인해온 세대로서 자아의식과 자부심 또한 강하다. 따라서 이들을 유인하기 위해서는 이들의 주장과 가치관을 존중하고 반영하는 마케팅을 해야 할 것이다. 노인전문병원이나 노인들이 자주 찾는 병원이라면 병원 입구에 이들의 노고가 서려 있는 과거 건설현장 사진이라든지 노인공경 지침과 같은 것들을 만들어 게시하는 것은 이들의 마음을 살 수 있는 하나의 방법이 될 수 있다.

둘째, 시간을 보낼 수 있는 장소와 이벤트가 필요하다. 우리나라에서 노인들은 대부분 경로당이나 노인대학과 같은 복지사회시설에서 시간을 보낸다. 부유계층의 노인들은 호텔의 피트니스센터와 같은 고급화된 장소를 이용한다. 또한 일부 노인들이 시대적 유행을 좇아 해외여행을 즐기는 것을 볼 수 있다. 과거 미국이나 유럽의 노인들이 해외여행을 즐기는 것을 많이 볼 수 있었는데, 최근에는 일본이나 중국의 노인들도 여행을 즐기는 것을 볼 수 있다. 일본에서는 고혈압이나 당뇨가 있는 노인들도 의사의 지도를 받아 해외여행에 나서기도 한다. 이와 같은 관점에서 볼 때 병원이 비단 질병을 치료하기 위해 찾는 곳이 아니라 의료진과 건강한 생활을 영위할 수 있는 상담을 하고 동일한 질병을 소유한 노인들과 극복의 정보를 교환할 수 있는 장소를 제공하는 장소로 발전해가는 것이 필요하다. 실제로 노인들이 많이 찾는 물리치료실을 보더라도 너무 상업적으로만 공간이 활용되고 있지 노인들이 잠시라도 쉴 수 있는 공간을 제공하는 것과 같은 배려를 하는 곳은 찾기 어렵다.

---

22) 최명기(2010), 병원이 경영을 만나다, 허원미디어, pp. 326-335, 참조.

셋째, 간접적 관계보다 직접적인 관계 맺기를 중시한다. 노인들에게는 아직도 천막 서커스단과 같은 직접 대면을 통한 판매방식이 통하는 것을 볼 수 있다. 각종 노인용 의료기나 건강보조식품이 노인들과 직접 접촉을 하는 행사를 통해 판매가 이루어진다. 이것은 노인들이 인터넷이나 스마트폰과 같은 사이버세계에 익숙하지 못하기 때문이다. 노인들을 상대로 한 마케팅은 직접 찾아가서 스킨십을 하고 눈 맞춤을 하는 마케팅이 효과를 발휘하고 있다는 것을 알 수 있다. 병원들은 노인들이 관심을 갖는 사항에 대한 교육과 세미나를 개최함으로써 병원에 대한 관심을 높여갈 수 있을 것이다. 미국에서도 노인들에 대한 진료서비스 안내에 있어서 직접 면담보다 전화 서비스가 높은 불만족과 실패율을 가져오는 것으로 조사되고 있다. 불티모어의 워싱턴안과센터 사례연구에서 Philip D. Cooper 등은 아무리 노련한 전화통화기술도 직접적인 개인 접촉보다 진실된 인상을 남기는 데는 실패한다고 주장했다. 그는 환자들에게 중요한 비용의 문제, 불안감과 통제를 상실했다는 느낌의 치유는 개인적 접촉이 없이는 불가능하다는 것이다(윤석준 외, 2004).

넷째, 감정적 지지관계에 의존하는 경향이 있다. 노인들은 생리적으로나 주변 환경적으로 한번 신뢰하기 시작한 것에 대한 감정을 바꾸지 않으려는 경향이 있다. 예를 들어, 노인병원에서 간호사가 마음에 들도록 친절을 보이면 병원 전체에 대해 신뢰를 보낸다. 그 결과 다른 노인들에게까지 그 병원을 이용하도록 권하는 것을 볼 수 있다. 그러나 한번 믿음을 준 병원이 실수를 하더라도 그것을 객관적으로 냉정하게 평가하고 비판하려고 하지 않는 완고한 측면도 크다.

다섯째, 노인들의 개인적 재무 상태는 지속적으로 개선되고 있다. 나라 전체의 경제력 증가와 비례하여 노인들의 경제력은 개별적으로 차이는 있긴 하지만 평균적으로는 조금씩 나아진다고 할 수 있다. 최근 정년을 맞아 퇴직을 하는 노인계층은 임대수입과 같은 자산으로부터 비롯되는 수입은 없지만 퇴직금이나 연금소득은 갖고 있는 경우가 많다. 시골지역의 노인들도 큰 재산은 아니지만 집과 토지 등을 소유하고 있는 경우가 증가하고 있다. 하지만 우리나라 대부분의 노인들은 인세, 이자, 임대료와 같은 부가적인 소득이 없으므로 소비에 신중하게 되고 젊을 때처럼 충동구매와 같은 행동은 하지 않는다. 그러기에 병원 마케터들은 노인소비자들과의 거래 시 그들이 후회하지 않는 소비를 할 수 있도록 완벽한 서비스를 준비해야 한다. 노인들이 주로 관심을 보이는 치매예방, 노화방지 등 건강 보강 시술이나 건강 보강 의료기의 판매 등에 있어서 노인들에게는 완벽한 사전 설명을 할 수 있거나 사후 효과가 뚜렷하도록 해야 감정적 지지를 얻어낼 수 있다.

여섯째, 노인들은 다른 노인들과도 또 젊은이들과도 함께 하고 싶은 양가(兩價) 감정을 가지고 있다. 노인들은 다른 노인들과 지내면서 편안한 감정을 유지하고 싶은 욕구가 있는 반면에 자신이 아직 젊다는 것을 나타내기 위해 젊은이들과도 함께 하고 싶은 감정도 가지고 있다. 노인들은 노골적으로 노인으로 대접하는 것을 불편해한다. 그러나 젊은이들이 예의를 갖추지 않는 것도 불쾌하게 생각한다. 젊은이들이 노인들과 가까워지려고 하되 격식은 깍듯하게 갖출 것을 요구한다. 노인병원의 젊은 직원들은 노인들을 공식적이고 사무적으로만 대하려고 할 것이 아니라 예의를 갖추고 인간적으로 가까이 대하려고 노력한다면 노인들의 신뢰를 얻을 수 있을 것이다. 영국과 같은 나라에서는 노인들을 향한 광고를 제작할 때 노인들과 젊은이들이 함께 어우러져 작업하는 모습을 통해 공감을 얻어내고 있는 것은 우리에게 시사하는 바가 크다고 할 것이다.

일곱째, 설득이 필요하다면 직접 대면과 반복적으로 설명하는 것이 효과적이다. 사람들은 늙을수록 인지력이 감퇴하고 또 신체적 반응도 느려진다. 노인들을 상대할 때 빨리, 작은 목소리로 한번 말하고 만다면 그들을 설득하는데 실패할 것이다. 미국의 한 연구결과에 의하면 60세 이상 미국 노인들의 20%가 보청기를 착용해야 할 정도로 청각의 손실을 갖고 있다. 또한 단기기억력이 낮아지기 때문에 방금 들은 것을 잘 기억해내지 못한다. 따라서 반복적이면서도 다원적 대화 채널을 활용하는 것은 노인과의 대화의 질을 높이는 좋은 방법이다. 용건을 단순히 말로만 하는 것보다 시각적 자료도 사용하고, 실제 행동으로 시범도 보이고 냄새도 맡게 한다면 훨씬 더 효과가 높아진다. 상담은 집단적으로 하는 것보다 개별적으로 하는 것이 노인들의 자신의 의지를 정확하게 표현하고 또 문제에 대한 집중력을 높일 수 있어 효과적이다.

5. 노인시장모델에 따른 마케팅 전략

시라큐스대학의 연구에 의한 노인시장 세분화 모델(Segmentation Model)에 의한 마케팅 전략을 살펴보면 다음과 같다.

1) 건강한 호사가 집단

독립적이고 활동적이며, 비교적 부유하고 건강이 양호한 노인집단을 말한다. 주로 사회생활을 계속하고 있으며 언제나 삶으로부터 최고를 기대하면서 스스로를 호사시키기를 주저하지 않는다. 차별화된 선택적 정보에 대한 강한 애착을 가지고 있으며, 골프나 해외여행과 같은 수준 높은 여가활동을 추구한다. 다른 집단보다 점포 내 진열에 매료되며 주로 신용카드를 사용하려는 경향을 보인다.

2) 건강한 은둔자 집단

심리적으로 사회에서 물러나 있지만 육체적 건강이 양호하고 매일의 과업에 대하여 걱정을 하며 일을 하는 경향이 있는 노인들이다. 이들은 상대적으로 적은 욕구를 가지고 있으며, 나이를 기준으로 하거나 노인들을 상대로 설계한 노인 전용 제품과 촉진에 대하여 반응을 잘 보이지 않는다.

3) 병약한 외출자 집단

상대적으로 좋지 않은 건강상태에 있기 때문에 건강을 의식하면서 생활하는 노인집단이다. 건강은 좋지 않지만 사회적으로 왕성한 활동을 하면서 생활패턴을 잘 바꾸지 않으려고 한다. 은퇴해 있으면서도 새로운 것을 끊임없이 배우고 참여하려고 한다. 재정문제에 대하여 염려하면서 재정적으로 독립하려고 한다. 노인들을 대상으로 하거나 나이를 기준으로 한 제품이나 촉진전략에 대하여 긍정적 반응을 보인다.

4) 병약한 은둔자 집단

건강이 좋지 않고 활동적이지 못하고 사회적으로 고립되어 있으면서 심리적으로도 사회에서 물러나 있는 스타일이다. 퇴직해 있는 상태로서 상대적으로 안전을 의식한다. 육체적인 보호를 바라며, 구매 시에 제품에 관한 자세한 정보를 알려고 하지 않는다. 그러면서도 그들이 제품의 정보를 사용할 수 없다는 사실은 인정하려고 하지 않는다.

〈표 9-3〉 노인시장 세분화 모델에 기초한 마케팅 관점

시장 세분화	마케팅 관점			
	관심 제품	가격 관점	선호 유통 방식	선호하는 촉진책
건강한 호사가	삶을 최대한 보조할 수 있는 제품과 서비스	상대적으로 많은 돈을 소유하고 있어 라이프 스타일을 유지하기 위해 기꺼이 지불하려고 함.	독립적 쇼핑 선호	• 점포 내 촉진 • 우편
건강한 은둔자	외형적인 용모에 관심이 없으며 내적 목표를 채워줄 수 있는 제품이나 서비스	사회적 참여에 소극적이며 자아실현에 가치를 둠.	직접 마케팅 선호	• 우편 • 인쇄매체
병약한 외출자	사회적인 활동을 지속시켜주는 제품이나 서비스	활발한 라이프스타일을 유지하기 위하여 지불함.	가정배달서비스 선호	• 판매촉진 • 대중매체
병약한 은둔자	일상생활의 삶을 더 쉽게 영위하도록 하는 건강보호제품	삶을 더 쉽게 영위하는데 가치를 두며, 제품은 마지막에 구입함.	직접마케팅 및 우편배달 선호	• 대중매체 • 보조서비스

참고자료 : Syracus University(1990)

토론사례 9

노인 1인당 연 진료비 277만원…국민 평균보다 3배

'13조7847억 원.' 건강보험심사평가원이 밝힌 2010년 65세 이상 노인진료비 총액이다. 2005년보다 두 배 이상 늘어났다. 전체 의료비에서 차지하는 비중은 5년 새 7.2% 급증한 31.6%다. 노인 1인당 진료비는 한 해 276만9000원. 국민 1인당 진료비 89만3000원에 비해 세배가 넘는다. 노인 의료비가 급증하는 것은 예방이 아닌 치료 중심 의료행위가 노인보건의 주축을 이루기 때문이다.

노인질환 발병 가능성을 미리 차단하면 환자 본인도 건강하게 살뿐더러 진료비도 줄일 수 있다는 주장이 나오는 이유다. 또 다양한 노인봉사단체 등이 자발적으로 노인전문서비스를 하게 되면 그 비용을 낮출 수 있다.

1910년부터 주치의 제도를 시행한 영국을 비롯해 미국, 독일, 프랑스 등 선진국들은 이미 주치의 제도가 활성화되어 있고 노인 관리 단체들이 활발하게 움직이고 있다. 싱가포르에는 노인 질병을 사전에 막는 프로그램과 함께 질병 발생 시 체계적으로 관리해주는 단체들이 늘고 있다. 노인들 삶을 개선하고 존엄을 갖고 살 가치를 만들어 주기 위해 1933년 창립된 타오재단이 대표적이다. 타오재단 내 후메이센터는 특히 노인 질병 예방을 돕는 에어로빅을 비롯해 다양한 건강관리프로그램과 건강검진 · 간호프로그램을 운용하면서 노인 의료비를 낮추는데 기여하고 있다. 이 센터에서는 최소실비만 받고 봉사하는 의사, 간호사, 사회복지가, 훈련 받은 전문가들이 팀을 이뤄 봉사한다. 또 모바일로 노인들 생활을 관찰하고 긴급사태 때 도와주는 모바일클리닉(HMMC)도 운영하고 있다.

싱가포르 후메이센터에서 만난 수산 콘코드 이사는 "우리 센터가 진행하는 노인관리 프로그램에 대한 인기가 높아지고 사회적인 관심도 많아져 자발적인 기부자가 늘고 있다"며 "세계보건기구(WHO)에서 모범적인 노인관리프로그램으로 인정받았다"고 말했다.

노인 환자를 대상으로 한 예방 중심 주치의 시스템은 심지어 중남미에서조차 서서히 고개를 들고 있다. 일례로 멕시코 할리스코주 과달라히라시에 위치한 제로톨로지연구소가 대표적이다. 엘레나 알드릿 과달라하라대학 공공보건학부 교수가 동료들과 함께 운영 중인

이곳은 중남미에서 대표적인 노인질활 주치의 기관으로 "노인 건강을 위해서는 식습관, 운동, 심리적 안정 등 요소가 매우 중요하다"며 "이 같은 총체적 서비스를 통해 노인질환 예방과 치유가 가능하다"고 말했다.

자료원 : 매일경제, 2011. 8. 18. A 6면

토론과제

1. 현재 우리나라에서 노인의료비가 증가하는 주요한 원인이 무엇인지 논의해 보시오.
2. 우리나라에서 늘어나기만 하는 노인의료비를 줄이기 위해 어떤 노력들이 이루어지고 있는지를 조사하고 논의해 보시오.
3. 이 글에서 강조되고 있는 노인 환자를 대상으로 한 예방 중심의 주치의제도가 세계 각국에서 관심을 받을 수밖에 없는 이유에 대해 노인의료소비자행동의 관점에서 논의해 보시오.

제10장

관여도와 의료서비스 구매행동

- 관여도의 개념과 측정
- 구매의사결정 행동과 영향 요인
- 구매행동
- 저관여 소비자행동
- 상표 애호도와 반복 구매행동
- 관여도와 의료서비스의 구전 구매

학습목표

1. 구매의사결정에 중요하게 영향을 미치는 관여도의 개념에 대해 이해한다.
2. 소비자 구매행동에 영향을 미치는 관여 요소들을 이해한다.
3. 구매의사결정의 행동유형에 대해 이해하고 마케팅 전략에 활용한다.
4. 의료서비스 구매와 구전과의 관계에 대해 이해하고 병원마케팅에 활용할 줄 안다.

제1절 관여도의 개념과 측정

1. 관여도의 의의

관여도 또는 구매 관여(involvement in the purchase)란, 상품이나 서비스에 대한 소비자의 구매행동 시 관찰되는 관심의 강도를 말한다. 이와 같은 관여도의 개념은 1965년 Krugman에 의하여 소비자행동연구에 도입된 이래 여러 연구자들에 의해 계승 발전해 왔다. 관여도 이론에 의하면, 소비자는 제품을 구매하고자 할 때 구매에 관한 여러 가지 상황을 결정하는 과정이나 결과에 대하여 언제나 동일한 수준의 관심을 보이는 것은 아니라 소비자 자신, 제품 및 상황에 따라 관심의 정도를 다르게 나타낸다. 많은 공급자들은 하루에도 수없이 각종 매체를 통해 광고를 내보내지만 소비자들은 어떤 광고에는 특히 관심을 갖고, 또 다른 광고에는 전혀 관심을 갖지 않는 것을 볼 수 있다.

2. 관여도의 영향 요인

관여도에 영향을 미치는 요인에는 소비자 특성, 제품 특성 및 상황 요인 세 가지가 있다. 우선, 소비자들은 주어진 상황에서 특정 대상(재화, 서비스 및 구매상황)에 대하여 중요성을 지각하는 정도가 다르다. 이것은 한 개인의 주의 집중에 영향을 미치는 자신의 지각과 그 대상 및 주어진 상황의 특성이 각기 다르기 때문이다. 의료시장에 있어서 고관여군 의료소비자들은 다양한 정보탐색과 적극적인 대안 비교를 통하여 자신의 기대 수준을 높이고 형성된 기대가 성과평가에 영향을 주는 집단을 말한다. 따라서 고관여군의 의료소비자를 만족시키기 위해서는 제공되는 의료서비스가 특성화된 서비스일 때, 서비스별로 정확하고 자세한 의료정보를 구두나 매체, 그리고 인터넷 등을 통하여 지속적으로 제공함으로써 기대에 부응하도록 하는 전략이 중요하다. 서비스를 제공하는 시점에서는 무엇보다 정확한 정보를 제공하도록 하고, 과거보다 서비스의 질 개선되었다는 것을 인식하도록 한다면 주관적 성과평가를 향상시켜 이들의 만족도를 높일 수 있을 것이다.

저관여군 의료소비자들은 의료서비스에 대한 특별한 사전 태도 형성을 하지 않기 때문에 이용 후 인지된 성과에 따라 만족을 하기도 하고 불만족을 하기도 한다. 따라서 저관여군 의료소비자들에게 특성화된 의료서비스를 제공하는 경우에는 너무 자세한 정보의 전달보다는 다양성을 제공하는 소식지 형태의 정보 전달이 효과적일 것이다.

저관여군 의료소비자들을 대상으로 특성화 의료서비스 제공을 위해서는 전체적인 차원에서 병원의 이미지를 개선하고 소비자들의 다양한 욕구에 부응할 수 있는 의료서비스를 개발하고 예방 및 건강증진 영역에서의 다양한 의료서비스를 개발하여 제공함으로써 그들의 만족도를 높일 수 있을 것이다.

이와 같은 관여도는 개인의 사고의 연속선상에 위치해 있으며 동시에 상대적인 개념이다. 의료소비자들이 질병에 노출되어 병원을 선택하기 위해(의료서비스를 구매하기 위해) 정보를 탐색하고 평가해야 할 때 관여도가 높다고 인식하면, 상대적으로 낮게 인식하는 경우보다 더 많은 관심과 노력을 기울이고 신중해진다는 것을 알 수 있다. 이때 관여도가 높고 낮은 것은 소비자 개인의 특성, 질병의 특성 및 상황에 따라 달라진다.

1) 소비자 특성의 영향

소비자는 자신의 중요한 욕구와 가치를 충족시키는 제품에 대하여 높은 관여를 나타내는데, 질병치료에 대한 관여는 인구통계적 변수나 질병 그 자체에 따라 다르게 나타난다. 예를 들어, 청소년들은 스마트폰을 구매하는 것에 대하여 감기치료보다 더 높은 관여를 보인다. 하지만 노인들은 스마트폰의 구매보다는 감기의 치료에 더 높게 관여한다. 이처럼 관여는 제품의 객관적 혜택과는 좀 무관하게 소비자의 주관적인 특성에 의해 좌우된다는것을 알 수 있다. 관여도가 높은 소비자란 상표들 사이의 차이에 대하여 관심이 매우 높은 소비자를 말하는데, 이와 같은 관심은 광고에 대한 소비자의 주의를 증가시킬 뿐만 아니라 상당한 양의 능동적인 정보탐색을 하게 만든다. 관여도가

2. 저관여 소비자행동 이론

1) 수동적 학습이론

Krugman은 그의 연구를 통해 많은 사람들이 TV 광고에 대하여 깊이 몰입하지 않는다는 것을 발견했다. 즉, 어떤 소비자들은 자신의 의도하는 프로그램 외에는 깊이 염두에 두지 않고 TV를 시청하기 때문에 광고에 대하여 수동적인 위치에 있게 된다. 그 결과 소비자들은 상표들에 대하여 수동적으로 학습하게 되고 대체안에 대한 구체적인 평가 없이 학습한 내용에 따라 구매하는 수동적 행동을 보인다. 이와 같은 이론은 마케팅 활동에 중요하게 영향을 미치는데, 즉 마케터들은 저관여 제품에 대하여'제품관여'를 높이기 위한 설득적 광고 노력보다는 '광고관여' 수준을 높임으로써 소비자의 학습효과를 높일 수 있다. 또한, 제품이나 소비자, 상황과 관련하여 관여도가 낮은 여건에는 TV가 관여도가 높은 여건에는 인쇄매체가 효과적일 것이다.

2) 사회적 판단이론

고관여 소비자들은 상품을 선택하는 데 있어서 도움이 되는 정보를 정확히 기억함으로써 자신이 동의하지 않는 설득적 정보에 대해서는 부정적으로 해석하고 거부하는 경향이 있다. 반면에 저관여 소비자들은 정보의 내용보다는 음악, 인물, 풍경과 같은 광고 요소들에 더 집중한다. 그들은 어떤 대상에 대한 분명한 의견을 가지고 있지 않으며 새로운 정보에 대한 수용영역이 크고, 거부영역은 작다. 이것은 고관여 소비자들은 수용영역이 작아서 광고 메시지를 선택적으로 지각하고 자신의 편견에 의해 정보를 왜곡할 가능성이 크다. 즉, 자신이 선호하는 상표에 대해서는 쉽게 수용하지만 그렇지 않은 경우에는 설득적 광고를 하더라도 거부할 것이다. 반면, 저관여 소비자들은 수용영역이 크기 때문에 많은 상표에 대한 정보를 수용할 것이다.

3. 저관여 소비자에 대한 마케팅전략

마케팅 관리자는 자사 상표의 경쟁적 위치, 시장보급상황 등 여러 가지 조건에 비추어 거기에 적합한 마케팅 활동을 펼쳐야 한다. 예를 들어, 상표가 시장 선도자의 위치에 있다면 소비자들의 타성적 구매를 적극적으로 권장하면서 제품의 차별화를 통해 소비자들을 상표애호구매로 전환시키는 전략이 요구된다. 반면에 도전 상표나 추종상표의 위치에 있다면, 소비자들의 다양성 추구를 유도하는 전략이 요구된다.

1) 판매장 내 판촉전략

소비자의 의도하지 않는 충동구매를 유도한다. 그 내용으로는 특가판매, 할인판매, 쿠폰판매, 경품판매, 제품의 진열, 포장 디자인 등이 있다.

2) 견본제공전략

신제품을 개발하거나 어떤 제품이 경쟁제품의 그늘에 가려서 잘 판매되지 않을 때에는 이들 제품을 소비자에게 알리는 방법의 하나로 견본제품을 무료로 제공한다.

3) 광고

광고는 주로 상표에 대한 소비자 인지도가 낮은 경우에 이를 높이기 위한 전략으로 사용한다. 마케터들은 소비자들의 상표 인지도가 그 상품의 시장점유율과 밀접한 관계가 있다는 것을 알기 때문에 시장점유율을 높이기 위해서라도 광고에 의존하게 된다. 기본적 광고기법으로는 저관여 제품에 대하여 소비자가 상표명을 기억하도록 하는 것이다. 다음으로는 광고의 차별화인데, 저관여 제품은 제품의 차별화가 쉽지 않기 때문에 광고에 의해 제품의 상징적 차별화를 추구하는 것이 바람직하다. 이를 위하여 광고의 표제, 사용 용어, 배치 등의 차별화를 통하여 상표의 이미지 형성에 영향을 주도록 한다. 끝으로 정보원 효과를 활용하는 것이다. 이것은 저관여 상황에서는 광고 메시지의 내용보다 메시지 전달자의 신뢰성과 매력이 더욱 중요하다는 것인데, 신뢰성이 높은 광고매체, 매력이 있는 광고모델을 사용함으로써 광고의 효과를 높일 수 있다.

4) 상표의 고급화

저관여 제품에 속하더라도 자사 상표에 대한 소비자들의 애호구매를 유인해낼 수 있다. 실제로 양말, 손수건, 구두, 핸드백, 운동화 등은 저관여 제품이지만 소비자가 선호하는 상표가 발달해 있는 것을 볼 수 있다. 저관여 상황 하에서는 소비자의 상표 전환이 빈번하기 때문에 마케팅 관리자들은 자사 상표에 대한 소비자들의 애호구매를 유인해내야 한다. 그래야만 안정된 고객을 확보할 수 있다. 소비자들의 상표관여 수준을 높이기 위해서는 광고를 통해 자사 상표에 대한 차별화를 시도해야 한다. 그렇지만, 상표의 차별화는 제품의 차별화가 전제되어야 한다. 제품의 질은 향상되지 않으면서 광고를 통해 상표 차별화만 시도한다면 소비자들은 회사와 제품을 동시에 외면하게 될 것이다.

최근 우리나라에서도 네트워크병원이 많이 생겨나고 있다. 이제 막 생겨난 병원의 경우 짧은 시간에 병원의 인지도를 높일 수 없기 때문에 로열티를 지불하고 유명한 병원의 이름을 사게 되면 그 이름을 통해 환자들을 유인할 가능성은 높아진다. 하지만 의료기술이 이름의 수준에 따라가지 못한다면 고객들의 실망은 더욱 커질 것이다.

제5절 상표 애호도와 반복 구매행동

1. 상표 애호도의 개념

상표 애호도는 특정 제품에 속하는 다수의 상표 중에서 하나 또는 그 이상의 특정 상표에 대하여 개인이나 가족과 같은 의사결정 단위가 상당한 기간 동안 나타내 보이는 편향된 행동반응으로서 심리적 결정의 산물이다. 소비자가 특정 상표를 진실로 애호한다면 그 상표를 반복해서 구매할 뿐만 아니라 그 상표에 대하여 평소 호의적인 태도를 보인다.

소비자가 동일상표를 반복해서 구매하는 세 가지 이유는 선호, 습관 및 상황적 요인 때문이다.

첫째, 선호(preference)에 의한 반복 구매는 특정 상표에 대한 감정 때문에 그 상표를 의식적으로 반복 구매하게 되는 것을 말한다. 만약 소비자가 어떤 병원을 처음으로 방문하여 의료서비스를 구매해본 결과 매우 만족스럽고 호의적인 태도를 갖게 된다면 다음에도 그 병원을 방문할 가능성이 높다.

둘째, 습관(habit)이란 학습과정에서 습득되는 자동반사적인 반응행동(automatic behavior)으로 일상생활 속에서 자연스럽게 학습된 것이다. 즉, 어떤 병원을 자주 방문하여 진료를 받다보면 병원이름이나 구성원들에 대한 강한 애착이 없어도 동일 병원을 습관적으로 방문하게 된다. 집에서 가까운 병원이라든지 또는 의사가 잘 아는 사이라든지 하는 이유 때문에 습관적으로 그 병원을 찾는 경우는 종종 있다.

셋째, 상황적 요인(situational factor)이란 소비자들이 특정 상표를 좋아하지 않으면서도 상황적 요인 때문에 구매 또는 재구매 하게 되는 경우를 말한다. 예를 들어, 소비자가 항상 다니는 동네 상점에 자신이 애호하는 제품이 품절일 경우 저관여 제품의 경우 진열되어 있는 다른 제품을 그냥 구매하게 된다. 또한 시간적 여유가 없는 경우에도 마찬가지 현상이 일어난다. 제품에 대한 구매의 용이성, 할인이나 경품 판매, 시간적 압박, 신용거래조건 등은 상품에 대한 재구매를 유도하는 상황적 요인이 된다. 의료서비스 구매에 있어서도 고관여의 심각한 질병이 아니면 불친절하지만 집이나 직장 가까운 병원에서 진료를 받고 그 대신 시간을 절약했다는 심리적 만족감을 가질 수 있도록 비용--이익 관점의 소비자행동을 하기도 한다.

이상과 같은 맥락에서 볼 때 상표에 대한 선호도 때문에 동일상표를 반복해서 구매하는 행동을 진정한 상표애호행동(true brand loyal behavior)이라고 볼 수 있다.

2. 상표 애호도의 영향 요인

1) 소비자 특성

소비자의 개인적 특성과 상표 애호도와의 관계는 다양하다. 일반적으로 인구통계적 변수, 소비자의 성격, 사회경제적 변수 등은 상표애호도와 별 관계가 없는 것으로 조사되고 있다. 또한 소비자의 성별, 지적 수준, 결혼 상태 등도 상표 애호도와 별 관계가 없는 것으로 보고되고 있다.

그러나 부분적으로 소비자의 특성이 상표 애호도와 관계가 있는 것으로 알려져 있다. 다양한 상표에 대한 지식이 많은 소비자들은 제품 구매 시 정보 수집을 게을리 하면서 자신들이 선호하는 상표를 반복적으로 구매하는 경향이 있다. 또한 노년층은 젊은 층에 비해 상표 애호도가 높고, 주의력이 깊거나 소심한 소비자는 상대적으로 위험을 크게 지각하는 경향이 있기 때문에 평판이 좋은 상표를 구매하는 경향이 있다.

2) 제품의 특성

상표 애호도는 소비자와 관련된 속성이라기보다는 제품의 특성과 관련된 현상으로 보는 것이 지배적이다. 제품에 따라 상표애호 구매자의 특성이 다르게 나타나기 때문이다. 예를 들어, 커피의 경우 상표애호 구매자의 특징은 지나친 자신감인 것으로 나타났으나 다른 제품의 경우에는 그렇지 않은 것으로 나타났다. 이밖에도 상표 애호도는 일반적으로 고관여 제품의 경우에서 많이 나타난다. 고관여 제품은 구매에 따른 지각된 위험이 크기 때문이다. 또한 경쟁 제품의 수가 많고 이들의 품질이 대동소이한 것으로 소비자들에 의해 지각될 때 상표애호 구매의 가능성은 낮아진다.

3) 소비자의 쇼핑 유형

소비자의 쇼핑행동은 상표 애호도와 상당히 밀접한 관계가 있는 것으로 조사되고 있다. 쇼핑을 즐기는 소비자는 그렇지 않은 사람들에 비해 상표 애호도가 낮은 것으로 나타나고 있다. 쇼핑을 즐기는 사람들은 여러 점포를 방문하면서 다양한 상표의 제품을 구매하는 경향을 보인다. 그들은 특정 상표에 집착하지 않는다. 점포 애호도는 종종 상표 애호도와 밀접한 관계가 있다. 즉, 특정 점포를 애호하는 소비자는 그 점포에서 취급하는 특정 상표를 선호할 가능성이 높다. 또한 제품의 구매 및 사용 빈도가 높은 소비자는 그렇지 않은 소비자에 비해 상대적으로 상표 애호도가 높다.

3. 상표 애호도와 마케팅 전략

1) 시장 세분화

상표 애호도는 시장을 세분화하는 기준으로 사용될 수 있다. 소비자의 상표 애호도를 기준으로 세장을 세분화하면 자사상표 애호 소비자 시장, 중성 구매자 시장, 타 상표 애호 소비자 시장, 비구매자 시장으로 나눌 수 있다.

① 자사상표 애호 소비자 시장 : 자사 상표를 일정기간 동안 연속적으로 반복 구매하고 있는 소비자들로 구성된다. 여기에는 자사상표를 진심으로 선호하기 때문에 반복 구매하는 진성(眞誠) 애호 구매자 시장 및 다른 이유 때문에 단순히 반복 구매를 하는 유사 애호 구매자 시장으로 나눌 수 있다.

② 중성 구매자 시장 : 자사 상표 외에 다른 상표에도 애착을 보이는 분할 애호 구매자, 자사 상표에 대한 선호도의 지속 기간이 짧은 불안정 애호 구매자, 그리고 상표 전환이 빈번한 무애호 구매자들로 구성된다.

③ 타 상표 애호 소비자 시장 : 다른 상표를 애호하는 구매자들로 이루어진 시장

④ 비구매자 시장 : 동종 제품에 대한 구매 경험이 없는 소비자들로 구성된 시장

2) 마케팅 전략

① 자사상표 애호소비자 시장에 대한 마케팅전략 : 진성 애호자와 유사 애호자를 분리하여 별개의 마케팅 프로그램을 개발하여 대응한다. 진성 애호 구매자에 대해서는 강화 광고를 해야 한다. 즉, 그들의 선택이 옳았다는 것을 증명할 수 있는 메시지가 담겨야 한다. 그렇지 않으면 유사시 상표 전환을 할 가능성이 높다. 유사 애호 구매자에 대해서는, 우선 그들의 반복 구매 이유를 파악해야 한다. 구매 이유가 단순한 습관 때문인지, 가격할인과 같은 판촉활동 때문인지, 다른 상표의 제품을 구입할 수가 없기 때문인지, 단골 상점에서 그 제품만 취급하기 때문인지, 그 이유를 명확하게 밝히는 것이 중요하다. 그 결과 반복 구매행동의 동기에 대응할 수 있는 전략을 수립해야 하며, 관계마케팅을 강화시켜야 한다.

② 중성 구매자 시장에 대한 마케팅전략 : 경쟁상표를 암시적으로 비교하되 비방해서는

안 된다. 광고의 목적으로 경쟁 상표 사용자의 관심을 유도하는데 두어야 한다. 소비자가 비교 내용을 쉽게 이해할 수 있도록 해야 한다. 이와 같은 비교 광고를 하기에 앞서 품질 개선 및 제품의 새로운 특징을 개발하는 일이 선행되어야 한다. 또한 가격 인하, 구매시점 광고, 경품판매 등을 통해서 자사 상표의 구매를 유도하는 것일 효과적이다.

③ **타 상표 애호 구매자 시장에 대한 마케팅전략** : 고관여 제품의 경우에는 상표 전환을 유인하기가 실제로 쉽지 않다. 그러나 저관여 제품에 대해서는 비교적 쉽게 상표 전환을 유인할 수 있다. 그 방법으로는 설득광고(persuasive advertising)로서 타사상표와 자사상표에 대하여 소비자가 지각하고 있는 것의 차이점이 무엇인지를 발견하여 소비자의 지각을 변경시키는 광고를 해야 한다. 즉, 자사상표의 강점으로 소비자들을 설득한다. 또한 자사상표를 사용해 볼 수 있는 기회를 제공하도록 한다. 즉, 대금 지불 전에 일정 기간 동안 무료로 사용할 수 있는 기회를 제공한다.

④ **비구매자 시장에 대한 마케팅전략** : 동일 제품의 구매 경험이 전혀 없는 소비자들은 자사상표의 구매자로 유인하는 일은 시장 진입을 위해 매우 중요하다. 한번 구매는 평생고객이 될 수 있기 때문에 자사 제품을 가장 먼저 사용해보도록 하는 판촉활동은 중요하다. 예를 들면, 화장품회사들은 이제 막 고등학교를 졸업하는 여고생들에게 자사의 제품을 사용하도록 치열한 판촉전을 벌인다. 화장품과 같은 제품은 품질의 차이가 쉽게 식별되지 않아 상표관여가 높기 때문에 처음 사용해본 상표에 대하여 평생 애호고객이 될 가능성이 높다. 예비 구매자의 시험구매를 유도하는 방법으로는 예비 구매자들에게 적합한 신제품을 개발하고, 정보 제공적인 광고를 하며, 무료로 견본을 제공하는 판촉활동을 벌이는 것 등이 있을 수 있다.

제6절 관여도와 의료서비스의 구전 구매

1. 구전의 개념

의료서비스는 그것이 지니고 있는 정보의 비대칭적 특성 때문에 구매 시 구전에 대한 의존이 큰 특징을 가지고 있다. 실제로 의료분야에 있어서 구전마케팅은 미디어에 의한 마케팅보다 효과가 큰 것으로 입증되어 왔다. 구전이 매체에 의한 광고보다 마케팅효과가 큰 이유는 첫째, 미디어에 의한 의사소통은 일방적이고 강제적인데 비해 구전 커뮤니케이션은 피드백과 추가적 설명의 기회가 주어지기 때문이다. 둘째, 미디어에 의한 커뮤니케이션이 소비자에게 전달되는 것은 어디까지나 확률적이다. 실제 소비자의 일부만이 매체와 접촉하기 때문이며, 공급자는 이와 같은 불리함을 극복하기 위해 매체에 의한 노출을 무한대로 증가시킬 수는 없다. 비용의 제약 때문이다. 이에 비해 구전은 보다 확실하고 신뢰할 수 있는 정보를 제공하는 것이 가능한데, 그 이유는 개인적 접촉을 통해 사회적 지지와 격려의 효과를 얻어낼 수 있다. 셋째, 미디어에 의한 구전은 수신자의 선택적 지각과정을 극복할 수 없다. 이에 반해 구전 커뮤니케이션은 개인 간 접촉으로 인해 선택적 지각을 보완할 수 있다.

실제로 대부분의 사람들은 신체적으로 갑자기 이상증세가 오면 평소 알고 지내는 의료인을 찾아 왜 그런지, 어느 병원을 방문해야 할지, 어떤 의사에게 진료를 받는 것이 좋을지를 물어본다. 잘 알고 지내는 의료인이나 병원에 근무하는 사람이 없다면, 한두 사람을 거쳐 간접적으로라도 확인하려고 하거나 그와 같은 증세로 질병 치료 경험이 있는 사람을 찾아내 커뮤니케이션을 하려고 노력한다. 또는 반대로, 특별한 질병에 대한 치료 경험이 있는 사람들 중 일부는 능동적으로 주위와 자신의 치료경험을 공유하려고 하는 것을 볼 수 있다. 그러면서 그들은 어떤 병원의 어느 의사가 그 질병에 대한 치료를 잘 한다든지 또는 못한다든지 하는 주장에 대해 주위 사람들이 관심을 기울여주기를 바라기도 한다. 이처럼 의료소비자들 사이에 형성되는 구전 커뮤니케이션(word-of-mouth communication)은 병원마케팅 전략상 매우 중요한 도구이기 때문에 마케팅관리 측면에서 소비자들의 구전 커뮤니케이션 행동을 파악하는 것은 매우 중요한 과업이다.

의료시장에 있어서 구전마케팅에 관한 연구들은 첫째, 의료서비스의 구매결정이나 소비자 태도의 변화에 있어서 구전이 다른 정보원에 비하여 얼마나 강력한 영향력을 발휘하는지? 둘째, 의료시장에서 다른 소비자들의 태도를 바꿀 정도의 강력한 의견 선도자의 개인적 특성은 무엇이며, 어떤 요인이 과연 의견 선도력을 갖도록 만드는지? 셋째, 어떤 요인이 특정 병원을 방문하지 못하도록 부정적 구전을 촉진시키는지? 넷째, 의료소비자들 사이에서 구전이 어떻게 전파되는지? 다섯째, 의료서비스의 구매와 확산에 있어서 구전이 어느 정도 영향력을 미치고 있는지? 등에 초점이 맞추어져 있다.

구전(口傳, word of mouth)이란 기본적으로 어떤 소비자가 다른 소비자에게 정보를 제공하는 행동을 말한다. 이와 같은 구전은 소비자와 소비자 간에만 이루어지는 것이 아니라 소비자와 마케터 간에도 이루어지며, 구전 행동을 하는 이유는 그것을 통해 상호간에 이익을 취하게 된다고 생각하기 때문이다. 이 용어가 최초로 사용된 것은 1954년 미국 Fortune지에 소개된 Willam H. Whyte, Jr의 마케팅 관련 연구에서이다. Whyte는 미국 필라델피아 주택가 지역의 항공사진을 이용하여 에어컨 구매가 어떻게 확산되는지를 분석했다. 이를 위해 그는 4,948 세대에 대한 설문조사를 통해 새롭게 에어컨을 설치하는 가구 하나하나를 항공사진상에 "X" 자로 표시하여 에어컨 설치 가구가 군집화 현상을 이룬 것을 발견했다. 이와 같은 군집화 현상은 결국 구전을 통해 이루어진 것이었다. Whyte는 이러한 군집화현상이 무의식적으로 이루어진 것이 아니라 이웃 간의 구전 네트워크에 의해 이루어졌다고 주장했다.

이를 계기로 마케팅에서는 구전(口傳) 커뮤니케이션이 중요한 연구 대상으로 부각되었다. 구전 커뮤니케이션은 사람들이 자신의 상업적인 이익과 관련 없이 대화를 통해서 제품, 브랜드, 서비스에 관한 정보를 전달하는 행위 또는 소비자들 사이에서 일어나는 제품 혹은 비즈니스의 특성에 관한 비공식적인 커뮤니케이션으로 정의되고 있다.

구전의 본질적 특성은 사람들이 정보를 전달하고 탐색하는 근본적인 이유에 관한 것으로서 구전에 관한 연구는 사람들이 왜 구전활동에 참여하게 되며, 구전 커뮤니케이션을 통하여 얻는 것은 무엇인가를 알아보는데 있다.

Stephen Kaplan(1995)은 구전 커뮤니케이션을 자발적으로 일어나는 인간 고유의 본질적 현상으로 본다. 즉, 사람들이 서로 이야기를 한다는 것은 인간의 기본적인 욕구라는 주장이다. 또한, 구전 커뮤니케이션은 설득적이다. 구전은 소비자들에게 상품에 대한 정보를 제공하고 설득하는 역할을 수행하면서, 한편으로는 소비자의 기대를 형성하기도 한다. 다음으로 구전 커뮤니케이션은 비용이 적게 소요된다. 마케팅전략에 있어서 구전의 적절한 활용은 구매의사 결정 시 제품이나 서비스에 대한 정보탐색 비용을 경감시켜 준다.

이러한 구전은 그 전달과 파급과정에 있어 큰 효과를 보여준다. 이른바 '구전효과'라고 불리는 것이다. 한 연구에 의하면, 구전이 상표를 바꾸는데 미치는 효과가 라디오의 2배, 인적판매의 4배, 신문이나 잡지광고의 7배나 되는 것으로 나타나고 있다. 이러한 구전의 효과를 이용하여 소비자 욕구를 충족시키려는 비즈니스방법이 구전마케팅(Word-of-mouth marketing)이다. 병원이 소비자 만족적인 구전마케팅을 수행하기 위해서는 병원의 가치와 이념, 그리고 생산하는 의료서비스의 장점에 대하여 소비자들을 교육해야 한다. 또 소비자들이 그들의 의견을 가장 잘 공유하고 있다는 것을 확신시켜야 하며, 인터넷운용과 같이 정보를 쉽게 공유할 수 있는 수단을 제공해야 한다. 그리고 소비자들이 그들의 의견을 언제, 어떻게 어디에서 나눌 것인지를 학습하도록 하고, 마케터들은 소비자들의 정보를 조언 말로 생각하여 잘 경청하고 상대방이 호감을 갖도록 반응하는 것도 중요하다.

2. 관여도와 소비자의 구전 구매전략

병원마케팅 관리자는 소비자들이 구전에 의한 구매를 할 때 보이는 전략을 잘 이해하고 있을 것이 요구된다. 왜냐하면, 구전 구매 시장에서 추종자의 위치에 있는 소비자들도 항상 추종만 하는 스타일을 유지하지는 않으며 능동적으로 정보를 요구하기도 하고, 때로는 의견 선도자에게 피드백을 요구하기도 한다. 예를 들어, 보험심사평가원으로부터 필요한 의료정보를 취득하고 사용하려는 과정에 있어서 어떤 소비자는 제공된 정보를 비판 없이 수용하기도 하지만 또 다른 소비자는 정확하고 세부적인 추가적인 정보를 요구하고 피드백 된 정보에 대하여 다시 추가 질문을 하면서 신중하게 구매의사결정을 하는 것을 볼 수 있다. 이처럼 신중한 의사결정을 하려는 소비자는 그 자신이 고관여 특성을 갖고 있거나 치료받고자 하는 질병에 대하여 고관여 의식을 갖고 있기 때문이다.

이처럼 대부분의 구전과정에서 커뮤니케이션은 한 방향으로(의견 선도자→추종자)만 흐르는 것이 아니고 다단계 및 다차원적으로 흐르는 것을 볼 수 있는데, 그 이유는 다음과 같다.

첫째, 구전의 과정에서 추종자의 위치에 놓여 있는 소비자들이 언제나 수동적이지는 않다. 이들은 의견 선도자가 자발적으로 제시하는 정보를 청취할 뿐만 아니라 능동적으로 추가적인 정보를 요구하기도 하며, 추가적 정보에 대한 새로운 피드백을 재차 요구하기도 한다. 따라서 의료시장 안에서 이루어지는 커뮤니케이션의 흐름은 쌍방향적인 것으로 파악되어야 한다.

둘째, 일정한 집단 내 구전상황에서 추종자들은 그 집단의 의견 선도자로부터 제공되는 정보뿐만 아니라 다른 집단으로부터도 정보를 획득하려고 한다. 예를 들어 한 직장 안에서 자신에게 필요한 의료정보를 획득한 소비자는 다른 조직이나 지역에 있는 의견 선도자의 정보까지도 획득하고 상호 비교하려는 노력을 기울이는 것을 볼 수 있다. 이와 같은 소비자행동은 소비자 자신이 고관여 특성을 가지고 있거나 치료 대상 질병의 중증도가 높기 때문일 수 있다.

셋째, 추종자들은 의견 선도자들로부터 정보를 얻을 뿐 아니라 다른 매체로부터 정보를 획득하여 비교하기도 한다. 구전과정에서는 정보통제자가 개입하게 되는데, 정보통제자(information gatekeeper)는 정보를 제공하되 직접 영향을 미치지는 않기 때문에 의견 선도자와는 그 역할이 다르다고 할 수 있다. 예를 들어, 지역 언론사의 의료담당 기자는 지역 병원들의 진료과목이나 그 수준에 대하여 기사 형식을 빌려 공개하지만 소비자가 그것을 어떻게 취사(取捨)하는지에 대해서는 절대 관여하지 않는다. 선택의 몫은 어디까지나 소비자 몫이라는 것이다. 하지만 이들이 만든 의료 관련 기사는 의견 선도자와 추종자 행동 모두를 통제하는 역할을 한다.

이처럼 집단이나 지역 안에서 구전의 흐름은 다단계 또는 다차원의 특징을 갖는다. 구전과 관련하여 고려될 수 있는 소비자행동의 형태는 4가지로 나누어질 수 있다. 즉,

의견 선도력 변수와 개인 간 정보탐색 빈도 변수에 의해 소비자는 4가지 범주로 나누어진다(Reynolds & Darden, 1971).

첫째, 의견 선도력과 개인 간 커뮤니케이션 빈도가 높은 사회적으로 통합적인 소비자들인데 이들은 집단 내 다른 사람들로부터 정보를 탐색해내는 데 능동적인 것은 물론 구전을 격려하고 확산시키는데도 매우 적극적이다.

둘째, 의견 선도적이기는 하지만 다른 집단으로부터 정보를 전혀 획득하려고 하지 않는 사회적으로 독립적인 소비자로서 집단 내에서 여전히 의견 선도자로서의 역할은 수행한다.

셋째, 의견 선도자의 역할을 거의 하지 않으면서 다른 사람으로부터 정보를 많이 취득하고자 하는 사회적으로 의존적인 소비자로서 전통적으로 추종자의 역할을 한다. 즉, 이들은 구매의사결정을 위해 다른 사람으로부터 최대한 정보를 획득하지만 의견 선도자로서의 역할은 거의 하지 않는다.

넷째, 의견 선도자의 기능도 거의 하지 않고 다른 사람으로부터 정보도 거의 탐색하지 않는 사회적으로 격리된 소비자로서 구전에 의존하기보다는 순전히 개인적으로 의사결정을 한다.

구전상황에서 형성되는 소비자의 특성에 따라 나타나는 소비행태를 조사한 연구에 의하면, 의류 구매에 있어서 의견 선도력이 높고 개인 간 정보탐색도 매우 적극적으로 하는 사회통합적 소비자 유형은 약 32%에 이르는 것으로 나타났다. 다른 사람으로부터 정보탐색도 거의 하지 않고 의견 선도의 역할도 하지 않는 사회적으로 격리된 소비자 집단도 32%에 달하는 것으로 조사되었다. 또한, 사회적으로 독립된 소비자와 사회적으로 의존적인 소비자 집단은 각각 18%씩인 것으로 나타났다(유동근 1992).

이와 같은 결과로 볼 때, 병원마케팅 관리자는 집단 내 모든 사람이 의견 선도적인 역할을 하는 것은 아니기 때문에 효과적인 구전마케팅을 위해서는 사회적으로 통합적인 소비자들을 발굴하고 이들을 중심으로 구전마케팅을 수행하도록 해야 한다는 것을 알 수 있다. 또한 의견 선도력이 현저하게 떨어지고 개인 간 커뮤니케이션을 거의 하지 않고 개인적 의사결정에 의존하여 구매행동을 하는 사회 격리적 소비자에게는 병원에 대한 첫 회 방문 시 확실하게 신뢰를 심어줄 수 있는 의료서비스를 제공하는 것이 중요하다.

3. 구전에 영향을 미치는 상황요인

마케팅 관리자는 구전에 영향을 미치는 요소들을 잘 이해하고 이들을 통제할 수 있어야 한다. 구전에 영향을 미치는 상황요인들로는 다음과 같은 것들이 있다(Stanley, 1977).

1) 재화의 종류

재화의 가격이 높고 구매주기가 길수록 소비자는 매체에 의한 광고에서 획득할 수 있는 정보에 부족함을 느끼고 의견 선도자나 이미 사용한 경험이 있는 소비자로부터 의견을 구하게 된다. 즉, 중증도가 높은 질병을 치료하려는 소비자일수록 광고나 홍보가 주는 정보에 의존하기보다는 의견 선도자나 이미 유사 질병으로 치료를 경험한 소비자로부터 정보를 얻으려고 한다는 것을 알 수 있기 때문에 병원마케팅 관리자는 기존 고객들을 의견 선도자로 잘 활용할 수 있다.

2) 재화의 사회적 의미

타인이 쉽게 관찰이 가능하고 사용자의 사회적 명예와 직결되는 제품이나 서비스일수록 구전에 의존하는 경향이 크다. 즉, 자동차와 같이 우리나라에서 사회적 위신에 영향을 미치는 제품의 구매는 구전에 의존할 가능성이 높다는 것을 알 수 있다. 중년 여성들 사이에서 성형과 관련된 정보를 획득하기 위해 구전에 크게 의존하는 것을 볼 수 있으며, 거동이 불편한 노부모가 있는 자녀가 노인병원을 선택하는데 있어서 구전에 높게 의존하는 것을 볼 수 있다. 여성에 있어서 성형이나 사회활동을 하는 자녀에게 있어서 부모의 요양병원 입원은 모두 사회적 위신과 중요하게 관련이 있다.

3) 제품의 화제 가치

집단 내에서 뉴스나 화제의 대상이 될 수 있는 특성을 가진 재화일수록 구전의 효과가 크다. 구매하고자 하는 제품이 충분히 뉴스가 되거나 화제에 오르내릴 수 있는 것이라면 그것은 구전에 의존하는 경향이 크다.

4) 구매에 따른 지각된 위험

구매하고자 하는 재화의 성능에 대한 위험이 예상되는 경우라면 소비자들은 그 재화를 구매하는데 있어서 되도록 다른 사람들의 의견을 광범위하게 구하려는 것을 볼 수 있다. 특히 어떤 재화에 대한 첫 구매 시에는 구전에 의존하는 경향이 큰 것을 볼 수 있다. 예를 들어 처음으로 위 내시경 검사나 대장 내시경 검사를 구매하려는 소비자들은 이미 경험이 있는 사람들이나 의견 선도자들로부터 되도록 많은 정보를 획득하려고 한다.

5) 소비자의 의사결정단계

구매의사결정 과정에 있어서 소비자가 문제를 인식한 첫 단계로부터 실제 구매행동의 단계로 이동할수록 구전에 의존하는 정도는 높아진다. 구전을 통해서는 상업적 광고로부터 얻기 어려운 부정적 정보도 얻어낼 수 있기 때문에 평가로 인한 긴장도 높아지는 구매 직전 단계에 도달해갈수록 다른 사람들로부터 더 많은 정보를 얻어내고 또 정보 간 비교도 치밀하게 하게 한다. 예를 들어, 암 진단을 받은 환자가 결국 수술할 결심을 하고 수술할 병원과 의사를 선택하는 과정에 도달해갈수록 선택에 더 많은 고민을 하고 주위로부터 더 많은 의견을 청취하는 것을 볼 수 있다.

6) 개인 특성과 상황

소비자 개인의 특성이나 그가 처한 상황에 따라 구전의 효과는 달라진다. 타인에 대한 의존성향이 큰 사람들이나 새로운 생활국면에 직면하게 되는 경우 구전에 대한 의존은 커진다. 예를 들어, 외국으로 이민을 가게 되는 사람들은 외국에서 새롭게 전개될 새로운 생활국면에 대한 두려움과 안착을 위해 되도록 많은 정보를 수집하는 것을 볼 수 있다. 마찬가지로, 개인 특성상 독립적이기보다는 의존성향이 큰 의료소비자들은 중증도가 높은 질병을 치료해야 하는 경우 갖게 되는 높은 긴장감을 해소하기 위해 되도록 많은 사람들로부터 다양한 의견을 듣는 것을 보게 된다.

4. 의료서비스의 구전 구매

의료소비자들이 병원방문을 하기 전에 공급자들이 일방적으로 제공하는 미디어에 기반한 광고나 홍보보다 구전에 더 의존하려는 이유는, 소비자들이 이웃이나 동료들부터 얻는 정보가 정확한 의사결정을 하는데 효과적이라고 믿기 때문이다. 또한 구전 과정에서 발생하는 개인적 접촉을 통해 자신의 구매결정에 대하여 사회적 지지를 얻어낼 수 있다고 믿기 때문이며, 구전에 의해 획득하게 되는 정보에는 그것을 수용하도록 촉구하는 사회적 관습이 관련되어 있거나 사회적 압력이 내재해 있다고 인식하기 때문이다(Loudon & Albert, 1979).

다른 일반적인 상품이나 서비스를 구입하는 것보다 병원을 선택하는 문제에 있어서 소비자들은 더 높은 관여를 보인다. 이것은 정보의 부족으로 소비의사결정에 어려움을 겪기 때문인데, 이와 같은 제약을 극복하기 위해 의료소비자들은 구전에 의존하는 것을 볼 수 있다. 즉, 구매의사결정 과정에서 위험을 느끼는 소비자들은 위험을 감소시키기 위해 필요한 정보를 집단이나 지역 안에서 믿을 수 있는 친구나 이웃으로부터 구하려고 한다(Cunningham, 1966).

이처럼 어떤 소비자든지 구매하고자 하는 제품과 관련하여 높은 수준의 위험을 지각하게 되면 그 제품에 보다 높게 관여한다. 즉, 의료소비자는 중증도가 높은 질환일수록 치료에 대하여 높은 관여를 보일 것이라는 것을 알 수 있다. 여기에는 지각된 위험이 도사리고 있기 때문이다. 지각된 위험이란 진단과 치료과정에서 초래될 수 있는 예기치 않은 결과에 대한 불안감을 말한다. 소비자들이 지각하는 위험은 신체적 위험, 성능상의 위험, 심리적 위험, 사회적 위험, 재무적 위험, 시간손실의 위험 등이다. 의료소비자들은 이 같은 지각된 위험을 줄이기 위해 최대한 적극적인 행동을 할 것이라는 것을 알 수 있다. 그들이 가장 먼저, 그리고 가장 많이 하는 행동은 가급적 많은 정보를 탐색하는 것이다. 중증의 질병치료를 위한 정보탐색의 과정에서는 유명 브랜드를 찾는 사례가 많기는 하지만 그것도 구전에 의존해서 이루어지는 경우가 많다.

이와 관련하여 Kotler(1984)는 구전의 경로를 인적(人的) 경로와 비인적(非人的) 경로로 구분하고 있는데, 인적경로에는 우선 환자들과 직접 접촉하는 병원 구성원들이 있으며 이들은 대부분 병원에 대하여 옹호하는 입장에 있는 옹호자의 경로이다. 다음으로는 전문적인 의견을 진술하는 독립적인 사람들로 구성되어 있는 전문가경로가 있다. 이들은 주로 보건복지부 민원센터를 비롯한 관련 공공기관, 관련 시민사회단체 등이다. 병원마케팅 관리자는 이들과도 우호적인 관계를 유지하고 있어야 한다는 것을 알 수 있다. 끝으로 가장 자주 의료소비자들의 구매의사결정과 태도형성에 영향을 미칠 수 있는 말을 해주는 가족, 친척, 이웃, 친구, 동료 등의 경로가 있는데 이들을 사회적 경로라고 하며, 대부분의 구전 커뮤니케이션은 이 사회적 경로를 의미한다.

일반 제품이나 서비스의 구매 시에는 상황이 여의치 못하면 처음에 소량으로 사용해본 후 문제가 없으면 다량으로 구매하기도 하고, 보증의 내용이 많고 보증기간이 긴 브랜드를 구매할 수도 있을 것이다. 마케팅 관리자는 이러한 소비자들의 위험회피 태도에 대하여 무료 샘플의 제공, 환불이나 교환의 확실한 보증, 수리 보증, 할인 쿠폰의 제공, 시험운전, 그리고 자세한 사용 안내서 등을 제공함으로써 대응할 수 있을 것이다.

그러나 유형의 제품 구매자에 비해 심리치료나 경영컨설팅과 같은 무형의 서비스상품을 구매하는 소비자는 상대적으로 높은 구매위험을 인식한다. 하물며 자신의 질병치료나 건강 유지를 위해 의료서비스를 구매해야 하는 소비자의 입장에서는 올바른 구매의사결정을 하기 위해 정확한 구매정보를 확보하려는 노력은 더 절박하다. 실제로 대부분의 소비자들은 거래 의사결정 대상이 의사결정 결과의 불확실성을 내포하는 경우 의사결정의 결과를 정확하게 예측하기 위해 과거의 정보를 가지고 이를 평가하여 미래에 관한 의사결정을 내리는 것을 볼 수 있다(Johnson & Telis, 2005). 구매의사결정을 하는데 있어서 다른 정보의 원천보다는 개인적 정보 원천을 더 신뢰하는 경향이 강하다는 것을 알 수 있다. 대부분의 유형재들은 구매 전 쉽게 평가될 수 있는 경험품질을 갖고 있는데 반해 의료서비스와 같은 경우에는 구매나 소비 후에도 평가가 곤란한 신용품질을 갖고 있다. 이와 관련하여 전문직에 의해 공급되는 서비스는 고객에 의한 소개가 가장 중요한 구매 원천이라는 주장이 설득력을 얻고 있다. 따라서 의료서비스의 구매에 있어서 사회적 경로가 구전 구매에 중요하게 영향력을 발휘한다는 것을 알 수 있다.

특히 의료서비스의 구매 시에는 그 유형에 따라 관여하는 요인의 종류가 달라진다.

높은 소비자들은 또한 지각된 위험을 극복하기 위하여 제품이나 서비스에 대한 높은 관심도를 보이는데, 이와 같은 행동으로는 가급적 많은 정보를 탐색하는 것은 물론 과거 만족한 경험이 있는 브랜드를 구매하기도 한다. 의료소비자들의 경우 과거에 방문을 해서 만족한 경험이 있는 병원을 다시 찾기도 하지만 어떤 환자들은 늘 새로운 병원을 찾아내려고 하는 것도 볼 수 있다.

2) 제품 특성의 영향

사람들은 자신에게 즐거움과 쾌락적 가치를 부여하는 제품에 대해서는 높게 관여한다. 또한 소비자들은 값이 비싸더라도 유명 브랜드를 구매하려는 경향을 가지고 있는데, 이것은 자신이 신뢰할 수 있는 기준을 정해놓고 그 기준에 의해 구매하는 행태라고 할 수 있다. 제품에 대한 소비자의 관여도 수준은 제품군(product class), 제품의 형태(product form), 상품(brand), 모델이나 속성(model/feature)에 따라서 달라진다.

3) 상황 특성의 영향

어떤 제품에 대한 소비자의 관여도는 상황에 따라 달라지는 것을 볼 수 있다. 평소 컴퓨터게임을 즐기지 않아 게임기에 관심을 갖지 않던 소비자도 자녀들을 위하여 게임기를 구매하고자 하면 전과 다르게 이에 대한 관여도가 높아진다. 또한 대부분의 사람들은 자신이 사용하기 위하여 어떤 제품을 구매하는 경우에 비하여 타인에게 선물을 할 목적으로 구매를 할 때는 일시적으로 그 제품에 대한 관여도가 높아져 선택을 위한 고심을 하게 된다. 이와 같이 상황에 따라 변화하는 관여를 상황적 관여(situational involvement)라고 부른다. 상황적 관여는 상당히 안정적인 지속적 관여에 비해 관여의 상태가 지속적이지 못하며 상황에 따라 변한다. 상황적 관여는 암의 수술을 받아야 하거나 자식의 희귀병을 치료해야 하는 경우처럼 소비자가 특정 상황에서 위험을 크게 지각할수록 고조된다.

3. 관여도와 지각된 위험

소비자는 제품과 관련해서 높은 수준의 지각된 위험을 가질 때 그 제품에 보다 높게 관여한다. 따라서 중증도가 높은 질환일수록 치료에 대하여 높은 관여를 보일 것이라는 것을 알 수 있다. 여기서 지각된 위험이란 진단과 치료 등에 의하여 초래될 수 있는 예기치 않은 결과에 대한 불안감을 말한다. 지각된 위험에는 다음과 같은 것들이 있다.

1) 신체적 위험(physical risk)

그 제품의 사용결과 소비자가 해를 입을 가능성에 대한 불안감인데, 예를 들어, 환자가 전혀 모르는 방법으로 치료나 수술을 받아야 할 때는 높은 불안감에 빠지게 된다.

2) 성능 위험(performance risk)

그 제품이 기대한 대로 성능을 발휘하지 못할 것에 대한 염려를 말한다. 새 차를 구입할 때에 비하여 중고차를 구입할 때 소비자는 보다 큰 성능위험을 지각할 수 있다. 우리나라 의료소비자들은 소규모 병원보다는 큰 병원이나 대학병원이 병을 더 잘 고칠 것이라는 막연한 기대감에 큰 병원을 선호하는 경향이 강하다.

3) 심리적 위험(psychological risk)

그 제품이 자신의 자아 이미지(self image)에 부정적인 영향을 미칠 수 있는 위험을 말한다. 예를 들어, 특정한 종교를 가진 사람들은 다른 종파나 다른 종교단체에서 운영하는 병원에 여간해서는 가지 않는 경우를 말한다.

4) 사회적 위험(social risk)

제품의 구매가 다른 사람들, 특히 중요한 준거집단으로부터 부정적으로 평가받을 위험이다. 어떤 사람들은 외제품을 사고 싶어도 다른 사람들을 의식해서 주저하는데 이는 바로 사회적 위험 때문이다. 국가에 따라서는 아직도 수술을 해서는 안 되는 것으로 인식하고 있는 부족이나 집단이 존재한다.

5) 재무적 위험(financial risk)

소비자가 제품구매를 위하여 지출해야 하는 비용이 자신의 가처분 소득(假處分 所得)[23]에 비하여 클 때 갖게 되는 위험이다. 실제 심각한 질환을 앓고 있는 사람들도 예상되는 큰 비용 때문에 선불리 치료를 시작하지 못하는 경우도 많다.

6) 시간손실 위험(time-loss risk)

제품을 구매하고 싶어도 쇼핑시간이 아까워서 구매를 미루거나 혹은 구매가 잘못된 경우 재구매하는 데 소요되는 시간에 대하여 큰 부담감을 갖는 경우를 말한다. 실제로 바쁜 사람일수록 아파도 참고 병원에 가지 않는 경우도 많고 또 멀리 떨어진 관련 전문병원을 찾기보다는 직장이나 집 가까운데서 진료를 받으려는 경향을 가진 사람들도 있다.

이와 같은 지각된 위험을 줄이기 위한 소비자들의 행동을 살펴보면, 그들이 가장 먼저, 그리고 가장 많이 하는 행동은 가급적 많은 정보를 탐색하는 것이다. 그것이 여의치 못하면 과거에 만족했거나 수용할 만한 것으로 기억하고 있는 브랜드를 떠올려 찾게 된다. 다음으로는 주로 유명 브랜드를 찾거나 자신이 신뢰할 수 있는 사람들에게 물어보기도 한다. 이상의 상황도 여의치 않을 경우에는 처음에 소량으로 사용해본 후 문제가 없으면 다량으로 구매한다. 소비자들에 따라서는 보증의 내용이 많고 보증기간이 긴 브랜드를 구매하기도 한다.

소비자들의 이와 같은 위험회피행동에 대하여 마케팅 관리자는 무료 샘플의 제공, 환불이나 교환의 확실한 보증, 수리 보증, 할인 쿠폰의 제공, 시험운전, 그리고 자세한 사용 안내서 등을 제공함으로써 대응할 수 있을 것이다.

---

23) 가계의 소득 중에서 임의로 처분이 가능한 소득을 말한다. 가계가 일정기간 획득한 소득 중에서 각종 세금과 이자지급 등과 같은 세외부담까지도 제외하고 사회보장금이나 연금과 같은 이전소득을 보탠 것으로 언제든지 자유롭게 소비나 저축에 사용할 수 있는 소득을 말한다. 가계는 가처분소득을 토대로 소비와 저축에 관한 의사결정을 하게 된다. 소비와 저축에 관한 가계의 의사결정이 중요한 이유는 소비의 크기에 따라 내수 크기가 달라지고 경기가 활성화될 것인지 침체될 것인지를 가늠할 수 있으며, 저축의 크기에 따라 투자가 늘어날지 아니면 위축될지를 판단할 수 있기 때문이다. 가처분소득은 국민경제에서 소득분배의 평등 정도를 측정하는 기초자료로 활용되기도 한다.

4. 관여도의 측정

소비자의 제품 관여도에 따라 의사결정과정, 정보처리과정, 태도형성과정 등 소비자의 행동이 상당히 달라진다는 것을 알 수 있다. 그러므로 소비자행동을 조사하고 그 결과를 마케팅전략에 응용할 수 있기 위해서는 소비자의 관여도 수준을 측정하는 것이 중요하다.

1) Zaichkowsky의 PII

관여도의 측정도구들 중 널리 알려진 한 가지는 Judith, L. Zaichkowsky에 의하여 개발된 PII(Personal Involvement Inventory)이다. PII는 '중요하다-중요하지 않다, 유용하다-유용하지 않다, 관심이 있다-관심이 없다, 가치가 크다-가치가 작다, 원한다-원하지 않는다, 필요하다-필요하지 않다, 중대하다-하찮다, 매력적이다-매력적이지 못하다, 의미가 크다-의미가 작다' 등과 같이 7점 의미차별화 척도(semantic differential scale)로 만들어진 20개 항목으로 구성되어 있고, 각 항목에 대한 응답자의 점수를 집계한 것이 그 대상에 대한 응답자의 관여도이다. 한 제품에 대한 관여도를 PII로 측정한 경우 개인별 점수는 최저 20(201)점에서부터 최고 140(207)점의 분포를 가진다. 여기에서 20점에 가까운 소비자는 저관여 소비자로, 그리고 140점에 가까울수록 고관여 소비자로 분류된다. Zaichkowsky는 PII를 이용하여 여러 가지 제품에 대한 소비자들의 관여도를 측정하였는데, 조사대상 제품들 중 자동차와 전자계산기는 가장 높은 관여도를 갖는 것으로, 커피와 씨리얼은 가장 낮은 관여도를 갖는 것으로 나타났다.

2) Laurent and Kapferer의 측정도구

대부분의 관여도 측정도구는 관여도를 단일 차원에서 측정하는데 비해 Gilles Laurent and Jean-noel Kapferer는 한 제품에 대해 관여도가 높아지는 데는 여러 가지 이유가 있으므로 관여도를 단일 차원에 의해 측정하는 것은 부적절하다고 주장했다. 예를 들어, 한 소비자가 음료수를 구매하면서 음료수의 맛과 탄수화물의 함유

량에 주로 관심을 가질 수가 있을 것이고, 또 다른 소비자는 자신이 마시는 음료수의 브랜드를 보고 남들이 자신을 판단할지도 모른다는 점에 더 신경을 쓸 수도 있다. 전자의 경우는 제품의 실용적 동기와 관련되어 있고, 후자의 경우는 상징적 가치 혹은 가치-표현적 동기와 관련되어 있다. 이것에 기초하여 관여를 인지적 관여와 감정적 관여로 구분한다.

인지적 관여(cognitive involvement)는 실용적 동기와 관련되는 것으로 소비자가 브랜드를 선택할 때 제품의 실용적인 면을 크게 의식한다면 인지적 관여도가 높은 것이다. 반면에 감정적 관여(affective/emotional involvement)는 쾌락적 혹은 상징적 동기와 관련된 것이다. 소비자가 브랜드를 선택할 때 그 브랜드를 소비 · 사용함에 따라 얼마나 즐거움을 누릴 수 있는지, 혹은 타인들이 자신을 어떻게 볼지 하는 점을 중요시한다면 감정적 관여도가 높아진다. 이러한 관점에서 Laurent and Kapferer는 관여도를 측정할 때 관여도의 정도만 측정해서는 안 되며, 어떤 종류의 관여도인지를 측정해야 한다고 주장했다. 그들은 관여도를 다음과 같이 다섯 가지 차원(dimensions)에 의하여 측성할 것을 제안했다.

① 제품의 중요성과 잘못된 선택에 따른 부정적 결과의 중요성
② 잘못된 선택을 할 가능성
③ 제품이 쾌락적 가치와 즐거움을 줄 수 있는 능력
④ 소비자가 제품에 부여하는 상징적 혹은 사인(sign) 가치
⑤ 지속적 관심 여부

① 중요성 지각 : _______ 는 나에게 매우 중요하다.
_______ 를 잘못 선택한다는 것은 나에게 커다란 문제이다.

② 잘못 선택할 가능성 : _______ 를 잘못 선택할 가능성은 매우 높다.

③ 즐거움 가치 : _______ 는 내게 큰 즐거움을 준다.

④ 상징적 가치 : _______ 나는 다른 사람이 선택하는 _______ 를 보고 그 사람을 진실로 판단할 수 있다.

⑤ 지속적 관심 : _______ 에 지속적으로 관심이 있다.

위와 같은 각각의 다섯 가지 차원에 대하여 측정할 수 있는 항목들을 응답자에게 제시하고 각 항목에 대한 응답자의 동의정도를 각 차원의 관여도로 판단할 수 있다. 각각의 차원을 측정할 수 있는 항목의 예는 앞의 질문지와 같다.

3) 측정도구들의 비교

Zaichkowsky의 PII는 비교적 유사한 20개의 항목들로 구성되는데 비해, Laurent and Kapferer의 관여도 척도는 서로 다른 네 가지 차원들로 구성된다. Zaichkowsky의 PII는 상대적으로 인지적 관여를 측정하는 면이 강하다고 볼 수 있으며, 20개의 항목들로 측정함으로써 타당성과 신뢰성을 높일 수 있는 장점이 있다. 이에 비해 Laurent and Kapferer의 척도는 관여도를 여러 면에서 측정하므로 소비자가 어떤 면에서 특정 제품군에 높게 혹은 낮게 관여되는지를 알 수 있다.

이들의 연구에 의하면 소비자 관여도가 어떤 차원에서 높은지 혹은 낮은지에 따라 소비자 행동이 달라지는 것으로 나타났다. 예를 들어, 중요성 정도는 포괄적 의사결정 정도에 정(+)의 영향을 미치지만, 즐거움의 가치는 포괄적 의사결정 정도에 영향을 미치지 않는 것으로 나타났다.

제2절 구매의사결정 행동과 영향 요인

소비자는 제품이나 서비스를 구매하는 의사결정이나 행동을 하는 과정에서 소비자 자신을 비롯하여 다양한 내외부적 요인들로부터 영향을 받는다. 그 결과 소비자의 구매행동은 자신이 처한 상황이나 개인의 특성에 따라 다르게 나타난다. 예를 들어, 어떤 소비자는 충동적 구매를 하는가 하면, 또 다른 구매자는 매우 긴 시간동안 심사숙고하여 구매를 한다. 오히려 빨리 의사결정을 내려서 구매의 기회를 놓치는 경우도 있다. 값이 싼 물건을 사는데도 신중을 기하여 구매하는 사람이 있는가 하면, 비싼 제품을 사면서도 가볍게 결정을 내리는 사람도 있다. 이처럼 소비자들의 구매태도가 서로 다른 것은 일차적으로 제품의 차별화 및 소비자 개인의 특성 차이에서 오지만, 마케터의 촉진활동 역시 구매의사결정에 중요하게 영향을 미친다.

1. 구매의사결정 행동유형

구매에 대한 관여수준, 제품의 차별화 정도, 그리고 구매결정에 주어진 시간적 제약의 정도에 따라 소비자들이 구매대안을 결정하는 양식은 단순하지 않다. 여기에는 포괄적 구매의사결정(extensive decision making), 제한적 구매의사결정(limited decision making), 그리고 정형적 구매의사결정(routine decision making) 등 세 가지 유형이 있다.

1) 포괄적 구매의사결정

소비자가 충분한 시간을 투입하여 신중한 구매결정을 하려고 할 때 작용하는 전형적인 문제해결방식을 말한다. 즉, 구매 전 단계로서 문제의 인식, 정보의 탐색, 대안평가를 하고, 구매단계에서 구매행동을 하며, 구매 후에 사용 및 평가를 하게 된다.

포괄적 구매의사결정 단계

문제/욕구의 인식 ▶ 정보탐색 ▶ 대안평가 ▶ 구 매 ▶ 사용 후 평가

① 문제의 인식

문제 또는 욕구의 인식은 구매과정의 출발점이다. 욕구는 보통 내부적 · 외부적 자극에 의해 촉발된다. 개인적 욕구는 심리적 요인에 의한 경우도 있지만 대개는 외부 자극으로부터 비롯된다. 이웃의 권유나 영업사원의 판촉활동, 또는 잡지의 글, 광고, 이메일 등이 여기에 해당한다. 여기에 대한 중요한 마케팅 과업은 소비자들이 어떤 경로를 통하여 구매행동을 학습하게 되는지를 조사해야 한다는 것이다. 즉, 특별한 상품에 대하여 흥미를 갖도록 만드는 자극의 원인이 무엇인지를 밝혀야 한다. 왜냐하면 마케

팅전략은 소비자의 흥미를 유발시키는 방향으로 개발되어야 하기 때문이다. 예를 들어, 어떤 병원에서는 평일에 바쁘게 일해야 하기 때문에 병원을 찾기 힘든 직장인들을 위해 휴일 진료를 홍보함으로써 직장인들의 관심을 유발시킬 수 있을 것이다. 이와 같은 마케팅전략은 소비자들의 각성을 촉진시키고 서비스에 대한 선호를 증가시킬 수 있다.

② 정보의 탐색

구매의사결정을 해야 한다는 것을 의식하고 있는 소비자는 관련된 정보를 조사하려고 할 것이다. 그러나 그 탐색 노력은 제품의 수준이나 지각된 정보 욕구의 수준에 의해 영향을 받는다. 공급자들은 그들의 목표 시장에 대한 정보 빈곤을 해소시켜야 하는 과제를 안고 있다. 이것은 소비자들이 특정 상품에 대하여 얼마나 많은 정보를 수집하려고 하는지를 알고 있어야 한다는 뜻이다. 예를 들어, A병원마케팅 관리자는 A병원을 방문하여 의료서비스를 구매하고자 하는 소비자들이 필요로 하는 정보가 무엇인지를 사전에 파악하여 제공해야 한다. 즉, 소비자는 자신의 질병을 치료해줄 전문의가 있는지, 소비자가 방문할 시간에 진료가 가능한지, 언제든지 주차는 가능한지, 직원들은 친절한지에 관하여 알고 싶어 하기 때문에 이와 같은 정보를 적시에 제공하는 병원이 경쟁력을 갖게 될 것이다.

또한 마케팅 관리자들은 소비자들이 정보를 얻기 위해 활용하는 정보의 원천에 대해서도 알 필요가 있으며, 무엇이 상대적으로 더 큰 영향을 미치는지도 알고 있어야 한다. 이것과 관련하여 우리 사회에서 병원의 가장 중요한 정보원은 주위 사람이라는 것이 정설이다. 그러나 최근 들어서는 인터넷을 활용한 정보의 제공이 큰 영향을 발휘하고 있다. 흔히 사용되는 정보의 원천에는 다음과 같은 것들이 있다.

〈표 10-1〉 구매의사결정에 영향을 미치는 정보의 원천

정보원	구 성 요 소
개인	가족, 친구 또는 지인, 이웃,
상업광고	선전, 인터넷 웹사이트, 판매원, 딜러, 포장, 전시
공공 매체	대중매체, 소비자 신용조사 기관
경험	서비스나 제품에 대한 조작, 실험, 사용 등

③ 대안의 평가

대안에 대한 소비자 평가는 욕구를 충족시키기 위한 시도를 통하여 제품이나 서비스로부터 어떤 이익을 얻을 수 있는지를 살펴보는 것으로부터 시작된다. 각각의 제품이나 서비스들은 소비자들에게 혜택을 제공하기 위한 일정한 기능의 집합들을 가지고 있다. 제품이 구매자의 흥미를 끌기 위해 갖추고 있는 기능이나 속성들은 매우 다양하다. 마케팅 관리자의 직무는 이러한 속성에 따라서 매치되는 소비자들을 세분화시키는 것이다. 왜냐하면 제품이나 서비스에 대하여 소비자들이 내리는 평가는 경험이나 학습을 통하여 습득한 신념이나 태도를 반영하고 있기 때문이다. 신념은 개인이 어떤 것에 대하여 강력하게 지니고 있는 서술적인 사고이다. 신념만큼 중요한 것은 태도이다. 태도는 어떤 대상이나 생각에 대한 지속적인 좋고 나쁨의 평가, 정서적 느낌, 행동경향을 말한다. 사람들은 경험이나 학습에 의해 종교, 정치, 의상, 음악, 음식, 의료서비스 등 거의 모든 것들에 대하여 태도를 형성하고 있다. 이것은 사람들이 어떤 대상에 대하여 평가를 하는데 있어서 에너지의 발산이나 사고를 하는데 들어가는 노고를 최대한 절약하려고 하기 때문이다.

이와 같은 맥락에서 본다면, 병원은 소비자들의 태도를 바꾸려고 하기보다는 태도에 맞추어 제품이나 서비스에 대한 마케팅을 할 수밖에 없다. 때문에 병원의 수준이나 의료서비스의 속성에 맞추어 소비자들을 세분화시키는 일이 중요하다. 즉, 동일하거나 유사한 선호집단으로 소비자들을 세분화시켜 대응함으로써 병원이나 제공하는 의료서비스에 대한 소비자들의 호감을 더 강화시킬 수 있을 것이다. 소비자를 세분화(segmentation) 시키는 일은 병원마케팅 전략의 첫 번째 과업이다.

④ 구매 결정

소비자들은 선택을 통하여 브랜드들 사이에 선호를 형성한다. 그리고 그 형성된 브랜드 이미지 중에서 가장 좋아하는 브랜드를 구매하려는 경향을 보인다. 이때 브랜드 구매에 간여하는 세 가지의 요소들이 있다. 그 첫 번째 요소는 타인의 태도이다. 타인의 태도는 구매의도를 강화시킬 수도 있고, 부정적인 방향으로 선회시킬 수도 있다. 마케팅 관리자는 구매자들의 태도에 가장 중요하게 영향을 미치는 다른 사람이 누구인지를 알고 있어야 하며, 그가 구매자에게 긍정적 영향을 미치는지 아니면 부정적 영향을 미치는지를 알고 있어야 한다. 아주 친밀한 사람의 태도가 부정적이라면 소비자는 그의 선호를 바꿀 수도 있다.

두 번째 요소는 예기치 못한 상황의 변화이다. 이것은 분명히 구매의도를 변화시킨다. 구매계약 후에 중요한 상황의 변화가 발생하면 계약이 취소되는 경우는 많다. 마케팅 관리자는 구매 계약자 배우자의 죽음, 갑작스런 이사, 해고, 부정적 정보의 입수 등 예기치 못한 사건의 변화를 예상할 수 있어야 한다.

세 번째 요소는 소비자의 지각된 위기이다. 이것은 구매의 지연, 변경, 포기를 가져온다. 이것은 소비자가 구매를 하려는 순간에 가만히 계산을 해보니 지출 액수가 너무 크다는 생각을 하게 되거나, 남편이나 아내로부터 구매에 대한 심각한 비판을 받을 가능성이 있다고 판단함으로써 나타나는 현상이다. 마케팅 관리자는 소비자의 위기의식을 해소시켜줄 수 있는 해결책을 제시함으로써 구매행동을 계속하도록 지원할 수 있을 것이다.

이상에서 제기된 세 가지 요소들 때문에 소비자들은 종종 브랜드를 바꾸려는 경향을 보인다. 이미 인지되어 있는 브랜드에 대하여 자동적으로 구매가 이루어질 것 같지만 이와 같은 세 가지의 장애 요소가 있다는 점을 마케팅 관리자들은 인식하고 있어야 할 것이다.

⑤ 사용 후 평가

구매 후에 소비자들이 불만을 경험하게 되는 이유는 주로 구매 시에 가졌던 기대에 미치지 못하거나, 동일한 제품이 더 낮은 가격에 판매되고 있는 사실을 인지하거나, 또는 다른 회사의 동일한 제품이 더 성능이 우수하고 좋다는 이야기를 듣게 되기 때문이다. 따라서 마케팅 관리자들은 판매가 종료되었다고 해서 고객들이 정보 탐색을 중지하는 것이 아니라는 사실을 인식하고 있어야만 한다. 즉, 마케팅 관리자는 소비자의 선택을 강화시키는 믿음과 평가를 제공해 주어야 하며, 자사의 브랜드에 대하여 좋은 감정을 가질 수 있도록 도와주어야만 한다. 일을 성공적으로 수행하기 위하여 고객의 구매 후 만족 상태, 구매 후 행동, 그리고 구매 후 사용 실태 등에 대한 연속적 모니터링이 필요하다.

구매행동이 잘못되었다고 생각하는 고객들은 인지부조화(cognitive dissonance)

상태를 경험하게 된다. 인지부조화는 개인에게 높은 긴장감을 유발시키기 때문에 이 상태에 있는 개인은 행동의 변화를 통하여 최대한 빨리 인지조화(cognitive resonance)의 상태로 이동하려고 한다. 즉, 제품을 환불하려고 하거나 서비스를 포기함으로써 인지부조화의 상태로부터 벗어나려고 한다.

2) 제한적 의사결정

포괄적 의사결정단계 중 몇 단계를 생략한 채 간단하게 구매대안을 결정하는 방식을 제한적 의사결정이라고 한다. 즉, '문제의 인식 → 대안 선정' 또는 '구매 → 대안평가' 등과 같이 단순한 단계를 거쳐서 의사결정에 이르는 것을 말한다.

사람이 의사결정을 완벽하게 할 수는 없고 제한적일 수밖에 없는 존재라는 사실은 1978년도에 노벨경제학상을 수상한 Hebert Simon이 주장했다. 그는 사람의 합리성은 제한적이라고 보았다. 사람들은 합리적이 되고자 노력하지만 능력에 심각한 제약이 있다는 것이다. 이 세상은 너무 복잡해서 사람의 제한된 지적 능력으로는 완전히 이해하는 것이 불가능하다는 것이다. 즉, 소비자들이 올바른 구매의사결정을 내리기가 어려운 이유는 정보가 부족해서라기보다는 정보를 처리하는 개인의 능력에 한계가 있기 때문이라는 것인데, 설득력을 인정받고 있다. 사이먼은 모든 정보를 다 활용하여 의사결정을 내리는 것보다 선택의 자유를 제한하여 몇 가지 규칙을 정해 의사결정을 하는 것이 더 효과적이라고 본 것이다.

3) 정형적 의사결정

습관적으로 구매대안을 결정하는 것을 말한다. 이 방식에 의하면 소비자는 거의 제품 구매의 필요성을 인식하면 오직 내적 정보탐색만으로 구매할 상표를 결정한다. 이전에 사용 경험이 있는 상표에 대한 만족감은 그 상표에 대한 구매의도를 강화시킴으로써 그 상표의 재 구매를 유도하게 된다.

이상의 이론들을 종합하여 고관여 대 저관여 소비자의 의사결정과정을 정리해보면 다음과 같다.

〈표 10-2〉 고관여 대 저관여 소비자의 의사결정과정

구 분	고관여 관점	저관여 관점
정보의 탐색	· 능동적 탐색	· 제한적 관점
정보처리방법	· 철저, 치밀	· 일부 생략
인지적 반응	· 불일치 정보에 대한 저항	· 불일치 정보도 수용
태도변화	· 태도의 유지	· 태도의 수시 변화
메시지	· 횟수보다 내용의 중시	· 반복에 의한 설득 가능
인지부조화	· 빈번하며, 극복의 노력	· 거의 없음

2. 구매의사결정에 대한 영향요인

1) 소비자의 구매 관여 수준

소비자의 구매관여 수준에는 고관여와 저관여가 있다. 고관여란 특정 제품의 구매가 개인적으로 상당히 중요한 것으로 생각되어 소비자가 그 제품의 구매결정에 심리적으로 깊이 몰입하는 현상을 말한다. 저관여란 소비자가 구매결정에 깊이 관심을 보이지 않는 상태를 말한다. 따라서 소비자는 고관여 제품을 구매할 때, 상표 관여 수준이 높을 때, 그리고 준거집단의 영향력이 클 경우에 구매결정에 신중을 기하기 위해 구매 관여 수준을 높이게 된다는 것을 알 수 있다.

2) 제품 차별화의 정도

제품의 차별화란 상표 간에 지각되는 실질적이거나 형식적인 품질상의 차이를 말하는 것으로 소비자에게는 선택 가능한 상표 대안이 많다는 뜻이다. 때문에 제품의 차별화는 구매의사결정에 영향을 미치게 된다.

3) 구매결정의 시간적 제약

아무리 중요한 제품을 구매하는 경우라도 구매결정을 하는데 주어진 시간적 여유가 충분히 없다면 정확하고 신중한 정보탐색 및 대안 평가를 하기 어렵다. 시간적 제약은

합리적 구매의사결정을 하는데 하나의 저해요인으로 작용한다.

제3절 구매행동

1. 구매행동 유형

1) 고관여 구매형

구매대안을 결정하는데 있어서 완벽성을 추구하기 위해 복잡한 인지적 의사결정방식을 선호하는 소비자의 행동유형이다. 구매결정을 할 때마다 가능한 한 많은 정보를 탐색하고 다양한 대안을 비교 검토하며, 대안선정을 아주 신중하게 한다. 제품 자체에 대한 관여도가 높은 경우나 포괄적 의사결정을 하게 되는 경우이다.

대부분의 의료서비스의 구매는 소비자 개인의 생명이나 건강과 관계가 있기 때문에 고관여 구매형이라고 볼 수 있다. 의료소비자가 병원을 방문하기 위해서는 자신의 경험과 인터넷 및 각종 언론매체를 통한 정보탐색을 통하여 의료서비스의 질을 평가한다. 그러나 의료소비자가 아무리 노력해도 의료서비스의 특성상 그것에 대한 질 평가는 제한적일 수밖에 없다. 때문에 의료소비자들은 더욱 정확한 정보를 획득하기 위해 의료서비스의 구매 시에 가족, 주변의 지인 및 친지 등 인적 정보에 의존하는 경향이 강하다. 즉, 구전이 의료서비스 구매행동에 중요한 영향을 미치게 된다.

2) 상표애호 추구형

구매 관여 수준이 높은 경우에도 고관여 구매유형과는 다르게 오히려 단순한 구매결정방식을 선호하는 소비자들도 많다. 외부에서 주어지는 정보나 자신의 판단능력을 믿지 못할수록 구매에 수반되는 위험을 회피하기 위해 오히려 단순하면서도 안전한 구매결정을 하는 경우는 많이 있다. 상황에 따라 소비자들은 다양한 상표대안들을 비교 · 검토하기보다는 평소 선호하는 상표를 반복적으로 구매하는 행동유형을 말한다.

예를 들어 허리통증을 치료하는 환자가 단골 병원에서 효과를 보지 못하고 있다는 것을 인지하면서도 다른 병원의 능력도 확신할 수가 없어 다니던 병원에 계속 다니는 경우도 많다.

3) 다양성 추구형

저관여 제품은 구매에 따르는 재정적, 사회적, 심리적 위험부담이 적다. 소비자들이 저관여 제품을 구매할 때에는 구매의사결정에 크게 신경을 쓰지 않는 것을 볼 수 있다. 특정 상표에 특별히 집착하지 않고 상황에 따라서 작은 유인(incentive)만으로도 상표를 변경하여 구매를 시도하는 행동을 말한다. 대부분의 청년들은 감기와 같이 가벼운 질병에 걸렸을 때 병원을 신중하게 선택하기보다는 집이나 직장 가까운 곳에 있는 병원을 찾는 것을 볼 수 있다.

4) 타성적 반복 구매형

반복 구매의 이유가 상표 변경 의지라는 노력보다는 습관적 타성에 의해 이루어지는 행동을 말한다. 주로 상표가 차별화되어 있지 않은 저관여 제품을 구매할 때 나타나는 행동이다. 칫솔이나 문구용품처럼 소비자들로서는 굳이 번거로운 정신적 수고를 하지 않으려고 하는 제품을 상대할 때 주로 나타난다. 관여도와 관련된 소비자의 구매의사결정 행동을 간단하게 요약해보면 다음 그림과 같다.

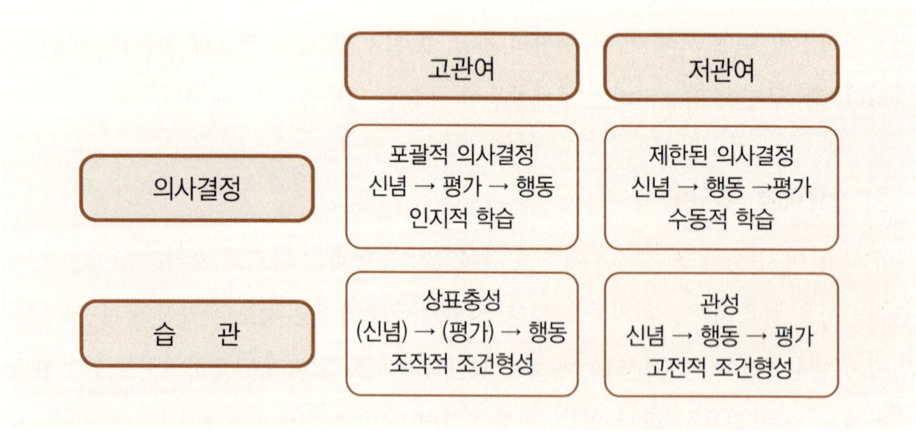

[그림 10-1] 소비자 구매의사결정 행동의 4가지 유형

2. 비계획적 구매와 충동구매

충동구매(impulse buying)란 제품이나 서비스를 구매하고자 하면서도 사전에 전혀 어떤 의도나 계획을 하지 않는 것을 말한다. 그렇지만, 사전에 계획되지 않은 비계획적 구매가 모두 충동구매는 아니니다. 예를 들어, 매장의 제품 진열대에서 어떤 제품을 보는 순간 그 전에 그 제품을 구매하고자 했던 계획을 떠올려서 구매를 하거나, 매장의 제품을 보니까 집에서 사용하는 특정 제품이 다 떨어져버린 것이 생각이 나서 구입을 해야 한다는 것을 상기하여 제품을 구매하는 행동은 완전한 충동구매라고 보기 어렵다. 그러나 충동구매와 비계획적 구매를 혼용하여 사용하고 있다. 비계획적 구매에는 순수 충동구매, 상기적 충동구배, 암시적 충동구매, 계획적 충동구매 등 네 가지 유형이 있다.

① **순수 춘동구매** : 정상적인 구매행동에서 벗어난 돌발적 행동구매를 말한다. 당장 필요하거나 일정 기간 동안 필요가 없는 제품을 충동직으로 구매하는 것이다.

② **상기적 충동구매** : 사전 구매계획에는 포함되지 않았으나 상점에 진열되어 있는 제품을 보는 순간 필요하다는 사실을 상기해내고 그 결과 구매하게 되는 것을 말한다.

③ **암시적 충동구매** : 구매계획이 없었으나 상점의 촉진활동에 노출되어 구매하는 것을 말하는데, 신제품과 같은 제품에 대하여 사전 지식이 없다가 판매원의 설명을 듣고 나서 구매할 필요를 느껴 구매하게 되는 형태이다.

④ **계획적 충동구매** : 당장 필요성이 없더라도 일단 매장을 방문할 계획을 세우고 할인행사나 경품행사를 하는 제품에 대하여 구매를 하는 것을 말한다.

3. 비계획적 구매에 대한 영향 요인

소비자들의 생활수준이 높아지고 마케터들의 판촉활동이 적극성을 보이면 충동구매의 비중은 높아진다. 미국의 한 마케팅기관이 조사한 결과에 의하면, 백화점 고객의 39%, 할인판매점 고객의 65% 정도는 적어도 한 가지 이상 비계획적 구매를 하는 것으로 나타났다. 이와 같은 비계획적 구매에 영향을 미치는 요소로는 상점 내 자극, 제품의 특성, 개인적 특성 등이 있다.

① **상점 내 자극** : 진열, 포장, 가격할인, 경품판매 등

② **제품의 특성** : 저가품, 비내구성제품, 소형 또는 경량의 제품, 보관하기 쉬운 제품 등

③ **개인적 특성** : 소비자의 인구통계적 특성 중 연령은 충동구매행동과 관련이 있는 것으로 밝혀지고 있으며, 쇼핑을 즐기는 사람들은 충동구매 경향이 있는 것으로 나타나고 있다.

제4절 저관여 소비자행동

1. 저관여 소비자행동의 특성

저관여 소비자들은 구매행동을 하기 전에 생각을 많이 하지 않는다. 합리적 소비자는 행동하기 전에 생각하는 소비자로서 '신념 → 태도 → 행동'의 순서를 통해 신중하게 구매행동을 한다. 이에 반하여 저관여 소비자의 구매행동은 이와 같은 패턴에서 벗어나 있다. 즉, '신념 → 행동', '행동 → 신념' 등의 충동적 행동 유형을 보인다. 그렇다고 모든 저관여 소비자들이 충동적 구매자라고 볼 수는 없다.

마케팅 관리자들이 저관여 구매행동을 연구해야하는 중요한 이유는 사람들이 제품을 구매할 때 합리적으로 의사결정을 할 것으로 예상되지만 대부분은 그렇지 않은 것으로 조사되고 있기 때문이다. 즉, 사전에 구매계획을 가지고 있는 않은 소비자들에 대해서도 다양한 판촉활동에 통하여 구매로 유인할 수 있기 때문에 저관여 구매행동의 연구는 마케팅 분야에서 매우 중요하다. 또한 사람의 일상생활과 관련된 대부분의 제품들이 저관여 제품들로 구성되어 있기 때문에 저관여 소비자행동의 연구는 가치가 크다.

즉, 질병의 종류나 중증도(severity)에 따라 구매에 영향을 미치는 요인들도 다르게 나타난다. 국내 한 연구에 의하면, 의료소비자의 구전정보 수용도는 구전정보제공자, 구전정보수신자, 의료서비스 특성, 구전정보내용 등으로부터 영향을 받는 것으로 나타났다(최호, 2010). 이 연구에서 의료서비스 구매자는 구전정보 제공자가 얼마나 신뢰할만하고 전문성을 갖추고 있는지, 구전정보의 내용이 그에게 얼마나 유용한지, 그리고 구전정보 제공자가 해당 병원을 얼마나 긍정적으로 평가하고 있는지에 따라 영향을 받는 것으로 조사되었다. 이처럼 의료소비자들은 위험회피의 전략의 일환으로 구전을 사용한다는 것을 알 수 있다.

의료소비자들은 자신들이 이미 구축해놓은 태도나 평가도 외부의 자극이나 새로운 경험에 의해 변한다고 믿고 있으며, 병원이나 의료진에 대하여 호의성이 높을수록 그 병원에서 제공하는 의료서비스를 더 빈번하게 구매하게 되는 것으로 인식한다. 의료서비스 구매와 응급성(應急性)과의 관계를 볼 때 응급성이 높을수록 구전정보 입수 후 즉각적인 구매가 이루어지며, 응급성이 떨어지면 다른 요인도 많이 고려하게 된다. 또한 구전정보에 의한 의료서비스 구매는 시간의 지배를 받는다. 구전정보 입수 후 즉각적인 의료서비스 구매가 이루어지지 않으면 시간이 지나면서 그 영향력이 떨어져 효과가 낮아진다. 실제 미국에서 수행된 한 연구에 의하면 병원 선택의 조건을 묻는 질문에 대하여 대상자의 75%는 평소 친근한 병원을 선택하겠다고 응답했으며, 25%는 등급이 높은 병원을 선택하겠다고 응답했다. 이때 친근한 병원이란 수년 동안 방문했지만 별 특별한 문제를 발견하지 못했으며, 다른 사람들도 역시 그렇게 평가하는 것을 들었기 때문인 것으로 조사되었다. 이러한 구전정보는 정보를 제공하는 사람의 신뢰성과 전문성 수준에 따라 수용도가 달라지기 때문에 병원은 구전마케팅 전략을 수립할 때 이 두 가지 요소를 잘 결합해야 구전정보의 효과를 극대화할 수 있을 것이다.

이상 살펴본 것처럼, 의료서비스의 구전 구매 시 소비자들은 의사결정 측면에서는 포괄적 의사결정을 하는 경향이 강하여 저관여보다는 고관여의 특성을 갖고 있으며, 수동적 행동보다는 자신의 판단을 사용하는 인지적 학습에 의해 구매하려는 경향이 강하다. 말하자면, 대부분의 소비자들은 제품에 대한 관여도가 높을 때 자신의 제품관여도를 표현하기 위해 집단 안에서 커뮤니케이션을 송출하는 경우를 볼 수 있다. 즉, 중증도가 높은 치료를 성공적으로 한 경험이 있거나 또는 실패를 한 경험이 있는 소비자들이 인터넷에 자발적으로 자신의 의견을 공개하여 다른 사람들로부터 동의를 구하려는 것을 쉽게 볼 수 있다.

또한 습관의 측면에서 볼 때는 상표에 대한 충성과 관성이 동시에 적용되는 것으로 이해할 수 있다. 즉, 구전이라는 것은 타인의 의견에 의해 나의 태도나 행동이 바뀌는 것으로 볼 수 있기 때문에 조작적 조건에 의해 상표충성행동이 이루어진다고 볼 수 있다. 한번 신뢰한 병원은 좀처럼 바꾸지 않으려는 관성의 법칙도 갖게 되는데 자신의 구전에 의해 어떤 병원이 좋다고 지속적으로 소문이 나면 나의 주관적 평가보다는 그 소문에 의존하게 되기 때문이다.

토론사례 10

의료서비스에 대한 관여도의 효과 및 마케팅 전략

건강관련 서비스별 관여도에 있어서는 병의원 이용자의 관여도가 가장 높게 나타났고 다음으로 약국이용, 한의원 이용, 건강보조식품 이용의 순으로 나타났다. 다면적 관여 측정항목 중에서 잘못구입시의 위해성에 대한 관여가 가장 높게 나타났다.

의료서비스의 관여도 수준을 구분짓는 결정변수는 65세 이상일수록, 제공받은 의료서비스가 건강검진과 수술인 경우, 이용한 의료기관 유형이 종합병원인 경우, 이용자의 의료지식이 많은 경우 고관여 군의 구성비가 높았다.

의료서비스의 정보탐색활동에 있어서 관여수준이 높은 경우 의료서비스의 탐색 강도가 높았으나 두 군에서 공통적으로 과거 경험과 인적 정보 의존도가 높게 나타났다.

서비스평가에 있어서 고관여 군의 경우 저관여 군에 비히여 서비스에 대한 기대와 성과수준이 높았으며 관여수준이 높은 경우에는 의료서비스 만족도와 고객 애호도가 높게 나타났다.

관여 수준별 서비스 형성과정에 대한 구조모형 분석결과 고관여 군과 저관여 군 모두 성과만이 만족도에 직접적인 영향을 주는 것으로 제시되었으며 기대는 만족도에 직접적인 영향변수로 작용되지 못했다.

의료마케팅에 있어서는 먼저 관여수준별 특성을 파악하고 동일한 서비스에 대하여도 고객의 특성에 따라, 또는 의료기관의 규모에 따라 마케팅전략을 차별화할 수 있으며 동일한 의료기관 내에서도 서비스별, 환자, 특성별 전략을 차별화할 수 있을 것이다.

고관여 군의 경우 다양한 정보탐색과 적극적인 대안 비교를 통하여 기대 수준을 높이고 형성된 기대가 성과평가에 영향을 주는 집단이다. 제공되는 의료서비스가 특성화된 서비스인 경우 서비스별 정확하고 자세한 의료정보를 offline나 on line을 통하여 지속적으로 제공함으로써 기대에 부응하도록 하는 전략이 중요하다. 서비스 제공 시점에서 정확한 정보의 제공이나 서비스 질 개선이 주관적 성과평가를 향상시켜 고객만족에 영향을 줄 수 있다.

저관여 군의 경우 서비스에 대한 특별한 사전 태도 형성 없이 이용 후 인지된 성과가 만족에 영향을 주고 있다. 특성화된 의료서비스를 제공하는 경우 너무 자세한 정보의 전달보다는 다양성을 제공하는 소식지 형태의 정보 전달이 효과적이다.

저관여 군 대상의 특성화 의료서비스 제공을 위해서는 전체적인 병원의 이미지를 개선하고 소비자들의 다양한 욕구에 부응할 수 있는 의료서비스를 개발하고 예방 및 건강증진 영역에서의 다양한 서비스 영역 개발이 가능하겠다.

자료원 : 조희숙(2002). 의료서비스 관여도가 고객만족도 및 애호도에 미치는 영향. 이화여자대학교 대학원 박사학위 논문. pp. 64-68.

토론과제

1. 의료서비스에 대한 관여도가 일반 제품에 대한 그것과 다른 점을 설명해 보시오.
2. 의료서비스의 정보탐색에 있어서 고관여 군과 저관여 군에서 유사하게 과거의 경험과 인적 정보에 대한 의존도가 높게 나타난 이유가 무엇인지에 대하여 논의해 보시오.
3. 관여도가 병원마케팅에 중요하게 영향을 미치는 이유에 대하여 고관여 군과 저관여 군의 경우를 들어서 논의해 보시오.

제11장

병원마케팅과 의료소비자행동

- 마케팅의 개념
- 병원마케팅의 의의와 발전
- 병원마케팅 조사
- 병원마케팅과 의료소비자행동

학습목표

1. 병원마케팅의 개념에 대해 이해한다.
2. 병원마케팅과 의료소비자행동과의 관련성을 이해한다.
3. 마케팅조사 의의와 방법을 이해하고 수행할 줄 안다.

제1절 마케팅의 개념

1. 마케팅의 개념과 발달

마케팅은 연구자들에 의해 다양하게 정의되고 있다. 미국마케팅협회(AMA; American Marketing Association)는 1960년대에 마케팅에 대하여 "생산자로부터 소비자 또는 사용자에 이르는 상품 및 서비스 흐름의 방향을 결정짓는 기업 활동을 수행하는 것"으로 정의하고 있다. 그러나 AMA는 1985년에 와서는 "개인이나 조직의 목적을 충족시키는 모든 교환을 창출해내기 위하여 아이디어, 상품, 서비스의 컨셉, 가격, 판매촉진 및 유통을 계획하고 실행하는 과정"으로 정의하고 있다.

AMA는 그 후 23년이 지난 2008년에는 마케팅의 개념에 대하여 다시 다음과 같이 수정해서 정의했다. "마케팅은 소비자와 의뢰인, 파트너, 그리고 사회 전반에 가치가 있는 매물을 창출하거나 소개하거나 제공하거나 교환하는 활동과 그것을 위한 일련의 제도 및 프로세스를 의미한다." 마케팅의 활동 대상으로 '사회'를 새로 추가한 이 정의는 마케팅이 개인과 기업 간의 사적인 거래에서 발생하는 사안들에 국한되지 않고 사회 전반에 대해서도 큰 영향력을 지닌다는 점을 인식하고 있다. 이는 또한 마케팅이 이제 '세계화의 문화적 측면'을 진지하게 다룰 준비가 되어 있음을 보여주는 것이라고 할 수 있다(안진환 역, 2010).

마케팅의 대가라고 할 수 있는 Philip Kotler 교수 역시 마케팅을 "제품과 가치를 창출하여 이를 다른 사람과 교환하여 개인이나 단체가 필요한 것이나 원하는 것을 충족시키는데 필요한 사회상 또는 경영상의 프로세스"라고 정의하고 있다. 이상에서 보는 것처럼, 마케팅과정에 대하여 1960년대에는 공급자가 주도권을 가지고 있었지만, 사회의 발전과 함께 점차 그 주도권이 소비자 또는 고객으로 옮겨온 것을 파악할 수 있다. 즉, 교환관계가 강조되고 있다는 점이다.

마케팅은 그 탄생을 대량생산시스템에 두고 있다. 1913년 포드자동차가 그 유명한 T형 자동차를 대량으로 생산해냈을 때 이를 어떻게 대중에게 알릴 것인가를 고민하게 되었고, 매출을 높이기 위한 각종 판촉활동이 전개되었다. 1950년대에는 GM이 대량 생산된 자동차를 판매하기 위해 TV 광고를 시작했다. 이때 비로소 Neil Borden에 의해 그 유명한 마케팅 믹스(marketing mix)라는 용어가 고안되었으며, 뒤이어 1960년대에 Jerome McCarthy에 의해 4P라는 개념이 생겨났다. 이때부터는 효과적인 마케팅활동을 위하여 충족되어야 할 네 가지 활동으로 상품생산(Products), 가격(Price), 유통(Place), 촉진활동(Promotion)이 강조되기 시작했다. 즉, 마케팅이란 제품을 개발하고, 가격을 결정하고, 제품을 판촉하며 교환의 장소를 마련하는 것으로 이해되었다. 마케팅 믹스와 4P 요소의 관계를 자세하게 살펴보면 다음 [그림 11-1]과 같이 나타낼 수 있다.

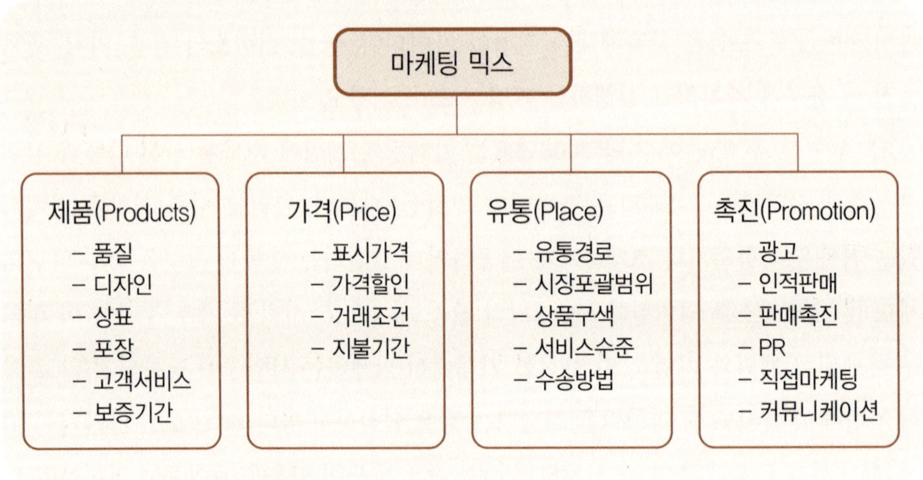

[그림 11-1] 마케팅의 4P 요소와 마케팅 믹스

1970년대에 불어 닥친 오일쇼크는 기업에게 저수요라는 위기에 직면하게 만들었다. 기업들은 제품에 대한 수요를 자극하는 전략에 골몰하게 되었으며, 마케터들은 마케팅의 활동을 '제품' 중심에서 '고객' 중심으로 대체해야 했다. 이때 시장세분화(segmentation), 목표시장 설정(targeting), 포지셔닝(positioning)을 포함하는 STP 전략을 비롯한 고객관리가 발달하게 되었다. 마케팅이 제품보다는 소비자에게 초점을 맞춤으로써 전술의 수준에서 전략의 수준으로 부상한 것이다. 이후 마케팅에서는 4P에 선행하여 STP가 수행되었다.

1980년대에 들어와 마케팅은 교환을 통해서 소비자의 욕구를 충족시키기 위한 과정으로 인식되기 시작했다. 이때부터 소비자의 욕구를 파악하는 것이 기업의 경쟁력을 높이기 위한 중요한 과제가 되었다. 소비자들은 각자 자신들의 개성을 살리려는 욕구가 강해지게 되었고 기업들은 여기에 부응할 수 있는 상품개발에 주력하게 되었다. 1990년대에 넘어와서는 4P를 대체하는 4C의 개념이 탄생했는데, 그것은 고객의 가치(Customer Value), 고객의 대가로서의 비용(Cost), 편리성(Convenience), 의사소통(Communication) 등의 개념이다. 이와 같은 변화는 마케팅 과정에서 고객지향성, 양방향성, 학습에 기반을 둔 1대1 마케팅의 조류와 사회적 가치를 반영한 것이다. 한편, 서비스마케팅의 발달에 관한 연구에서는 종업원의 만족과 고객의 만족 간에 상관관계가 뚜렷해짐에 따라 내부마케팅(Internal Marketing)의 사고방식도 발전하게 되었다.

최근에는 고객지향적 통합마케팅의 개념이 도입되어 수행되고 있다. 통합마케팅이란 기업은 영리와 사회적 공헌을 동시해 수행하는 조직으로서 그 개념이 재정립되어야 하며, 이와 같은 관점에서 제품 계획, 가격의 설정, 유통, 촉진과 같은 믹스 요소들이 효과적으로 통합되도록 해야 한다는 취시이다.

사회의 발달에 따라 마케팅의 역할도 당연히 변하고 있는데, 그것은 소비자와 우호를 쌓는 것으로부터 시작되고 있다는 것을 알 수 있다. 마케팅연구의 출발은 소비자와 어떻게 좋은 관계를 유지할 것인가에 맞추어져 있다.

2. 마케팅 프로세스

마케팅은 현대 대부분의 병원이나 기업들에게 있어서 경쟁력을 갖기 위한 중요한 비즈니스 모델로 받아들여지고 있다. 마케팅 관리자들 뿐만 아니라 경영자나 일선 관리자들, 그리고 영리조직에 종사하는 모든 직업인들은 기본적으로 마케팅이 이루어지는 프로세스를 정확하게 인식하고 있을 것이 요구된다. 마케팅은 다양한 창조적 사고가 가미되어야 하지만 기본적으로 충족되어야 할 조건들이 있기 때문에 창조성도 프로세스 안에서 이루어지는 것이 효과적이다.

어느 조직이든지 마케팅을 수행하기 위해서는 기본적으로 시장조사가 이루어져야 한다. 그래야 충족되지 않고 있는 고객의 욕구인 마케팅 기회를 포착할 수 있다. 마케팅은 충족되지 않은 고객의 욕구를 찾아내서 충족시키고 그 결과로서 이익을 취하는 과정이기 때문에 시장조사는 모든 마케팅활동 수행의 첫 번째 조건이다. 시장조사는 설문조사, 인터뷰, 포커스 그룹과 같은 일반적 방법으로부터 최근 발달하고 있는 소비자행동 관찰법, 신체반응 탐사법, 무의식 탐사법과 같은 고차원적 조사 방법을 활용할 수 있다. 한 병원이 불특정 고객 집단에 대한 시장조사를 함으로써 표적시장의 탐색과 선정이 이루어지게 된다.

다음 단계로는 제공해야 할 의료서비스를 계획하고 병원이나 제공 서비스에 대한 이미지를 결정해야 한다. 친절병원의 이미지를 만들 것인지, 기술력이 뛰어난 이미지를 만들 것인지에 관한 일들이 여기에 해당된다. 병원이나 의료서비스에 대한 이미지가 결정된 후에는 이것에 부합하는 의료서비스과정이나 모듈들을 개발하고 생산하게 된다. 병원은 이에 대한 가격의 결정과 촉진방법, 유통방법들도 개발해내야 한다.

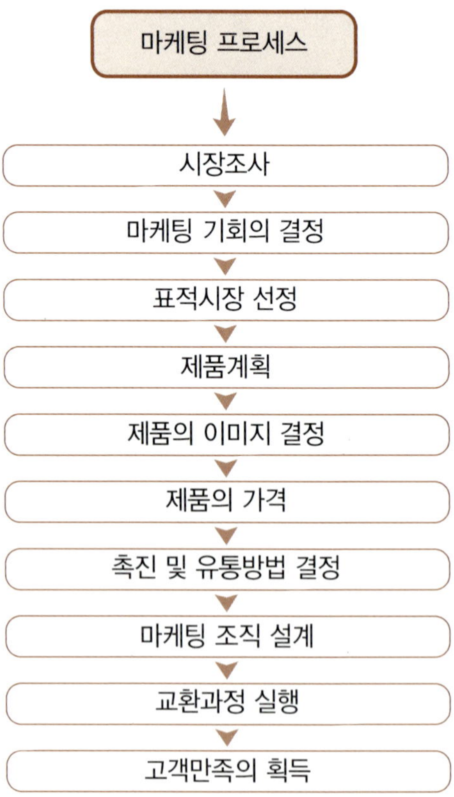

끝으로 병원은 의료시장에서 병원의 이미지를 높여 나가고 의료서비스에 대하여 고객들을 유인하기 위해 마케팅조직을 설계 및 구성해야 한다. 마케팅활동에 의해 환자들이 병원을 방문하고 의료서비스를 구매하는 교환과정을 통해 고객들이 만족하게 되면 마케팅 프로세스는 종결된다.

그러나 1990년대 이후 우리나라에서도 이와 같은 마케팅의 개념을 병원경영에 도입하기 위한 노력이 학계와 일부 관심 있는 병원경영자들을 중심으로 이루어졌지만, 학계의 연구결과가 병원경영에 실제 적용되는 데는 한계가 있었다. 왜냐하면, 병원은 여전히 비영리기관이기 때문에 상업 지향적인 마케팅을 도입하는 것은 사회적 통념에 어긋나고 또 다른 측면으로는 병원들이 마케팅을 실행시킬 수 있는 조직을 구축하지도 못했으며, 고도의 마케팅 기술을 실행시킬 수 있는 인력을 갖추지도 못했기 때문이다.

3. 의료서비스의 시장 포지셔닝

최근 의료시장에서 경쟁체제가 심화되다보니 병원마다 시장에서 효과적인 포지셔닝(positionong) 전략을 수행하는데 많은 노력을 기울이고 있는 것이 현실이다. 그것은 병원들이 시장세분화를 통해 차별성을 발견하여 고객들을 유인하는데 적극적으로 활용하고 병원의 시장지위를 강화시키려고 하기 때문이다(김재호, 2004).

병원경영상 일단 새로운 목표가 설정되면 그 목표를 달성하기 위한 마케팅전략을 수립하게 되는데, 우선 시장을 세분화(segmentation)하고 세분된 시장 중에서 목표시장을 설정(targeting)하게 되며, 다음으로 설정된 목표시장을 상대로 포지셔닝 전략을 수행하게 된다. 마케팅 연구자들에 의해 포지셔닝에 대한 연구가 많이 이루어져 왔지만, 최근 그 의미는 소비자의 심리 또는 마음 속에 자사의 재화나 서비스를 경쟁사의 그것과 차별화시켜 안착시키기 위한 노력으로 요약되고 있다. 이와 같은 노력에는 표적 고객의 선정, 경쟁자 분석, 제품 속성의 차별화 전략 등이 포함된다.

마케팅에 있어서 포지셔닝 전략을 활용하는 것은 고객들이 병원의 이미지나 의료서비스 상품에 대하여 어떤 인식을 하고 있는지를 알 수 있게 해주고 시장 안에서 경쟁관계도 파악할 수 있도록 해주기 때문에 중요하다. 하지만, 병원에서 환자에게 제공하는 의료서비스는 그것이 갖는 독특한 특성 때문에 포지셔닝 전략의 수행에 많은 어려움이 따른다. 예를 들어, 의료서비스가 갖는 무형성과 같은 특징은 의료소비자가 의료서비스를 구매하기 위한 의사결정 과정상의 평가를 무력화시키는 작용을 한다. 왜냐하면 의료서비스를 만져볼 수도 없고 또 눈에 잘 보이지도 않기 때문이다. 혹시 의료서비스를 구매하여 사용한 후에도 전문가가 아닌 이상 그것에 대한 평가를 정확하고 객관적으로 하기가 쉽지 않다. 따라서 기업들이 일반적으로 제조해서 공급하는 무생물의 재화와는 전혀 다른 차원의 접근이 요구된다고 하겠다.

의료서비스의 시장에 대한 포지셔닝 전략은 매우 신중하게 접근할 수밖에 없는데, 그것은 의료서비스가 대표적으로 지니고 있는 무형성과 이질성, 그리고 동시성이라는 특징을 기준으로 기본적인 포지셔닝 전략을 수립해 볼 수 있다.

〈표 11-1〉 의료서비스의 기본적 포지셔닝 전략

의료서비스의 특성	특성의 구성 내용	특성에 대응한 포지셔닝 전략
무형성(intangibility)	• 실체 확인 불가 • 효용을 쉽게 파악하기 어려움	• 병원의 명성과 우월한 능력 추구 • 전문성, 신뢰성, 성과의 확보 • 서비스의 차별적 확장(확장제품)
이질성(heterogeneity)	• 제공시간, 제공자, 제공 장소에 따라 효과의 차이	• 전문성의 제고 • 기술력의 차별화 • 의료서비스의 균질화 노력
동시성(simultaneity)	• 생산과 동시에 소비	• 높은 접근성 구축 • 소비자 참여의 진료 시행 • 고객의 욕구를 반영한 진료

시장에 대한 의료서비스의 포지셔닝 전략 수립 시 많은 연구자들에 의해 강조되고 있는 것 중의 하나가 품질(quality)의 확보이다. 품질은 고객에게 가치를 제공하는 핵심적 조건으로서 경쟁시장에서 경쟁우위를 제공해주고 또 시장점유율을 확대시키는 데도 크게 기여하는 것으로 밝혀지고 있다. 이와 같은 품질은 고객과 병원 간 상호작용에서 그 수준이 결정되지만 고객의 특성에 따라 수준은 다르게 인식될 수 있다. 때문에 병원마케팅 관리자는 다양한 고객들의 의료서비스의 질 평가기준이 무엇인지를 파악하고 있어야 한다. 예를 들어, 대학병원의 경우 의료서비스 질의 수준은 의료진의 기술력이나 명성 등에 의해 평가되지만, 노인병원과 같은 경우에는 품질의 수준이 간

호사의 친절에 의해 평가되는 등, 의료서비스의 품질이 병원의 종류와 인구통계적 요소별로 다르게 나타난다.

제2절 병원마케팅의 의의와 발전

1. 병원마케팅의 의의

사람들은 보편적으로 건강이나 건강과 관련된 물품을 갖고 싶어 하는 욕구를 가지고 있다. 사회가 발전할수록 이 욕구는 점점 커진다. 어느 누구도 병이 나서 아픈 것을 좋아하지 않는다. 신체적으로 건강한 사람도 건강을 계속 유지하고 싶어 하고 또 더 건강해지기를 바란다. 이러한 건강 수요는 의료기관이 소비자들에게 의료서비스에 대한 정보를 제공하도록 만든다.

더욱 치열한 경쟁이 예상되기 때문에 병원도 과거와 같은 공급자 중심이 아니라 고객 중심의 성과경영에 집중할 것이 요구되고 있다. 고객 중심의 병원 경영에는 마케팅 관리의 도입이 필수적이며, 그것을 통하여 고객들에게 양질의 서비스를 제공하여 고객만족도를 높일 수 있을 것이다. 그에 따라 병원들도 고객만족도를 높이기 위해서 영리 중심의 마케팅 지식과 기법을 속속 도입하고 있다. 이미 1990년대 후반에 권위 있는 연구기관에 의해 우리나라에서도 "병원을 개업만 하면 운영이 되던 시절에서 소비자의 수준 높은 욕구를 충족시켜야 하는 시절로 변화되었다."는 지적도 있었다(한국보건사회연구원 1998).

의료전달체계가 다르긴 하지만, 미국병원협회에서는 현대의 병원은 단순히 환자를 보건의료서비스의 수혜자로만 여길 수 없으며 급부를 주고받는 상대로 생각해야 하는 상황에 처해 있다고 규정하고 있다. 우리나라와 달리 영리병원제도가 발달한 미국에서 병원은 본질적으로 고객의 요구에 의하여 의료서비스를 제공하고 이에 상응하는 반대급부를 받는 시장논리의 상황 속에서 존재한다. 고객이나 환자는 병원이 제공하는 의료서비스를 분석하고 평가하여 만족도를 높일 수 있는 병원을 선택하고 또 그렇게 하도록 압력을 가할 수 있다.

이와 같은 관점에서 볼 때, 병원의 마케팅은 기업 마케팅과 달리 4P의 개념에서 벗어나 있는 것이 사실이다. 4P의 개념에 대체하여 SCAP의 개념이 도입되고 있기도 하다(김동승, 2008). S(service)는 진료 및 진료 부대서비스의 질을 유지하고 향상시키기 위한 노력으로서 우수한 의료진과 의료장비의 확보 및 직원 친절도 향상, 새롭고 다양한 서비스의 개발 등을 주요 내용으로 하고 있다. C(cost)는 병원의 경우, 가격책정 활동이 정부의 규제 또는 의료의 비영리적 성격으로 인하여 제한을 받고 있기 때문에 원가분석이나 관리의 중요성이 더욱 부각된다는 것으로 볼 수 있다. A(access)는 의료서비스는 무형의 성질을 갖고 있기 때문에 일반상품과 같이 원거리를 유통시키는 것은 불가능하여 직접 방문과 접근을 통해서 유통될 수밖에 없다. P(promotion)는 일반 상품에서와 같이 다양한 촉진활동을 의미하는 것으로 광고, 판촉활동, 인적판매, 홍보 등으로 구성되어진다. 그러나 아직까지 우리나라에서는 영향력이 큰 광고매체인 TV나 라디오 광고에 대한 규제를 받고 있고 윤리적 문제 등으로 마케팅보다는 홍보활동이 주류를 이루고 있다고 해야 할 것이다.

병원마케팅이 의료서비스가 갖는 특수성 때문에 기업의 마케팅처럼 활성화될 수 없는 제약이 있긴 하지만, 시장조사를 통하여 고객이나 환자가 필요로 하는 의료서비스를 파악하고 이에 부응하는 의료서비스를 제공하고 사후관리를 잘 함으로써 고객의 건강을 유지, 발전시키고 병원의 설립 목적을 달성하기 위해 모든 운영활동을 합리적이고 체계적으로 수행하는 과정이라고 보아도 무방할 것이다.

2. 병원마케팅의 발전

오늘날 마케팅전략은 아직 충족되지 않은 소비자의 욕구를 발견하여 이를 충족시켜야 하는 과제를 안고 있으며 이것은 기업과 마찬가지로 병원에 있어서도 마케팅 컨셉(concept)의 출발점이 되고 있다. 마케팅은 기초적으로 관계적 측면에서 이해될 수 있다. 즉, 마케팅이란 소비자와 공급자와의 교환관계를 말한다. 우리나라 의료시장에서

2000년 이전까지는 의료시장에서 초과수요가 존재하고 있었다고 볼 수 있다. 당시에는 의료서비스의 주도권을 공급자인 병원이나 의사가 가질 수 있었다. 그러나 2000년 이후 급격한 의사들의 숫자 증가는 시장에서 수요와 공급의 역전을 가져왔다. 경제학적으로 볼 때 가격이나 경쟁력 면에서 의료서비스의 공급자가 불리한 입장에 처하게 되었다. 실제로, 2000년 이전 보건의료기관의 수가 4만개 수준이던 것이 2010년 이후 7만개 수준으로 대폭 증가한 것을 알 수 있다.

따라서 개별적 병원의 입장에서 보면, 의료서비스 소비의 침체기로 빠져들고 있다고 할 수 있다. 하지만, 인간의 욕구는 무한하다는 관점에서 보면 병원들이 의료소비자들의 욕구를 충족시키지 못하고 있는 측면도 있으며, 그것은 잠재적 욕구를 찾아내어 충족시킬 수 있는 마케팅기업이 발달하지 못했다는 의미가 될 수도 있다. 이에 따라 의료계도 고객을 찾아 나서거나 새로운 고객을 창출하는 마케팅의 개념을 적극 도입하고 있다.

그러나 앞서 본 것처럼 병원들이 마케팅을 수행한다고 해도 일반 기업에서 기본적으로 활용하고 있는 4P의 개념은 무작정 대입해서 활용할 수 없는 상황이다. 한국에서 기업은 자유경쟁의 원리에 의해 운용되고 있지만, 병원은 의료법상 비영리기관이며 민법상 상행위를 할 수 없도록 되어 있다. 병원의 마케팅이 기업의 마케팅과 같을 수 없는 점을 규명하는 것은 병원마케팅을 정립해 나가는데 도움이 된다. 그 내용을 보면 다음과 같다.

첫째, 제품(Product)의 개념을 살펴보자면 일반시장에서 우리가 흔히 접하는 제품이란 상품이나 서비스, 아이디어를 가리킨다. 의료서비스는 눈에 잘 보이지 않는 무형재로 차별화될 수는 있지만 측정은 모호하다. 의료서비스는 공급자의 경험이나 직관으로부터도 영향을 받기 때문에 자동차나 주택 등과 같은 유형재와 같이 객관적인 평가를 하기도 쉽지 않다.

둘째, 가격(Price)의 적용에 있어서 한국은 철저하게 정부의 통제 하에 놓여 있다. 일반 상품처럼 시장에서 수요와 공급의 법칙에 의해 가격이 결정되고, 그것에 의하여 수요와 공급이 조절되는 일반적인 경제현상에서 벗어나 있다. 환자가 어떤 질병치료에 있어서 일정한 금액만큼 구매하고 싶다고 흥정을 하는 것은 제도적으로 불가능하다. 시장에서 상품의 적정 가격은 고객의 편익(benefits), 원가(cost) 및 경쟁자(competitors) 등 세 가지 요소의 영향을 받아서 형성된다. 우리나라 의료서비스 가격은 정부에서 통제하고 있지만 고객의 편익이나 원가가 어느 정도는 고려의 대상이 되고 있다. 그러나 경쟁자는 고려 대상에서 제외되고 있다. 의료소비자들은 기술력이 뛰어나고 서비스가 좋은 병원에서 치료를 받거나, 그보다 만족도가 떨어지는 병원에서 치료를 받더라도 동일한 진료나 치료에 대해서는 동일한 가격을 지불해야 하는 모순을 갖고 있다.

어느 나라든지 의료 활동에 있어서는 불확실한 것이 많다. 병이 나을 것인지 아닌지, 의료비는 얼마를 지불해야 하는지 사전에 예상하기 어렵다. 치료를 하기 전에 얼마나 많은 돈이 필요한지에 대한 궁금증은 사람에 따라서는 질병을 치료하는 것만큼 중요할 수 있다. 의료서비스의 제공에 있어서 필연적으로 나타나는 이와 같은 문제를 해결하기 위하여 보험제도가 생겨났으며, 미국에서는 '치료비가 아무리 많아도 사전에 알 수 있으면 이에 대응 할 수 있는 방법이 있다.'는 말이 생겨날 정도이다.

셋째, 유통(Place)에 있어서는 일반 제품들은 최종 소비자에 이르기까지 중간 상인이 존재하는 것을 볼 수 있다. 중간 상인이 존재하는 이유는 주로 제조업체가 유통망을 구축할 수 있는 자금력을 가지고 있지 못하거나 유통망을 갖기에는 비용 대비 이익의 효율성이 떨어지기 때문이다. 또한 자금력을 가지고 있는 제조업자라고 할지라도 그것을 판매관리에 분할하기 보다는 판매는 판매전문회사에 맡기고 자신들은 제품의 질 향상에 투자하는 것이 더 이익이기 때문이다. 기업에서 생산하는 일반 제품들이 이와 같이 복잡한 유통구조를 가지는 것에 비하여 의료서비스의 공급은 공급자와 소비자 사이에 직접적이고 제한적으로 일시에 이루어지는 경향이 강하다. 이것은 공급자와 수요자가 갖는 교환에 대한 일반 인식과는 가른 차원의 인식을 갖게 만든다. 즉, 소비자가 일반상품을 구매하는 경우에는 상품을 생산하는 생산자의 인격 요소를 구매의 조건으로 가미하지 않는다, 하지만, 의료서비스의 구매 시에는 생산자라고 할 수 있는 의료인들의 인격과 태도를 가미하여 품질을 판단하게 된다.

넷째, 촉진(promotion)에 있어서는 기업이 생산하는 일반 제품에 대해서는 매우 다양하고 광범위한 촉진이 이루어진다. 즉, 제품을 소비자에게 알리기 위해 인적판매, 광고, PR, 홍보 등이 다양하고 복잡하게 이루어진다. 그러나 의료서비스의 제공과 관련해서는 무엇보다도 생명 윤리적인 차원에서 법적으로 엄격한 제한이 가해지고 있다.

한국의 경우 의료법에 의해서 환자를 유인하기 위한 행위를 할 수 없도록 하고 있다. 그러나 최근 법률 개정을 통하여 그동안의 일방적인 규제가 소비자들에게 필요한 정보를 제공하는 방향으로 완화되고 있다.

어떤 소비자든지 의료서비스를 구매하려고 할 때는 의사결정을 하는 기준을 찾게 된다. 그것은 치료비가 될 수도 있고, 질병 치료 기술에 대한 정보가 될 수도 있다. 진료를 할 것인가 말 것인가의 차이 즉, 구매의사결정의 기준은 '소비자의 기대'라고 할 수 있다. 오늘날 병원을 찾는 고객들은 최상의 진료와 부가서비스, 높은 편리성, 맞춤서비스, 후속서비스 등을 원하지만 가격은 가장 저렴할 것을 요구한다. 하지만 병원의 입장에서는 개별 고객들의 욕구에 일일이 대응할 수 있는 맞춤식 서비스를 제공한다는 것이 현실적으로 불가능하다. 따라서 다양한 고객의 욕구들 중에서 어떤 고객층을 대상으로 무엇을 먼저 만족시키는 것이 수익률 면에서 가장 효과적인지를 결정해내야 하기 때문에 마케팅활동의 기반으로서 소비자행동을 규명하는 일은 무엇보다 중요하다. 이와 관련하여 현재 병원에서 수행되고 있는 마케팅을 전통적 측면과 사이버 측면에서 구분해보는 것은 의료소비자들의 변화하는 행동을 이해하는데 도움이 될 것이다.

〈표 11-2〉 병원의 전통적 마케팅과 사이버 마케팅의 비교

마케팅 활동	전통적 마케팅	사이버 마케팅
광고	병원보, 홍보 비디오 또는 TV, 비디오, 신문 및 잡지 같은 표준 매체 수단을 사용한다. 대개의 경우 매우 제한적인 정보만이 제공된다.	광범위한 정보를 구성하고 그것을 병원의 웹페이지에 게재하며 다른 사이트에도 베너 광고를 게재한다.
고객서비스	병원에서 1주일에 6일, 하루에 8시간 동안 서비스를 제공하거나, 고객이 전화를 하면 수동적으로 대응 서비스를 한다. 검진이나 교육을 위해 현장을 방문하기도 한다.	1주일 내내, 24시간 서비스를 제공하며 전화, 팩스 또는 전자우편으로 해결책을 보내준다. 온라인 대화를 진행하고, 컴퓨터 전단을 통해 멀리 떨어진 곳에서 문제를 해결해준다.
서비스 제공	잠재고객과 고객에게 전화를 걸거나 방문을 하고, 진료의 필요성을 설명한다.	잠재고객과 1대1로 원격화상회의를 하고 진료서비스 내용을 컴퓨터나 스마트폰을 이용하여 설명한다.
마케팅 조사	내원한 환자에 대하여 설문조사를 실시하고, 인터뷰, 포커스 그룹, 그리고 우편 및 전화 조사를 한다.	상시적으로 고객과의 대화 및 인터뷰, 전자우편 설문을 실시하여 그 결과를 의료서비스 개발에 활용한다.

참고자료 : 안영창 외(2007), 병원마케팅 및 홍보, 보문각, p. 78

류철호(2006)는 제품 및 서비스 유형별 인터넷광고의 마음에 끌림 태도 사후검정에서 의약정보가 7점 척도에서 평균값(4.06)보다 낮게 나타나 인터넷을 통한 의약정보의 제공은 긍정적 측면보다 부정적인 측면이 강하다고 주장했다. 그러나 그의 연구에서 2.94점으로 나타난 의약정보에 대한 고객들의 마음 끌림 점수는 통계적으로 유의성을 갖추지 못하고 있어 점수가 주는 의미를 찾기는 어렵다. 하지만 류철호는 현재 우리나라의 일부 병원과 제약회사에서 실시하고 있는 인터넷광고의 특징을 분석했는데, 그에 의하면 인터넷에 기반한 의약정보 광고는 주로 가로형 형태이며, 포털화면의 가운데 위쪽이나 오른쪽 위에 주로 위치하고 있고 크기는 표준의 2배인 것으로 나타났다. 또한 문자와 그림을 써서 표현하고 있고 게시형태는 화면전환으로 되어 있으며, 광고의 소구점(訴求點)[24]은 고객들의 행동을 촉구하는 이미지로 구성되어 있다. 따라서 의약광고에서 감정소구는 건강이 핵심을 이루고 있다는 것을 알 수 있다.

많은 심리학자들은 인간은 어떤 대상을 실제로 경험하는 것보다 그것을 기대하는데 얻는 쾌락이 더 클 수 있다는 것에 동의한다. 21세기 이후 급속하게 발달한 인터넷 덕분에 의료소비자들이 많은 정보를 구할 수 있다고는 하지만 그것이 의료서비스의 공급자와 대적할 만한 수준은 못된다. 의료소비자들은 여전히 의사의 진료서비스에 대하여 환상을 가질 수 있다. 그 결과 의료행동에 따라서 소비자의 기대치는 작아지고 불만은 커질 수 있다. 이에 의료서비스의 공급자들도 이제는 의료소비자들이 현실적인 인식을 갖도록 정확한 정보를 제공함으로써 환자들이 질병치료에 대한 합리적인 기대수준을 갖도록 하는 것이 중요하다.

24) 광고를 전달할 때 사용하는 표현 방법이다. 직접적 소구 방법이나 간접적 소구 방법, 혹은 이성적 소구 방법이나 감성적 소구 방법 따위를 말한다.

제3절 병원마케팅 조사

1. 마케팅조사의 목적과 필요성

어떤 현상이나 사물에 대하여 구체적이고 깊이 있는 조사를 한다는 것은 그것에 대한 기술(description), 분석(analysis), 예측(prediction)을 통해 지금보다 나은 미래의 목표를 달성할 수 있는 해결방안을 찾으려고 하기 때문이다. 같은 맥락에서, 마케팅과정에서 이루어지는 조사는 소비자와 시장에 관련되어 있는 현상을 기술하고, 현상이 나타나게 된 원인과 상관성 및 인과적 관계를 밝히고 과거와 현재에 대한 체계적 관찰을 통해 미래를 예측함으로써 마케팅 의사결정을 할 수 있는 정보를 제공하기 위한 것이라고 할 수 있다.

마케팅조사의 필요성을 살펴보면, 첫째는 고객을 이해해야 하기 때문이다. 고객이 없으면 기업이나 병원은 존재할 수 없는데, 그 이유는 고객은 조직경영의 대상이면서 동시에 조직의 성장과 생존을 결정하는 중요한 주체이기 때문이다. 조직이 존속하기를 원하는 한 고객의 특성과 행동에 대한 이해, 그리고 고객의 욕구를 정확하고 효율적으로 충족시키기 위한 노력은 일상적으로 이루어져야 한다. 시장을 구성하고 있는 소비자들의 특성과 행동은 시간의 흐름에 따라 늘 개성화되기도 하고 또 다양화되기도 하기 때문에 병원이나 기업이 소비자들의 특성을 분석하는 것을 게을리 한다면, 마케팅과 소비자 욕구 사이의 괴리가 커져 성공적 경영을 기대하기 어렵다.

둘째는 전략경영의 측면에서 고객의 욕구변화에 대한 조사가 필요하다. 오늘날 병원이나 기업을 둘러싸고 있는 환경의 변화는 그 급변성과 복잡성으로 인하여 조직에게 큰 위협이 되고 있다. 자원의 고갈을 비롯하여 기술, 수요, 경기, 법률과 정책, 문화 및 환경의 변화는 소비자의 사고와 행동에 즉시 영향을 미쳐 구매의사결정의 방향과 질을 변화시키게 된다. 따라서 병원이나 기업의 마케터는 외부 환경의 변수들이 소비자행동의 변화에 어떻게 충격을 줄 것인지를 예측할 수 있어야 한다. 실제 2010년 말, 국내 한 라면 업체에서 출시한 '블랙라면' 제품은 고품격 라면시대를 연다는 포부로 기존의 라면가격보다 2배나 높은 고가격 정책을 썼지만 소비자들의 강력한 가격저항에 부딪쳐 불과 몇 달 만에 생산을 중단해야 했다. 이 업체는 이 제품을 개발하기 위해 몇 년 동안 수백억 원을 연구개발에 투자한 것으로 알려졌다. 이 업체가 이 고가의 라면을 출시한 때는 미국이 한 국제신용평가기구로부터 국가신용등급 강등을 당하여 국제적으로 큰 파장이 일어나고 그리스를 비롯한 유럽의 몇 개 나라가 디폴트 위기에 처하는 등 글로벌경기가 매우 부정적 상황에 돌입해 있었다. 따라서 국내 경기 역시 크게 위축되어 있는 상황이었다. 점점 높아지는 소비자의 욕구에 부응한다는 취지에서 고품격의 값비싼 라면을 개발했지만, 라면값이 그렇게 비쌀 필요는 없다는 소비자들의 숨어 있는 태도를 발견하지 못했다고 할 수 있다.

셋째는 경영의사결정력을 제고시키는데 도움을 주기 위한 것이다. 오늘날 극심한 환경의 변화는 불확실성을 높여 언제나 예측경영을 불가능하게 만든다. 불확실성이 커질수록 경영의사결정에 대한 기대가치를 낮추게 되는데, 이것은 신제품의 개발을 비롯한 경영 전반에 있어서 효과적인 투자를 방해하는 요인으로 작용한다. 따라서 경영자는 예측경영을 위하여 정확한 시장정보를 요구하게 되는데, 이를 위해서는 체계적 정보의 축적과 분석 및 활용이 필수적이다. 병원이나 기업의 마케터는 타당성과 신뢰성이 확보된 정보의 제공을 통해 경영의사결정의 불확실성을 낮춤으로써 경영의사결정력을 높이는데 기여해야 한다.

넷째는 제한된 자원을 효율적으로 사용하기 위한 것이다. 이제 국내적으로 크게 증가한 병원들 간에는 필연적으로 경쟁이 심화되고 있다. 의사들 간 진료과목 명칭의 변경에서부터 일반 개원치과 의사들과 네트워크 치과병원 사이에서 벌어지고 있는 신경전과 상호 비방전은 전에 볼 수 없는 광경이다. 그만큼 병원들이 시장에서 우위를 차지하기 위한 노력이 치열하다는 것을 보여주는 것이다. 때문에 경쟁력의 확보는 보유하고 있는 제한된 자원을 어떻게 효율적이고 효과적으로 사용하느냐에 달려있다. 자원을 효과적으로 사용한다는 것은 병원이 목표로 하고 있는 성과에 최대한 기여할 수 있도록 재무, 인력, 생산, 및 기술자원을 최적으로 배분하는 것을 말한다. 또한 자원을 효율적으로 사용한다는 것은 최소의 자원을 사용하여 최대한의 성과를 거두는 것을 말한다. 이것이 가능하기 위해서는 병원이 자원과 노력을 투입하고자 하는 표적을 정확하게 설정하는 것이 우선되어야 한다. 마케팅조사를 통해 획득되는 정확한 시장정보와 경영활동의 효과에 대한 체계적인 분석은 경영의 목표를 달성할 수 있도록 자원을 배분하는데 도움을 줄 것이다.

2. 마케팅관리와 마케팅조사

오늘날 병원이나 기업 등 영리를 목적으로 하는 대분의 조직에서 이루어지고 있는 마케팅관리는 우선, 전반적인 시장 환경을 분석하고 그 토대 위에서 마케팅계획이 수립된다. 병원마케팅을 둘러싼 환경에는 미시적 측면과 거시적 측면이 있는데, 둘 다 무시할 수 없는 영역이다. 다음으로 마케팅전략의 핵심을 이루는 시장 세분화(segmenting), 목표시장 설정(targeting), 포지셔닝(positioning)이 이루어지고, 그 다음으로 제품, 가격, 유통, 촉진 변수를 시장상황과 기업의 여건을 고려하여 조합하는 마케팅 믹스가 구축된다. 이때 각각의 마케팅관리 영역에 따라 마케팅조사가 이루어지게 되는데, 오늘날에는 시장에서 형성되고 있는 기업의 이미지와 사회적 책임에 관련된 조사도 이루어진다.

1) 마케팅계획의 수립과 마케팅조사

① 관리영역 : 의료시장 환경 분석, 목표 설정, 경쟁전략 확보

② 마케팅조사 대상

- 의료기술, 경제적 환경, 사회 문화적 환경, 자원, 인구통계적 환경, 생태환경의 변화
- 의료산업 환경의 변화가 의료소비자 인식과 태도에 미치는 영향
- 각종 수요(현재 수요, 시장 잠재력) 조사를 통한 장단기 수요예측
- 시장침투율과 시장점유율
- 계절과 경기변동에 따른 환자의 변동성
- 의료시장 내 경쟁구조, 경쟁 진료과목, 대체의료, 잠재적 경쟁서비스
- 병원과 진료서비스의 강점과 약점 등

2) 시장세분화, 목표시장의 설정, 포지셔닝과 마케팅조사

① 관리영역 : 시장 세분화(segmenting), 목표시장 설정(targeting), 포지셔닝(positioning)

② 마케팅조사 대상

- 고객의 욕구, 병원방문 동기 및 행동
- 의료소비자 인구특성 및 라이프스타일
- 세분화된 시장별 특성
- 세분화된 시장별 매력도
- 진료과목들의 시장 포지셔닝 정도 등

3) 진료서비스 관리와 마케팅조사

① 관리영역 : 새로운 진료서비스의 개발, 기존 진료서비스의 개선, 경쟁력 강화

② 마케팅조사 대상

- 진료서비스 속성별 중요도와 속성에 대한 평가
- 진료서비스의 차별화, 선호도, 병원 방문율, 진료만족도
- 병원이나 의사에 대한 인지도, 선호도, 이미지
- 새로운 진료서비스에 대한 수용도와 잠재적 구매력조사를 통한 수요 예측
- 새로운 진료장비나 서비스에 대한 테스트 및 고객과의 커뮤니케이션 방법 등

4) 가격관리와 마케팅조사

① 관리영역 : 최적가격의 설정, 할인정책, 지불방법의 결정

② 마케팅조사 대상

- 진료서비스 가격의 탄력성
- 진료서비스에 대한 효용 및 지각된(perceived) 가치
- 가격과 진료서비스 품질과의 상관성
- 할인정책에 대한 반응
- 경쟁가격

- 가격에 대한 민감도 등

5) 유통관리와 마케팅조사

① 관리영역 : 최적 유통경로, 최적 입점의 위치, 시장과의 관계

② 마케팅조사 대상

- 상권 및 다른 병원의 분포
- 소비자들이 선호하는 병원의 유형
- 지역내 입점 병원들의 유형과 시장점유율
- 고객이나 지역과의 갈등 정도
- 고객에 대한 최적 유인의 입지와 조건
- 병원 방문 고객의 특성과 병원에 대한 태도 등

6) 촉진관리 마케팅조사

① 관리영역 : 광고의 개발, 광고와 홍보매체, 광고와 촉진 믹스

② 마케팅조사 대상

- 광고물이나 광고 카피에 대한 태도와 기억정도
- 고객별 광고매체 이용도
- 광고효과
- 통합적 커뮤니케이션 효과
- 촉진 수단별 효과 등

7) 사회적 환경관리와 마케팅조사

① 관리영역 : 병원 이미지 제고, 고객관계관리 강화, 공중관계 관리

② 마케팅조사 대상

- 병원 이미지를 구성하는 요소
- 경쟁 병원 이미지 및 평판도
- 고객만족도
- 소비자 보호 인식도, 병원의 윤리도, 병원의 사회적 책임 등

3. 마케팅조사의 방법

마케팅조사에 활용되는 조사기법은 크게 자료수집의 방법에 따라 의사소통에 의한 조사와 관찰조사로 나눌 수 있다. 조사내용의 사전계획 유무에 따라서는 구조화된 조사(structured research)와 비구조화된 조사(unstructured research)로 나눌 수 있다. 의사소통방식에 의한 구조화된 대표적인 조사방법은 설문조사이며, 의사소통방식에 의한 비구조화된 대표적인 조사방법은 심층면접조사이다. 또한 관찰조사방법이 있는데 사전에 관찰할 대상과 측정항목을 정해놓고 발생빈도와 상태 등을 관찰하는 구조화된 관찰과 관찰할 내용 전부를 모두 기록하거나 특이한 사항만을 기록하는 비구조화된 관찰법이 있다. 마케팅조사 회사들이 상업적 목적으로 가장 많이 활용하는 방법으로는 면접을 이용한 설문조사(personal interview with questionare), 전화 설문조사(telephone interview with questionare), 그리고 초점집단면접조사(focus group interview) 등이 있다.

이와 같은 조사기법들은 그마다 독특한 목적과 방법, 수단, 기간, 비용, 난이도, 조사상황과 적합성 등에 있어서 서로 이질적이면서 다양한 측면들을 내포하고 있기 때문에 조사상황에 적합한 기법을 채택하여 사용하는 것이 중요하다.

1) 의사소통을 통한 조사

(1) 면접조사

① 설문을 이용한 면접조사

설문을 이용한 개인면접조사와 설문을 이용한 집단면접조사가 있다. 설문을 이용한 개인면접조사는 마케팅조사에서 흔히 사용되는 방법으로 훈련된 조사자가 소비자를 직접 방문하여 만나서 준비한 설문 내용을 묻고 응답을 기록하는 방법이다. 주로 객관식 문항으로 이루어져 있지만 미비점을 보완하기 위해 주관식 문항도 가미된다. 설문을 이용한 집단면접조사는 다수의 조사대상자를 일정한 장소에 모이게 한 다음 전체 집단에게 설문지를 배포하고 문항별로 질문과 응답을 해나가는 방식이다. 병원에서는 환자들 교육이 끝난 다음에 교육장에서 환자들을 대상으로 집단적으로 조사를 실시하기도 한다.

② 설문을 이용하지 않은 면접조사

조사 대상에 대한 보다 심층적인 의견과 심리상태를 분석하기 위한 것으로 개인심층면접과 초점집단면접이 있다. 개인심층면접(in-depth interview)은 조사자가 소비자를 방문하여 일정한 주제에 대하여 묻고 의견을 기록하여 비계량적인 방법으로 분석하는 방법으로 일반적 인터뷰와 같은 방법이다. 초점집단면접조사는 설문지 없이 진행되는 비구조화된 소집단의 면접조사로 보통 5~8명의 면접 대상자들을 한 장소에 모이게 한 후 조사자가 정형화된 질문지 없이 자연스런 분위기에서 조사목적과 관련된 토론을 진행하는 방법이다. 초점집단은 인구통계적 또는 사회경제적으로 동질적인 응답자로 구성하는 것이 원칙이며 조사 시간은 1시간 30분 내외가 적당하고 2시간을 넘지 않도록 한다. 초점집단면접조사는 새로운 의료서비스 개발에 대한 아이디어의 도출, 소비자의 병원방문과 행동에 대한 전반적 이해, 소비자 설득을 위한 커뮤니케이션 메시지 도출, 본조사 전 설문지 작성의 방향을 설정하기 위한 목적으로 주로 활용된다.

(2) 전화조사

전화를 이용한 조사방법에는 전화면접 설문조사와 자동전화조사가 있다. 전화를 이용한 설문조사는 주로 10분 이내에 끝낼 수 있는 간단한 조사를 할 때 사용한다. 병원에 대한 인지도, 새로운 진료서비스 제공에 대한 평가 등 중요하면서도 간단한 조사를 위해서 주로 사용하며, 기업체의 최고경영층이나 의사, 변호사 등 직접 만나기가 어려운 계층을 대상으로 조사를 해야 할 때 이용한다. 자동전화조사 방법은 ARS(자동응답시스템)을 이용하여 질문을 미리 녹음해놓고 전화번호를 입력해두면 컴퓨터가 자동으로 전화를 걸어 질문을 하게 되며, 이때 응답자가 응답하는 것을 자동으로 입력함으로써 조사가 이루어지는 방법이다.

(3) 우편조사

질문에 대하여 응답하는 요령이 자세하게 설명되어 있는 구조화된 설문지를 제작하여 우편으로 발송하고 조사대상자로부터 응답을 하고 또 반송하도록 하는 방법이다. 지리적으로 광범위한 지역에 위치한 소비자들의 의견을 수렴할 필요가 있을 때 이용한다. 우편조사를 실시하기 위해서는 조사자가 질문에 대한 내용을 전혀 설명할 수가 없기 때문에 설문지에 기재요령과 질문, 응답이 명확하고 이해하기 쉽게 표현되어야 하며 또 쉽게 응답할 수 있도록 작성되어야 한다. 우편조사는 회수율이 지극히 낮기 때문에 그것을 감안하여 조사대상 수를 정해야 한다.

(4) 인터넷을 이용한 조사

요즘에는 인터넷을 이용하여 직접 1차 자료를 만들어내기 위한 조사가 유행하고 있다. 비교적 적은 예산으로 신속하게 조사와 결과분석이 가능한데 인터넷 접속 고객만 조사대상이 될 수 있다는 한계점이 있다. 전자우편 조사, 무작위웹사이트 조사, 패널웹사이트 조사, 인터넷 초점집단 조사, 인터넷제품 테스트 등의 방법이 있다. 전자우편 조사(e-mail survey)는 우편 대신 이메일을 수단으로 하여 설문지를 보내고 응답자가 스스로 기록하여 회신하도록 하는 방법이다. 무작위 웹사이트 조사(random website survey)는 자기 병원이나 조사전문 사이트에 접속한 방문객들이 사이트에 미리 준비된 설문에 대하여 답하도록 하는 방법이다. 현재의 고객들이나 병원이 제공하는 진료서비스 등에 대하여 관심이 있는 소비자들의 의견을 듣는데 효과적이다. 패널웹사이트 조사(panel website survey)는 패널 조사와 같이 고정패널 또는 옴니버스패널을 구성하여 조사하는 방식과 동일하지만 의사소통의 수단으로 e-mail을 사용한다는 점만 다르다. 얼굴을 보지 않고 이루어지기 때문에 일반 초점집단 면접보다는 솔직한 의견을 취합할 수 있다. 다음으로 인터넷을 통한 제품 테스트(internet product testing)는 인터넷을 통한 제품의 실험에 가깝다. 테스트용 버전인 베타버전을 통하여 소프트웨어 테스트를 위한 제품을 내려 받고 일정기간 무료로 사용하는 과정이나 사용 후에 필요로 하는 의견을 수렴하는 방식이다. 의료계에서는 임플란트 시술을 하는 치과나 성형 진료 분야에서는 부분적으로 활용되고 있다.

최근 많이 활용되고 있는 인터넷 마케팅조사의 장점으로는 우선, 표본의 규모가 커져도 비용이 많이 들지 않는다는 것이다. 다음으로는 시간의 구애를 받지 않고 원거리, 특수층, 전문가에 대한 접근이 용이하고 양방향 커뮤니케이션이 가능하며 설문지의 빠른 회수와 실시간 분석이 가능하다. 그러나 단점으로는 인터넷 사용자에게만 편중되고, 조사에 능동적인 사람만 조사가 가능하며 응답자에 대한 통제력이 떨어진다. 조사대상자를 끌어들이기 위한 별도의 인센티브 제공이 필요하게 되고 설문조사를 위한 소프트웨어 구축과 관리에 투자가 요구된다. 또한 법률적으로 개인에 대한 프라이버스 침해논란을 불러올 가능성도 있다.

2) 관찰조사

관찰조사는 설문조사와는 다르게 실제 현장에서 나타나는 사실들을 객관적으로 관찰하여 기록함으로써 마케팅계획 수립에 필요한 자료를 얻는 방법이다. 응답자의 주관적 판단을 최소화할 수 있으며, 유아 등 의사소통이 불가능한 대상을 조사하는 것이 용이하다. 하지만 행동이 발생하는 시점에 직접 관찰과 조사를 해야 하므로 시간이 많이 걸리고 겉으로 드러나지 않는 소비자의 욕구나 동기 같은 심리적 특성을 밝혀내기는 어렵다는 한계점을 지닌다. 관찰조사는 그 특성에 따라 공개관찰 · 비공개관찰, 참여관찰 · 비참여관찰, 구조화된 관찰 · 비구조화된 관찰, 현장관찰 · 실험실 관찰, 인간관찰 · 기계관찰, 현재관찰 · 과거관찰 등이 있다.

공개관찰은 피관찰자에게 관찰의 목적과 관찰된다는 사실을 미리 알려주고 관찰하는 방법이다. 비공개관찰은 조사대상을 비공개로 관찰하는 방법인데 상황에 따라서는 윤리적인 문제가 제기될 수 있다.

참여관찰은 조사 대상자들 사이에 들어가 관찰하는 방법이며 비참여관찰은 조사대상과는 유리된 상태에서 관찰하는 방법이다.

구조화된 관찰은 미리 관찰할 내용과 관찰기록 방식을 정해놓는 방법이고, 비구조화된 관찰은 일어나는 현상 모두를 관찰하고 사후적으로 특별한 현상이 일어나는지를 재차 분석하는 방법이다.

현장관찰은 실제 현장에 나가서 관찰하는 것이고 실험실관찰은 조사대상자를 한 곳에 모아놓고 관찰하는 방법이다. 실험실관찰은 시간과 비용을 절약할 수는 있지만 조사대상자들이 평소와는 다르게 부자연스런 행동을 나타낼 가능성이 있다.

인간관찰은 관찰자가 시각, 청각, 후각, 촉각, 미각 등 오감을 동원하여 관찰하는 방식이고 기계관찰은 기계장비를 수단으로 하여 관찰하는 방법이다. 기계관찰은 매우 미세한 변화나 발생빈도가 너무 적고 관찰여건이 열악한 경우에 사용된다.

관찰장비로는 피플미터기(people meter), 동공측정기(pupilometer), 안구측정기(eye camera), 생리반응측정기(psychogal vanometer), 비디오카메라, 녹음기, 소음계 등이 있다. 여기에서 피플미터기와 같은 장비는 대상자들이 인식하지 못하는 상태에서 설치되어 방송사의 TV 시청률 등을 측정하는데 활용되며, 동공측정기는 눈의 홍체(조리개)의 크기 변화를 측정하여 광고물에 대한 집중도를 측정한다. 생리반응측정기는 거짓말탐지기와 같은 구조로 되어 있으며 땀이 나는 정도로 생리적 반응을 측정한다. 현재관찰은 직접관찰이라고도 하는데 현장에서 사건이나 행동이 발생하는 동시에 조사를 하는 방법이다. 과거관찰은 흔적관찰이라고도 하는데 사후에 관찰을 하는 방식이다. 예를 들어, 식품회사들은 식사 후에 쓰레기통을 뒤지기도 하며, 병원이나 호텔에서는 고객의 동선을 파악하기 위해서 바닥의 타일이 마모된 상태를 관찰하기도 한다.

4. 마케팅조사의 통계분석기법

마케팅조사는 최적의 마케팅 전략을 도출하기 위해 실시하는 것이다. 따라서 마케터들은 정확한 데이터를 수집하고 그것을 기반으로 통계처리를 하고, 통계분석의 결과로부터 의사결정에 필요한 단서들을 찾아낼 수 있는 기술을 갖추고 있어야 한다. 통계분석은 빈도분석에서부터 고급통계분석에 이르기까지 다양한 차원에서 실시할 수 있다. 단순한 자료의 정리와 도표만으로도 의사결정을 하는데 충분할 수도 있지만 보다 정교한 분석과 통계적 검증이 요구되는 경우도 있다. 마케터들이 주의를 기울여야 할 것은 수집된 자료의 특성과 목적에 부합하도록 각종 통계분석기법이 적용되어야 한다는 점이며, 맹목적으로 어렵고 복잡한 분석기법을 남용하는 것은 오히려 문제만 더 복잡하게 만들 수 있으므로 유의해야 한다.

〈표 11-3〉 마케팅 분석기법에 따른 조사 내용

분석기법	통계분석 내용	마케팅조사 내용(예)	요구되는 자료
빈도분석	도수분포표, 구성비(%) 산출, 분포도, 각종 도표	고객의 인구통계적 특성, 진료과목별 일별 월별 매출실적(분포, 구성비)을 도표로 정리	명목자료 이상 (집단구분 자료)
기술분석	변수의 평균, 표준편차, 분산, 최대값, 최소값, 첨도, 왜도	병원에 대한 인지도, 선호도, 방문율, 매출액 분석	등간자료 또는 비율자료
교차분석	집단 간 구성비율의 차이 검증, 두 명목변수 간 상관도	입원과 외래의 수입 차이, 또는 진료, 입원, 기타 사업 간 수입의 차이	명목자료 (집단구분 자료)
상관분석	변수들 간의 상관성 분석	의사에 대한 선호도 관련 요소 규명	등간, 비율자료
t-검증	두 집단 간 평균의 차이 검증	방문 집단과 외면 집단 간의 인지도, 선호도 차이 분석	독립변수 : 명목자료, 종속변수 : 등간, 비율 자료
분산분석	두 집단 이상의 평균의 차이 검증	연령대별 병원 선호도 차이 분석	독립변수 : 명목자료, 종속변수 : 등간, 비율 자료
회귀분석	종속변수에 대한 독립변수의 설명력과 관계식 도출	수요 예측, 판매 예측, 촉진 및 광고효과 예측	독립, 종속변수 : 등간, 비율자료
판별분석	여러 개의 독립변수를 이용하여 집단을 구별(판별)함	우량고객과 불량고객 판별 요인 규명과 소속집단 판별	독립변수 : 등간 비율 자료, 종속변수 : 명목자료
요인분석	변수들의 상관성에 의해 공통요인으로 묶어줌	이미지 차원분석, 변수 축약, lifestyle 도출	등간, 비율자료 (연속변수)
군집분석	유사한 특성을 갖는 소비자를 묶어줌(grouping)	시장세분화, lifestyle 집단 도출	등간, 비율자료 (연속변수)
다차원 척도	제품들 간의 유사성 정도를 다차원 좌표상에 나타냄	포지셔닝 맵의 작성, 경쟁 구조 분석, 최적 포지션 규명	순위, 등간, 비율
컨조인트	새로운 진료서비스의 속성 수준별 효용값과 최적 속성 조합 도출	소비자 효용이 최대화되는 의료서비스의 속성 결정	순위자료

참고자료 : 김범종 박승환 김준호(2008). 마케팅조사방법. 대경, p. 234.

〈표 11-4〉 SPSS for Windows를 이용한 통계분석 기법과 분석내용 사례

분석의 유형	분석할 변수와 분석내용	통계량 및 검증내용
빈도분석 (frequency)	조사된 병원의 규모별 빈도와 막대 그래프, 총매출액 분포와 히스토그램	빈도, %, 각종 차트 옵션 : 평균, 표준편차 등
기술(서술)분석 (descriptives)	병원 내 진료중인 진료과목 분포 특성(대표값, 분산, 첨도, 왜도) 분석, 표준정규분포 상의 표준화 점수(z score) 산출 및 저장	평균, 표준편차, 분산, 중앙값, 최빈값, 범위, 왜도, 첨도, z score
평균분석 (mean test)	진료과목 규모(대, 중, 소)별 평균 환자 수	집단별 평균, 표준편차
교차분석 (crosstab)	입지특성과 병원 간 관련성 분석, 집단 간 구성비 비교를 위한 막대그래프	chi-square 검증, 두 유목변수간의 독립성(상관도) 검증
상관분석 (correlation)	총매출액과 생산성(의사 1인당 매출) 간의 상관도 분석	상관계수와 유의확률, 연속 변수간의 상관도 분석
t-검증 (t-test)	거주지역(시내, 시외)에 따른 진료과목 당 매출액 평균의 차이 검증	t 값과 유의확률, 두 집단 간 평균차이 검증
분산분석 (ANOVA)	진료과목 규모별(대, 중, 소) 수입 평균의 차이 검증	F값과 유의확률, 두 집단 이상의 평균차이 검증
회귀분석 (regression)	여러 개의 독립변수(의사의 전문성, 고객지향성, 간호사의 친절성 등)를 이용하여 종속변수(방문환자 수)를 예측하는 회귀식 도출	설명력과 회귀식의 유의도, 회귀계수와 유의확률
요인분석 (factor analysis)	변수(외래환자 비율, 입원환자 비율, 건강검진자 수)의 축약, 변수를 묶어서 요인 도출	요인 수, eigen value, 변수집단(측정항목) 속에 내재하고 있는 차원 도출
군집분석 (cluster analysis)	변수(총매출, 진료과목 수)의 유사성을 기준으로 유사한 진료과목(군집)를 묶음	다수의 사례(응답자, 대상)를 소수의 집단으로 묶어 군집화
판별분석 (discriminant analysis)	매출액, 인기 진료서비스의 비율, 의사 1인당 매출액 등을 이용하여 병원의 지역 내 경쟁력 판별	복수의 독립변수를 이용하여 응답자 집단 판별

참고자료 : 김범종 박승환 김준호(2008). 마케팅조사방법. 대경, p. 236.

5. 성공적 마케팅조사의 방향

병원경영의 성공을 위한 마케팅전략의 수립과 실행의 전 단계로 마케팅조사가 필수적이지만, 마케팅조사는 여러 가지 요인으로 인해 지연되거나 실행되지 못하는 경우가 발생하기도 한다. 따라서 마케터는 마케팅조사를 방해하는 요소들을 잘 분석하고 다음과 같은 방향에서 조사를 실시해야 할 것이다.

첫째, 마케팅조사는 궁극적으로 병원이 지향하는 전략적 목표를 달성하는데 기여할 수 있는 의사결정이 이루어질 수 있는 정보를 수집해야 한다.

둘째, 마케팅의사결정을 하는 시기를 고려하여 정보를 수집해야 한다. 시기가 너무 빠르거나 늦는다면 목적 달성에 대한 기여도가 떨어질 것이다.

셋째, 수집된 정보가 효과적으로 활용될 수 있도록 마케팅 관리자의 능력을 높여야 한다. 최근 병원의 마케팅부서에 배치되어 활동하고 있는 직원들 중에는 시장조사의 개념도 모르고 있거나 간단한 통계기법마저도 알지 못하는 경우가 있는데, 이들에게 시장조사를 맡긴다는 것은 정확한 의사결정을 기대하지 않는 것과 마찬가지다.

넷째, 마케팅조사에는 비용이 수반된다. 따라서 비용 대비 효과의 경제성이 확보되도록 해야 하는 것은 당연하다. 최적의 시기, 최적의 마케터, 최적의 대상, 최적의 방법 등이 고려되어야 한다.

다섯째, 반드시 조사결과의 적용 가능성이 확보되어야 한다. 마케팅조사가 아무리 미래의 이상적 목표를 예측하기 위한 것이라고 하지만 그렇다고 가상의 현실을 예상해서는 안 된다. 마케팅조사는 반드시 실제현상과 대상에 대한 조사가 이루어지고, 미래에 반드시 도래할 현실을 예측한다는 가정에서 이루어져야 한다.

여섯째, 마케팅조사는 통계적 기법을 활용하기 때문에 그것이 경영 현장에 정확하게 적용되기 위해서는 타당성과 신뢰성이 확보되어야 한다. 일부 병원에서 통계처리와 응용력이 떨어지는 마케터들이 단순히 조사대상에 대한 빈도분석(frequency) 수준에서 마케팅계획을 수립하는 것을 볼 수 있는데 이것은 엉뚱한 결과를 가져올 가능성이 크다.

제4절 병원마케팅과 의료소비자행동

1. 시장 기회의 분석과 의료소비자행동 연구

마케팅 환경은 쉴 새 없이 변화하지만 병원에게는 새로운 기회와 위협을 제공한다. 마케팅 환경이 변한다는 것은 소비자의 욕구, 즉 소비자들이 바라는 바가 끊임없이 바뀐다는 것으로 마케팅 관리자는 변화하는 환경 속에서 새로운 기회를 발견할 수가 있는 것이다. 그러나 시장에서 새로운 기회의 포착은 마케팅 환경의 현황과 변화 추세에 대하여 정밀한 분석의 기반 위에서 생겨난다. 마케팅 기회의 분석은 병원을 둘러싸고 있는 인구통계적, 경제적, 기술적, 정치적, 법적, 사회 문화적, 경쟁적 및 자연 환경에 대한 조사와 분석을 포함하여 소비자의 라이프스타일이나 소득수준과 같은 일반적 시장 여건과 추세에 대하여 주도면밀한 검토를 전제로 한다.

예를 들어, 복잡한 사회구조와 삶의 환경으로부터 오는 정신적 스트레스를 극복하기 위해 현대인들은 과거처럼 병원이나 약물에 의존하기보다는 자연치유법과 같은 보완대체의학을 갈구하게 되었고, 그에 따라 보완대체의학 시장의 규모가 점점 커지고 있다. 일반 자동차제품 시장에서도 원유가격이 가파르게 상승함에 따라 전기장치를 부착한 하이브리드 자동차가 점점 각광을 받고 있다. 이처럼 경영을 둘러싼 환경들은 쉴 새 없이 변하고 있고, 그 변화 속에서 새로운 시장기회는 얼마든지 생겨난다.

소비자행동에 대한 연구는 마케팅 환경과 소비자 기호의 변화추세뿐만 아니라 소비자의 미래행동을 예측하는 데에도 이용된다. 소비자의 욕구, 지각, 태도가 의료서비스 구매의사결정과 깊이 관련되어 있기 때문에 이러한 특성들은 소비자들의 미래행동을 예측하기 위한 기초자료로 활용이 가능하다. 이와 같은 예측은 마케팅 관리자가 병원 방문 예상 인원이나 그에 따른 매출액의 변화를 추정하는데 도움을 줄 수 있다.

2. 시장 세분화와 의료소비자행동 연구

의료소비자들의 니즈는 서로 다르기 때문에 그들에게 한가지의 마케팅 믹스만으로 욕구충족을 시켜주려는 전략은 매우 비효율적이고 경쟁력을 갖기도 어렵다. 그렇다고 모든 개인이 원하는 대로 욕구를 충족시키는 방법을 찾아내는 것도 거의 불가능하다. 따라서 마케팅 관리자들의 입장에서 마케팅의 효과를 높이기 위해서는 욕구 수준이 유사한 집단별로 시장을 나누는 일을 먼저 해야 한다. 그래야 각 집단별로 가장 효과적인 마케팅 믹스를 제공하는 전략을 수립하고 수행할 수 있을 것이다.

모든 소비자들을 다 대할 필요가 없는 전문병원이나 소규모 병원들은 각 소비자 집단의 반응특성이나 경제성을 근거로 하여 한 개나 소수의 표적시장을 선정하고 집중적으로 마케팅 노력을 기울임으로써 효과를 볼 수 있다. 이처럼 시장의 세분화는 단일 시장 세분화로 집중하는 방법에서부터 선택적 전문화, 제품의 전문화, 시장전문화, 전시장 포괄 등의 5가지 방법이 있을 수 있다(Kotler, Shalowitz, Stevens, 2008). 그런데 전체 시장의 소비자들을 대상으로 시장을 다수로 세분화하든, 소수나 또는 한 개의 시장으로만 세분화하든 병원이 가장 성공적으로 공략하기 위한 시장으로 세분화하기 위해서는 그 시장을 구성하고 있는 소비자들에 대한 정확한 지식이 절대적으로 필요하다. 그래야만 동일한 욕구를 소유하고 있거나 동일한 이익을 취하려는 소비자들을 집단화시킬 수가 있을 것이다.

이와 관련하여 최근 소비자행동을 카테고리 지각[25]과 연결시켜 연구하고 있는 미국 하버드경영대학원 문영미 교수는 소비자선택권이 지나치게 넓어진 시장에 대한 태도를 중심으로 소비자들을 분류하고 있다. 이와 같은 분류는 앞으로 더욱 초경쟁상황으로 치닫게 될 국내 의료시장의 마케터들에게 시사하는 바가 클 것이다(박세연 역, 2010).

---

25) 문영미 교수는 최근 저술한 「Different: 차별화」라는 책에서 오늘날 기업이나 제품들은 그 종류나 수가 너무 많아 무한대의 경쟁을 하게 되었기 때문에 소비자들이 과거처럼 하나의 기업이나 한 가지 제품에만 충성하는 태도는 거의 사라졌다고 주장하고 있다. 그 대신 제품의 카테고리에 대하여 높은 관심을 보이게 되었다는 것이다. 즉, 맥주 애호가들은 특정 맥주에 대하여 관심을 보이기보다는 카테고리를 정해놓고 그 안에 들어 있는 모든 종류의 맥주에 대해서는 높은 관여를 보인다는 것이다(저자 주).

1) 카테고리 전문가

카테고리에 애정을 갖고 있으며 제품들 간에 미묘한 차이를 구분해낼 수 있는 전문적인 지식도 갖고 있다. 하지만, 애정과 지식이 있다고 해서 특정 브랜드를 좋아하는 것은 아니다. 그들은 많은 정보를 바탕으로 다양한 브랜드를 까다롭게 선택한다. 그리고 다양성을 추구하면서 여러 가지 브랜드 제품들을 동시에 소비하기도 한다. 이들은 브랜드 충성도가 높은 것이 아니라 카테고리 충성도가 높은 소비자들이다. 젊은 계층은 시니어계층에 비하여, 소득이 높은 계층은 상대적으로 낮은 계층에 비하여 카테고리에 기반하여 구매의사결정을 한다.

2) 기회주의자

특정 브랜드에 집착하지 않고 동시에 카테고리에 대하여 높은 전문 지식을 갖고 있다는 점에서 카테고리 전문가들과 비슷하다. 다만 카테고리 전문가들과 다른 점은 그 카테고리에 대한 열정이 별로 높지 않다는 점이다. 기회주의자들은 거래 그 자체를 중요시한다. 예를 들어, 어느 병원에서 하든지 건강교양강좌, 육아교실 등은 부지런히 쫓아다니지만 다른 상황에서는 해당 병원에 대하여 냉소적이 되기도 한다. 하지만 이들은 건강관련 프로그램이라는 카테고리에 대해서는 평소 높은 관심을 유지하는 편이다.

3) 실용주의자

브랜드 간의 차이에는 별로 관심이 없다. 이들은 최근 시장에서 벌어지고 있는 경쟁상황을 파악하는데도 관심이 없고 따라서 차별화에 대하여 관심을 갖고 있지 않다. 이들은 소비 시에 다분히 습관, 가격, 편리함과 같은 부분들을 중요하게 여긴다. 이러한 성향이 심화되면 카테고리를 마치 브랜드처럼 대하게 된다. 심리학자들은 이와 같은 현상을 선택에서의 의욕상실(Choice Demotivation)이라고 한다. 이는 선택의 폭이 넓을수록 자신의 선택에 대하여 관심을 덜 갖게 되는 심리적 매커니즘을 말한다. 즉, 의료소비자들 중 많은 사람들이 집 가까운 병원을 이용한다든지, 의료비용이 싸서 보건진료소만 이용한다든지, 주차장이 편리하여 사용하게 된 병원을 그대로 사용하게 되는 경우를 볼 수 있는데, 이들은 여간해서 이와 같은 소비행태를 바꾸지 않으려고 한다.

4) 냉소주의자

어떤 구매에서든지 마지못해 억지로 이끌려가는 부류이다. 이들은 시장에 참여하기를 두려워한다. 때로는 자신에게 선택권이 없다고 불평을 하지만 언제나 카테고리 아웃사이더로 남고 싶어 한다. 카테고리에 대하여도 그들은 싫증을 느끼고, 불편해하고, 혼란스러워하는 경향이 강하다. 이들은 특정 물건을 사러 매장에 들어가더라도 가능한 빨리 빠져나오고 싶어 한다. 예를 들어, 몸의 어느 곳이 불편하여 가족 누군가에 의해 병원에 이끌려갔더라도 긴 대기시간을 참지 못하여 뛰쳐나오는 사람들이다. 이들은 여간해서는 스스로 자신의 건강에 대하여 상담을 하기 위해 병원을 찾는 경우가 드물다. 그 자체에 대하여 관심도가 떨어지고 그런 행동에 대하여 싫증을 느끼기 때문이다.

5) 브랜드 로열리스트

이들은 특정 카테고리 속에 수많은 경쟁 브랜드들이 존재하고 있음에도 불구하고 특정 브랜드에 대한 애착을 버리지 않는 사람들이다. 예를 들어, 이들은 국내에서 우열을 가리기 힘든 10개의 유명 병원들이 있다고 하더라도 오직 S병원만을 고집하는 것과 같은 경우이다. 이들은 S병원이 다른 유명 병원들과 다른 장점을 찾아내려고 애쓴다. 하지만 병원들 간 과잉 성숙단계에 접어든 경우, 이들의 취향은 일반 소비자들의 눈에는 괴상하고 시대에 뒤떨어진 것으로 보일 가능성이 높다. 오늘날 이들은 대부분의 카테고리 안에서 극소수를 차지하고 있을 뿐이다.

마케터의 입장에서는 어떤 카테고리가 어떠한 부류의 조합으로 구성되어 있는지를 분석함으로써 그 카테고리의 특성을 이해할 수 있어야 할 것이다. 예를 들어, 휴대전화 시장에는 관련된 지식을 풍부하게 지닌 기회주의 소비자도 있고, 그렇지 않은 실용주의 소비자도 있다. 하지만 특정 브랜드에 대한 충성도는 별로 높지 않다. 문영미의 현대 소비자 분류의 관점에서 볼 때, 의료시장의 경우 중증도가 높은 질병치료에 있어서는 아직까지 브랜드 로열리스크가 존재한다고 봐야 할 것이지만 일반적 급성기질환의 치료에 있어서는 실용주의자와 기회주의자 부류들이 증가하고 있다고 보아야 할 것이다. 따라서 의료소비자들은 카테고리 전문가 유형과는 아직 거리가 있는 것으로 보인다.

3. 마케팅믹스의 구성과 의료소비자행동 연구

마케팅믹스란 핵심적 고객으로 선정된 표적시장이 원하는 바를 충분히 만족시키고 교환이 원활하게 일어나도록 하기 위한 마케팅 의사결정들의 조합을 말한다. 마케팅 믹스의 구성 요소로서 의료서비스 관련 의사결정들, 가격관련 의사결정들, 촉진관련 의사결정들은 모두 소비자행동에 관한 정보와 지식을 활용해야 하는 마케팅 의사결정 분야들이다. 따라서 병원에서 마케팅믹스 전략을 개발할 때에는 고객의 욕구, 경쟁자와 비교한 산업 내 위치, 보유 자원 등을 고려해야 한다.

경쟁상황에 따라 병원은 우선 시장 선도자 혹은 시장 추종자로서의 전략을 선택해야 하며, 그것에 따라 마케팅믹스의 효과적 실행을 위한 계획과 활동을 위한 통제방안도 마련해야 한다. 마케팅믹스의 성공적 실행 역시 조직의 구조, 의사결정, 인적자원, 조직분위기 등으로부터 영향을 받기 때문이다. 병원이 처한 상황에 부응할 수 있는 마케팅 믹스의 개발은 병원마케팅 분야에서 중요하게 다루어지고 있다.

4. 마케팅전략의 평가

마케팅전략 수행의 평가는 근본적으로 소비자 반응을 측정함으로써 평가될 수 있다. 적절한 측정방법을 선택하고 적용하기 위해서는 소비자행동에 관한 지식이 필요하다. 마케팅 관리자가 마케팅전략의 수행을 평가하기 위해 실시하는 조사는 다음과 같은 물음들이다.

- 의료서비스가 소비자가 원하는 바를 충족시키고 있는가?
- 의료서비스에 대한 소비자 지각이 마케팅 목표와 일치하는가?
- 메시지가 표적시장의 의료소비자들에게 제대로 노출되고 있는가?
- 계획대로 환자의 방문이 이루어지고 있는가?
- 소비자들의 반응이 재방문을 일으킬 정도로 충분히 긍정적인가?

5. 합리적 의료소비를 위한 지원

의료소비자들은 질병의 증상을 지각해도 곧 바로 병원에 가는 경우가 드물다. 그것은 의료서비스의 구매과정이 쾌락을 동반하는 대신 고통을 수반할 수 있다는 것을 지각하기 때문이다. 따라서 고통을 최소화시키고 가격이 저렴한 최적의 의료서비스를 구매하기 위해 많은 정보를 수집한다. 의료서비스를 제공받는 장면을 떠올리면서 어떻게 대응할 것인지를 생각하기도 하고, 이웃과 질병의 치료에 대하여 대화를 나누기도 하며, 인터넷을 뒤지기도 하고 신문이나 관련 잡지를 참고하기도 한다. 그러다가 아무래도 병원에 가기가 두려운 사람들은 자가 처치나 민간요법을 시행해보기도 한다. 그러므로 소비자의 입장에서도 소비자행동에 대한 검토는 자신이 보다 현명한 소비행동을 계획하고 수행할 수 있도록 도와준다.

병원 역시 사회적 공기로서 사회적 책임과 역할이 강조되는 시대의 요구를 외면할 수 없다. 따라서 경쟁상황 속에서 단순히 매출을 극대화하기 위한 마케팅의 도입보다는 평소 유용한 건강관리 정보와 가격 정보 등 소비자가 궁금해 하는 사항들에 대한 구체적인 정보를 사전에 제공함으로써 소비자들이 합리적으로 의료서비스 구매행동을 할 수 있도록 지원할 줄 아는 자세를 갖추어야 한다.

토론사례 11-1

소비자가 원할 때 언제든지 당신을 찾을 수 있게 하라

당신을 원하는 고객들이 당신을 찾기가 힘들어서는 안 된다. 오늘날과 같은 글로벌 지식 경제 시대에는 정보기술과 인터넷에 대한 접근성이 필수적이다. 그러나 여전히 전 세계적으로 디지털격차(디지털 기술이나 인터넷에 쉽게 접근할 수 있는 사람들과 그렇지 못한 사람들 사이의 사회문화적 차이)라는 문제가 해결되지 못하고 있다. 그 격차의 해소에 기여하는 기업은 자신의 소비자 기반을 넓힐 수 있다. 휴렛펙커드는 2005년부터 디지털 격차를 해소하기 위해 노력하고 있다. 각 분야의 파트너들과 협력해서 개발도상국에 정보기술을 전달하고 있다. 휴렛펙커드는 저소득층 사회를 '미래 시장'으로 인식한다. 그런 판단에 따라 시장을 창조하는 과정에서 적극적으로 디지털격차를 좁히고, 빈곤층 사람들의 첨단기술 접근성을 높이기 위해 애쓴다. 성숙한 시장에서 활동하며 미래의 성장을 추구하는 기업들에게 앞으로 저소득층 소비자들은 유망한 기회가 될 수 있다. 미래의 고객들이 당신을 쉽게 찾을 수 있도록 도와라.

고객을 확보했다면 그들과 지속적으로 우호적인 관계를 유지하라. 일대일로 고객에 대해 파악함으로써 그들의 니즈와 욕구와 선호와 행동방식을 완벽하게 이해하라. 그리고 고객의 비즈니스가 성장하도록 도와라. 이는 고객관계관리(CRM)의 기본 원칙이기도 하다. 이성적으로나 감성적으로 진정한 만족을 느껴서 당신의 제품을 지속적으로 구매할 올바른 고객을 끌어들여야 한다. 또한 그런 고객은 입소문을 퍼뜨려서 당신 기업에 대한 강력한 옹호자가 될 수 있다.

호텔이나 식당만이 서비스업이 아니다. 어떤 비즈니스에서든 고객에게 봉사하고 서비스하겠다는 정신이 반드시 필요하다. 서비스는 기업의 당연한 소명이어야 하며, 의무나 연례행사 정도로 여겨서는 안 된다. 진실하고 정성이 담긴 마음으로 고객에게 봉사하라. 그러면 고객은 당신 기업에 대한 좋은 기억을 갖고 집으로 돌아간다. 기업은 제품이나 서비스를 통해 표현된 핵심가치가 사람들의 삶에 긍정적인 영향을 미쳐야 한다는 사실을 알고 있어야 한다.

자료원 : 안진환 역(2010), 필립 코틀러 저, 마켓 3.0, 타임비즈, pp. 269-271.

토론과제

1. 우리나라 병원들은 고객들과 디지털 격차를 좁히기 위해 어떤 노력을 기울이고 있는지 논의해 보시오.
2. 우리나라 병원들이 확보된 고객과 지속적인 우호관계를 맺기 위해 어떤 노력을 하고 있는지 논의해 보시오.
3. 우리나라 병원 구성원들은 고객이 고마운 마음을 지니고 집으로 돌아가도록 언제나 정성을 다하고 있는지 논의해 보시오.

토론사례 11-2

마케터의 역할

마케터로 일한다는 것은 조직의 인간적인 측면을 강화하는 역할을 맡는다는 의미이다. 마케터는 그가 속해 있는 조직을 끊임없이 인간적인 공간으로 만들어가야 할 의무가 있다. 이 말의 의미는, 모든 조직은 추상적인 차원의 소비가 아니라 현실에 존재하고 있는 실제의 소비자들과 관계를 형성해 나가야 한다는 뜻이다. 자신이 속한 조직이 지나치게 기술 중심적으로 나아가고 있다는 생각이 들 때, 마케터는 조직의 구성원들에게 이와는 다른 방향을 제시할 수 있어야 한다. 경영진이 하드웨어적인 측면에 지나치게 집착하고 있다면, 마케터는 소프트웨어적인 측면을 옹호해야 한다. 미국의 미래학자 John Naisbitt는 정보가 흘러넘치는 상황일수록 직관의 중요성이 높아진다고 지적하고 있다. 조직 내에서 직관을 단당하고 있는 사람이 바로 마케터다. 미래의 마케터들은 인간의 행동과 생각을 전반적으로 이해하고 수용하고, 그리고 이를 활용할 수 있는 인간적 방법을 조직에 제시해야 할 의무가 있다.

그러기 위해 마케터는 언제나 '세상 속'에 머물러 있어야 한다. 그리고 주변의 모든 사람들과 함께 호흡해야 한다. 클럽, 길거리, 식당, 학교에서 만나게 되는 모든 사람들 속으로 들어가야 한다.

마케터들이 이러한 역할을 충실히 수행한다면, 그들은 그 과정에서 많은 것을 깨달을 수 있을 것이다. 과시적 소비, 은밀한 소비, 검소한 소비 그리고 과잉소비 등 모든 형태의 소비패턴을 관찰함으로써 마케터들은 소중한 통찰력을 얻을 수 있을 것이다. 오늘날 소비자들이 소비를 통해 만족을 얻으면서 동시에 불만을 표출하는 모순적인 상황을 이해할 수 있을 것이다. 소비는 무의식적일 수도, 정치적일 수도 혹은 부끄러운 것일 수도, 경쟁적일 것일 수도, 상징적일 수도 있다. 그리고 아주 다양한 형태로 나타나면서 많은 것을 의미할 수도 있다. 여기서 중요한 사실은, 이처럼 다양한 소비패턴으로부터 마케터들은 통찰력을 이끌어낼 수 있다는 사실이다. 다시 한 번 강조하지만 차별화는 전술이 아니다. 차별화는 새로운 사고의 틀이다. 그리고 보고 듣고 분석하고 흡수하고 인정하는 태도이다. 마지막으로 차별화는 무엇보다도 소비자들의 행동과 생각을 받아들임으로써 인간적인 관계를 형성해 나아가는 통찰력이다. 그리고 분명, 그 이상의 것이다.

자료원 : 박제연 역, 문영미 저, 디퍼런트, 살림Biz, pp. 272-274.

토론과제

1. 마케터가 세상 속에 머물러야 한다는 뜻이 무엇인지 논의해 보시오.
2. 병원에서 소비자들이 만족을 하면서도 불만을 터뜨리는 사례와 그 이유에 대해 설명해 보시오.
3. 오늘날 병원들이 지나치게 기술 중심적으로 나아가고 있다고 볼 수 있는가? 만약 그렇다면 그 이유와 그것이 소비자들의 심리에 미칠 영향에 대해 논의해 보시오.
4. 병원에서 마케터로서 강조해야 할 인간적 측면에는 어떤 것들이 있는지 논의해 보시오.

제 12 장

의료소비자의 권리와 교육

- 소비자의 권리와 발달
- 의료시장에서 소비자주권
- 소비교육의 의의와 역사
- 소비자교육의 목적과 필요성
- 의료소비자 교육의 실태
- 의료소비자 교육의 문제점과 개선방향

학습목표

1. 의료시장에서 소비자 주권과 그 발달과정에 대해 이해한다.
2. 의료소비자 교육의 의의와 필요성에 대하여 이해한다.
3. 의료소비자 교육의 실태에 대해 이해하고 그것이 병원마케팅에 미치는 영향에 대해 이해한다.
4. 우리나라 의료소비자 교육의 문제점에 대해 이해하고 개선방안을 제시한다.

제1절 소비자의 권리와 발달

1. 소비자의 권리

과거 사회주의 체제를 유지하고 있던 러시아에서 사람들이 빵을 구하기 위해 빵 가게 앞에서 길게 줄을 서있는 모습을 볼 수 있었다. 그러나 자본주의 사회체제 속에서 빵을 구하기 위하여 이처럼 줄을 서 있는 모습을 찾아보기란 어려운 일이다. 이것은 사회주의가 계획경제체제를 가지고 있기 때문에 소비자 선호가 제대로 반영되지 않는 대신 자본주의체제 하에서는 소비자의 선호(選好, preference)가 중시되기 때문이다. 이처럼 희소(稀少) 자원의 배분에 있어서 소비자의 선호가 존중되고 반영되는 현상을 소비자주권(consumer's sovereignty)이라고 부르고, 시장경제가 지배하는 자본주의 사회를 보통 소비자주권의 사회라고 부른다. 그러나 현실 세계에서는 소비자가 항상 존중받는 주권의 주체라기보다는 기업의 횡포로부터 보호받아야 할 피보호자의 입장에 서게 되는 경우도 많이 있다. 그 이유는 개별 소비자가 제품이나 서비스에 대한 속성을 생산자나 판매자만큼 잘 알 수 없다는 정보의 비대칭성과 조직화되어 있는 기업에 비하여 사회적으로 파편화되어 있는 상대적인 약자의 입장에 있다는데서 기인한다.

미국에서는 1962년 케네디정부 하에서 이미 안전, 정보, 선택, 구제 등 네 가지를 소비자의 기본 권리로 규정한 바 있다. 이 규정을 통해서 볼 때, 소비자의 기본적인 권리는 제품이나 서비스를 안전하게 소비하고 그것에 대한 올바른 정보를 제공받으며, 제품을 자유롭게 선택할 수 있고 소비과정에서 피해가 발생할 때 온전하게 구제받는 것을 말한다. 미국은 이것도 부족하여 1990년대 이후 소비자 권리의 범위를 대폭 확대했는데, 그 내용은 쾌적한 환경에서 소비할 권리와 빈민과 소수민족에 관련된 권리의 확대이다.

유럽공동체(EC)도 1975년 이사회를 열어 소비자보호와 정보에 관한 기본계획을 의결했는데, 그 내용은 소비자들이 자신들의 생명과 건강을 침해당하지 않을 권리, 적정한 표시를 행하게 할 권리, 부당한 거래조건에 강제당하지 않을 권리, 부당하게 입은 피해로부터 공정하고 신속하게 구제될 권리 및 정보를 신속하게 제공받을 권리 등 5가지의 권리를 가진다고 되어 있다. 이처럼 오늘날 대부분의 문명국들이 소비자보호의 기본방향을 정해서 준수하도록 하고 있으며, 우리나라 역시 소비자보호법[26]에서 소비자들이 보호받아야할 기본적 권리로 8가지의 기본방향을 제시하고 있다.

① 위해(危害)로부터 보호받을 권리 : 물품을 구매 사용 시 발생할 수 있는 생명, 신체, 재산상의 위해로부터 보호받을 권리

② 지식과 정보를 제공받을 권리 : 물품을 선택함에 있어 필요한 지식 또는 정보를 제공받을 권리

③ 자유 거래 선택의 권리 : 거래의 상대방, 구입 장소, 가격, 거래 조건 등을 자유로이 선택할 권리

④ 의견을 반영할 수 있는 권리 : 소비생활에 영향을 끼치는 국가 및 지방 자치 단체의 정책과 사업자의 사업 활동 등에 대하여 의견을 반영시킬 권리

⑤ 교육을 받을 권리 : 합리적인 소비생활에 필요한 교육을 받을 권리

⑥ 단체의 조직 및 활동의 권리 : 소비자 스스로 권익을 수호하기 위하여 단체를 조직하고 활동할 수 있는 권리

⑦ 쾌적한 환경에서 소비할 권리 : 안전하고 쾌적한 환경에서 소비할 권리

⑧ 피해를 보상 받을 권리 : 물품사용 시 받은 피해에 대하여 신속하고 공정한 절차에 따라 적절한 보상을 받을 권리

이상과 같은 법률의 내용을 기반으로 우리나라에서는 소비자보호원이 정부기관으

26) 1986년 12월 31일 법률 제3921호로 공포되어 1987년 4월 1일부터 시행되었다. 소비자의 기본적 권리와 국가, 지방자치단체, 사업자의 의무를 명시하고 있으며, 소비자단체, 소비자정책심의위원회, 한국소비자보호원의 설치 · 구성 · 의무 · 기능 등에 관한 조항으로 소비자 보호시책을 종합적으로 추진하기 위한 기본적 사항들을 규정하고 있다. 국가 및 지방자치단체는 소비자의 기본 권리를 실현하기 위해 위해의 방지, 계량 및 규격의 적정화, 표시기준 설정, 광고기준 제정, 불공정 거래 방지를 위한 시책의 수립 및 실시, 소비자 계몽, 소비자 피해 구제, 시험 및 검사시설 설치, 검사 및 자료제출 등의 의무를 지닌다. 또한 사업자에 대해서는 소비자 보호에의 협력, 위해의 방지, 피해보상기구의 설치 등을 의무화하고 있다. 이밖에 소비자보호법은 소비자 단체의 업무, 등록, 보조금 지급과 소비자정책심의위원회 및 소비자보호원의 구성 역할 운영세칙 등을 규정하고 여러 가지 기준에 의한 벌칙 조항을 두는 등 실질적으로 소비자보호정책을 실현하기 위해 기초가 되는 사안들을 명시하고 있다.

로서 소비자보호활동을 하고 있으며, 지방자치단체와 각종 민간 소비자단체들이 조직되어 소비자를 보호하는 기능을 수행하고 있다.

2. 소비자 권리의 발달

경제사상과 시장의 발달에 따라 현대 시장에서 형성되고 있는 소비자의 역할을 살펴보면 첫째, 소비자들은 상품의 생산과 서비스의 제공에 대한 의사결정을 요구한다. 둘째, 소비자들은 상품과 서비스의 질, 효용, 안전을 판단하는데 필요한 정보를 가질 것을 요구한다. 셋째, 소비자들은 가장 낮은 가격에 가장 큰 효용을 줄 수 있는 상품과 서비스를 선택하려고 한다. 이와 같은 3가지 차원의 소비자 기능은 물론 소비자와 공급자 모두가 시장에 접근할 수 있는 자유를 가지고 있다는 것을 가정하고 있다. 오늘날 이처럼 높아진 소비자의 위상이 원래부터 존재했던 것은 아니다. 기업들이 상호경쟁체제에 들어서면서 할 수 없이 소비자들을 진정한 단골로 만들기 위한 노력에 의해 생성된 측면도 있지만, 그것보다는 기업들의 비윤리성과 권위적인 태도에 맞서 소비자들이 끊임없는 저항운동을 전개함으로써 이루어졌다고 보는 것이 타당하다.

소비자들이 공급자들보다 상대적으로 열위의 지위에 있던 과거에 소비자보호운동은 이미 발생된 소비자의 피해나 기업체의 침해행위에 대하여 구제하는 것을 그 목표로 할 수밖에 없었기 때문에 사후 구제제도라고 할 수 있다. 침해행위를 한 기업을 대상으로 구제운동을 전개했다는 점에 있어서 직접적이었고 심지어는 투쟁적인 측면도 띠었다. 그러나 시간이 지나면서 소비자보호운동은 합리적이고 체계적이며, 또 정밀하게 발전했다. 행정이나 입법의 지원을 받아 다분히 예방적이고 간접적인 형태로도 변했다. 소비자보호운동은 소비자가 전면에 나서서 기업과 직접적인 충돌을 하지 않으면서도 기업체의 침해행위를 사전에 억제하는 방향으로 발전하고 있다고 하겠다.

세계적으로 소비자보호운동이 직접적인 투쟁방식에서 벗어나게 된 배경은 1962년 미국의 케네디 대통령이 의회에 보낸 특별성명에서 소비자는 보호받아야 할 4가지 주권을 갖는다고 천명한데서 비롯되었다.

그 4가지 주요 권리의 내용을 살펴보면 첫째, 안전에 대한 권리로 소비자들은 건강을 위협받거나 생명에 위험한 상품으로부터 보호를 받아야 한다는 것이다. 이를 위해서는 기업이 제품의 생산에 있어서 안전의 확보에 최선을 다해야 하며, 본래부터 위험한 제품은 유통과정에서라도 우선적으로 안전성이 확보되어야 한다는 것이다. 둘째, 알 권리로서 소비자가 지식과 정보가 없는 상태에서 구매결정을 하도록 해서는 안 된다는 것이다. 셋째, 선택의 권리로 기업의 집중을 견제하고 기업 간의 경쟁을 유지하고 촉진하여 상표(brand)를 다양화시켜야 한다는 것이다. 넷째, 소비자의 의견이 충분히 반영될 수 있는 권리이다. 기업의 정책입안 과정에 소비자의 의견이 충분히 반영되도록 해야 한다는 것이다. 이들 4가지의 권리 외에 소비자가 쾌적한 환경을 향유할 권리가 나중에 추가되기도 했다.

일본의 경우 1950년대에 터진 모리나가 비소분유 사건, 가짜 쇠고기 통조림 사건 등을 계기로 소비자문제에 대한 관심이 높아졌고 1968년 5월 '소비자보호기본법'이 만들어졌다. 이 법률은 소비자 이익의 옹호 및 증진에 관한 국가, 지방공공단체 및 사업자의 책무를 명확히 하고 소비자가 소비생활에 관한 지식을 습득할 수 있도록 국가가 소비자교육을 담당할 책무가 있다는 것을 명시하고 있다. 2006년 6월 일본에서는 '소비자계약법의 일부를 개정하는 법률안'이 공포되었으며, 이 개정안에 근거하여 소비자단체소송제도를 도입했다. 소비자단체소송제도는 사업자의 소비 권익 침해행위의 금지나 중지를 통해 소비자 피해를 예방하고 확산을 방지하는 기능을 수행하고 있으며, 단체소송은 침해행위의 금지 또는 예방청구로서 소비자주권이 사법제도에 반영되었다는 의의를 갖는다(홍순영 전영재, 2007).

또한 1964년 미국에서는 Ralf Nader가 제너럴모터스 자동차회사에서 구매한 자동차의 구조적 결함으로 인한 피해보상 소송에서 승리한 것이 계기가 되어 소비자보호운동(consumerism)이라는 용어가 만들어졌다. Nader와 그를 지지하는 청년들의 모임인 네이더스레이더스(Nader's Raiders)를 중심으로 실질적인 소비자보호운동이 확산되기 시작했다. 그 후 소비자운동은 미국에만 그치지 않고 국제적으로 확장되면서 국제소비자연맹(International Organization of Consumers' Union)이 탄생하기에 이르렀다. 우리나라에서도 헌법 제124조에서 "국가는 건전한 소비행위를 계도하고 생산품의 품질향상을 촉구하기 위한 소비자보호운동을 법률이 정하는 바에 의하여 보장한다."라고 하여 소비자보호운동에 대한 보호를 선언하고 있다.

그러나 오늘날 소비자 권리에 관한 조치들이 이론적으로나 형식상으로는 잘 성립이 되어 있는 것 같지만 실제 구매시장에서 이것이 잘 지켜지고 있는지는 의문이다. 시장에서 '소비자는 왕'이라는 의식이 보편화되어 있으며, 그에 따라 기업은 소비자를 잘 설득하여 합리적으로 구매를 성사시키고 그 결과로써 기업의 유지와 발전을 도모해야 한다는 인식이 강하게 자리 잡고 있는 것으로 이해되고 있다. 즉, 소비자가 외면하는 기업은 파산하고 말 것이라는 사실이 자본주의 경제체제를 상징하는 또 하나의 중요한 사회적 가치로 발전했다.

우리나라에서도 1976년 4개의 발기단체를 시작으로 한국소비자단체협의회(www.consumer.or.kr)가 결성되어 소비자운동을 전개해 왔으며, 현재는 10개의 회원단체와 전국 255개 지역단체들이 소비자운동에 참여하고 있다. 한국소비자단체협의회는 소비자의 건전하고도 자주적인 조직 활동을 촉진하고 권익을 보호하기 위하여 소비자보호활동을 하고 있는 단체들을 결합, 협의회를 구성하여 회원단체의 발전을 도와 소비자보호운동을 효과적으로 전개하는데 기여하고 있다. 회원단체의 소비자상담실 및 전국 182개 시도의 소비자상담실에서는 소비자가 부정불량상품이나 부당한 거래, 서비스 등으로 인해 피해를 입었을 때 이를 보상해주고 개선을 위한 고발상담 활동을 하고 있다. 또한 전국의 소비자상담을 총괄하여 실생활에서 발생하는 소비자문제를 정리하고, 소비자에게 유용한 정보를 제공하며, 소비자를 위한 정책수립 및 시행을 위한 자료로 활용될 수 있도록 관리하고 있다.

이 같은 소비자보호운동의 전개에도 불구하고, 잘못된 구매를 한 소비자가 병원을 비롯한 공급자들이 반성하고 개선할 수 있도록 얼마나 영향력을 행사할 수 있을 지는 여전히 의문이다. 오늘날까지도 미국인들의 71% 이상이 기업을 공정하고 정직한 방법으로 운영하는지에 대하여 낮은 점수를 주고 있다(차동욱 외, 2010). 기업들이 윤리적으로 운영되지 못하고 있다는 뜻이다. 1970년대 이미 미국 바이엘 아스피린(aspirin) 같은 진통제에 소비된 돈은 매년 약 5억 달러에 달하고 있었고, 그 중 광고비용으로 나간 돈은 1억 달러에 달했다. 많은 미국 소비자들은 거짓 광고 때문에 소비자들이 현혹되었고 그 결과 필요 이상의 비용이 지출되었다고 비판하기 시작했다. 이에 대해 미국광고규제연방위원회(FTC : the Federal Trade Commission which regulates advertising)는 시중에서 판매되는 대부분의 진통제 효능은 거의 유사하며 약값이 많은 부분이 부풀려졌다고 경고하기에 이르렀다(Baker, 1972). 우리나라에서도 매번 발생하고 있는 성형수술 부작용이나 임플란트 시술 후 발생하는 의료분쟁 등은 병원들이 환자에 대해 진정으로 염려하는 정신으로 접근하기보다는 돈벌이를 위한 대상으로 접근하기 때문에 나타나는 현상이라는 비판이 강하다. 실제 국내에서 경제적으로 막강한 영향력을 발휘하고 있는 자동차회사들의 홈페이지에 들어가 보면 제품을 구입하고 나서 불편사항을 호소하는 소비자들의 불만처리 요구가 봇물을 이루고 있는 것을 볼 수 있다. 그러나 독과점 지위를 가지고 있는 자동차회사들은 이런 소비자들의 호소를 외면하거나 무시하고 있다. 또한, 우리나라에서 가장 유명하다는 대학병원들의 홈페이지를 방문해보더라도 의료사고로부터 환자 및 가족들이 받는 고통과 배상에 대한 호소가 묵살당하고 있다는 비판의 글들이 즐비한 것을 볼 수 있다. 기업이나 병원을 대상으로 한 소비자보호운동은 아직까지 미완성의 상태라고 해야 할 것이다.

현장들여다보기 12-1

병원, 간호사 제복에 '방해 마시오' 표기…환자들 분노

영국의 일부 병원들이 간호사들에게 약을 나눠주는 동안 '방해하지 마시오. 지금은 약을 나눠주고 있습니다'라고 쓰인 붉은 유니폼을 간호사복 위에 걸쳐 입게 하고 환자들에게 약을 나눠주는 간호사들에게 말을 걸지 못하도록 해 환자들이 격분하고 있다고 영국 데일리 메일이 2011년 8월 27일 보도했다.

이는 간호사들이 약을 나눠주는 일에 집중해야 할 때 환자들이 '화장실이 어디 있느냐'라든가 '식사는 언제 나오느냐' 등 쓸데없는 질문을 해 일에 집중하지 못해 실수를 하는 일이 간혹 발생해 이를 방지하기 위한 것이라는 게 병원들의 설명이다.

지난 3월 켄트주 마게이트에 있는 퀸 엘리자베스 더 퀸 머더 병원과 이스트 켄트 대학병원에서 이를 시험 운영한 결과 환자들이 간호사를 방해하는 경우가 상당 부분 감소했고 따라서 간호사들의 실수도 크게 줄어든 것으로 나타났다.

이에 따라 이 병원은 1만5000파운드를 들여 '방해하지 마시오'라는 문구가 새겨진 붉은 유니폼 500벌을 구입했다. 퀸 엘리자베스 더 퀸 머더 병원 외에도 미들섹스와 콜케스터, 카디프, 애버딘과 더비 등의 병원들도 이 같은 붉은 유니폼을 도입했다.

퀸 엘리자베스 더 퀸 머더 병원의 한 간호사는 "환자들이 말을 걸어올 때 유니폼에 쓰인 글귀를 보여주기만 하면 된다. 간단한 몇 마디 문구가 매우 놀라운 효과를 거두고 있다"고 만족해했다.

하지만 환자들은 격분하고 있다. 환자들을 대변하는 '페이션트 콘선'(Patient Concern)의 조이스 로빈스는 "정말 어처구니가 없고 우스꽝스러운 일"이라고 비난했다. 그녀는 "간호사가 동시에 한 가지 이상의 일을 할 수 없다면 그 간호사는 간호사로서 자격 미달이라 할 수 있다"고 말했다.

로빈스는 환자들 역시 간호사에게 말을 걸어도 되는지 안 되는지 정도는 충분히 파악할 수 있다며, 그런데도 병원은 자신들만의 편의를 위해 붉은 유니폼을 입지 않은 간호조무사들에게만 말을 할 수 있도록 강요하고 있다고 덧붙였다.

하지만 병원들은 "간호사와 환자 간의 소통을 중단하려는 것이 아니라 이를 최소화하려는 것이며 간호사는 자신의 일에 집중할 수 있어야 한다"며 이 같은 제도를 옹호하고 있어 마찰은 계속되고 있다.

자료원 : 뉴시스, 2011. 8. 28, 인터넷판

제2절 의료시장에서 소비자주권

1. 소비자주권의 의의

일찍이 Adam Smith(1723-1790)는 생산자가 이익을 취하기 위해서는 소비자가 원하는 것을 생산해서 공급하는 것이라고 지적했다. 그는 저서 「국부론(國富論, The Wealth of Nations)」에서 소비자의 욕구가 바로 생산자에게는 일종의 지시와 같은 것이며, 소비자가 원하는 것을 공급하는 생산자만이 경쟁력을 가질 수 있고 또 성공할 수 있을 것이라고 주장했다. 이처럼 고전경제학 시대부터 이미 시장의 교환관계에 있어서 소비자에게 주로 권한이 있는 것으로 가정했다. W. M. Hutt는 시장에서 생산자의 행동을 능가하는 소비자의 잠재적인 힘을 언급하면서 1936년 처음으로 소비자주권(consumer sovereign)이라는 용어를 만들어냈다. 그는 민주사회에서 국민들이 정치적인 주권을 가지고 있듯이 시장에서는 소비자들이 경제적인 주권을 가지고 있다는 의미로 소비자주권이라는 개념을 사용했다. P. A. Samuelson은 무엇이 얼마나 생산되어야 하는지는 소비자들의 금전투표(金錢投票)에 의해 결정된다고 주장했다. 그는 민주정치제도에서처럼 2년이나 4년마다 투표하는 것이 아니라 상품시장에서는 수시로 이 상품이 아닌 저 상품을 사겠다는 소비자들의 투표가 이루어진다고 하면서 소비자들의 주권을 강조했다. 결국, 소비자주권이란 소비자가 자본주의 시장에서 발생하는 제품이나 서비스의 생산과 분배과정에서 획득하여 가지고 있는 주체적인 의사결정권 또는 변화를 줄 수 있는 힘이라고 정의할 수 있으며, 오늘날 사회 민주화의 발달에 따라 더욱 신장되고 있다.

소비자주권은 시장에서 소비자가 공급자보다 더 우위의 위치에 있고 거래관계에 있어서 주도권을 갖고 있다는 뜻이다. 즉, 자본주의시장에서 발생하는 교환관계의 핵심적 주체인 생산자와 소비자 간 상호관계에 있어서 최종적인 의사결정의 힘이 소비자에게 있다는 것을 의미한다. 소비자가 주도권을 갖는다는 것은 소비생활에 있어서 단순히 다양한 대안이 제공됨으로써 선택의 자유가 보장된다는 의미를 넘어서 소비자 개개인의 자유롭고 자주적인 선택권이 시장구조를 통해서 궁극적으로 생산자들이 어떤 상품을 생산할 것인가를 결정하도록 강제한다는 의미로서 Adam Smith 이후 규범적 개념이 되었다. 이것은 교환관계에 있어서 소비자들의 구매행위가 돈을 가지고 가장 큰 효율을 제공하는 제품이나 서비스에 대하여 마치 금전투표(money voting)를 하는 것(김혜선 외, 2002)과 마찬가지라고 할 수 있다. 따라서 소비자주권은 소비자불평행동의 원인이 되는 소비자불만과 반비례 관계에 있다. 즉, 소비자 주권이 높을수록 불평행동은 감소할 것이며 그것이 낮을수록 소비자들의 불만이 높아질 수밖에 없다.

이상의 맥락에서 볼 때 오늘날 소비자들이 공급자들에게 대항하기 위해 지니게 된 권한(power)은 저절로 주어진 것은 아니다. 양자 간의 교환관계에 있어서 소비자들은 오랫동안 상대적 힘의 부재(the lack of power)를 경험했으며, 이것이 바로 모든 소비자 문제의 뿌리와도 같은 것이었다. 실제 미국의 경우에 있어서도 전통적으로 공급자 기반의 의료수익 시스템 환경과 한계 속에서 소비자 주도의 보건의료 시스템이 탄생하는 것을 상상한다는 것이 쉬운 일은 아니었다(Herzlinger, 2004)는 평가를 받고 있다. 그 이유 중의 하나는 대부분의 시장에서 공급자 기반의 시스템 속에서 만들어지는 수요의 구조가 소비자에게 효율적인 공급을 이끌어낼 수가 없기 때문에 공급자들은 계속해서 그와 같은 구조를 유지하려고 저항하기 때문이다. 또 하나의 이유는 시장에서 소비자들이 그들의 욕구를 모두 표현할 수 없기 때문에 의사들의 전문성에 의존해야 하는 경우가 많았다. 그러나 오늘날 미국의 의료시장은 소비자 주도의 시장으로 변했고 이와 같은 상황에 대응하기 위해 공급자들은 환자들을 잘 이끌어가야 하게 되었다. 즉, 새로운 서비스마케팅의 조건들을 구축해야 했을 뿐만 아니라 환자들의 보건의료의 욕구에 완벽하게 부응하기 위해 환자들의 편의를 극대화할 수 있도록 서비스 제공의 범위를 넓혀야만 했다.

2. 의료시장에서 소비자주권의 제약

의료시장에 있어서도 원래 가장 큰 힘은 공급자들이 가지고 있었다. 의사들은 의료에 관한 모든 정보를 독점하고 있었으며, 그것으로 소비자들의 개인적 선택을 제한할 수 있었다. 힘이라는 것이 일방적으로 배분되어 있으면 가장 적은 힘을 가진 개인이나 집단은 가장 큰 불만을 갖든지 또는 좌절하게 된다. 의료시장에서 많은 소비자들은 아주 오랫동안 불만에 차 있거나 좌절해야 했으며, 그것이 원인이 되어 단호하게 의료서비스의 공급체계에 대하여 비판을 하고 나서기도 했다. 모든 힘이 공급자들에게 있던 시대에는 의료사고를 일으킨 의사들이 자주 고소를 당했는데, 그 이유는 의료기술이 부족하거나 진료에 부주의하였거나 조악한 진료로 상해를 입혔기라기보다는 환자 자신이 짐짝 취급을 받고 무시당하고 천덕꾸러기 대접을 받았기 때문이라는 감정적 이유에서 비롯된 경우가 많았다. 환자에게 불리한 의료시스템을 혁신시키기 위한 노력은 오래 전부터 이루어져 왔지만, 오늘날까지도 미완성이며 진행형이라고 봐야 할 것이다.

의료시스템의 혁신이 어려운 이유를 미국의 의료개혁의 역사를 통해 살펴보면, 우선 의료공급자들의 의료정보에 대한 통제가 심했다. 의료관련 정보는 의료시스템을 혁신하는데 가장 중요한 기초자료이지만 개방요구에 대한 의료공급자들의 자세는 완고하기만 했고, 지금도 크게 개선되었다고 보기 어렵다.

둘째는 의료혁신을 위한 각종 조사에서 소비자의 역할이 배제되거나 형식적인 측면이 많았다. 전통적으로 의료사고를 일으킨 의사들에 대한 평가마저도 주로 동료평가로 이루어졌으며 소비자들의 참여는 미미했다.

셋째, 진료에 대한 의사의 고유권한 의식이 팽배했고 이에 대한 침해에 대하여 보수파들의 반발도 심했다. 자본가들을 중심으로 한 보수파들은 의사들을 자신들과 같은 자본가 부류로 보고 의사들의 진료행위 영역에 대한 침해를 보수에 대한 침해로 판단하여 반발하곤 했다.

넷째, 의료개혁에 대한 반발과 탄압이 극심했다. 보수적 성향이 강한 의사집단은 개혁에 참여하는 진보성향의 의사들을 비판하고 해고를 종용하거나 심지어는 의사면허증을 박탈하기도 했다. 마지막으로, 진료과정에 대한 소비자 참여를 반대하는 보수파 의사들은 소비자들의 진료에 대한 참여가 있을 수 없는 일이라고 무시하거나 저항했다.

3. 의료시장에서 소비자주권의 발달

의료소비자들이 공급자 중심의 의료시스템으로부터 자신들의 이익을 유지 보전하기 위한 노력은 중세시대 유럽에서부터 있었다. 근로조건이 열악하여 결핵이 많이 발생하던 중세의 공장에서는 소비자들이 스스로 건강보험을 조성했으며, 나중에는 질병의 발생 시 의료비를 충당하기 위한 공제조합을 구성하기도 했다. 길드(Guild)[27] 안에

27) 길드는 일반적으로 중세 도시가 성립하고 발전되는 과정에서 중요한 역할을 한 상공업자의 동업자조직이다. 그러나 길드라는 말은 그 뜻이 광범위하다. 공동제사(共同祭祀), 공동주연(共同酒宴), 상호부조(相互扶助)의 의미에서부터 정치길드(政治 Guild)도 포함된다. 하지만 중세기 도시경제에 있어서 결정적으로 중요한 뜻을 지니게 된 것은 상인들에 의해서 결성된 상인길드 및 수공업자들의 동직(同職)길드(craft guild)를 일컫는다.

설치된 공제조합에서는 근로자들의 건강 보장과 질병예방을 위해 선(先)지급을 하고 의사를 채용하기도 했다. 1860년대 미국의 경우 20,000개 이상의 공제조합이 생겨나 의사를 고용하여 활용했다. 그러나 의사들은 공제조합으로부터 제공받는 급여가 적은데 불만을 품고 공제조합에 의사들이 속하도록 하는 조치에 반발하고 독자적 영업의 길을 가고자 했다. 당시 공제조합에 속한 일반 의사들은 독자적으로 근로자들에 대한 건강교육을 실시하였으나 일부 대중들은 이것이 의사들의 돈벌이 수단에 불과하다고 보고 반발하면서 공제조합 밖에서 전문의를 찾기도 했다. 그러나 미국과 영국에서는 진료에 있어서 의료비용이 더 추가되는 전문의제도가 의료엘리트주의에 불과하다는 비판이 일어나는 등 의료시스템은 매우 혼란스럽고 정착되지 못했다.

1900년대에 들어와서는 독일에서부터 분만에 따른 의료계와 소비자들의 대립이 심화되었다. 산모들이 출산의 고통을 줄이기 위해 무통분만용 모르핀을 사용하기 시작하자 의사들이 강력히 반발했다. 그러나 산모와 보호자들의 반발이 확산되자 유럽과 미국의 산부인과에서 출산의 고통을 줄이기 위한 약물사용이 보편화되기도 했다. 이것은 의료소비사들의 진료과정에 대한 참여가 구체적으로 이루어진 중요한 사례라고 할 수 있다.

1980년대 미국에서는 의사들의 권위의식과 윤리의식 부재에 대하여 국민들이 더 이상 참지 못하고 강력히 비판하고 저항하는 분위기가 고조되었다. 의료소비자들은 그들이 서비스를 구매할 때 건전한 선택을 위해 필요한 정보를 요구했으며, 국가 보건의료정책에 참여할 것을 주장하기도 했다. 그동안 높은 전문적 권위를 가지고 소비자들에게 시혜를 베풀고 있다는 일방적 신념을 가지고 있던 의사들은 시민들의 집단적 저항과 비판에 당황하게 되었고, 언론을 통해 의료계가 국민을 위해 좋은 일을 하는 계층이라는 것을 알리는 공익광고를 내보내기도 했다.

최근 우리나라 의료시장에 있어서 교환관계의 패러다임이 병원이나 의사를 비롯한 공급자 위주에서 소비자 중심으로 변화하고 있다. 의료기관 인증평가 시 '환자권리 존중과 보호'에 대한 평가가 강화됨으로써 병원들은 평소 환자들의 권리를 보호하기 위한 제도를 갖추고 교육을 실시해야 한다. 환자 권리 존중과 보호를 보장하기 위한 의료기관 인증평가 항목을 살펴보면 다음과 같다(보건복지부 의료기관인증 조사 기준집, 2011).

- 환자의 권리와 책임에 관한 규정이 있는가?
- 환자의 권리와 책임을 직원들이 알고 있는가?
- 환자에게 환자의 권리와 책임에 대한 교육을 시행하는가?
- 진료과정에 환자가 참여하는가?
- 사생활 보호를 위한 환자의 요구를 확인하는 절차가 있는가?
- 환자의 신체노출을 보호하고 있는가?
- 환자의 진료정보를 보호하고 있는가?

내용에서 보는 바와 같이 병원에서 핵심적으로 환자진료를 담당하고 있는 의사와 간호사가 구체적으로 환자의 권리를 존중하고 보호하도록 규정하지 않은 미흡한 측면이 있지만 점진적으로 개선되고 있는 중이라고 보아야 할 것이다.

또한 소비자 중심의 진료패러다임 변화에 있어서 소셜네트워크시스템(SNS; Social Network System)은 중요한 역할을 하고 있다. 환자들이 인터넷 등을 통해 질병에 대한 정보를 손쉽게 접할 수 있게 되면서 자신의 질병 치료방법에 대하여 적극적인 요구를 할 수 있게 되었는데, 여기에 대하여 공급자들이 저항할 경우 SNS를 통해 결집하여 집단으로 비판하는 등 그 영향력을 높여가고 있다. 자연히 병원과 의료진은 이러한 소비자들의 요구에 부응하지 않을 수 없게 되었다. 인터넷을 통해 시중에 충분히 의료정보가 증가하는 환경 때문에 환자들은 더욱 현명해지고 있다. 이러한 상황 속에서 의료서비스 공급자들이 과거처럼 권위적으로 소비자들을 대한다면 공급자와 소비자 사이에 충돌을 피할 수 없을 것이다. 공급자들은 의료소비자들이 더 많은 의료정보를 소유하고 그들의 권한이 커질수록 불안해하거나 불쾌하게 여길 것이 아니라 오히려 마케팅 범위가 넓어진다는 긍정적 사고와 접근을 하는 것이 병원경영에 유리할 것이라는 것을 알 수 있다.

그러나 SNS가 일반 개인의 질환이나 건강관리를 지원하고 환자들의 임상정보를 축적 공유하는가 하면, 보건의료 관련 각종 캠페인에도 활발하게 이용되는 선진국에 비해서는 아직까지도 그 이용도가 한참 뒤떨어지는 상태이다. 의료서비스 공급자들은 긍정적 측면에서 소비자들의 요구사항을 경청하고 병원경영에 도입하는 등 태도를 바꿀 것이 요구된다. 이와 같은 SNS를 통하여 소비자주권이 향상되고는 있지만 부정적 측면이 없는 것은 아니다. 정부나 관련 단체에서는 민감한 의료정보 공개의 부작용에 대해서는 환자 스스로가 그 심각성을 분명히 인식할 수 있도록 교육해야 하며, 그로 인한 부작용을 방지할 수 있는 지속적 체계적 교육과 제도적 장치도 마련돼야 한다는 점도 중요한 과제로 대두되고 있다.

소비자원, 선택 진료비 피해구제 신청기간 연장

한국소비자원이 선택 진료비를 부당 징수한 8개 대형병원을 대상으로 집단분쟁조정 신청 접수 기한을 연장했다.

소비자원은 "선택 진료비 피해구제신청 기간을 2009년 11월 30일까지 연장하며, 12월 이후에도 다른 소비자 피해와 마찬가지로 언제든지 소비자원에 상담 및 피해구제 접수가 가능하다"고 밝혔다. 당초 소비자원은 지난달 5일부터 8개 병원의 선택 진료비 부당 징수와 관련해 피해구제 신청 접수에 돌입, 이달 6일까지 접수를 완료할 예정이었다. 하지만 피해구제신청 건수가 미미해 집단분쟁조정에 필요한 기준을 충족하지 못한 것으로 알려졌다.

이 과정에서 환자 및 시민사회단체 등이 소비자원과 공정위가 선택 진료비 피해구제신청에 소극적이라는 비난을 제기하고 나섰다.

특히 집단분쟁조정 대상이 되는 8개 병원이 피해구제신청을 의도적으로 방해하고 있다는 의혹마저 불거졌다.

실제로 건강세상네트워크는 지난 3일 "선택 진료비에 대한 집단피해구제제도는 현재 공정위의 안이한 대처와 환자의 상황을 고려하지 못한 방식, 그리고 병원의 의도적인 방해로 인해 허울에 그칠 가능성이 높다"며 "11월 6일까지 집단피해구제 신청을 하도록 되어 있으나 지금과 같은 상황이라면 이 제도를 통해 선택 진료 피해를 보상받을 수 있는 환자는 매우 극소수에 불과하게 될 것"이라고 지적한 바 있다.

이 같은 지적에 결국 소비자원과 공정위가 선택 진료비 피해구제신청 기간의 연장을 결정한 것으로 보인다.

자료원 : 청년의사, 2009. 11. 16

제3절 소비자교육의 의의와 역사

1. 소비자교육의 의의

소비환경의 변화와 함께 소비자교육의 중요성이 대두되면서 그동안 많은 학자들에 의해 소비자교육에 대한 개념정의가 다양하게 이루어져왔다. 소비자교육의 개념은 사회변화와 시대적 요구에 따라 변화되어 왔는데 1920~1930년대에는 구매의 관점에서 소비자교육의 기능이 강조되었다. 실제 소비자교육이라는 용어도 미국의 Harap 교수가 1924년 처음 사용했는데, 그는 유아에서부터 고령자에 이르기까지 모든 소비자가 보다 인간답게, 보다 풍요롭게 생활할 수 있는 능력을 갖추도록 하는데 소비자교육의 목표가 있다고 주장했다. 그러다가 1960~1970년대에는 보다 넓은 개념으로서 소비자교육에 대한 본격적인 논의가 이루어졌다. 소비자교육을 정의하기 시작한 최초의 시도는 1968년 IOCU(International Organization of Consumers Unions) 뉴욕대회로 볼 수 있다. 여기에서 채택된 소비자교육에 대한 정의를 보면, 소비자 개인의 가치관, 시장 대체안의 인식 및 사회적, 경제적, 생태적인 면을 고려하여 소비자가 합리적이고 현명한 의사결정을 할 수 있도록 이해, 태도, 기능을 강화시킴으로써 공적 · 사적 자원의 사용을 포함한 시장참여에 대한 준비를 시키는 노력이라는 것이다. 즉, 소비자교육이란 소비하는 개인의 경제적 효용만을 높이기 위한 구매론적 관점에서 벗어나, 소비자가 개인적 · 사회적 존재로서 자아실현을 추구해나가기 위한 합리적이고 개성 있는 소비생활 방법을 추구하고, 더 나아가 새로운 소비문화를 형성하는 데 필요한 소비자능력을 개발할 수 있도록 도와주는 것으로 개념을 정의할 수 있다. 여기서 소비자능력이란 소비자로서의 역할을 현명하게 그리고 효율적으로 수행하는데 필요한 지식, 태도, 기능의 총체로써 첫째, 자신의 가치체계를 인식하고 발전시키며, 둘째, 사회적, 경제적, 생태적 상황을 고려하여 합리적인 의사결정을 하고, 셋째, 소비자의 권리와 책임을 이해하고 사회에서 소비자 시민의 역할을 효과적으로 수행하여 새로운 소비문화를 형성해 나가는 것을 말한다.

당시 국제소비연맹이 주창한 소비자교육의 5원칙을 살펴보면 다음과 같다(김영숙 외, 2009).

① 비판적 시각 : 재화와 서비스 질에 대한 경계와 의문을 제기할 책임

② 능동적 행동 : 의견을 주장할 책임, 공정하게 대우받기 위한 운동 전개의 책임

③ 사회적 관심 : 불이익 집단과 약자 집단에 대한 소비행동의 영향 인식

④ 환경적 책임 : 소비행동이 초래할 환경의 결과 이해 및 개인적, 사회적 책임 인식

⑤ 연대 : 소비자 권익을 보호하기 위한 영향력 확대를 위한 연대의 책임

의료소비자에 대한 교육의 문제 역시 의료 전반에 대하여 지식이 부족한 소비자들이 병원의 이용, 진료비 산정, 약품의 구매와 이용 등에 있어서 부당하게 불이익을 받는 것을 방지하고 소비자로서의 알권리를 보장받도록 하던 방식으로부터 의료정보의 능동적 획득과 그것을 기반으로 한 진료과정에 대한 참여와 같은 주권 유지 및 발전의 방향으로 이루어져야 한다는 당위성이 높아지고 있다. 의료시장에 있어서도 의료소비자가 과거처럼 보호만 받아야하는 대상이 아니라 스스로의 권리를 인식하고 그 권리를 바르게 행사하기 위해 올바른 소비교육이 필요하다는 인식이 널리 확산되고 있다고 하겠다. 의료법 전반을 보더라도 환자는 의료행위에 대한 동의나 승낙의 전제로서 자신의 신체의 침해에 대한 결정을 할 때는 환자 자신이 갖는 자기 결정권을 가지고 있다. 성인이며 정신이 건전한 모든 사람은 자기의 몸에 행해지는 침습행위를 결정할 권리를 가진다(이용철 외, 2007). 이때 침습성은 의료행위가 가지는 본래적 위험성을 말한다. 의료행위는 이 침습성을 갖고 있기 때문에 전통적으로 의사의 책임이 면제된다고는 보지만, 그 전에 고도의 주의의무 혹은 최선의 주의를 다하여야 할 의무를 부담하고 있다(이상교, 2009).

오늘날 첨단과학기술이 발달함에 따라 상품이나 서비스는 더욱 새롭고 복잡해지고 있다. 그것의 종류에 따라 품질과 가격, 거래조건 등 모든 것을 파악하기가 점점 어려워지고 있다. 또한, 상품의 판매방법도 매우 다양해져서 과거 방문판매와 같은 오프라인의 방식으로부터 텔레비전을 이용한 홈쇼핑이나 인터넷을 이용한 전자상거래 등에 이르기까지 간접거래방식도 크게 증가하면서 과소비를 비롯한 소비 관련 문제들이 많이 발생하고 있다. 의료분야에서도 과거 의사들의 손에만 의존하던 기술로부터 첨단

장비를 이용한 기술로 발전하고 있으며, 최근에는 사이버를 기반으로 한 원격진료행위도 적극적으로 시행되고 있다.

또한 신용사회의 발달로 상품을 매개하는 지불수단도 점점 비현금화되면서 신용카드 과다사용에 따라 개인 빚이 증가하고 가계가 파산하는 등 부작용도 증가하고 있다. 이처럼 급속한 산업발달에 따라 생산과 소비가 분리되고 생활에 필요한 모든 재화나 서비스가 시장을 통해 공급되는 시장 중심의 사회를 효과적으로 살아가기 위해서는 분에 넘치지 않는 적절한 소비행동을 취하는 것이 필요하다. 또한 경제생활을 효과적으로 영위하기 위해서는 소비자가 더 이상 수동적으로 보호받는 존재가 아니라 경제활동의 주체가 되어야 하며, 그러기 위해서는 소비자교육이 되어야 한다. 이때 소비자교육은 어떤 특정 계층만을 위한 것이 아니라 전체 국민과 건강한 사회를 유지하기 위한 것으로 지역, 직장, 학교 등 사회 전반에서 학습의 기회가 제공되도록 해야 한다.

이상과 같은 맥락에서 볼 때 소비자교육의 개념은 고정불변의 것으로 볼 수 없다. 소비자교육은 사회의 변화와 시대적 요구에 따라 변화하는 것이기 때문에 항상 새로운 각도에서 검토되고 재정립되어야 한다. 시대변화에 따라 소비자교육에 대한 이론적 탐구와 정책적 과제가 늘 새롭게 수립되어야 변화하는 소비자들의 욕구를 반영할 수 있기 때문이다.

2. 소비자교육의 역사

우리나라에 있어서 소비자교육에 대한 필요성이 인식되기 시작한 것은 1970년대부터이다. 제3차 경제개발 5개년 개혁이 끝난 1970년대 후반 산업화 결과가 소비자의 일상생활에도 영향을 미치면서 주로 생산에 관심이 집중되어 있던 사회적 관심이 소비쪽으로도 옮겨졌고, 대량생산에 따른 소비확대에 따라 소비자문제도 증가하기 시작하면서 소비자교육에 대한 관심이 태동하기 시작했다. 이에 따라 여성단체연합회, 주부교실중앙회, 주부클럽 연합회 등이 소비자운동을 전개하는 동시에 소비자교육 프로그램을 만들어 실행에 옮기기 시작했다. 그러나 당시에는 소비자교육에 필요한 자원이 턱없이 부족하고 무엇보다 권위적이고 억압적인 사회분위기와 정경유착과 같은 정치적 상황 때문에 소비자교육이 크게 활성화되지는 못했다. 미미하지만 중고등학교의 교육과정에 소비자교육이 포함되기 시작하면서 사회교육으로서 소비자교육의 개념이 발아되기 시작했다.

1980년대 이후에는 학교와 사회 일각에서 소비자교육이 활성화되기 시작했다. 중고등학교 교육과정에서 실업, 가정과의 교육목표와 교육과정에 소비자교육이 채택됨으로서 소비자교육의 사회교육으로서의 정체성이 확립되기 시작했고, 대학에서는 소비자학을 교육하기 시작했다. 무엇보다도 1987년에 소비자보호원이 설립되어 정부차원에서 소비자교육에 대한 지원이 본격적으로 이루어지기 시작했다. 1990년대에 들어와서는 소비자교육이 체계화되고 또 활성화되었다고 볼 수 있다. 1990년대 후반에는 대학에서 소비자학과 또는 소비자 관련 학과가 생겨나 전문적으로 소비자문제를 연구하고 해결하기 위한 인력을 배출하기 시작했으며, 소비자보호원에서 직접 실시하거나 지원하는 소비자교육도 소비자만을 대상으로 하던 것에서 벗어나 기업체 임직원, 공무원, 교원 등 사회적 여론계층에 대해 체계적으로 이루어졌다. IMF의 구제금융 위기를 겪고 난 2000년 초반까지 소비자교육을 담당하는 소비자보호원 조직이 축소되기도 했지만, 교육의 내용은 소비자의 생태학적 책임, 소비윤리 및 가치관에 관한 과제를 중심으로 그 수준이 심화되었다.

최근에는 일부 대학을 중심으로 국가공인 소비자전문상담사 1,2급을 취득하기 위한 교육과정이 도입되고 있는데, 그 이유는 소비자 권익보호의 필요성이 갈수록 증대되고 민간 소비자단체의 증가와 활성화로 기업 등 다양한 기관에서 소비자전문상담사에 대한 요구가 증가하고 있기 때문이다. 이들 전문상담사들은 기업 및 소비자단체, 행정기관의 관련 부서에서 상품과 용역의 거래에서 발생하는 소비자 불만과 피해에 대한 모니터링과 상담에서부터 소비자교육 프로그램의 기획과 실행을 통하여 소비자복지 향상을 유도하는 일을 맡고 있다. 소비자전문상담사 자격시험은 산업인력공단에서 주관하고 있는데 2급 시험과목은 소비자상담 및 피해구제, 소비자관련법, 소비자교육 및 정보제공, 소비자와 시장, 소비자상담실무(실기) 등이며, 1급 시험과목은 소비자법과 정책, 소비자상담론, 소비자정보관리 및 조사분석, 소비자상담실무(실기) 등이다. 2001년에는 (사)한국소비자교육지원센터(www.koince.org)가 설립되어 소비자단체 외 민간부문 소비자교육을 담당하는 등 소비자교육을 수행하는 기구와 체제도 다양화되고 있다.

제4절 소비자교육의 목적과 필요성

1. 소비자교육의 목적

소비자교육의 목적은 합리적인 소비생활의 유도와 소비자로서의 능력을 개발시키는 데 있다. 미국가정학회(AAFCS, American Association of Family and Consumer Sciences) 소비자교육위원회에 의하면, 소비자교육의 목적은 이용 가능한 자원을 최대한 활용하기 위하여 각 개인에게 가치관을 명백히 하고, 목표를 확인토록 하며, 결과와 관련하여 대체안을 신중하게 고려하게 만듦으로써 현명한 소비의사결정 행동을 돕는데 있다. 또한, 미국 '소비자권익에 관한 대통령자문위원회'는 소비자교육의 목적을 개인으로 하여금 자신의 가치체계를 전개시키고 그 가치를 기초로 하여 건전한 의사결정방법을 발전시키며, 시장에서 대체상품을 평가하여 현명한 구매를 하며 사회에서 소비자의 권리와 책임을 이해하고, 자유기업체제에서 직접적인 역할을 수행할 수 있도록 도와주는데 있다고 제시하고 있다.

우리나라의 경우, 소비자보호법 제9조에 '소비자교육의 목적은 자주적이고 현명한 소비자를 양성하는 데 있다.'고 제시되어 있다. 소비자가 현명하게 상품을 선택하고 그것을 사용하거나 적정한 서비스를 제공받아야 한다는 것은 일상생활의 기초적 조건이며, 대량소비시대에 있어서 여러 가지 종류의 다양한 정보와 물량의 홍수 속에서 현명한 선택에 필요한 지식을 갖도록 하는 것이 소비자교육의 첫 번째 목적이라고 할 수 있다. 또한 한국소비자보호원의 보고서에 소비자교육의 목적을 크게 3가지 차원으로 나누고 그 아래 세부 내용들을 제시하고 있다.

① 가치교육 차원 : 소비행위의 주체성 확보, 합리적인 소비문화의 형성, 소비행위의 가치기준 형성 등

② 구매교육 차원 : 기본적 경제원리에 대한 이해 증진, 합리적인 자원관리 능력의 배양, 소비자문제에 대한 인식제고, 소비자정보의 분석 평가 능력의 배양, 합리적인 상품과 서비스 구매방법의 배양 등

③ **소비자의 책무성 교육 차원** : 소비자권리의 수혜, 참여, 실천행위에 대한 동기부여, 소비자 책임의 자각 등

이상에서 보듯이 대부분의 현대 소비자교육은 소비자들이 건전한 소비자의식을 지니고 자원을 효율적으로 관리하며, 적극적으로 소비자권리와 책임을 실천하는데 필요한 지식, 사고력, 실천력을 육성하는데 목적을 두고 있다. 소비자교육의 중심에는 항상 소비자로서의 갖추어야 할 지식의 중요성이 강조되고 있다. 소비 관련 지식이란 소비 현상을 파악하고 소비생활을 합리적, 효율적으로 영위하기 위해서 이해할 필요가 있는 사실, 개념, 관념을 의미한다. 또한 사고력은 개인과 사회의 소비생활 현상과 문제점을 자신의 상황과 연결지어 인식하고 다양한 관점에서 분석적으로 사고하여 의사결정을 하며 문제를 해결하는 것을 의미한다. 실천력은 소비생활에서 개인적으로 동기유발이 된 것뿐만 아니라 사회적으로 합의된 소비자로서의 권리 및 책임과 관련된 사항을 능동적으로 수행하는 능력을 의미한다.

이처럼 오늘날 소비자교육의 목적은 복잡하고 다양한 소비생활에서 발생할 수 있는 문제점들을 사전에 예방하고 또 해결하는 데 도움을 주는 것뿐만 아니라 미래사회의 합리적 소비생활 환경을 적극적으로 조성해 나가는 것에도 초점을 두고 있다고 해야 할 것이다.

2. 소비자교육의 필요성

현대 문명국가의 개인적 삶에 있어서 경제생활은 매우 중요한 비중을 차지한다. 특히 대중소비사회를 지나 자원전쟁의 시대를 살아가고 있는 오늘날 소비자로서의 기능과 역할은 상당히 중요하다. 자원은 무한한 것이 아니고 한정적이기 때문에 자원의 배분 및 효율적인 사용과 관련된 문제는 늘 발생할 뿐 아니라 소비자들은 자신의 욕구를 충족시키는 데 필요한 재화와 서비스를 획득하고 사용하는 과정에서도 많은 어려움에 직면하게 되었다.

소비자는 그 본성의 측면에 있어서 약점이 많은 하나의 개인으로서 현대의 방대하

고 복잡한 시장 환경에 독립적이고 능동적으로 대처할 수 있을 만큼 지각과 분별력을 갖춘 구매자가 되기는 쉽지 않다. 또한 현대의 소비자는 소비를 끊임없이 촉진하는 환경 속에서 살면서 소비자의 욕구를 확대시키기 위한 과장광고, 허위광고, 기만광고 등에 무방비로 노출되어 있으며, 인간으로서 본래 가지고 있는 충동적 구매행동 특성 때문에 입는 피해가 적지 않다. 또한 과학기술의 발달과 정보화의 촉진에 따라 정보는 엄청나게 증가하지만 그에 미치지 못하는 정보의 선택능력 부족과 현명한 소비자로서의 훈련부족 등으로 합리적인 소비의사결정을 내리는데도 한계가 있다. 이러한 상황 속에서 소비생활의 질적 향상을 도모하고 현명한 소비자로서의 역할을 수행할 수 있는 소비자 능력을 개발하고 양성하기 위해서 소비자교육이 필요하다. 또한 소비자교육을 통해 올바른 소비가치관을 형성하고 자원을 효율적으로 관리 및 사용할 수 있는 능력을 키워 건전한 사회를 육성하기 위한 소비자로서의 역할을 수행할 수 있도록 도와줄 뿐만 아니라, 미래의 소비환경이 소비자복지 지향적으로 조성되도록 소비자주권의식을 높여 나가야 할 필요가 있다.

결론적으로, 오늘날 당면하고 있는 소비자교육은 국제화차원에서 보면 글로벌 소비환경의 변화에 대응하기 위해서 필요하고, 정보화 사회의 측면에서는 전자상거래의 새로운 판매방식에 대응하기 위한 능력을 함양하기 위해서 필요하다. 환경보호 측면에서는 지나친 개발과 소비가 자원고갈의 위험과 수질오염, 대기오염 등 우리 인간의 안전에 대한 권리까지도 침해하는 심각한 결과를 초래하고 있다는 점을 인식시키는데 필요하다. 그리고 소비자주권의 실현을 위해서는 소비자로서의 역할과 책임을 자각하고 적극 실천하며, 국가경제를 구성하는 중요한 하나의 축으로서 소비자로서의 의견을 국가정책이나 사회, 기업에 반영할 수 있는 교육이 필요하다.

3. 소비자교육의 효과

소비자교육을 통하여 얻을 수 있는 효과는 주로 개인과 사회 그리고 기업의 측면에서 살펴볼 수 있다.

1) 개인 측면에서의 효과

공급자와 소비자 간 교환관계에서 선택에 관한 비판적인 사고능력을 개발함으로써 공정한 교환관계가 성립되도록 해준다. 현대 경제생활의 주체로서 자신감과 자립심을 높이도록 해주고 균형 잡힌 개인과 가족의 생활양식을 형성하도록 해주며, 생활의 질을 개선하고 향상시키는데 도움을 준다.

2) 사회적 측면에서의 효과

소비자와 사업자 사이에 힘의 균형을 이루도록 하여 소비자보호법을 효과적으로 시행하게 만드는 기반이 된다. 윤리성이 높은 사업자에게 사회가 호의적인 태도를 가지도록 조장하며, 그 결과 경제시스템에 대한 만족도를 높이도록 해준다. 국민생활, 교육, 경제, 산업 등 제반 분야에서 국가정책을 올바르게 실현하도록 유도하고 나아가 세계적인 관점에서 균형 잡힌 글로벌경제 생활인을 육성하는데 기여한다.

3) 기업 측면에서의 효과

올바른 소비자행동에 필요한 충분하고 적절한 지식과 정보가 주어질 때 소비자는 합목적적으로 최적의 선택을 함으로써 만족을 극대화시키기 되는데, 이때 만족한 소비자가 구전으로 만족한 상품이나 기업을 널리 알리게 되는 효과를 가져온다. 소비자 만족을 증대시키고 소비자 불만과 불평을 감소시킴으로써 브랜드에 대한 이미지와 충성심을 높이게 된다. 또한 비윤리적인 기업을 도태시키고 윤리적인 기업만이 생존하게 만드는 시장메커니즘을 확립함으로써 기업의 자정기능을 높여준다.

제5절 의료소비자 교육의 실태

1. 교육기관현황

1) 국가건강정보포털(http://health.mw.go.kr)

보건복지부에서 운영하는 포털 사이트로 국민들이 필요로 하는 검증된 건강, 의료 관련 정보를 하나의 사이트에서 종합적으로 제공하는 인터넷 정보원으로서 2011년 1월 31일부터 서비스를 시작했다. 이 포털 사이트는 질병관리본부, 건강보험심사평가원, 국민건강보험공단, 한국보건사회연구원, 국립암센터, 식품의약품안전청 등의 국가기관이 협력적 네트워크를 형성하고 있다. 대한의학회(www.kams.or.k) 및 148개 전

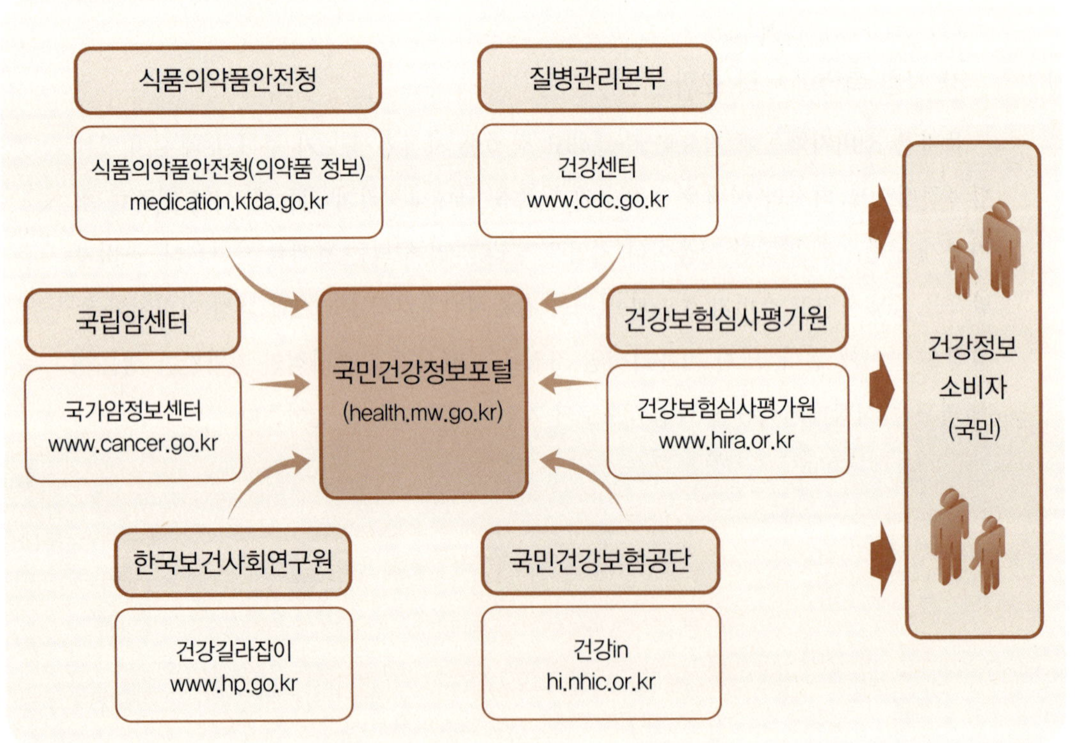

[그림 12-1] 국가건강정보포털(http://health.mw.go.kr) 협력 네트워크

문의학회가 질병에 관한 정보를 비롯하여 다양한 건강정보콘텐츠를 쉬운 용어로 제공함으로써 의료소비자들의 학습에 기여하고 있다. 의료기관 현황정보, 수술종류별 병원별 진료비 정보, 항생제 처방, 제왕절개 수술 등 의료기관 평가결과 정보 등, 이 포털을 통하여 제공되는 각종 건강정보콘텐츠에 대해서는 전문가집단의 검증 및 소비자 평가단 감수를 거쳐 보건복지부 로고 및 대한의학회 심의필증을 발급함으로써 신뢰성을 확보하고 있다. 정부는 이 같은 노력은 국민들의 '건강정보 인식능력'을 향상시킴으로써 스스로 질병을 관리하도록 하는 효과를 가져올 것으로 기대하고 있다.

2) 의료소비자시민연대

의료소비자시민연대(www.medioseo.or.kr)는 환자나 보호자, 의료소비자, 시민의 자발적 참여단체로서 의료소비자의 보호와 권리증진을 위한 제도, 정책개선 제안과 대(對) 시민 교육, 홍보사업을 통하여 의료사고의 예방과 의료소비자의 주권을 확립하는데 기여하는 것을 목적으로 설립되었다. 의료소비자 시민연대는 다음과 같은 조직을 갖추고 의료사고 관련 교육과 정보를 제공하고 있다

① 의료사고부서

- 의료사고와 관련된 용어, 의료사고 방지요령, 의료사고 대처요령에 대한 정보의 제공
- 의료분쟁의 실태와 현황에 대해 의료소비자 시민연대에서 작성한 통계자료 제공
- 언론매체를 통한 의료사고 예방 및 심각성에 대한 언론 홍보 및 정보의 제공
- 기타 방법으로 의료사고와 관련된 지식과 정보의 제공

② 의료소비자부서

- 홈페이지상에서 의료사고 인터넷 상담
- 방문상담의 수행
- 의료법 개정안의 문제점 홍보
- 진료비 허위 및 부정 청구 실태조사 및 홍보, 환불 운동 등에 대한 자료 제공
- 의료소비자의 안전할 권리, 알 권리, 피해구제를 받을 권리 제고 운동

③ 시민참여부서

- 사회적으로 이슈화 되거나 개정이 필요한 의료법 내용, 의료사고 피해구제법, 의료소비자 시민연대 활동에 대한 정보 제공
- 의료사고 피해 당사자 및 가족 간의 만남 주선 및 정보교류
- 의료사고 피해자 증언 및 소비자가 알아야 할 의료법에 대한 강의

3) 메디컬TV

동영상으로 건강 및 질병 관련 정보서비스를 제공하고 있다. 건강 및 의료정보가 동영상으로 제공됨으로써 그동안 텍스트 형식으로 제공되던 의료정보보다 현장감 있고 전달력이 강하다는 평가를 받고 있다. 동영상의 내용으로는 의료 전반에 관한 질의응답, 환우가 환자에게 전하는 메시지, 그리고 자체 시사프로그램 등으로 구성되어 있다.

4) 기타 의료소비자 교육 및 정보제공 기관

- (사)한국소비자교육지원센터
- 한국소비자교육원
- 한국소비자보호원
- 소비자교육개발원
- 한국소비자연맹

2. 의료소비자 교육 내용

현재 우리나라에서 운영되고 있는 각종 의료소비자 관련 교육 및 정보제공 기관에서 실시하고 있는 교육과 정보제공의 내용을 살펴보면 주로 건강에 관한 정보의 제공, 의약품 안전에 관한 정보의 제공, 의료기관에 관한 정보의 제공, 의료소비자로서 알 권리 공지 및 교육, 의료사고 대처요령 교육, 건강보험에 관한 정보의 제공, 그리고 의료법규에 대한 이해 교육 등의 다양한 내용으로 이루어져 있다.

1) 건강 관련 정보의 제공

- 성인 건강, 소아청소년 건강, 검사 및 처치, 건강증진 요령
- 응급 시 대처 및 생활 속의 응급처치 요령 등

2) 의약품 안전에 관한 정보

- 올바른 약물소비를 위한 의약상식
- 항생제 남용과 알아두면 편리한 복약상식 등

3) 의료기관에 관한 정보

- 의료기관 현황정보
- 수술종류별 병원별 진료비 정보
- 의료기관 평가결과 정보 : 항생제 처방률, 제왕절개 분만율, 수술별 진료량
- 응급의료기관 정보
- 출산 전 진료비 지정기관
- 당번약국 정보 등

4) 의료소비자의 권리에 관한 정보

- 환자의 권리헌장
- 환자권리장전
- 병의원 현명하게 이용하기
- 좋은 의사 만나기
- TV, 신문 건강정보 바로보기
- 환자 의무기록 바로알기 등

5) 건강보험

- 건강검진안내 : 절차 및 비용, 기관 사후관리
- 건강보험 관련 자료 : 건강보험과 의료비부담, 건강보험과 의료재정, 의약품 가

격과 건강보험

- 진료비용 확인 방법 : 건강보험심사평가원 소개, 요양급여 등

6) 의료사고에 대한 대응법

- 사례(판례)를 통한 정보제공 등

7) 의료법규에 대한 이해

현장들여다보기 12-3

환자 알권리 실현을 위한 의료소비자·환자 행동요령

의료소비자·환자 행동지침 (영수증 활용 요령)

- ㅇ 영수증에 표현된 단어 중 모르는 말이 없도록 합시다.
- ㅇ 반드시 건강보험법에서 정해준 법정영수증(또는 법정 간이영수증)을 받읍시다.
- ㅇ 전체 진료비 중에서 환자가 부담한 비용(비급여 서비스 비용포함)과 건강보험이 부담한 비용을 비교하여 알아봅시다.
- ㅇ 의료서비스 이용 시마다 '처방전-의료기관 영수증-약국 영수증'을 한 세트로 묶어서 잘 보관합시다.
- ㅇ 연말 정산용 이외에도 의료서비스를 받을 때마다 영수증을 받읍시다. 이는 만일 발생할지도 모르는 환자의 피해를 구제받기 위한 증거물이 됩니다.
- ㅇ 진료비가 부당하게 나왔다고 생각될 경우 건강보험심사평가원에 '요양급여 대상 여부 확인'을 신청합시다.

의료소비자·환자 행동지침 (의료비 확인 요령)

- ㅇ 기본적으로 영수증을 반드시 받아둡시다. 의료기관은 물론 약국에서도 영수증을 받읍시다.
- ㅇ 입원 환자의 경우 퇴원할 때 반드시 병원에 '진료비 세부명세서' 발급을 요구하여 받읍시다. 외래 환자의 경우에도 진료비가 클 경우 발급을 요구합시다.

ㅇ 최소한 2년에 1회는 건강보험공단 지사를 방문하거나 홈페이지를 이용하여 자신과 가족의 진료내역을 확인합시다.

•• 의료소비자와 환자의 행동지침 (처방전 활용 요령)

ㅇ 처방전에 표현된 단어 중 모르는 말이 없도록 합시다.
- 모르는 말은 병의원이나 건강보험공단, 시민단체에 문의하여 알아봅시다.

ㅇ 처방전에 날짜, 병원명, 의사명, 연락처, 질병기호 등이 비워져 있지 않고 모두 기록되어 있는지 확인합시다. 만일 비워져 있으면 기록합시다.

ㅇ 처방전에 의사에게 설명했던 증상과 의사가 내린 진단명을 기록합시다.

ㅇ 처방전에 복약과정에서 발생한 부작용을 기록합시다.

ㅇ 처방된 약의 성분, 효능, 복용방법, 주의사항 등을 자세히 알아봅시다.
- 약사에게 문의하거나 식품의약품안전청 의약품정보사이트를 이용합시다.
(의약품 정보 제공 사이트 : http://ezdrug.kfda.go.kr)

ㅇ 질병으로 병의원을 찾거나 건강검진을 받을 때 보관하고 있는 처방전을 가져가서 의사에게 보여줍시다.

출처 : 건강세상네트워크, 2004년

제6절 의료소비자 교육의 문제점과 개선방향

1. 의료소비자 교육의 문제점

우리나라에서도 정부기관과 시민단체 등에서 올바른 의료소비문화 정립을 위해 필요한 정보의 제공과 소비자교육에 힘을 쏟고 있다. 그러나 아직까지는 의료소비자 교육이 사회 전반에서 보편적인 이슈로 발전하지 못하고 있으며 의료사고의 당사자가 아닌 이상 관심의 한계를 드러내는 등 개선해야 할 점들이 많다.

주요한 문제점으로는 첫째, 의료소비자 교육의 확산이 미흡하다는 점이다. 소비자교육이 확산되기 위해서는 정부부처, 공공기관, 사회교육기관 등에서도 교육에 대한 당위성을 인식하고 이를 실행해거나 적극적으로 지원을 해주어야 하지만 거의 실현되지 못하고 있는 실정이다. 선진국의 경우 주로 학교와 기업에서 소비자교육의 활성화를 위해 국가적 차원에서 논의가 이루어지고 있고, 기업에서 스스로 관련 소비자교육 교재를 개발하는 등 전 사회적인 관심 집중에 노력하다고 있다는 점에 주목할 필요가 있다.

둘째, 교육내용의 비체계성이다. 각 관련 기관에서 시행되고 있는 의료소비자 교육에 관한 주제의 영역이 너무 광범위하거나 또는 편협적인 측면이 있다. 관련 정부기관은 주로 홍보에 치중하는 측면이 강하고, 시민단체에서는 소비자 피해 및 구제사례 위주의 저항적이고 비판적인 교육이 중심을 이루고 있어 건전한 의료소비생활 전반에 대한 균형 잡힌 교육이 요구된다고 하겠다.

셋째, 의료소비자 교육을 위한 지원체계가 확립되어 있지 못하다. 우리나라 소비자보호법 제3조에 '교육을 받을 권리'가 선언적으로 명시되어 있지만, 이를 시행하기 위한 구체적인 재정적 지원책이나 실천적 지침들이 전혀 명시되어 있지 못하다. 의료소비자 교육의 추진을 위한 중앙행정조직이나 현장에서 소비자교육을 실질적으로 추진할 수 있는 하부조직 등도 갖추어지지 못하고 있다. 학교 소비자교육에 있어서도 알맹이라고 할 수 있는 교육자료, 의료소비자 교육용 각종 교재, 시청각 교재 등이 개발되지 못하고 있는 실정이다.

2. 의료소비자 교육의 개선방향

의료시장에서 의료기관 간 경쟁이 그 어느 때보다도 치열해지면서 소비자주권시대가 열리고 있다는 사실을 부정하기 어렵다. 소비자보호운동의 출현 이후 의료소비자들이 자기 스스로 주권자로서 권한을 부여하고, 그들이 처한 조건과 건강의 지위에 대하여 더 많은 탐색을 하게 될 것이라는 기대는 갈수록 커지고 있다. 의료소비자들의 이와 같은 욕구에 적극적으로 부응하면서 동시에 의료비용을 줄이기 위해 병원과 국민건강보험공단 등 관련 기관들은 의료소비자들이 그들의 치유에 좀 더 적극적으로 몰입하고 또 그들이 처한 상황을 이해하는 것을 돕기 위한 프로그램을 만들고 수행해야 하는 책임을 지고 있다. 예를 들어, 미국에서 보험회사들은 천식환자들이 그들의 증세가 격화되기 전에 '천식 액션 플랜(asthma action plan)'이라고 불리는 교육프로그램을 가동한다. 이것은 질병에 대한 예방이나 진행의 억제를 위한 일종의 자기관리 프로그램인데, 그 내용을 보면 보험회사에서 제공하는 질병 확대 방지 매뉴얼에 따라 환자들이 평소 자기 스스로 관리를 하고 보고하고 평가를 받고 개선해가는 방법이다. 이와 같은 액션플랜 프로그램은 당뇨병이나 심장병과 같은 대중적 질병에 대한 치료를 위해서 널리 확산되고 있다. 미국내에서 액션플랜의 경험과 성공사례는 인터넷을 통해 신속하게 확산되는 추세에 있기 때문에 병원의 마케터들은 인터넷의 잠재력에 대한 주의가 요망된다. 미국의 보험회사들은 이와 같은 실질적 임상교육 프로그램을 수행함으로써 질병의 예방이나 억제는 물론 비용을 줄이고 있다.

갈수록 새롭게 변화하는 의료시장 환경 속에서 의료소비자들이 합리적인 소비생활을 하기 위해서는 그들 스스로도 올바른 소비 가치관을 형성해야 하며, 의료소비자 시민으로서의 역할을 수행해야 하는데, 이를 위해서는 정부나 민간 차원에서 올바른 소비자교육과 정보의 제공이 절실히 필요하다. 의료소비자 교육을 활성화시키기 위해서는 우선적으로 의료법상에 의료소비자 교육 관련 조항을 신설하거나 개정함으로써 국가적 차원에서 의료소비자 교육의 기반을 구축해야 한다. 또한 학교 소비자교육 및 사회 소비자교육의 체계를 세우고 이를 시행해야 하며, 그 실천사항으로는 대학 등의 교육과정과 기업의 교육훈련 프로그램에 의료소비자 교육을 설치 운영하는 것이 필요하다. 다음으로는 의료소비자 교육의 체계적 추진을 위한 조직을 구축하는 것이다. 의료소비와 관련된 문제를 예방하고 올바른 의료소비문화 정립을 위한 체계적인 교육을 수행할 전담기구를 설립할 필요가 있다. 정부, 민간, 병원, 학계가 참여하는 의료소비자 교육 협력체계를 구축하고 다양한 매체를 활용한 교육과 홍보가 추진되어야 한다.

또한 정보화 사회의 특성에 적합한 의료소비자 교육 방법의 구현을 위해 온라인으로 의료소비자 교육 자료를 제공하고 의료소비자의 올바른 의료소비 정보에 대한 접근성 제고를 위해 통합되고 온라인화 된 소비자정보 제공체계인 '의료소비자종합정보망'을 구축하는 것도 검토해볼만한 가치가 있다. 특히 공영방송에서는 의료소비 관련 정보의 제공 및 의료소비자 교육 기회를 확대해 나감으로써 올바른 의료소비자 문화 구축에 기여하는 자세를 보여야 한다.

끝으로 의료소비자에 대한 교육이 소기의 성과를 거두기 위해서는 소비의 목표를 분명히 제시할 것이 요구된다. 소비행동은 소비목표에 의해 유도되기 때문이다. 일반적으로 소비의 목표는 크게 3가지로 구분되는데, 그것은 쾌락목표(hedonic goal), 획득목표(gain goal), 규범목표(normative goal) 등이다(Lindenberg, 2001). 쾌락목표는 단기 지향적이고 판단의 기준은 그 사람의 기분이 좋아지는지 여부에 달렸다. 획득목표는 중기 지향적이고 판단의 기준은 개인의 자원을 개선하거나 효율을 증대시키는 것이다. 획득목표를 가진 사람은 돈을 절약하고, 수입을 늘리려고 하며 재정의 위협에 대처하는 행동을 보인다. 규범목표는 적합성에 기준을 두며 올바른 방법으로 행동하는 것인지, 모범적인 행동인지에 기준을 두고 소비행동을 하려고 한다. 규범목표를 가진 사람들은 사회적으로 준수해야 한다고 여기는 것에 대하여 특히 민감하다.

이와 같은 관점에서 볼 때, 의료소비자 교육을 쾌락목표에 둔다면 개인적으로나 국가적으로 의료비용이 증가할 것이고, 획득목표에 둔다면 비용을 절약하는 방향으로 소비자행동이 유도될 것이다. 따라서 현대 의료소비자 교육은 가능한 한 규범적 목표에 두는 것이 환경보호라든지 건전한 소비행동의 확립과 같은 시대적 요구에 부응하는 것이 될 것이다.

토론사례 12

슈퍼판매 뒷전… 의약 '밥그릇 키우기' 혈안

의료계와 약계가 의약품 슈퍼판매 논의는 뒷전에 미룬 채 노골적으로 제 밥그릇 키우기에 나서고 있다. 서로 국민의 건강과 안전을 내세우지만 집단 이익에만 매몰돼 국민은 안중에도 없는 형국이다. 대한의사협회는 2011년 7월 19일 서울지방식품의약품안정청에서 열리는 4차 중앙약사심의위원회를 앞두고 부작용이 우려되는 54개 성분, 517개 품목의 일반약을 전문약으로 전환하도록 요청하는 의약품 분류신청서를 최근 보건복지부와 식품의약품안전청에 전달했다고 18일 밝혔다. 앞서 대한약사회가 400여개 품목의 의사 처방용 전문의약품을 약국에서 판매 가능한 일반의약품으로 돌리도록 정부를 압박한 데 대한 반격이다. 의약품 슈퍼판매 논란이 처방약과 비처방약을 더 확보하기 위한 힘겨루기로 비화되고 있는 것이다. 때문에 당초 의도한 제도 개선의 취지마저 흔들릴 수 있다는 우려의 목소리도 적잖다.

의협이 제출한 분류신청서에는 중추신경계에 작용하는 스코폴라민 성분의 붙이는 멀미약 '키미테', 코막힘 완화제인 '오트리빈 분무액', 먹는 피임약인 에티닐에스트라디올 성분의 '머시론정', 생리통치료제 '부스코판정' 등이 포함됐다. 또 비뇨생식기관제, 소화성궤양용제, 안과용제, 피부과연고 등 현재 약국에서 판매하는 다른 일반약도 다수 포함된 것으로 알려졌다.

의협 측은 "약리작용이나 대상 질환 측면에서 의사의 진단과 관리가 필요한 의약품과 부작용 발생 위험이 높은 약물, 오남용 우려가 있어 사회적인 문제를 일으킬 수 있는 약품"이라고 밝혔다.

의협은 지금껏 약사회와 시민단체의 전문약 일반약 전환 요구에 대해 집단 이기주의로 비쳐질 것을 우려해 공식적인 대응을 자제해왔다. 그러나 약사회가 중앙약심에서 전방위 공세를 펼치는 데다 복지부도 변비약인 '듀파락시럽', 위장약인 '잔탁 75㎎', '가스터디정', 인공눈물인 '히아레인점안액' 등 4개 품목을 일반약 전환이 가능한 전문약으로 제시하는 등 위기감이 높아지자 맞대결로 선회했다. 처방약인 전문약을 일반약으로 전환할 경우 소비자의 불편이 줄어들지만 일반약을 전문약으로 바꾸면 소비자만 번거로워질 수 있다는 여론 때문에 적극적인 대응에 나서지 않았던 터다.

의협은 최근까지 150개 전문의학회 및 개원의협의회 등으로부터 의견을 수렴한 뒤 두 차례에 걸쳐 의약품분류대책특별위원회, 26개 전문의학회, 19개과 개원의협의회, 임상약리학 전문가 등이 참여한 대규모 연석회의를 개최해 전문약 전환 품목을 결정했다. 대한산부인과학회는 '사후피임약', 대한안과학회는 '인공눈물'의 일반약 전환을 반대하는 문건을 중앙약심에 냈다. 이재호 의협 의무이사는 "정확한 의약품 분류를 위해서는 해당 질환에 대한 전문지식과 경험을 가진 임상의들의 의견이 무엇보다 중요하다."는 입장을 밝혔다.

약사회는 의협의 움직임에 대해 공식적인 입장을 내놓지는 않고 있다. 하지만 제4차 중앙약심에서 양측의 격론은 불가피한 상황이다. 약사회 관계자는 "기준이나 원칙을 분명하게 해야 한다. 각자의 입장에 따라 들쑥날쑥 정책이 시행돼서는 안 된다."면서 "어떤 의약품도 부작용이 있을 수밖에 없고 부작용이 있는 모든 의약품을 의사에게 맡겨야 한다는 논리로는 국민을 설득하기 어렵다."고 반박했다.

자료원 : 서울신문, 2011. 7. 19. 인터넷판

토론과제

1. 2011년 일반 약의 슈퍼판매를 앞두고 촉발된 의료계와 약계의 태도에 대하여 소비자 권리의 관점에서 논의해 보시오.
2. 위 기사의 내용을 통해 우리나라 의료시장에서 소비자의 지위와 그 역할의 문제점에 대해 논의해 보시오.
3. 위 사례를 기반으로 현재 우리나라 의료소비자 주권의 실태를 점검하고 앞으로 발전방향에 대해 논의해 보시오.
4. 의료시장에서 소비자 주권을 강화해 나가기 위해 의료소비자에게 필요한 교육이 무엇인지 논의해 보시오.

참고문헌

제1장 의료소비와 의료소비자

김경환 · 김종석 역(2009), 맨큐의 경제학, 교보문고, pp. 248-249.

김혜선 외(2002), 소비자교육의 이해, 시그마프레스, pp. 5-11.

문상식 외(2009), 병원경영학, 제2판, 보문각.

송계충, 정범구(2003), 조직행동론, 경문사.

송보경, 김재옥(1997), 소비사회학, 집현전.

안광호, 곽준식(2011), 행동경제학 관점에서 본 소비자 의사결정, 학현사, pp. 176-177.

안상윤(2007), 매스티지 리더십, 글로세움.

안영창 외(2007), 병원마케팅 및 홍보, 보문각.

유동근(2011), 통합마케팅, 한경사.

유동운(2006), 소비자 경제심리의 법칙, 북코리아.

이동철 역(2003), 眞野 俊樹 저, 의료마케팅, 한올출판사.

이학식, 안광호, 하영원(2007), 소비자행동, 제4판, 법문사.

정순희(2007), 소비자학, 신정.

정재영(2010), "선택권을 원하는 미래의 소비자," 유통저널, 2010년 3월호.

조철옥, 하현길(1992), 제임스 D. 톰슨 저, 조직행동론, 대영문화사.

최명기(2010), 병원이 경영을 만나다, 허원미디어.

최호상(2009), 낭만적인 경제학, 미래지식.

현대경제연구원 역(2005), Lester C. Thurow 저, 세계화 이후의 부의 지배, 청림출판, pp. 64-65.

David L. Loudon and Albert J. Della Bitta(1993), *Consumer Behavior : Concepts and Applications*, 4th ed., N.Y. : MacGraw-Hill Inc.

Hutt, W. H.(1936), *Economists and the Public*, London: Jonathan Cape, Ltd.

Katona, G.,(1975), *Psychological Economics*, New York: Elsevier Scientific Publishing Co.

Patricia A. Hamilton(1984), *Health Care Consumerism*, The C.V. Mosby Company.

Stephen M. Shortell, Arnold D. Kaluzny(2006), *Health Care Management: Organization Design and Behavior*, 5th ed., Thomson.

Wayne D. Hoyer & Deborah MacInnis (2008), *Consumer Behavior*, 5 ed., South-Western Cengage Learning.

제2장 의료소비자행동 연구

김종의(2007), 소비자행동, 형설출판사.

김중웅 역(2006), 앨빈 토플러 저, 부의 미래, Revolutionary Wealth, 청림출판.

김화임 역, Werner Heinrichs 저(2003), 컬처 매니지먼트, 인디북, p. 268.

박세연 역, 문영미 저(2010), 디퍼런트, 살림Biz.

안국신(2000), 경제학 길잡이, 율곡.

안진환 역(2010), 필립 코틀러 저, 마켓3.0, 타임비즈, p.91.

유승흠(2003), "외적 환경-병원정책 및 제도 개선" 병원관리종합학술대회 연제집, 대한병원협회.

의협신문(2009), 2009. 5. 1.

이기춘 외(2001), 소비자학의 이해, 학현사.

이왕준(2005), "의료법인의 블루 오션 전략," 영리병원 제도 도입과 의료법인의 나아갈 길 정책토론회

연제집, 한국의료재단협회, p. 5-28.

이종인(2010), 소비자의 시선으로 시장경제를 바라보다, 이담.

이학식, 안광호, 하영원(2007), 소비자행동, 제4판, 법문사.

이혁, 김성훈(2006), "전공의 노조출범에 대한 지상토론," 의료정책포럼, 4(3), pp. 108-117.

정순희(2007), 소비자학, 신정.

丹後俊郎 외(2000), 일본 후생노동성 보고서.

Doctor's News(2011), 2011. 3. 8. 인터넷판.

Clancy, K., and Shulman, R. S(1994), *Marketing Myths That Are Killing Business: The Cure for Death Wish Marketing*, New York: McGraw-Hill.

Kotler, P., and Keller, K. L(2006), *Marketing Management*, 12th ed., Upper Saddle River, N.J.: Printice Hill.

Patricia A. Hamilton(1984), *Health Care Consumerism*, The C.V. Mosby Company.

Shortell, S. M., Arnold D. Kaluzny(2006), *Health Care Management*, 5ed., Thomson, pp. 44-50.

Wayne D. Hoyer & Deborah Maclnnis(2008), *Consumer Behavior*, 5 ed., South-Western Cengage Learning.

제3장 의료소비자행동 조사

김범종, 박승환, 김준호(2008), 마케팅조사방법, 대경.

김원중 역(2011), 손자병법, 글항아리.

박세연 역, 문영미 저(2011), 디퍼런트, 살림Biz.

신경식 · 서아영 역, Robert K. Yinwj(2005), 사례연구방법, 한경사.

유동근(2011), 통합마케팅, 한경사.

안광호, 곽준식(2011), 행동경제학적 관점에서 본 소비자 의사결정, 학현사.

이동철 역(2003), 眞野 俊樹 저, 의료마케팅, 한올출판사.

이형석(2006), 실증연구방법, 한경사.

채서일(1993), 사회과학조사방법론, 제2판, 학현사.

한국백화점협회(2011), 월간 유통저널, 2월호.

Bradely, N.(2007), *Marketing Research: Tools and Techniques*, Oxford University Press.

Gorden W. Aiiport(1985), "Attitude" in C. A. Murchinson, ed., *A Handbook of Social Psychology*, Worcester, MA: Clark University Press, p. 798.

Fishbein, Martin(1963), "An Investigation of the Relationship between Belief about an Object and Attitude toward that Object," *Human Relations*, Vol., 16, pp. 223-240.

Narech K. Malhotra(1993), *Marketing Resrarch-An Applied Orientation*, Prentice-Hall International, p. 40.

Philip Kotler, Joel Shalowitz, Robert J. Stevens(2008), *Strategic Marketing for Health Care Organizations*, Jossey-Bass, pp. 177-216.

Wayne D. Hoyer & Deborah Maclnnis(2008), *Consumer Behavior*, 5 ed., South-Western Cengage Learning.

제4장 의료소비자 환경의 변화와 의료소비자 행동

송호근(2006), 한국의 의료체제-제도와 지배구조, 서울대학교출판부, pp.30-31.

신현희(2011), "의료진의 커뮤니케이션이 환자의 자발적인 자기정보공개에 미치는 영향," 대한경영학회지, 21(1), pp. 179-198.

유동근(2011), 통합마케팅, 한경사.

이동철 역(2003), 眞野 俊樹 저, 의료마케팅, 한울출판사.

조화순 외(2011), 집단지성의 정치경제, 한울, p. 152-153.

SBNC 박종찬(2004), 한국의 의료와 의료기관 분석, 중앙일보 ECONOMIST.

한국보건사회연구원(1998), 병원고객만족경영 및 소비자정보의 전략적 활용방안, 한국보건사회연구원.

Buller, M. K & D. B. Buller(1987), "Physician's Communication Style and Patient Satisfaction," *Journal of Health and Social Behavior*, 28, pp. 375-388.

Dranove, D., and others(1992), "Is Hospital Competition Wasteful?" *RAND Journal of Economics*, Vol. 23. pp. 247-262.

Patricia A. Hamilton(1984), *Health Care Consumerism*, The C. V. Mosby Company.

Porter, M(1980), *Competitive Strategy*, New York: Free Press.

Shortell, S. M., Arnold D. Kaluzny(2006), *Health Care Management*, 5ed., Thomson.

WHO(2005), *Traditional Medicine Strategy*, WHO.

제5장 의료소비자의 불평행동

김재일, 이유재, 김주영(1996), 서비스산업의 현황과 서비스품질, 한국소비자학회1996년도 총회 및 학술대회 논문집, pp. 1-58.

매일경제신문사(2011), 매경이코노미, 1591호.

박명희(1985), 소비자 만족, 불만족의 개념에 관한 이론적 연구, 대한가정학회지, 23(1), pp. 56-59.

윤상근 외(1996), 고객만족도 조사방법 실무지침서, 한국능률협회.

이동철 역(2003), 眞野 俊樹 저, 의료마케팅, 한울출판사.

조화순 외(2011), 집단지성의 정치경제, 한울, p. 244.

통계청(2006), 사회통계조사보고서. 통계청.

한국보건사회연구원(1998), 병원고객만족경영 및 소비자정보의 전략적 활용방안, 한국보건사회연구원, p. 185.

허경옥(2000), 정보사회와 소비자, 교문사.

홍효숙(1995), "의료소비자의 구전커뮤니케이션에 관한 연구," 세종대학교 대학원 경영학석사학위논문, p. 90.

Blodgett, J. G., Granbois, D. H., Walters, R. G.(1993), "The Effects of Perceived Justice on Complainants' Negative Word-of-mouth Behavior and Repatronage Intentions," *Journal of Retailing*, Vol. 69(4), pp. 399-428.

Day, R. L.(1984), "Modeling choices among Alternative Response to Dissatisfaction," *Advances in Consumer Research*, Vol. 1, pp. 496-499.

Folkes, V. S.(1984). "Consumer Reactions to Product Failure : An Attributional Approach," *Journal of Consumer Retailing*, Vol. 10, 398-409.

Kano, Noriaki et al.(1984), "Attractive Quality and Must-be Quality" *Hinshitsu*, Vol. 14(2).

Landon, L.(1980), "The Direction of Consumer Complaint Behavior," *Advances in Consumer Retailing*, Vol. 7, pp. 335-338.

Parasuraman, A., Zeithaml, V. A., & Berry, L. L.(1993), "ERVQUAL : Multiple-item Scale for Measuring Comsumer Perceptions of Service Quality," *Journal of Retailing*, Vol. 64(4), pp. 480-486.

Patricia A. Hamilton(1984), *Health Care Consumerism*, The C. V. Mosby Company.

Richins, M. L.(1982), "An Investigation of Consumers' Attitudes toward Complaining," *Advances in Consumer Research*, Vol. 9, pp. 502-506.

Singe, J(1989), "The Patient Satisfaction Concept a Review and Reconceptualization, *Advances in Consumer Research*, Vol. 16. pp. 176-179.

Westbrook, R. A., Newman, J. W., & Taylor, J. R.(1978), "Satisfaction/Dissatisfaction in the Purchase Decision Process," *Journal of Marketing*. Vol. 15, pp. 54-60.

제6장 의료서비스의 질과 소비자행동

김광점(2007), 의료분야 뉴패러다임 사업의 성과와 발전방향, 한국노동연구원, p. 5.

김영훈 외(2004), "노인병원과 종합병원의 선택요인 및 환자만족도 분석," 병원경영학회지, 9(2), pp. 46-75.

노미진 외(2010), "소비자특성이 U-헬스 케어 이용 의도에 미치는 영향," 병원경영학회지, 15(4), pp. 40-41.

문상식 외(2009), 보건행정학, 제2판, 보문각, pp. 81-90.

신호성 외(2009), 의료서비스 질 및 효율성 증대를 위한 통합적 의료전달 시스템 구축방안, 한국보건사회연구원, pp. 100-101.

윤석준 외 역(2004), 사례로 배우는 의료경영, 아카데미아.

이동철 역(2003), 眞野 俊樹 저, 의료마케팅, 한올출판사.

이상철 외(2008), "환자의 의료서비스 충성도에 영향을 미치는 요인에 관한 연구," 병원경영학회지, 14(4), pp. 76-100.

정기택, 하봉찬(2007), 의료서비스산업의 2020 비전과 전략, 산업연구원, p. 103.

최명기(2010), 병원이 경영을 만나다, 허원미디어, p. 278.

홍준현(2005), 의무기록정보관리학, 고문사, pp. 317~321.

Amibile, T. M.(1997), "Motivating Creativity in Organizations: On Doing What You Love and Loving What You Do," *California Management Review*, 40(1).

Garvin, D(1993), "Building a Learning Organization," *Harvard Business Review*, Sep-Oct., pp. 449-459.

Gremler, D. D. & S. W. Brown(1998), "Service Loyalty: Antecedents, Components, and Outcomes," in D. Grewal, & C. Pechmann(eds.), 1998, AMA Winter Educator's Conference: "Marketing Theory and Applications," Chicago: *American Marketing Association*, pp. 165-166.

Kloot, L(1997), "Organizational Learning and Management Control Systems: Responding to Environmental Change," *Management Account Research*, 8, pp. 47-73.

Patricia A. Hamilton(1984), *Health Care Consumerism*, The C. V. Mosby Company.

Philip Kotler, Joel Shalowitz, Robert J. Stevens(2007), *Strategic Marketing for*

Health Care Organizations, JOSSEY-BASS, pp. 34-35.

Stephen M. Shortell & Arnold D. Kaluzny (2006), *Health Care Management: Organization Design and Behavior*, 5th ed., Thomson, pp. 8-10.

제7장 비용과 의료소비자행동

경북일보, 2011. 8. 15일자, 인터넷판.

김영배(2007), 병원전략경영, 공주대학교출판부.

이동철 역(2003), 眞野 俊樹 저, 의료마케팅, 한올출판사.

이철호(2011), "한국의료의 현황과 전망," 대전지역 의료관광 활성화를 위한 발전방안 연구 및 의료관광 상품개발을 위한 세미나 연제집, 대전의료관광협회, pp. 3-29.

이용철 외(2009), 중소병원경영, 보문각.

청년의사, 2011. 8. 8, 3면.

통계청(1999), 한국의 사회지표, 통계청.

현대경제연구원 역(2005), Lester C. Thurow 저, 세계화 이후의 부의 지배, pp. 294-295.

EBS독학사연구회(2011), 소비자행동론, 지식과 미래.

Alain C. Enthoven(1981), *Health Plan*, Addison-Wesley Publishing Company.

Beach L. R. & Mitchell R. T(1978), "A Contingency Model for the Selection of Decision Strategies," *Academy of Management Review*, 3, pp. 439-449.

Eisenberg, J. M(1986), *Doctor's Decisions and the Cost of Medical Care*, Ann Arbor, Mich: Health Administration Press.

Patricia A. Hamilton(1984), *Health Care Consumerism*, The C. V. Mosby Company.

제8장 정보의 비대칭성과 의료소비자행동

김석일(1996), "정보비대칭성이 존재하는 시장에서 공급자 행태에 관한 연구: 의료서비스 시장을 중심으로," 고려대학교 대학원 박사학위논문, pp. 12-13.

김종(1999), "보험회사의 정보비대칭성에 관한 연구," 한양대학교 국제금융대학원, 석사학위논문.

이영한(1994), 불확실성과 정보의 경제학, 매일경제신문사.

정기택, 하봉찬(2007), 의료서비스산업의 2020 비전과 전략, 산업연구원, p. 105.

최용환(2006), 의료서비스 이용자의 선호형태, 한국학술정보(주), p.34.

Christian Caryl(2007), "Visitors Wanted Now," Newsweek, October 15, p.14.

M. C. Jensen & W. H. Mecking(1976), "Theory of the Firm : Managerial Behavior, Agency Costs and Ownership Structure," *Journal of Financial Economics*, pp. 305-360.

R. H. Coase(1960), "The Problem of Social Cost," *Journal of Law and Economics*, Vol. 3., pp. 1-44.

Ryan, M(1996), *Using Consumer Preferences in Health Care Decisionmaking: The Application of Conjoint Analysis*, London: Office of Health Economics.

Vick S. & Scott, A(1998), "Agency in Health Care, Examining Patients & Acute: Preferences for Attributes of the Doctor-Patient Relationship," *Journal of Health Economics*, 17(5), pp. 585-605.

Wayne D. Hoyer & Deborah MacInnis(2008), *Consumer Behavior*, 5 ed., South-Western Cengage Learning, p. 196.

제9장 노인 의료소비자행동

구병삼 외(2003), 노화방지의학 - 기초적 개관 및 임상진료, 칼빈서적.

김동석(2011), "저출산 고령화와 소비구조의 변화," 월간유통저널 2011. 8월호, p. 25.

매일경제(2011), 2011. 8. 18일자.

송명자(2000), 발달심리학, 학지사, p. 412.

엄기매 · 양영애 역, Brian W. Banks 저(2004), 노인활동 프로그램, 영문출판사, pp. 4-8.

윤서중, 유승흠, 김영훈, 이지선(2004), "노인병원과 종합병원의 선택요인 및 환자만족도 분석," 병원경영학회지, 9(2), pp. 46-75.

윤석준 외(2004), 사례로 배우는 의료경영, 아카데미아, pp. 121-129.

이성훈 역, Todd G. Buchholz 저(2000), 유쾌한 경제학, 김영사, p.134.

이의훈, 김숙응(2003), 실버소비자행동, 형설출판사.

청년의사(2011), 2011. 3. 28일자.

청년의사(2011), 2011. 7. 11일자.

최명기(2010), 병원이 경영을 만나다, 허원미디어.

Bureau of Census(1986), "Disability, Funtional Limitation, and Health Insurance Coverage: 1984-1985," Household Economic Studies, *Current Population Reports*, No. 8, p. 70.

Cohen, G. D.(1988), The Brain in Human Aging, New York; Springer.

Edward Lichten, M.D.(2000), "Breakthrough in Anti-Aging Medicine: Reversing Type 2. Diabetes Mellitus in Men," *Anti-Aging Directory & Resource Guide*.

Markle Foundation(1988), *Pioneers on the Frontier of Life : Aging in America (Summary Report)*, New York; Markle Foundation.

Nasar, Jack, L., and Mirta Farokhpay(1985), "Assessment Activity Priorities and Design Preference of Elderly Residents in Public Housing: A Case Study," *Gerontologist*, 25(3), 251-257.

Reese, H. W., & Rodeheaver, D.(1985), "Problem Solving and Complex Decision Making", In J. E. Birren & K. W. Schaie(Eds.), *Handbook of the Psychology of Aging* (2nd ed.), New York; Van Nostrand Reinhold.

Rodder-John, Deborah, and Catherine A. Cole(1986), "Age Differences in Information Processing: Understanding Deficits in Young and Eldely Consumers," *Journal of Consumer Research*, 13(December), pp. 297-315.

Sharps, M., & Gollin, E.(1988), "Aging and Free Recall for Objects Located in Space," *Journal of Gerontology*, Vol. 43, pp. 8-11.

제10장 관여도와 의료서비스 구매행동

김희정 · 안세민 역(2010), 장하준 저, 그들이 말하지 않는 23가지, 부키.

유동근(1992), 소비자행동론, 미래경영.

조희숙(2002), "의료서비스 관여도가 고객만족도 및 애호도에 미치는 영향," 이화여자대학교 대학원 박사학위논문.

최호(2010), 의료서비스 구매 시 구전마케팅 영향요인에 관한 연구, 병원경영학회지, 15(4), pp. 143-164.

Beltramini, R. F(1989), "Professional Service Referrals : A Model of Information Acqui-sition," *Journal of Services Marketing*, Vol. 3(Winter), pp. 35-43.

David, L. Loudon & Albert J. Della Bitta(1979), Consumer Behavior: *Concept and Application*, New York: McGraw-Hill, p. 265.

Fred, D. Reynolds & William R. Darden(1971), "Mutually Adaptive Effects of Interpersonal Communication," Journal of Marketing Research, Vol. 8, pp. 449-454.

G. S. Day(1971), "Attitude Change, Media and Word-of-Mouth," *Journal of Advertising Research*, Vol. 11, p. 31.

Johnson, J. & G. J. Telis(2005), "Blowing Bubbles: Heuristics and Biases in the Run-up of Stock Prices," *Journal of the Academy of Marketing Science*, 33(4), pp. 486-503.

Laurant, Gilles and Jean-noel Kapferer (1985), "Measuring Consumer Profiles," *Journal of Marketting Research*, Vol. 22, Feb., pp. 41-53.

Philip Kotler(1984), *Marketing Management*, 5th ed., New Jersey: Prentice-Hall Inc, p. 619.

Philip Kolter, Joel Shalowitz, Robert J. Stevens(2008), *Strategic Marketing for Health Care Organizations*, Jossey Bass.

R. E. Stanley(1977), *Promotion*, New Jersey: Prentice-Hill Inc., pp. 153-154.

Scott M. Cunningham(1966), "Perceived Risk as a Factor in the Diffusion of New Product Information," in Raymond M. Hass (ed.), *Proceedings of the American Marketing Association Fall Conference*, pp. 698-721.

Wayne D. Hoyer & Deborah Maclnnis(2008), *Consumer Behavior*, 5 ed., South-Western Cengage Learning.

Zaichkowsky, Judith L,(1985), "Measuring the Involvement Construct," *Journal of Consumer Research*, Vol. 12, December, pp. 341-352.

제11장 병원마케팅과 의료소비자행동

김동승(2008), 실전 병원마케팅 전략, 동현출판사, p. 7.

김범종, 박승환, 김준호(2008), 마케팅조사방법, 대경.

김재호(2004), "SERVQUAL을 이용한 대전지역 종합병원 포지셔닝 전략연구," 충남대학교 보건대학원 석사학위논문, p. 14.

류철호(2006), 인터넷광고의 제품유형에 따른 표현전략에 관한 연구, 홍익대학교 대학원 박사학위논문, pp. 110-111.

박세연 역, 문영미 저(2010), 디퍼런트, 살림Biz.

안영창 외(2007), 병원마케팅 및 홍보, 보문각.

안진환 역, 필립 코틀러 저(2010), 마켓 3.0, 타임비즈, p. 43.

유동근(2011), 통합마케팅, 한경사.

한국보건사회연구원(1998), 병원고객만족경영 및 소비자정보의 전략적 활용, p. 183.

EBS독학사연구회(2010), 소비자행동론, 지식과 미래.

Bradely, N.(2007), *Marketing Research: Tools and Techniques*, Orford University Press.

Philip Kotler, Joel Shalowitz, Robert J. Stevens(2008), *Strategic Marketing for Health Care Organizations*, Jossey-Bass, pp. 232-233.

Wayne D. Hoyer & Deborah Maclnnis(2008), *Consumer Behavior*, 5 ed.,

South-Western Cengage Learning, p. 196.

제12장 의료소비자의 권리와 교육

강흥구(2009), 의료사회복지실천론, 학현사.

김남현(1993), 신경영학원론, 경문사, pp. 545-580.

김연화 · 제구환 역(2006), 미후네 미치코 편저, 소비자과학 콘서트, 미래북.

김영숙, 심미영, 이경옥(2009), 소비자와 생활경제, 대왕사, p.292.

김혜선 외(2002), 소비자교육의 이해, 시그마프레스, pp. 5-11.

보건복지부(재)의료기관평가인증원(2011), 의료기관 인증 조사 기준집(ver. 1.1), p. 84.

서울신문, 2011. 7. 19. 인터넷판.

송보경, 김재옥(1997), 소비사회학, 집현전.

이기춘(1999), 소비자교육의 이론과 실제, 교문사.

이상교(2009), 의료소송과 병원법률 실무, 황금연필, p. 15.

이용철 외(2007), 의료분쟁조정론, 보문각. p.67.

차동욱 외 역(2010), Christopher F. Achua & Robert N. Lussier 저, 리더십, 한경사, p. 73.

홍순영, 전영재(2007), SERI 전망 2008, 삼성경제연구소, p.305.

Lindenberg, S(2001), "Social Rationality versus Rational Egoism," in J. Turner(Ed,), *Handbook of Sociological Theory*, New York: Kluwer Academic/Plenum, pp.635-668.

Patricia A. Hamilton(1984), *Health Care Consumerism*, The C. V. Mosby Company.

Philip Kotler, Joel Shalowitz, Robert J. Stevens(2008), *Strategic Marketing for Health Care Organizations*, Jossey-Bass, pp. 232-233.

Regina E. Herzlinger(2004), *Consumer-Driven Health Care*, Jossey-Bass, p. 371.

Samm Sinclair Baker(1972), "Is Advertising Truth, Half Truth or Less," in Norman Kangun(ed), *Society and Marketing*, New York: Harper and Row, p. 105.

Wayne D. Hoyer & Deborah Maclnnis(2008), *Consumer Behavior*, 5 ed., South-Western Cengage Learning, p. 196.

찾아보기

2요인 이론 ··· 96

ㄱ

감정적 관여 ··· 339
개런티 ··· 192
건강 신념모델 ··· 96
검사 프로토콜 ··· 317
고전적 조건화 ··· 64
고전적 조건화이론 ··· 102
관찰학습 ··· 70
광학촬영기법 ··· 116
구매 관여 ··· 333
구전(口傳) ··· 359
구제역(口蹄疫) ··· 250
구조화된 관찰 ··· 393
국제소비자연맹 ··· 61
국제소비자연맹 ··· 414
금전투표(金錢投票) ··· 418
기계관찰 ··· 393
기능적 자기공명영상 ··· 116
기대효용이론(期待效用理論) ··· 36
기펜의 역설 ··· 240
길드 ··· 420

ㄴ

네이더스레이더스 ··· 61
넷북 ··· 13

ㄷ

덩이짓기 ··· 105
동화효과 ··· 242

ㄹ

롱테일의 법칙 ··· 145

ㅁ

매스티지 ··· 15
메디슈머 ··· 41
메디케어 ··· 247
메디케이드 ··· 247
무조건 자극 ··· 64
무차별곡선 ··· 72

ㅂ

본원적 소비자 ··· 34
부각적 신념 ··· 107
블랙 컨슈머 ··· 183
비구조화된 관찰 ··· 393
비용-이익분석 ··· 173
비참여관찰 ··· 393

ㅅ

사이버네이더리즘 ··· 62
사이코그래픽 ··· 94
사회적 학습 ··· 103
서비스 ··· 203
세분화 ··· 377
소거 ··· 69
소비자보호법(消費者保護法) ··· 61, 412
소비자의 선호(選好) ··· 411
소비자주권 ··· 411
손자병법(孫子兵法) ··· 89
스키너 박스 ··· 68

스파 15
시선추적 조사 116
시장세분화 59
신호전략 120
실제제품 125
실험실관찰 393

ㅇ

양가성(兩價性) 12
에스노그라피 115
역선택(逆選擇) 279
외부효과 28
우량재 30
워런티 192
원자아 66
유비쿼터스 60
인간관찰 393
인지부조화(認知不調和) 195
인지적 관여 339
인지적 학습 69

ㅈ

자가 치료 147
자아 66
작동적 조건화 102
전망이론 36
접근성 202
정보의 비대칭성 276
정신분석 모델 65
제정요청권 62
조건 자극 65
주치의제(主治醫制) 252
지속성 202
진료기술 203
질적 적정성 202

ㅊ

참여관찰 393
초자아 66

ㅋ

쾌적성 202

ㅌ

통합적 질 관리기법 214
트랜슈머 42
트위터 14

ㅍ

파레토의 법칙 145
파피붐 309
페이스북 14
포지셔닝 377
프로슈머 41

ㅎ

한계효용 56
한계효용균등의 법칙 72
한계효용체감의 법칙 56, 71
핵심제품 125
행동경제학 37
현장관찰 393
확장제품 125
효과의 법칙 102
효용함수 71
효율성 202

A

A. Michael Spence 290
A. Tversky 36
Abraham Flexner 205

Abraham Maslow ········ 95
accessibility ········ 202
actual product ········ 125
Adam Smith ········ 248
affective/emotional involvement ········ 339
Alex de Tocqueville ········ 245
Alvin Toffler ········ 41
amenities ········ 202
augmented product ········ 125
Avedis Donabedian ········ 201

B

B. A. Myers ········ 201
B. F. Skinner ········ 68
Becker ········ 99
behavioral economics ········ 37
Berry ········ 161
black consumer ········ 183
Blodgett ········ 176
Buller & Buller ········ 126

C

Chris Anderson ········ 145
chunking ········ 105
classical conditioning ········ 64
cognition dissonance ········ 195
cognitive involvement ········ 339
cognitive learning ········ 69
conditioned stimulus ········ 65
consumer ambivalence ········ 12
consumer's sovereignty ········ 411
continuity ········ 202
core product ········ 125
cost and benefit analysis ········ 173
Cyber-Naderism ········ 62

D

D. Kahneman ········ 36
D. T. Kollat ········ 81
DIY : Do-It-Yourself ········ 14

E

efficiency ········ 202
ego ········ 66
EKB : The Engel-Kollat-Blackwell ········ 81
Equi-Marginal Principle ········ 72
Ernest A. Codman ········ 205
ethnography ········ 115
expected utility theory ········ 36
externality ········ 28
extinction ········ 69
Eye Tracking ········ 116

F

facebook ········ 14
fDOT ········ 116
Florence Nightingale ········ 204
fMRI ········ 116
Folkes ········ 175
Fredrick Herzberg ········ 95

G

George A. Akerlof ········ 278
George A. Millor ········ 105
George Annas ········ 62
Gerald Zaltman ········ 117
Giffen's paradox ········ 240
Gilles Laurent ········ 338
Gorden Allport ········ 107
Granbois ········ 176
guarantee ········ 192

Guild 420

H

H. Simon 39
HBM : Health Belief Model 96
Hebert Simon 345
Heider 79

I

id 66
Indifference Curve 72
information asymmetry 276
IOCU : International Organization of Consumers' Union 61, 414, 424
involvement in the purchase 333
Ivan Pavlov 64, 102

J

J. F. Enge 81
Jean-noel Kapferer 338
Jerome McCarthy 374
John Hollman 62
Judith, L. Zaichkowsky 338

K

K. Lewin 75
Kenneth Arrow 278
Krugman 333

L

Landon 174
law of diminishing marginal utility 56, 71
law of effect 102
Lester C. Thurow 19

M

M. L. Richins 176
marginal utility 56
market segmentation 59
masstige 15
Medicaid 247
Medicare 247
medisumer 41
merit goods 30
Michael Porter 140

N

Nader's Raiders 61
Neil Borden 374
net-book 13
Newman Taylor 175
Noriaki Kano 162

O

observational learning 70
Original Consumer 34

P

P. A. Samuelson 418
Papyboom 309
Parasuraman 161
Pareto's Law 145
PAtricia A. Hamilton 203
Peters & Waterman 53
Philip D. Cooper 324
positionong 377
preference 411
Prospect Theory 36
prosumer 41
Psycho-analytic Model 65

psychographics 94

Q

quality 206

R

R. D. Blackwell 81
R. Giffen 240
R. L. Day 177
Ralf Nader 414
Rena Bartos 301
Rosenstock 99

S

S. Freud 65
salient belief 107
segmentation 377
Self-Medication 147
service 203
Sigmund Freud 95
signaling strategy 120
Singe 163
Skinner 102
Skinner Box 68
social learning 103
spa 14
Stephen Kaplan 360
super-ego 66

T

T. Bevlen 21
T. Veblen 67
Technical 203
testing protocol 317
Thorndike 102
Tom Farmer 33
TQM : Total Quality Management 214
transumer 42
twiter 14
two factor theory 96

U

ubiquitous 60
unconditioned stimulus 64
utility function 71

W

W. M. Hutt 418
Walters 176
warranty 192
Westbrook 175
Willam H. Whyte, Jr 359
word of mouth 359

Z

Zeithaml 161

안 상 윤 Sang Yoon Ahn E-mail : greahn@konyang.ac.kr

현재

- 건양대학교 병원관리학과 교수

주요경력

- 충남대학교 사회학과 졸업
- 충남대학교 경영학석사 및 박사
- 충남대학교 국제교류 및 홍보팀장
- 흥국생명보험(주) 영업소장
- LBM생명과학(주) 사업본부장
- 손안상사 대표
- 건양대학교병원 홍보실장

대외활동

- 한국병원경영학회 편집이사
- 대한경영학회 이사
- 관세청 경영자문 교수
- 대한상공회의소 경제강사
- 정보통신산업진흥원 제조-서비스 융합모델 기획평가위원

주요 저서

「병원조직인사관리」

「보건의사소통」

「100만 불짜리 홍보력」 외 다수

연구논문

「병원의 홍보 활성화가 생산성에 미치는 영향」

「종합병원 직원들의 조직지원인식이 직무태도에 미치는 영향」

「인터넷을 통한 병원행정 분야 채용실태 연구」 외 다수